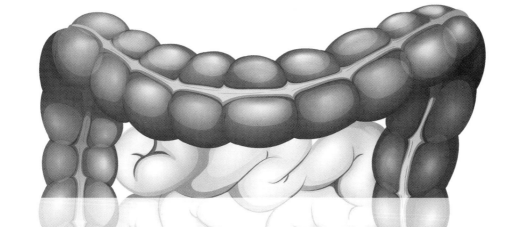

炎症性肠病临床实践
Clinical Practice of Inflammatory Bowel Disease

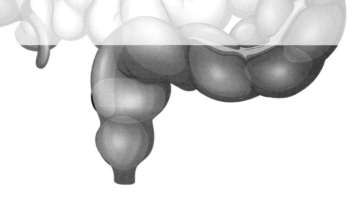

主　编　王昆华　缪应雷　李明松　刘占举

副主编　缪佳蓉　王玉芳　牛俊坤　孙　杨

编　委　（以姓氏笔画为序）

马岚青　文韵玲　石梦琳　曲　波　朱良如　刘　艳

刘　菲　刘阳成　刘晓琳　李　慧　李　瑾　李茂涓

吴　静　吴坚炯　沈　骏　张峰睿　张海蓉　罗　娟

南　琼　俞　芳　施承民　徐　斐　唐君瑞　黄　瑛

曹　倩　龚剑峰　梁　洁

人民卫生出版社

图书在版编目（CIP）数据

炎症性肠病临床实践/王昆华等主编. —北京：
人民卫生出版社，2019
ISBN 978-7-117-28487-5

Ⅰ. ①炎…　Ⅱ. ①王…　Ⅲ. ①肠炎－诊疗　Ⅳ.
①R516.1

中国版本图书馆 CIP 数据核字（2019）第 092230 号

| 人卫智网 | www.ipmph.com | 医学教育、学术、考试、健康，购书智慧智能综合服务平台 |
| 人卫官网 | www.pmph.com | 人卫官方资讯发布平台 |

炎症性肠病临床实践

主　　编：王昆华　缪应雷　李明松　刘占举
出版发行：人民卫生出版社（中继线 010-59780011）
地　　址：北京市朝阳区潘家园南里 19 号
邮　　编：100021
E - mail：pmph @ pmph.com
购书热线：010-59787592　010-59787584　010-65264830
印　　刷：保定市中画美凯印刷有限公司
经　　销：新华书店
开　　本：787×1092　1/16　印张：18　插页：4
字　　数：438 千字
版　　次：2019 年 6 月第 1 版　2019 年 12 月第 1 版第 2 次印刷
标准书号：ISBN 978-7-117-28487-5
定　　价：79.00 元

打击盗版举报电话：010-59787491　E-mail：WQ @ pmph.com
（凡属印装质量问题请与本社市场营销中心联系退换）

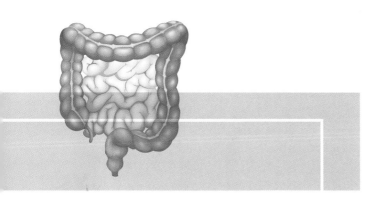

作者名单

（以姓氏笔画为序）

王玉芳　四川大学华西医院
曲　波　哈尔滨医科大学附属第二医院
朱良如　华中科技大学同济医学院附属协和医院
刘　菲　同济大学附属东方医院
刘占举　同济大学附属第十人民医院
李　瑾　武汉大学中南医院
李明松　南方医科大学南方医院
吴坚炯　上海交通大学附属第一人民医院
沈　骏　上海交通大学医学院附属仁济医院
俞　芳　上海交通大学附属第一人民医院
徐　斐　同济大学附属东方医院
黄　瑛　复旦大学附属儿科医院
曹　倩　浙江大学医学院附属邵逸夫医院
龚剑峰　中国人民解放军东部战区总医院
梁　洁　空军军医大学西京医院

昆明医科大学第一附属医院

卜一芝　马岚青　马燕琼　王　雯　王　蓝　王昆华
王怡洁　牛俊坤　文韵玲　石梦琳　代　薇　兰丹凤
朱云珍　刘　宇　刘　艳　刘文斌　刘阳成　刘晓琳
许　琳　孙　杨　李红缨　李茂涓　李树安　李桂萍
李敏丽　杨　刚　杨　莉　杨宇梅　吴　静　张　瑜
张　磊　张　弢　张永生　张安兴　张原青　张峰睿
张海蓉　张海燕　陆　斌　陈娅蓉　罗　娟　南　琼
施承民　夏蜀娴　顾雯茜　唐君瑞　黄　奇　崔　蓉
梁　兵　董向前　韩　蕾　缪应雷　缪佳蓉

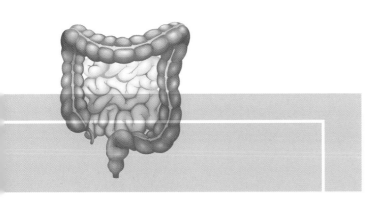

主编简介

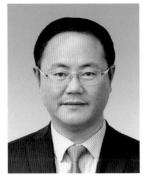

王昆华 昆明医科大学第一附属医院院长，主任医师（二级教授），博士生导师，享受国务院政府特殊津贴。担任《肿瘤代谢与营养电子杂志》《中国微创外科杂志》等 20 个国家级杂志副主编、常务编委或编委。任中华医学会外科学分会和中国医学促进会外科分会等 33 个学会（协会）委员、常委、副主任委员、主任委员或荣誉主任委员等。担任主编、副主编、副主译或参编专著或教材 30 部，其中包括《炎症性肠病内镜图谱》一节。获授权专利 18 项。长期从事炎症性肠病外科和营养治疗、胃肠道肿瘤和艾滋病营养干预和发病机制研究。发表研究论文 200 余篇（包括 SCI 论文 50 余篇），其中炎症性肠病方向论文 30 余篇。获科技进步奖 11 项，其中《炎症性肠病诊疗技术研究及临床应用》获云南省科学技术进步一等奖。获评国家百千万人才工程人选、国家有突出贡献中青年专家、国家卫生计生突出贡献中青年专家、全国优秀科技工作者、中国医师奖、云南省医学领军人才、云南省中青年学术和技术带头人、云南省胃肠外科创新团队带头人、云岭学者、云岭名医。

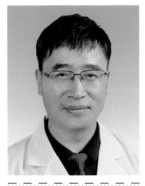

缪应雷 昆明医科大学第一附属医院消化内科主任、博士生导师，博士、教授、主任医师，曾在美国约翰·霍普金斯大学医学院（Johns Hopkins University, USA）学习。获评国家百千万人才工程人选、国家有突出贡献中青年专家。享受国务院政府特殊津贴。云南省中青年学术和技术带头人。任云南省医学会消化病学分会主任委员、中华医学会消化病学分会委员和炎症性肠病学组成员、《中华炎性肠病杂志》编委、《中华消化杂志》通讯编委、《胃肠病学》编委。主编炎症性肠病相关专著 3 部，以第一作者或通讯作者发表论文 100 余篇，其中 SCI 20 余篇。主持国家级及省部级基金项目 10 余项。

主编简介

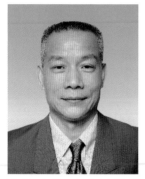

李明松　医学博士,博士生导师,德国肿瘤研究中心博士后,美国国立卫生研究院研究员,南方医科大学南方医院消化科教授、主任医师,南方医科大学南方医院消化科炎症性肠病中心负责人。吴阶平医学基金会中国炎症性肠病联盟创立者并担任主任委员,担任广东省医学会肠内肠外营养学会副主任委员。在全国广泛开展炎症性肠病学术推广和公益活动。组建并主持南方医院消化科炎症性肠病中心,迄今已成功诊断治疗了溃疡性结肠炎和克罗恩病患者 5 000 余例。主编出版炎症性肠病专著 4 部,以第一作者或通讯作者发表论文 70 余篇,SCI 论文 20 余篇。主持国家级及省部级科学基金课题 10 余项,总科研经费超过 3 000 万元。与美国 8 所大学长期保持密切的科研合作,重点开展肿瘤及炎症性肠病相关的生物蛋白药物的研发及产业化。

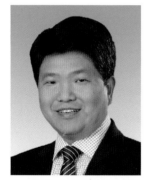

刘占举　同济大学附属第十人民医院消化内科主任,主任医师,博士生导师。比利时鲁汶大学医学博士,美国哈佛大学、康涅狄格大学博士后。享受国务院政府特殊津贴、新世纪百千万人才工程国家级人选。承担国家自然科学基金重大研究计划、重点项目等,重点研究炎症性肠病免疫病理学发病机制。在 *Gastroenterology*,*Gut*, *J Allergy Clin Immunol*, *Mucosal Immunol*, *J Immunol*, *JBC*, *IBD* 等杂志发表 SCI 论文 105 篇。担任中华医学会消化病学分会炎症性肠病学组副组长。《世界华人消化杂志》主编、《中华炎性肠病杂志》、*J Dig Dis* 副主编。

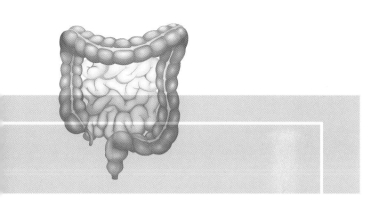

序　言

　　23 年前，我国对于炎症性肠病的研究刚刚起步，缪应雷医生怀着解除病患痛苦、造福云南边疆百姓的初心和满腔的学习热情来到四川大学华西医院深造，我带他走进了炎症性肠病的研究领域。他和他的团队建立了克罗恩病副结核分枝杆菌的动物模型、聚合酶链式反应（PCR）鉴别克罗恩病和肠结核以及探究溃疡性结肠炎肠黏膜免疫机制。并参编了 2018 年我国《炎症性肠病诊断和治疗共识意见》，为 IBD 的诊治作出了应有的贡献。

　　时光荏苒，白驹过隙。20 多年来，他栉风沐雨，砥砺前行，他带回云南的是对 IBD 研究的执着追求与冲天干劲，始终瞄准研究前沿和难点，孜孜以求、身体力行，和他的团队脚踏实地、勇于攀登，在王昆华教授的带领下，建立了西南地区知名的炎症性肠病诊疗研究中心，通过持续不断的学习、实践、交流、宣教等活动，取得了骄人的成绩。

　　近年来，随着人们生活水平的提高、环境的改变以及医师认识水平的提高，我国统计报告炎症性肠病病例数量逐年大幅增加，已成为消化系统的常见病之一。其发病机制尚未明确，诊断困难，反复发作、迁延不愈，治疗效果差，成为困扰临床医师的疑难病、难治病。虽然国内外对此病的研究如火如荼、飞速发展，学术著作层出不穷，令人目不暇接，特别是近年来国内的相关著作也逐年增多，但其体例、内容与篇幅各不相同，这就造成了可读性、实用性和参考价值亦各异，对临床实践中面临的具体问题和一些特殊问题仍难以回答。因此，尚需更多基于实践、解决实际问题的专著奉献给同行。

　　本书是在缪应雷团队 20 余年的实践与研究基础上，融合国内外知名专家，尤其王昆华教授、李明松教授和刘占举教授的研究成果编著而成，全书用 9 章详尽而全面地展示了炎症性肠病的基础和临床研究主要进展，尤其对临床实践中面临的具体问题和一些特殊问题进行梳理解答，由此可以解决临床处理中面临的诸多困惑，这对于提高消化科医师炎症性肠病的诊疗水平具有重要意义。作者均为具有多年科研和临床实践经验的炎症性肠病专家，其经验之谈值得学习借鉴。

　　众所周知，炎症性肠病病情纷繁复杂，患者临床表现差异很大，病程转归各不相同，在学习借鉴过程中，还须注意根据患者实际情况和个体化原则辨证施治、灵活应用。相信本书的出版，不仅有助于提高广大基层医师炎症性肠病的诊疗水平，也能为我国炎症性肠病的深入研究和临床处理添砖加瓦、提供良策。

四川大学华西医院

2018 年 3 月

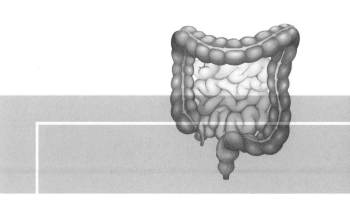

前　　言

　　炎症性肠病（inflammatory bowel disease，IBD）包括溃疡性结肠炎（ulcerative colitis，UC）和克罗恩病（Crohn's disease），是一种病因尚未明确的肠道非特异性炎症性疾病。近20年来，随着环境因素的改变以及医师对本病认识的提高，我国报道的 IBD 病例数逐年增加，目前已成为消化系统的常见病之一。更为重要的是，该病诊治困难，花费巨大，反复发作、迁延不愈，很多患者因病致贫、致残甚至致死，是一个急需医学及社会解决的难题。近年来，IBD 临床实践与基础研究领域的进展日新月异，我国的一线医生和学者也展开了大量拓展性的工作，但其诊治过程中仍存在不少问题。

　　昆明医科大学第一附属医院消化内科作为云南省消化疾病研究所、云南省消化疾病防治工程技术研究中心、云南省临床重点专科、云南省消化系统疾病多学科诊治省创新团队，在王昆华教授和缪应雷教授的带领下，一直致力于 IBD 的基础和临床研究。首先开展了云南省 IBD 流行病学及环境因素调查，收治了 3 000 余例 UC 和 CD 患者，成立了多学科合作的 MDT 诊疗模式等，对其进行规范化和个性化诊疗，明显提高了患者的生活质量，同时积累了丰富的理论知识和临床经验。

　　本书针对医生在临床实践中碰到的一些具体问题和特殊问题，参考最新的书籍、教材、文献和指南并结合作者团队在这一方面的探索，对其归纳、总结和系统化，用 9 章展示了 IBD 诊断和治疗的研究进展。值得关注的是，本书着重阐述了 IBD 诊疗的一些特殊问题，以解决 IBD 临床诊疗中面临的困惑。比如 IBD 与生育、癌变、疫苗接种，IBD 的机会性感染和儿童 IBD 的诊疗等。本书从临床实际工作出发，兼具理论性与实践性，是一本值得潜心学习的参考书，相信其定能提高广大基层医师对 IBD 的诊疗水平，推进临床医师对 IBD 的规范化诊疗。

　　本书在编写过程中，得到了全国著名专家王玉芳教授、黄瑛教授、龚剑峰教授以及梁洁教授等的帮助，同时也得到了欧阳钦教授中肯的建议和指导，在百忙中抽时间作序，在此深表谢意！

　　尽管我们已竭尽全力，但由于水平有限及疾病的复杂多样，本书难免存在许多不足之处，敬请各位同道斧正，不胜感激！

王昆华　缪应雷　李明松　刘占举

2019 年 3 月

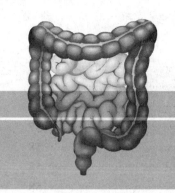

目　录

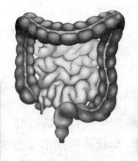

第一章 概　述

阅读要点

1. 炎症性肠病是指一组病因尚不十分明确的慢性非特异性肠道炎症性疾病，包括溃疡性结肠炎和克罗恩病，它是胃肠道疾病中除肿瘤外最严重的疾病之一。

2. 炎症性肠病常常存在的一些特殊问题，包括炎症性肠病的生育问题，合并机会性感染、癌变，老年人及儿童炎症性肠病等。这些都是患者和临床医师关心却棘手的问题，需根据患者的实际情况拟定切实可行的个体化治疗方案。

一、IBD 的定义

炎症性肠病（inflammatory bowel disease，IBD）是指一组病因尚不十分明确的慢性非特异性肠道炎症性疾病，主要包括溃疡性结肠炎（ulcerative colitis，UC）和克罗恩病（Crohn's disease，CD），是胃肠道疾病中除肿瘤外最严重的疾病之一。IBD 是一类特殊的肠道炎症性疾病，特点在于病情反复发作，迁延不愈，致残率和术后并发症发生率高，治愈率和发病年龄低，是所有消化系统疾病中最难诊断和治疗的，因此也被称为"绿色癌症"，给患者的工作、家庭及社会等都带来沉重的负担。

1875 年，英国的 Wilks 和 Moxon 医生报道了第 1 例 UC 并首次将其引入医学用语，而 CD 的最早报道较 UC 晚了约 200 年。1932 年，美国西奈山医院的外科医生 Burrill Bernard Crohn 在美国医学会杂志（JAMA）上发表了一篇题为 "Regional ileitis: a pathologic and clinical entity." 的文章。他将这种 "Regional ileitis" 命名为克罗恩病。相较而言，中国医师认识 IBD 较晚。在 Wilks 医生报道 UC 近 100 年之后，我国学者文士域等在 1956 年首次报道了 23 例 UC。由于 CD 在亚洲国家被认为是一种罕见疾病，而我国肠结核（intestinal tuberculosis，ITB）的发病率较高，CD 与 ITB 难以鉴别，所以，虽然文士域等于 1956 年发表了 1 例累及胃、十二指肠和空肠的 CD 病例，但国际上在很长时间内并不承认中国有 CD 病例。直到后来，在进一步的学术交流中，通过专家对中国 CD 病例的病理标本认真核对，才肯定了中国存在 CD。

早些时候，IBD 主要发生于工业化程度较高的西方国家，近年来随着亚洲、南美和中东地区工业化进程的加快，新兴工业化国家的 IBD 患者也逐渐增多，已经成为了一种全球性疾病。据估计，2015～2025 年，IBD 患者将在全球范围内发生指数级增长，美国将有约 220 万 IBD 患者，中国将有超过 150 万的 IBD 患者。

二、IBD 的诊治困境

(一) IBD 的诊断及鉴别诊断困难

IBD 缺乏诊断的金标准，主要结合临床表现、内镜、影像学和病理组织学检查等进行综合分析，在排除感染性和其他非感染性肠病的基础上做出诊断。近年来，即使诊断技术飞速发展，IBD 的诊断仍面临很多困难，其准确诊断率并不高，特别是 CD，有近 60% 的误诊率。IBD 临床表现多样，最常见的症状为慢性腹痛、腹泻、黏血便等。IBD 病变不仅局限于消化道，还可以有各种肠外表现，如口腔表现、眼部表现、皮肤表现、骨关节表现、肝胆胰表现、心肺及血液系统表现与静脉血栓栓塞等。有研究发现，IBD 患者的肠外表现发生率为 6%～47%，在 CD 患者中更常见，而且可能在消化道症状出现之前就表现出来。此外，IBD 还可并发多种肠道并发症，如肠梗阻、肠穿孔、肛周脓肿和瘘管、中毒性巨结肠（toxic megacolon，TM）、消化道大出血等，这些并发症也可能掩盖其本身的胃肠道表现。如有 4%～10% 的 CD 患者，在确诊时出现肛周瘘管，则肛瘘可能为患者的主诉。这些肠外表现及并发症使得 IBD 的临床表现错综复杂，临床医师很容易误诊及漏诊，导致许多患者错过了最佳的治疗时机。

IBD 的鉴别诊断也是一大难题。IBD 在诊断时需要与 ITB、慢性细菌性痢疾、阿米巴性肠炎、耶尔森菌感染、血吸虫病、缺血性肠炎、白塞病（Behcet's disease，BD）、原发性肠道淋巴瘤（primary intestinal lymphoma，PIL）等慢性感染性和非感染性肠道疾病相鉴别。然而不同的肠道病变在临床表现甚至内镜下形态均可能与 IBD 相似，病理组织结果和实验室指标又缺乏特异性，给 IBD 的鉴别诊断带来很大困难。

UC 的诊断虽然较 CD 容易，但是对于初发型 UC 与急性感染性肠炎的鉴别，有时也很困难，许多基层医师常常因看到结肠镜下黏膜出现"充血、水肿"等改变而误诊为 UC。因此，对于有消化道症状的急性期或亚急性期患者，一般暂不宜诊断为 UC，需要密切随访。另外，UC 和 CD 在病变分布及病变特征上有明显区别，大多数病例鉴别并不困难，但病变部位位于结肠的 CD 与 UC 有时很难区分。对于难以区分 UC 或 CD 的 IBD，此时被定义为未分型炎症性肠病（inflammatory bowel disease unclassified，IBDU）。

长期以来，CD 和 ITB 的鉴别一直困扰着消化科医生。ITB 的临床表现和病变部位均与 CD 十分相似。虽然病理可以确诊，但具有特异性鉴别价值的干酪性坏死的活检检出率很低，据文献报道仅占 18.4% 左右。CD 活检特征为非干酪性肉芽肿，特异性较高，但阳性率仍然很低，有时必须通过试验性抗结核治疗或外科手术探查获取手术病理标本才能确诊。CD 与 PIL 相互误诊的报道并不少见，PIL 的临床表现与 CD 存在很多相似性且缺乏特异性，结肠镜下均可表现为肠道溃疡。活检是确诊的依据，但活检确诊率依然较低。对于鉴别困难的病例，需要对病变部位进行反复、多块、深挖取活检甚至大块组织活检，同时结合其他临床各项指标综合判断才能确诊。另外，因 CD 本身的特点以及 CD 治疗中常需要使用免疫抑制剂和生物制剂等，这些均可能增加患淋巴瘤的风险。因此，还需警惕在 CD 的基础上合并淋巴瘤的可能。部分肠 BD 患者以反复发作的肠道溃疡为主要表现，溃疡均好发于回肠末端及回盲部，肠外表现与 CD 相似。BD 活检特征为血管炎，特异性较高，但阳性率极低，导致与 CD 鉴别相当困难。总之，在临床实践中，由于不同疾病的治疗及其预后迥然不同，IBD 与其他疾病的鉴别诊断既困难又重要，临床医师必须仔细结合临床表现、影像学、内镜及病理组织学等综合分析，必要时须通过手术来确诊。

（二）IBD 的治疗困难

IBD 虽然是内科疾病，但不少患者病情复杂，复发率高，需要长期进行药物维持和手术治疗，已被世界卫生组织列为现代难治疾病之一。目前其治疗方法主要包括药物治疗、营养支持治疗、手术治疗及其他新开发的治疗方式，如肠道粪菌移植（fecal microbiota transplantion，FMT）和干细胞移植等。

1. IBD 的药物治疗　目前主要是通过控制肠道的炎症反应及调节免疫紊乱来实现，包括氨基水杨酸制剂、激素、免疫抑制剂、生物制剂及抗生素等。

20 世纪 30 年代后期，瑞典科学家首次合成了柳氮磺吡啶。20 世纪 70 年代后期，柳氮磺吡啶中发挥主要作用的 5- 氨基水杨酸被人工合成并被广泛应用于 IBD 的治疗。20 世纪 50 年代，糖皮质激素应用于 IBD，它能使活动期的 IBD 患者的症状得到缓解。1962 年，澳大利亚的 Bean 医生首次将 6- 巯基嘌呤（6-mercaptopurine，6-MP）用于 IBD 治疗。6-MP 为硫嘌呤类药物，是通过干扰 RNA 代谢而具有免疫抑制作用的一种免疫抑制剂。1966 年，美国的 Kirsner 医生等首次将硫唑嘌呤（azathioprine，AZA）用于 9 例 UC 和 1 例 CD 患者的治疗。AZA 为硫嘌呤类的另一代表药。目前，AZA 作为 IBD 的一线免疫抑制剂，是维持疾病得到长期缓解及减停激素的主要药物，环孢素（cyclosporin，CsA）、沙利度胺、甲氨蝶呤（methotrexate，MTX）等作为 IBD 治疗的二线用药。但长期使用上述药物均会给患者带来难以克服的不良反应，而且对于危重病例其疗效有限。

随着基础研究的不断深入，研究人员对 IBD 的发生机制有了更深入的了解。生物制剂的出现是 IBD 治疗史上一次重大的突破。肿瘤坏死因子 -α（tumor necrosis factor-α，TNF-α）是单核 - 吞噬细胞产生的具有多种生物学效应的炎症介质，与 IBD 的发病密切相关。英利昔单抗（infliximab，IFX）是基因重组的人鼠嵌合抗 TNF-α 免疫球蛋白 G 单克隆抗体，临床上已用于治疗难治性 IBD。抗肿瘤坏死因子制剂，如 IFX 和阿达木单抗（adalimumab，ADA）为 IgG1 抗 TNF-α 单克隆抗体，具有潜在的抗炎作用，有可能是依赖于促炎症细胞的凋亡而发挥作用。而其他新型生物制剂，如抗黏附治疗的维多珠单抗，是一种高选择性和特异性的抗 α4β7 整合素抗体，被证实有利于诱导缓解活动期的 CD。生物制剂是对初始治疗应答较差且不适合手术的 IBD 患者的最好选择，但其使用过程中仍存在许多问题，如：①最佳用药时机及最佳剂量尚不清楚，个体差异较大。②部分患者对生物制剂失去应答。据估计有 25%～40% 的 IBD 患者在 IFX 维持治疗中对药物失去应答。能否寻找到预测生物制剂疗效的生物标志物，是目前面临的挑战之一。③生物制剂的费用高昂，其停药时机尚无共识。2015 年《自然评论：胃肠病学与肝脏病学》中指出，IBD 患者每年人均生物制剂的花费十分巨大（> 25 000 美元）。④生物制剂带来的不良反应如输液反应、感染、恶性肿瘤、抗体产生以及由此造成的劳动力丧失和生活质量下降等也是不容忽视的问题。

2. IBD 的营养支持治疗　IBD 的治疗手段多种多样，而营养支持治疗贯彻始终，并在疾病的诱导和维持缓解、防治各种严重并发症等治疗中发挥着重要的作用。对于如何进行营养风险筛查和营养评估以判断患者是否需要营养干预，如何具体实施营养支持的方法（肠外、肠内或联合肠内外营养），如何选择营养支持的供给内容和供给量、营养的剂型，以及如何规范化实施营养支持等这些问题，还需要我们进一步研究和优化。

3. IBD 的手术治疗　手术治疗在 IBD 的治疗中具有举足轻重的地位。尽管大多数 UC 患者可通过内科治疗显效，但若患者已出现严重并发症，需选择外科治疗。所以，有 15%～

30% 的 UC 患者需要接受手术治疗,几乎一半的 CD 患者在患病的第一个 10 年内需要接受肠切除术。此时的患者多伴有急腹症、营养不良、水电解质紊乱等复杂情况,加之合并糖皮质激素、免疫抑制剂等药物的使用,发生术后并发症的风险明显增加,手术风险巨大。由于 IBD 极易复发,对于很大部分的 IBD 患者而言,手术其实无法将疾病治愈。据报道,IBD 患者的术后复发率根据所使用的评估指标不同而有所差异。若以临床症状为指标,CD 患者每年的术后复发率为 20%~25%。目前减少 CD 术后复发的有效诊治策略仍不明确。因此,手术时机的选择、围术期的处理、术后复发的监测与处理、术后并发症的防治等,是临床医师面临的非常重要而棘手的问题。

4. IBD 的微生态治疗　微生物及其代谢产物在 IBD 的发病中起到重要作用。IBD 患者的肠道微生态失调,肠黏膜上皮细胞屏障功能下降,进而促进炎性反应。临床上使用的肠道菌群调节方法主要包括微生态调节剂及 FMT 等。虽然很多研究支持益生元和益生菌有助于 IBD 的治疗,但是微生态制剂对 IBD 的疗效尚存在一定争议。FMT 是指从健康志愿者处获得粪便菌群,移植到患病个体中以重建患者正常肠道微生态的治疗方法,在近来的临床研究中已用于治疗 UC 且应用前景较好。但是,将 FMT 应用于 IBD 患者进行治疗,尚存在不少问题,如受体的选择、供体的筛选、粪便的标准制备、应用前的预处理、灌注方式以及对长期不良反应的评估等,需要通过更多高质量的临床试验进行验证。

在临床实践中,"升阶梯治疗"是指在一线或较少不良反应的治疗方案实施后,因无法获得预期疗效而在恰当时期增加治疗的手段。在诊断的早期即给予了更强有力的治疗,为"降阶梯治疗"。如何选择合适的治疗方案,取决于疾病的活动度、病变的严重程度、部位和疾病的行为方式等。

(三) IBD 的特殊问题

由于 IBD 诊断和治疗的长期性、难治性及用药的特殊性等,使得 IBD 常常合并一些特殊问题。

1. IBD 合并机会性感染　IBD 患者病情迁延,需要长期联合使用糖皮质激素、免疫抑制剂和生物制剂治疗,而这些药物均能抑制患者的免疫功能,使之成为机会性感染的高危人群,感染种类包括病毒、细菌、真菌及寄生虫等。如巨细胞病毒(cytomegalovirus,CMV)感染、EB 病毒(Epstein-Barr virus,EBV)感染、病毒性肝炎、难辨梭状芽孢杆菌(*Clostridium difficile*,*C.diff*)感染、结核分枝杆菌感染、真菌感染、寄生虫感染等,在临床工作中常与 IBD 难以鉴别,也常导致疾病加重,给临床治疗带来很大困难。

2. IBD 与生育　IBD 的发病年龄从婴幼儿至老年人不等,但多在育龄期发病。约 1/2 的 IBD 患者初诊年龄 <35 岁,1/4 的患者在诊断为 IBD 后面临首次生育问题。尤其对于女性 IBD 患者则更为复杂,包括 IBD 疾病活动度、手术对生殖功能的影响,IBD 治疗药物对生殖及受精的影响,妊娠对疾病活动度的影响,分娩方式的选择,妊娠及分娩对后代的影响,分娩后疾病复燃的风险,妊娠期及哺乳期 IBD 妇女用药的安全性等,而对于这些临床决策的制定和实施是目前临床上的难题,临床医生在权衡治疗方案时需要慎之又慎。

3. IBD 与癌变　长期肠道慢性炎症可诱发癌变的发生,称之为结肠炎相关性结直肠癌。与普通人群相比,IBD 患者发生结直肠癌(colorectal cancer,CRC)的风险是健康人群的 2~4 倍。IBD 患者由于病程较长,结肠炎症范围广,诊断时的年龄较轻以及合并原发性硬化性胆管炎(primary sclerosing cholangitis,PSC)等因素,皆可能增加癌变的风险。因此,IBD 癌变的防治将是我们面临的一项重要课题。

4．老年 IBD 老年人 IBD 是指起病年龄高于 60 岁以及部分年轻时发病，病程延续至 60 岁及以上的 IBD。与年轻患者相比，老年 IBD 患者长期服用糖皮质激素及免疫抑制剂会增加严重不良事件的发生风险。而且，老年 IBD 患者因为存在多种合并症，使用多种药物混合治疗更为普遍，药物之间的相互作用必须谨慎考虑，如合并心肾功能不全、合并其他肿瘤性疾病的 IBD 患者如何用药等问题。

5．儿童 IBD 近年来，儿童 IBD 的发病率呈上升趋势，通常早期症状较轻且不典型，部分患儿常常出现营养障碍及生长发育迟缓，但不少家长及医生容易忽视。另外，确诊后如何使用糖皮质激素、免疫抑制剂及生物制剂，对患儿正常生长发育造成最低影响的同时进行规范的治疗，是临床医师面临的重要问题。

在 IBD 的诊治过程中，还存在很多特殊问题，如 IBD 与疫苗接种、外科术后储袋炎等的管理、IBD 合并心理障碍、CD 合并狭窄等的处理等，这些都是患者和临床医师关心而棘手的问题。IBD 在中国的诊疗水平尚不及西方国家，治疗水平更是参差不齐，许多 IBD 患者无法获得正确的诊断和治疗。本书就 IBD 的诊治相关问题，尤其针对 IBD 合并的一些特殊问题，汇集了最新的 IBD 诊断和治疗方面的共识意见，根据患者实际情况拟定切实可行的个体化治疗方案，提高临床医生的诊治水平，并对 IBD 患者进行长期随访及精细化管理，以造福于患者。

（王昆华　缪应雷）

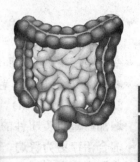

第二章　IBD 的流行病学及环境因素

阅读要点

1. 近年来，全世界的 IBD 发病率和患病率均在增加，尤其是亚洲和东欧等低发病率国家的上升趋势显著。在北欧和北美洲国家，其发病率保持稳定或轻微上升。

2. IBD 的发病率和患病率存在明显的种族和地域差异。在大多数国家和地区，UC 的发病率和患病率高于 CD，其中 UC 的男性发病率稍高于女性，而在患病率较高的国家，女性 CD 更多见。UC 和 CD 多在青少年晚期和成年早期发病，CD 的发病高峰年龄为 20～30 岁，UC 的发病高峰年龄为 30～40 岁。对于居住在城市、有较高的社会经济地位、受教育程度较高的人群，更易患 IBD。CD 患者的吸烟率较 UC 稍高。

3. UC 在亚洲和西方国家的临床表现相似。但与西方国家相比，亚洲国家的 IBD 病变程度更轻，更易治疗，多为轻至中度病变，肠外表现及并发症发生率、手术率及死亡率均较西方国家低。其中，CD 的肠外表现、并发症发生率和死亡率均较 UC 高。

4. 环境因素在 IBD 的发病中起非常重要的作用。吸烟在 UC 中被认为起保护作用，在 CD 中为危险因素。阑尾切除术被认为是 UC 发病的一个保护因素，却是 CD 发病的危险因素，但可能为 CD 的诊断偏倚所致。围生期和童年期抗生素的使用可能为 IBD 的危险因素，寄生虫感染可能是 IBD 的保护因素。饮食因素中，大多数研究认为，摄入过多脂肪、高蛋白饮食及 omega-6 脂肪酸是 IBD 发病的危险因素，口服避孕药物和非甾体抗炎药的服用可能增加 IBD 的患病几率，维生素 D 可能发挥重要的保护作用。

一、IBD 的发病率和患病率

（一）发病率和患病率的趋势

自 19 世纪 50 年代以后，西方国家尤其是北欧和北美洲国家，IBD 的发病率和患病率迅速上升。近 20 年来，全世界的 IBD 发病率总体呈增长趋势，高发病率国家继续保持稳定或轻微上升，而原来的低发病率国家，尤其是亚洲和东欧等国家，其 IBD 的发病率和患病率显著上升。如 2009 年日本学者 Asakura 等报道，UC 和 CD 患病率在 1991 年分别为 18.1/10 万和 5.9/10 万，2005 年分别增至 63.6/10 万和 21.2/10 万。1998 年，云南省 UC 和 CD 的粗患病率分别为 0.241/10 万和 0.005/10 万；2013 年，UC 和 CD 的粗患病率分别增至 7.035/10 万和 0.418/10 万。

（二）发病率和患病率的种族和地域差异

IBD 的发病率和患病率在不同国家、地区和民族间明显不同，种族和地域差异较大。

2012 年，Molodecky 等对世界范围内 IBD 的流行病学研究进行了 Meta 分析，结果显示欧美地区的 IBD 发病率和患病率最高，亚洲最低。欧洲、亚洲和中东地区、北美洲的 UC 最高年发病率分别为 24.3/10 万、6.3/10 万、19.2/10 万，最高年患病率分别为 505/10 万、168.3/10 万、248.6/10 万；CD 的最高年发病率分别为 12.7/10 万、5.0/10 万、20.2/10 万，最高年患病率分别为 322/10 万、67.9/10 万、318.5/10 万。而在亚洲国家中，日本和印度的发病率和患病率较高。

　　总体而言，中国的 IBD 发病率较低。2013 年，亚太克罗恩和结肠炎流行病学研究（ACCESS）小组对亚太地区包括澳大利亚、中国部分城市（包括中国香港）、新加坡、泰国等的前瞻性研究显示，IBD、UC、CD 的年发病率在亚太地区总体为 1.37/10 万、0.76/10 万、0.54/10 万，其中澳大利亚的三者年发病率分别为 24.54/10 万、14.61/10 万、7.47/10 万，为最高；其次是中国，年发病率分别为 3.44/10 万、2.0/10 万、0.5/10 万。其中中国武汉的 IBD、UC、CD 的年发病率分别为 1.96/10 万、1.45/10 万、0.51/10 万，广东省中山市的 IBD、UC、CD 年发病率分别为 3.14/10 万、2.05/10 万、1.09/10 万。在我们的研究中，2013 年云南省的 UC 和 CD 的粗发病率在分别为 1.075/10 万和 0.077/10 万。虽然这些数据的收集可能存在一定偏倚，但这是迄今为止中国较为准确的前瞻性流行病学研究。

二、UC 与 CD 的比例

　　在欧美国家，UC 和 CD 的比例不尽相同，多数研究显示 UC 的发病率和患病率高于 CD。而在加拿大及欧洲的一些地区则显示出更高的 CD 比例。ACCESS 小组对亚太地区 IBD 的研究显示，UC 与 CD 的发病率之比，在我国广东省约为 2.0，而在澳大利亚为 0.5。80% 以上的研究显示，在亚洲国家，UC 患者比 CD 患者更多。

三、性别和年龄特征

　　国内外的许多报道显示，UC 的男性发病率和患病率稍高于女性。而对于 CD，尤其是在患病率较高的国家如法国、加拿大、澳大利亚等，往往女性患者更多。

　　UC 和 CD 可发生于任何年龄，但多在青少年晚期和成年早期发病。多数国外文献报道显示，CD 的发病高峰年龄为 20～30 岁，UC 的发病高峰年龄为 30～40 岁。少数研究结果显示，UC 和 CD 在 60～70 岁存在第二个发病小高峰，但未得到证实。一般来说，CD 的中位或平均年龄要比 UC 小 5～10 岁。在亚洲国家，仍然呈现了 CD 的发病高峰年龄较 UC 小的特点，部分国家 IBD 的发病高峰年龄和西方国家一致，但年龄分布不呈双峰状。我国的研究显示，总体上 UC 和 CD 的高峰年龄晚于西方国家，平均较西方国家约延迟 10 年，而且没有第二个小高峰。

四、居住地、职业及教育程度

　　据大多数文献报道，IBD 患者居住在城市的较多。丹麦学者曾在早期报道中表示 IBD 患者在需要长期久坐办公室的职业中较多见。我国的 IBD 流行病学研究亦显示，IBD 在具有较高社会经济地位的人群中较多，受教育程度多为中学和大学。

五、吸烟状况

　　不同国家、不同种族的 IBD 患者吸烟率有所不同。2011 年 Prideaux 等通过一个横断面研究得出结论：中国香港 IBD 患者的吸烟率明显比澳大利亚的白种患者低。大多数研究认为，CD 患者的吸烟率较 UC 稍高。

六、家族史

研究显示，IBD 有家族聚集性，不同种族的 IBD 患者具有不同的家族史，家族遗传性对 UC 和 CD 的影响亦不同。瑞典和丹麦的研究者对同卵双生 IBD 患者的研究认为，遗传因素对 CD 的作用比 UC 更显著。亚洲国家的阳性家族史比西方国家少见，这可能与 IBD 发病率的东西方差异有关。综合我国已发表的相关 IBD 流行病学文献也同样认为我国 IBD 家族聚集性不明显。

七、临床特征

IBD 是一种慢性、反复发作的疾病，通常发病于成年早期并持续终身。临床类型多为慢性复发型，初诊时以活动期较多。虽然亚洲国家 IBD 患者的死亡率明显较西方国家低，其 10 年存活率约为 97%，但疾病迁延不愈使得患者的生活质量显著下降，给家庭及社会带来沉重的经济负担。

总体而言，亚洲和西方国家的 UC 临床症状是相似的，最主要的症状是黏液血便，其他症状还包括发热、腹痛、体重下降等。CD 患者的临床症状主要为腹痛、体重下降和发热。本书编者对云南省 IBD 的研究显示，云南省 UC 患者的症状以腹泻（93.6%）、黏液便（91.4%）、血便（84.3%）为主，CD 患者的症状以腹痛（96.4%）、腹泻（58.3%）、体重下降（38.1%）为主。UC 患者出现腹泻、黏液便、血便等症状较 CD 患者常见；腹痛、发热和体重下降则更多见于 CD 患者。

但 CD 患者的疾病行为在亚洲国家以非狭窄非穿透型所占比重较大，而西方国家的 CD 患者以狭窄型、穿透型及累及肛周部位的病变较多。CD 累及的病变部位包括回肠（L1）、结肠（L2）、回结肠（L3）和上消化道（L4）。对于疾病累及部位所占比重，各国的报道均不相同，但总体而言，西方国家累及上消化道的患者比例较多。对于 UC 的病变范围，大多数研究均显示，亚洲和西方国家是相似的。在西方国家的研究中，直肠型（E1）、左半结肠型（E2）、全结肠型（E3）各自占约 30%。与西方国家相比，中国 UC 患者累及范围为左半结肠型的较多见。云南省 3 225 例 UC 患者的病变范围以左半结肠为主（49.0%），其次为广泛结肠（34.3%）和直肠（16.7%）。

多数文献报道显示，与西方国家相比，亚洲国家的 IBD 患者病变程度更轻，更容易治疗，病变程度以轻度至中度较多。肠外表现、并发症的发生率和手术率均较西方国家低。我国 Wang 等综合了大部分国内对 IBD 的研究得出，我国 IBD 患者的肠外表现和并发症发生率均明显低于西方国家。UC 的肠外表现发生率约 1.5%～13.7%，CD 的肠外表现发生率约 11.1%～25%；UC 并发症的发生率约 0.6%～9.6%，CD 并发症的发生率约 26.0%～50.8%。CD 的肠外表现和并发症发生率及死亡率均较 UC 高。大多数文献认为，关节病变和皮肤病变在 CD 中更常见，PSC 在 UC 中更常见。UC 的并发症主要为消化道出血，而 CD 的并发症常见为消化道出血，其次为消化道梗阻。UC 是诱发 CRC 的高危因素。亚洲国家并发肠癌的风险也较西方国家低，随着病程的延长，UC 并发肠癌的几率增加。

八、IBD 的环境因素

近年来，新兴工业化国家的 IBD 患者增长速度已达到了西方国家 30～40 年前的增长水平，发病率的迅速变化并不能由遗传易感性来解释，这可能与工业化和生活方式的西方化有关。另外，移民流行病学研究显示，造成 IBD 种族差异的原因中，环境因素在疾病的发生中起到非常重要的作用。

（一）吸烟

吸烟是 IBD 发病的一个重要环境因素，对于 UC 和 CD 有着不同的影响。大多数西方国家研究认为，吸烟是 UC 发病的保护因素，是 CD 发病的危险因素，对 UC 和 CD 具有不同影响。但其机制尚不清楚，可能与吸烟对 T 淋巴细胞的功能有抑制作用，从而改变肠道菌群有关。

（二）阑尾切除术

目前，对于阑尾切除术与 IBD 的关系仍然存在争议。西方及亚洲国家的大多数文献均认为，阑尾切除术是 UC 发病的一个保护因素。近年瑞典和丹麦的一项队列研究得出，在儿童或青春期患阑尾炎或肠系膜淋巴结炎，而非阑尾切除术本身，和 UC 的发病呈负相关。另有一部分研究认为，阑尾切除术是 CD 发病的危险因素。近年来，很多学者则认为，阑尾切除术作为 CD 发病的危险因素尚不确定，因为二者均可以有腹痛的症状，可能为诊断偏倚所致。2008 年加拿大学者的一篇 Meta 分析认为在阑尾切除术后 4 年内，患 CD 的风险是明显增高的，而术后超过 5 年，患 CD 的风险显著降至基线水平（RR: 1.08；95% CI: 0.99～1.18）。因此，阑尾切除术后早期患 CD 的风险增加可能与诊断偏倚有关。

阑尾切除术与 IBD 发病关系的机制尚不清楚，阑尾被认为是 T 细胞促进因子的储存器官，当阑尾切除后，可能改变 T 细胞的平衡，使 T 细胞抑制因子占优势，减少 UC 发病，也可能与阑尾参与人体肠道菌群的调节有关。

（三）围生期和童年期因素

围生期和童年期因素包括使用抗生素的情况、童年期呼吸道及肠道感染、母乳喂养、疫苗接种及与"卫生学假说"相关的因素等。这些因素参与 IBD 的发病，其机制可能与肠道微生态改变，肠道微生物多态性和微生物刺激的改变导致了机体免疫调节功能紊乱等有关。

1. 童年期应用抗生素 抗生素的使用可能是 IBD 的一个易患因素，因为抗生素可能会改变肠道菌群，尤其在肠道菌群稳态建立的儿童时期。2010 年加拿大 Shaw 等的一项巢式病例对照研究得出，婴儿时期服用 1 种及以上抗生素，患 IBD 的风险是未服用者的 2.9 倍。

2. 童年期呼吸道及肠道感染 童年时期的呼吸道及肠道感染可能减少患 IBD 的风险，但证据尚不足。2014 年加拿大的 Springmann 等发现儿童早期（5 岁之前）发生感染可能减少患 CD 的风险。西班牙 Lopez-Serrano 等的研究得出，童年时期的呼吸道和肠道感染是 IBD 发病的保护因素。而丹麦 Gradel 等的一项以人群为基础的队列研究得出，肠道的沙门菌或弯曲杆菌的感染是 IBD 发病的危险因素。

3. 母乳喂养 母乳喂养可能对 IBD 有保护作用。2010 年新西兰的 Gearry 等把母乳喂养的时间分段后得出，母乳喂养时间≥3 个月可能为 IBD 发病的一个保护因素。

4. 疫苗接种 目前大多数研究均认为，婴幼儿期的疫苗接种与 IBD 发病无明显相关性。

5. 卫生学假说 1989 年 Strachan 等提出"卫生学假说"，即卫生条件与 IBD、哮喘、1 型糖尿病和多发性硬化等免疫相关疾病的发病有关。幼年期在卫生条件较差的环境中成长的儿童，成年后患免疫相关疾病的危险性较低，其相关的因素包括寄生虫感染、幼年居住地为畜牧场或农村、养宠物等。然而，"卫生学假说"与 IBD 的关系并没有得到一致的结论。

（1）寄生虫感染：幼年期寄生虫感染是 IBD 的保护因素，其机制可能是肠道寄生虫有助于训练和平衡宿主的免疫系统，且已有动物及临床研究数据支持蠕虫治疗 IBD 的有效性。

（2）居住条件：居住在城市被认为能增加 IBD 的发病风险。这可能与城市的人口密度增加、生活方式改变、工业化因素增多以及卫生的幼年生活环境使得微生物对机体的刺激减少等相关。2014 年北欧的一项队列研究显示，与居住在城市相比，幼年早期生活在畜牧场可能降低成年期发生 IBD 的风险，居住地为畜牧场或农村者可能暴露于更多微生物的环境中，微生物的多态性和刺激提高了机体的免疫力。2012 年加拿大 Soon 等得出，居住在城市能增加 UC 和 CD 的发病风险。伊朗 Malekzadeh 等的一项研究还得出，幼儿期进食冰箱内食物可能作为 CD 发病的一个危险因素。

（3）养宠物：加拿大 Bernstein 等的一项研究显示，在幼儿早期（5 岁以前）家里养宠物对 CD 有保护作用。而加拿大 Amre 的另一项针对儿童 CD 的病例对照研究却得出，拥有宠物会增加 CD 的发病风险。

（四）饮食

饮食因素作为 IBD 发病的影响因素，其机制较为复杂，可能与一部分饮食作为机体的抗原导致异常免疫反应，改变肠黏膜通透性，造成肠黏膜本身的炎症反应等有关。IBD 的发病率在东西方国家存在显著差异，这可能与东西方国家饮食结构的差异有关。

大多数研究认为，饮食摄入过多脂肪、高蛋白（尤其动物蛋白中的红色肉类）及 omega-6 脂肪酸，会增加 UC 和 CD 的发病风险。蔬菜、水果的摄入对 IBD 发病影响的研究不多，尤其缺少前瞻性研究。加拿大的一项研究显示，蔬菜、水果、鱼类、膳食纤维和长链 omega-3 脂肪酸的摄入对 CD 发病有保护作用。法国北部和南部的居民，其饮食结构和 IBD 的发病率存在显著性差异，法国北部的居民，其饮食中含土豆、鸡蛋、动物油、人造黄油和奶酪较多，可能与其 IBD 的较高发病率有关。而法国南部的居民，其饮食中含水果、蔬菜、鱼类和橄榄油较多，可能与其 IBD 的低发病率有关。

部分国家如日本 Sakamoto 等的研究认为，糖的过量摄入可能是造成 IBD 发病的危险因素。而英国 Riordan 等的一项研究显示，减少含糖饮食对 CD 的治疗并没有益处。2016 年以色列的一项研究得出，食物添加剂如糖精、三氯蔗糖等可能增加糖尿病、UC 和肥胖的患病风险。关于饮水，挪威 Aamodt 等的一项队列研究显示，饮用水中铁离子的浓度增加 0.1mg/L，患 IBD 的风险增加 21%。

（五）药物

1. 口服避孕药（oral contraceptives，OCP）　大量文献报道显示，OCP 是女性患 IBD 发病的一个危险因素，特别是对于 CD 的影响更大。西班牙的一项巢式病例对照研究报道，对于女性患者，长期口服 OCP 可能增加 UC 和 CD 的发病风险（OR 值分别为 2.35 和 3.15）。2013 年美国的一项前瞻性队列研究得出，OCP 的使用在 CD 的发病中是危险因素；在 UC 中尚无统计学意义。

2. 非甾体类抗炎药（nonsteroidal antiinflammatory drugs，NSAIDs）　NSAIDs 已被广泛应用于治疗和预防心脑血管疾病、风湿病及关节炎等。然而，NSAIDs 可能通过直接损伤肠黏膜或减少前列腺素合成而成为 IBD 发病的危险因素。2012 年美国一项前瞻性队列研究得出，女性患者每月口服 15 天以上 NSAIDs（除阿司匹林外）可能为 CD 和 UC 发病的危险因素。

（六）喝茶、饮酒

来自香港的 Siew 等提出，喝茶可能降低亚洲人患 CD 和 UC 的风险。来自云南省的一项巢式病例对照研究得出，喝茶可能与 UC 发病呈负相关，而与 CD 发病无明显相关性。饮酒与 IBD 的发病关系尚不确切，且相关研究较少。

（七）维生素 D

2011 年，Szilagyi 等揭示了从地球南北两极到赤道，IBD 的发生率呈现梯度递减的现象，这可能与不同地区的不同生活方式以及低纬度地区日照时间长、增加了具有免疫调节作用的维生素 D 的生成有关。2012 年美国一项队列研究得出，较高浓度的 25 羟维生素 D 能减少 CD 的发病风险，而对 UC 没有统计学意义。维生素 D 可能通过 T 细胞、B 细胞和抗原呈递细胞影响免疫调节系统而与 IBD 的发病相关。

（八）其他

1. 运动　Siew 等以人群为基础的针对亚太地区的病例对照研究得出，日常体育锻炼可能减少亚洲人群患 CD 的风险，而对于 UC 无统计学差异。

2. 精神因素　精神因素可能与 IBD 的发病相关。Eric Lerebours 等报道，精神因素与 CD 相关，但并不作为 IBD 的独立危险因素。2013 年美国 Ananthakrishnan 等的一项前瞻性研究显示，近期有抑郁症状的女性患 CD 的危险性增加，而与 UC 无明显相关，即心理压力可能改变神经、内分泌及免疫系统功能而引起免疫相关性疾病。

总之，环境因素在 IBD 的发病中起着重要的作用，而影响 IBD 发病的环境因素较多，如现代生活方式的改变，包括饮食结构的改变、抗生素的使用、寄生虫感染、母乳喂养等，这些可能与 IBD 发病前肠道微生物发生改变，致使机体免疫调节机制紊乱，从而增加了 IBD 发病的易感性有关。这些因素对 UC 和 CD 的发病可能产生不同的影响，而且同一种因素可能在不同研究中得出相反的结论。有的研究结论距离发病时间较远，可能存在回忆偏倚。其中，吸烟被广泛认为在 UC 中起到保护作用，在 CD 中则相反。阑尾切除术被认为是 UC 的一个保护因素，而近年研究显示，其对 UC 的保护作用是由于患阑尾炎或肠系膜淋巴结炎，而非阑尾切除术本身。阑尾切除术后早期患 CD 的风险增加可能与诊断偏倚有关。围生期和童年期抗生素的使用可能作为危险因素，寄生虫感染可能是 IBD 的保护因素。饮食因素对 IBD 发病的影响未得出一致的结论。OCP 和 NSAIDs 等的服用，可能增加 IBD 的患病几率。维生素 D 可能发挥重要的保护作用。对环境因素的研究可能为 IBD 的发病机制提供新的线索，更有针对性地对 IBD 进行预防，指导治疗和防止复发。

（缪佳蓉　王玉芳）

参 考 文 献

1. 缪佳蓉. 云南省炎症性肠病流行病学特征, 环境及复发因素的研究 [D]. 昆明医科大学, 2015.

2. Niu J, Miao J, Tang Y, et al. Identification of Environmental Factors Associated with Inflammatory Bowel Disease in a Southwestern Highland Region of China: A Nested Case-Control Study[J]. PLoS One, 2016, 11（4）: e0153524.

3. Ng SC, Tang W, Leong RW, Chen M, et al. Environmental risk factors in inflammatory bowel disease: a population-based case-control study in Asia-Pacific[J]. Gut, 2015, 64（7）: 1063-71.

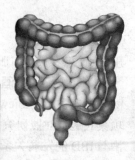

3

第三章　IBD 的病因及发病机制

阅读要点

IBD 的发病机制尚不十分清楚,目前的研究认为 IBD 与遗传、环境、肠道微生物及免疫等因素之间复杂的相互作用相关。环境因素作用于遗传易感者,在肠道致病菌的参与下,启动肠道异常免疫应答,损伤肠道黏膜,导致 IBD 的发生。

当携带遗传易感基因的个体暴露于环境危险因素下,肠黏膜固有免疫被激活,黏膜屏障结构和功能受损,肠腔内抗原、细菌向黏膜固有层移位并激活天然免疫细胞,导致大量炎症因子及介质产生,启动 NK-κB 及 MAPK 等信号通路,引发 TNF-α、IL-1β 和 IL-23 等促炎因子的"瀑布"样释放、细胞凋亡和细胞自噬等过程而损伤黏膜,黏膜损伤又致使上述过程恶性循环,最终促进 IBD 的发生发展。

环境因素对 IBD 的发病有重要影响。与 IBD 相关的环境危险因素包括吸烟以及阑尾切除、饮食、感染、抗生素使用和生活卫生条件等。

精神、心理因素及肠道菌群通过脑 - 肠轴参与 IBD 的疾病过程,IBD 患者与正常人相比可能存在明显的焦虑、抑郁,改善患者的焦虑、抑郁状态可能提高 IBD 患者的生活质量。

一、概述

IBD 是一类累及肠道的慢性非特异性炎症性疾病,包括 UC、CD 和极少数 IBDU。从 19 世纪初期发现首例 IBD 至今,无数学者不断对其病因和发病机制、流行病学、临床特征、规范化诊疗等方面进行探索,付出了辛勤的汗水。而如今,IBD 的病因及发病机制尚不十分明确。

家族聚集和双胞胎的流行病学研究提示,遗传因素在 IBD 的发病机制中起到重要作用。同卵双胞胎之间患病率高于异卵双胞胎。IBD 患者的一级亲属发病率增高,当父母双方都患病时,其后代的发病风险显著增高至大于 30%。IBD 的本质是肠黏膜持续性不受控制的慢性炎症。异常活化的 Th2 细胞致使肠黏膜对正常菌群敏感性增高,肠道免疫及非免疫系统启动,最终导致过度亢进和难以自限的免疫反应及炎症过程。肠道黏膜的屏障完整性在 UC 发病机制中起着至关重要的作用。当肠道黏膜的屏障完整性被破坏时,肠道通透性增加,巨噬细胞和树突状细胞识别进入黏膜下层的抗原或者细菌及其裂解物,B 淋巴细胞和 T 淋巴细胞捕捉抗原,并通过 Toll 样和 NOD 样等受体激活自身免疫应答,启动 NK-κB、TGF-β 及 MAPK 等信号通路,引发 TNF-α、IL-1β 和 IL-23 等促炎因子"瀑布"样释放,经由细胞凋亡和细胞自噬等过程损伤上皮细胞,上皮细胞损伤又致使上述过程恶性循环,最终促进 IBD 的发生发展。宿主肠黏膜上皮细胞将黏膜下层免疫细胞与肠腔环境中的多种微生物群落隔离,并不断适应彼此间的双向物质交换。肠道菌群和宿主防御能力在黏膜界面的动态平衡在 IBD 的发生发展中发挥重要作用。基因组分析只能部分解释 IBD 的发病机制,并不能完全解释疾病的发生、发展和结果,也不能独立预测高危人群的发病风险、环境、肠道菌群与宿主免疫。尽管如此,对于 IBD 这种病因不明确的疾病,目前的研究认为它与遗传、环境、肠道微生物及免疫等因素之间复杂的相互作用相关。环境因素作用于遗传易感者,在肠道致病菌的参与下,启动肠道异常免疫应答,损伤肠道黏膜。

二、IBD 的遗传、免疫及肠道菌群

20 世纪 30 年代早期,Crohn 等首次报道了 IBD 患者家族性谱系观察,发现 IBD 患者有家族聚集倾向,这一报道最终形成了一个假说,即遗传学因素在 IBD 的发病机制中起重要作用。随后,大量基于医院队列研究和未筛选人群的流行性病学研究结果证实了这一重要的发现。

关于遗传因素在 IBD 发病机制中的研究,经历了几个重要的阶段:1988 年的同卵双胞胎研究,1996 年的疾病遗传易感位点(IBD1-9),2001 年 CRAD15 基因的确认及其与疾病表型和机制研究,2006 年的屏障功能和 ATG16L 研究,2013 年全基因组关联研究。这些重要的代表性研究为深入了解和探索 IBD 奠定了坚实的理论基础。

双胞胎研究是探索 IBD 遗传因素重要的阶段,早期欧洲关于双胞胎发病率的研究显示,同卵双胞胎之间的 IBD 发病一致率显著高于异卵双胞胎。同卵双生子 CD 发病一致率在 20%~50% 之间,而在同样环境中成长的异卵双胞胎的 CD 发病一致率少于 10%。但是,相对于 CD,UC 的遗传因素作用更弱,同卵双胞胎的 UC 发病一致率在 14%~19%,异卵双胞胎的 UC 发病一致率在 0%~7%。

家族研究也发现,IBD 患病个体的一级亲属发病率升高。其中 CD 患者一级亲属患 CD 的相对危险度为 10~35,患 UC 的相对危险度为 3~6。而在 UC 患者一级亲属中,这种危险度较低,患 UC 的相对危险度为 2~15,患 CD 的相对危险度为 2~3。当父母双方都患病时,其后代的发病风险显著增高至 30% 以上。此外,IBD 患者兄弟姐妹的患病风险也高于普通人群,尤其是先证者所患疾病为 CD 时。这些现象均表明 IBD 有家族聚集倾向,同时也为进一步寻找疾病相关易感基因提供了理论依据。

尽管受到人种、地域及环境差异的影响,家族成员进行全基因组连锁研究仍然取得众多成果,揭示了大量与疾病相关的易感位点。自 1996 年以来,欧洲和北美地区已经有 10 余项关于 IBD 基因组扫描的结果发表,确认了 9 个疾病位点,即 IBD1-9,其中 IBD1 的研究最为深入。1996 年,Hugot 等确认了首个 IBD 连锁区域:位于 16 号染色体着丝粒测区的 NOD2 基因,随后多个不同的基因连锁研究证实了上述研究结果。2001 年,三项关于 NOD2 与 CD 相关性的重要研究发表于 Nature 及 Lancet,研究分离了 NOD2 基因上的突变位点,并证实 NOD2 突变与 CD 之间显著相关,此后将 NOD2 重新命名为 CARD15。随着对 CARD15 的认识日益加深,37 个高加索人群的队列研究证实,CARD15 突变是 CD 发病的高危因素,CARD15 突变杂合子使 CD 发病风险增加 3 倍,而纯合子和复杂杂合子能使其风险增加 20 倍。其中 3 020 位胞嘧啶插入致框移位突变、908 精氨酸及 702 色氨酸错义突变的相对危险

度分别为 6.5、2.3 及 2.6。然而，亚洲人群的 5 个队列研究，尤其是在日本、中国及韩国人群的研究中并未发现这种相关性。

通过易感基因来预测疾病的表型是众多学者研究的目标，关于 CRAD15 突变与 IBD 表型 / 基因型的相关性有诸多报告。Ahmad 等对 244 例精确表型的 CD 患者进行基因分型，并进行了为期 16 年的随访，发现所有具有 CARD15 的 3 020 位胞嘧啶插入框移突变患者及其他两种常见突变的纯合及复合杂合子的患者均有回肠病变。2004 年，Economou 等的荟萃分析指出，在至少一种高危突变存在的情况下，小肠 CD 发病的 OR 值为 2.53，说明 CRAD15 突变与回肠病变具有密切相关性。但是，CRAD15 与 IBD 肠外表现之间的相关性缺乏有力的证据。遗传突变研究为 CARD15 在 CD 发病机制中的作用研究打下了坚实基础。CARD15 是 Apaf-1 转录因子成员之一，是胞壁酰二肽（muramyl dipeptide，MDP）的胞内胞质受体。MDP 是革兰阳性及阴性细菌细胞壁肽聚糖的组分，MDP 与 CRAD15 结合，可以激活细胞内 NF-κB 信号通路。CRAD15 表达于单核细胞、树突状细胞、肠上皮细胞及潘氏细胞，潘氏细胞是特异性肠道细胞，分布于整个小肠范围，主要集中在末端回肠，可分泌包括防御素在内的多种抗菌肽，在维持肠道菌群稳态及抵抗小肠致病菌入侵方面起着重要作用。多项研究证实，CRAD15 基因敲除的小鼠，α- 防御素亚群表达降低，并减少李斯特菌的感染，这一结果可部分解释为什么 CRAD15 突变的 CD 患者潘氏细胞中，α- 防御素 5 表达下降。

尽管 CRAD15 突变在 CD 中的确切发病机制需要进一步阐明，但是已有的功能学研究提示，MDP/CRAD15 相互作用的失衡，可引起细菌感受作用异常，导致肠道细菌清除能力缺陷。这种肠道感染易感性的增加是通过异常的固有免疫及其导致的后天获得性免疫缺陷介导的。细菌感受作用缺陷，使得细菌侵袭肠道上皮，引起肠道正常菌群免疫耐受的破坏，导致 CD 的慢性炎性改变。1996 年，第二次全基因组扫描确认了跨越 12 号染色体短臂和长臂的部分区域基因组连锁，这个被称为 IBD2 的位点在随后的多项研究中被重现和证实，而且发现 IBD2 位点与 UC 的关联性似乎比 CD 更强，但确切的作用机制还需进一步研究。大量血清学和分子研究提示经典 HLA Ⅰ类、Ⅱ类分子在 IBD 发病中发挥重要作用。6 号染色体短臂（IBD3）区域高度多态，基因密度高，包括 HLA Ⅰ类、Ⅱ类及Ⅲ类基因。Satsangi 等的研究显示，UC 患者 HLA Ⅱ类基因 DRB1 位点与 DRB1-DQB 单倍连锁，通过进一步的病例对照研究发现 UC 与 DRB1*0103 及 DRB1*12 等位基因的显著相关性。相对少见的 HLA-DRB1*0103 等位基因与 CD 患者的单纯结肠病变及需行结肠切除术的广泛而且严重的病变相关，但是人群中该等位基因频率很低，从而限制了在疾病预测方面的作用。北欧的一项联合研究显示，CD 和 UC 患者的 IBD3 均有显著连锁。HLA Ⅲ类分子区包含许多参与免疫应答的重要基因和 IBD 候选基因。在北欧人群的关联性分析中，TNF-α 基因的连锁程度接近峰值，在检查 TNF-α 和相关淋巴毒素 -α 基因的 5 个功能性 SNPs 后发现，尽管有充足的证据表明 TNF-α 在 IBD 发病中起重要作用，但未发现任何相关性，研究者推测 TNF-α 基因突变在炎症反应中起调节作用，而不增加 IBD 易感性。虽然多数研究都集中在经典的 HLA Ⅲ区域，但逐渐有研究表明 IBD 与非典型 HLA Ⅰ类分子区也存在重要关联，其中 MIC 基因家族引起学者关注，MICA 和 MICB 编码应激性诱导糖蛋白，该蛋白表达于多种上皮细胞和肠黏膜细胞中，在固有免疫和获得性免疫系统激活过程中起重要作用。Seki 等通过对日本人群的小样本研究证实，MICA A6 变异与 UC 之间存在相关性，但是这一结果在德国进行的大规模人群研究中未得到重现，推测是种族差异造成的。IBD 与 HLA 区域之间的相关性确实存在显著的民族差异，这在典型 DRB1*1502 等位基因上得到充分证明，该等位基因在日本人群中与 UC 关联性最强。北美的两项结果显示 14 号染色体长臂（IBD4）与 IBD 相关，其中 Ma 等发现 IBD4 与 CD 有提示性连锁。而另外一项研究发现，同时存在 CD 和 UC 的家族中，IBD4 有轻微的连锁。Ma 等进行全基因组扫描时，不仅发现 IBD4 连锁，还发现 5 号染色体长臂（IBD5）也存在提示性连锁区域。5 号染色体长臂位点高密度图谱分析证实了其与 CD 的显著相关性，通过进一步的连锁不平衡绘图分析，揭示了一个跨越细胞因子基因组的 250kb 大小的常见单倍体型，该单倍体型杂合子致 CD 的相对危险度为 2，纯合子为 6。Armuzzi 等发现该单倍体型与肛周 CD 具有相关性，其中纯合子的相关性增加了 3 倍。两个编码有机阳离子转运蛋白 1 和 2（OCTN1 和 OCTN2）的基因（SLC22A4 和 SLC22A5）被认为可能是 IBD5 关联区域的靶基因，这些突变的双等位基因（SLC22A4/SLC22A5）危险性单体型（SLC22A4-TC）与 CD 发病显著相关，而且显著增加末端回肠疾病的发病风险（OR：4.61），但未发现与 CD 的肛周病变以及与 UC 发病相关。

在 CD 和 UC 的联合表型研究中还发现，19 号染色体短臂区域（IBD6）与发病相关。IBD6 位点包括若干候选基因，但重复最多的是 ICAM-1 变异体与 IBD 之间的相关性。北美的一项在德裔和非德裔犹太人中进行的全基因组扫描发现，1 号染色体短臂（IBD7）位点与 IBD 存在提示性关联。远系繁殖人群中发现，IBD7 是主要的易感位点。16 号染色体短臂上的 IBD8 位点已经在 CARD15 分层的连锁研究中确认，这一位点仅在 CRAD15 变异阴性的 CD 患者与其显著相关。Satsangi 等 1996 年的全基因组扫描表明，IBD 联合表型与 3 号染色体短臂 21 区之间存在提示性关联。随后 2001 年 Hampe 等的研究再现了上述结果，并将这一位点命名为 IBD9。这些研究为证实易感基因在 IBD 发病中的作用提供了令人信服的证据，也为研究基因对表型的影响提供了思路。基因家族中 CD 和 UC 表型的交叠对特定疾病的传统概念提出了挑战，也提示了多个基因之间相互作用可导致某个既定的表型，例如结肠型 CD、回结肠型 CD 及小肠型 CD。这些表型可以单独或联合出现，这为 IBD 的分子学分类提供了研究思路。

2000 年以后，随着测序技术的进步，全基因关联研究建立了"共同疾病-共同突变体"的模式。为了研究 IBD 多基因及多因素的本质，开展了多项针对 UC 和 CD 的全基因组关联分析（genome-wide association study，GWAS）并获得重要结果，这些研究扩展了 IBD 遗传易感基因区域，确定了超过 163 个易感基因位点，而且提示了微生物组学在 IBD 发病机制中的作用。在这 163 个位点中，110 个敏感位点与两种疾病都相关联，其中有 50 个位点在 UC 和 CD 中起到相似作用，另外的 53 个位点存在疾病的特异性，23 个与 UC 相关，30 个与 CD 相关。这些数据表明，敏感基因的突变在 IBD 发病中起到重要作用（图 3-0-1）。

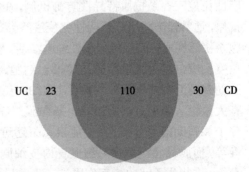

图 3-0-1　UC 和 CD 敏感位点数量及重叠部分

虽然 GWAS 已阐释了 IBD 发病机制中的许多共同通路，但是也有其局限性。就方法学而言，大多数 GWAS 能确定大于 1% 的突变，但是对小于 1% 的罕见突变却贡献不大。因此，

GWAS 只能确定最小等位基因频率大于 5% 的遗传效应，解释 IBD 总体遗传效应中的很小一部分。除了 CRAD15，其他具有较大遗传效应的常见等位基因在 IBD 中尚未被报告。通过对比多种疾病的 GWAS 结果发现，一半以上的 IBD 基因存在于其他炎性疾病或者免疫相关疾病，而且常在不同疾病中有相反的效应。例如，PTPN22 基因的编码突变 R620W 是类风湿关节炎和 1 型糖尿病的强致病因素，但它却是 CD 发展的保护性因素。UC 和 PSC 共享了多个易感基因，例如 MST1，IL-2，CRAD9 和 REL，这些易感基因不同，但却是相关疾病的共同危险因素。与之相似，CD 与麻风分枝杆菌感染有共同的易感基因位点，包括 CRAD15，C13orf31，LRRK2 等，与宿主针对分枝杆菌感染所产生的免疫反应也有共同的易感基因位点，包括 CRAD9，LTA，ITLN1I 及 RGM。这些发现提示，特定的个体可能更容易发生特定的疾病，有重叠遗传因素的 IBD 患者要比没有的患者更容易出现并发症。

不同地域、种族和民族人群的 IBD 发病率、患病率及危险因素差异非常显著。IBD 的发生、发展是遗传、环境、免疫及微生物多种因素综合作用的结果。虽然各种因素在致病机制中权重尚无定论，但遗传因素仍是较为公认的主要致病因素之一。SNPs、基因芯片及 GWAS 运用于 IBD 遗传基因研究，获得众多重要结果。遗传学研究拓宽了人们对 IBD 认识深度，但是目前绝大多数易感基因筛选研究都是集中于欧洲及北美洲人群，在亚洲地区人群中屈指可数，特别是大规模的 GWAS 研究。韩国学者 JH Cheon 在 2013 年总结对比了东西方人群易感基因的差异，这些差异加深我们对 IBD 复杂性的认识，也为我国学者研究 IBD 及为患者个体化治疗提供思路。

肠道天然免疫系统由肠黏膜屏障、免疫应答细胞、补体系统、细胞因子及趋化因子组成。作为肠菌感染的第一道免疫防线，其功能失调被认为是 IBD 发病机制的中心环节。肠黏膜屏障的破坏，天然免疫系统应答细胞的损伤或过度激活，模式识别受体、细胞因子和炎性介质的表达异常，使机体不能及时有效的清除外来细菌，对肠道内共生菌群产生免疫耐受缺失，进一步激活适应性免疫系统，扩大炎症反应，最终导致肠道慢性炎症的病理过程和临床表现。

随着免疫学、病理和分子生物学的研究深入，我们对肠黏膜适应性免疫应答效应在 IBD 发生发展过程的作用有了更加广泛和深入的理解，不仅从免疫学机制上阐述了 IBD 的免疫病理学发生机制，同时为临床的靶向治疗提供重要的理论依据。与天然免疫应答不同，适应性免疫应答是抗原特异性防御机制，在抗原刺激数天后形成免疫保护以清除体内特异性抗原，通常伴随终生。适应性免疫应答异常，Th1，Th2/17Treg 免疫平衡失调，CTL 和 NK 细胞杀伤活性增强，B、M 及 DC 细胞激活，效应增强。肠黏膜炎症发生，组织破坏。在适应性免疫反应中起关键作用的是 T 淋巴细胞、趋化因子及细胞因子。肠黏膜组织内各种淋巴细胞受到肠道内抗原特异性激活，是 IBD 免疫病理学的重要特征。在 IBD 患者肠黏膜组织内有大量激活的免疫细胞浸润。肠黏膜组织内，淋巴细胞和一些基质细胞表达高水平的黏附分子和辅助信号分子，在炎症状态下还可以表达高水平的细胞因子和趋化因子受体、整合素等，而肠黏膜组织内毛细血管内皮细胞及成纤维细胞表面表达高水平的趋化因子、选择素等，这些分子间的相互作用进一步诱导血液循环中的白细胞向肠黏膜组织内移动、归巢、浸润，促使局部炎症应答。IBD 患者肠黏膜及血清中出现大量促炎因子表达，这些细胞因子可以进一步放大局部免疫应答，参与肠黏膜免疫病理反应。

近年来，微生物组学领域研究上取得的巨大进展，使我们认识到肠道菌群在疾病发病机制中发挥着重要作用。宿主与其肠道菌群之间不断相互适应，这一选择过程使肠道菌群结构和组成相对稳定，并保持肠道菌群功能稳定，彼此互惠互利。肠道微生态的主要功能包括发挥保护作用、加强屏障功能、促进黏膜免疫系统发育以及促进代谢的功能。肠道菌群的分布状况、动力变化和功能状态均和肠道稳态密切相关。宿主对肠道微生物群的免疫应答以及对IBD发展的易感性受到黏膜免疫应答、微生物识别和防御机制基因的影响。有假说认为，天然免疫对肠道维生素群的应答缺陷导致黏膜微生物清除失败，从而引起以获得性免疫应答增强为特征的慢性炎症状态。

肠道菌群是一个代谢物丰富的储存库，可以开发利用作为IBD的治疗方法。许多针对肠道菌群与IBD的研究仍处于试验阶段，但是已经有足够的证据表明，肠道菌群在IBD的发展中发挥至关重要的作用。不断应用分子学方法识别和描述肠道微生物群，将有助于寻找引起疾病发展的始动因素。此外，针对IBD相关的生物菌群变化的研究，将会带来更令人鼓舞的、以改变肠道环境为途径的治疗方法。

总之，IBD的发病机制尚不十分清楚，假设其发生发展过程如下：①携带遗传易感基因的个体，暴露于饮食、抗生素及过敏原等危险因素下，肠黏膜免疫系统失调。②炎症启动阶段，固有免疫激活，肠黏膜屏障结构和功能受损，通透性增加，黏液层变薄，防御素减少，肠腔内抗原、细菌向黏膜固有层移位并激活肥大细胞、巨噬细胞及中性粒细胞等天然免疫细胞，导致大量TNF-N、IL-1免等炎症因子及介质产生，这些炎症因子进一步加剧黏膜炎性反应。NOD2，ATG16L1和IRGM基因多态下导致自噬作用减弱，ROS降低，降低机体清除细菌的能力。③适应性免疫激活，固有免疫全血导致肠道免疫耐受被打破，抗原和细菌进入固有层，B淋巴细胞和T淋巴细胞捕捉抗原通过Toll样和NOD样等受体激活免疫应答，启动NK-体激及MAPK等信号通路，引发TNF-路、IL-1路和IL-23等促炎因子"瀑布"样释放、细胞凋亡和细胞自噬等过程而损伤上皮细胞，上皮细胞损伤又致使上述过程恶性循环，最终促进IBD的发生发展。

三、环境因素与IBD

IBD的流行病学在全球范围内正在发生变化。既往的高发病率地区如北欧和北美，其发病率和患病保持稳定；而以往发病率较低的东欧和亚洲地区，IBD的发病率逐渐增长。东西方IBD易感基因的差异性不能完全解释发病率的差异，同时，随着亚洲生活方式逐渐西方化，IBD发病率升高，提示生活方式和环境因素对发病率有巨大的影响。与IBD相关的环境危险因素包括吸烟、阑尾切除、饮食、感染、抗生素使用及卫生条件等（详见第二章IBD的流行病学及环境因素）。

四、精神心理、激素与IBD

随着医学模式向"生物-心理-社会"转变，心理社会因素对疾病的影响日益受到医疗界的关注。脑-肠轴概念的提出使人们对肠道慢性疾病的看法有了新的认识。

脑-肠轴即指中枢神经系统与肠道通过神经递质、化学或者电信号相互影响和控制的生理及病理生理现象，其在功能、动力性及免疫相关性等多种胃肠道疾病中均发挥作用，精神、心理因素及肠道菌群通过脑-肠轴参与IBD的疾病过程。IBD患者常出现情绪障碍、对应激过度反应、适应不良以及肠道菌群失调，保持良好的情绪、给患者心理疏导及肠道菌群调节则可减少疾病复发频率、提高活动期诱导缓解效率。这些证据提示，脑 - 肠轴的心理 - 神经 - 内分泌 - 免疫调节在 IBD 的发生、发展中起着重要作用。脑 - 肠轴功能失调可能参与 IBD 的发病、病情进展及复发各个环节，维持脑 - 肠轴平衡有望成为 IBD 一个新的治疗靶点。

　　与正常人相比，IBD 患者可能存在明显的焦虑和抑郁，女性患者抑郁症状的患病率显著高于男性患者。焦虑和（或）抑郁可作为应激源对下丘脑 - 垂体 - 肾上腺轴、下丘脑 - 自主神经系统轴及肠道神经系统产生作用，形成复杂的精神 - 神经网络系统，激活肥大细胞发生脱颗粒改变释放一系列炎性细胞因子，如 IL-6、IL-10、TNF-α、组胺、丝氨酸蛋白酶及蛋白聚糖等，使肠道上皮通透性改变、肠道运动异常，最后出现肠道炎性改变。与此同时，焦虑、抑郁及负性生活事件等应激源也可激活机体自身免疫，使肠道免疫系统发生异常，这可能成为 IBD 免疫发病机制的触发点。在 IBD 的治疗上，改善患者的焦虑、抑郁状态可能提高 IBD 患者的生活质量。

（刘占举）

参 考 文 献

1. Moll J M. Inflammatory bowel disease[J]. Clinics in Rheumatic Diseases，2016，37（8）：337-347.

2. Cleynen I，Boucher G，Jostins L，et al. Inherited determinants of Crohn's disease and ulcerative colitis phenotypes: a genetic association study[J]. Lancet，2016，387（10014）：156-167.

3. Kim D H，Cheon J H. Pathogenesis of Inflammatory Bowel Disease and Recent Advances in Biologic Therapies[J]. Immune Network，2017，17（1）：25-40.

4. 钱家鸣，杨红. 中国炎症性肠病研究的历史回顾现状和展望 [J]. 中国实用内科杂志，2015，35（9）：727-730.

5. Hugot J P，Chamaillard M，Zouali H，et al. Association of NOD2 leucine-rich repeat variants with susceptibility to Crohn's disease[J]. Nature，2001，411（6837）：599-603.

6. Ogura Y，Bonen D K，Inohara N，et al. A frameshift mutation in NOD2 associated with susceptibility to Crohn's disease[J]. Nature，2001，411（6837）：603-606.

7. Jostins L，Ripke S，Weersma R K，et al. Host-microbe interactions have shaped the genetic architecture of inflammatory bowel disease. [J]. Nature，2012，491（7422）：119-124.

8. Weiser M，Simon J M，Kochar B，et al. Molecular classification of Crohn's disease reveals two clinically relevant subtypes[J]. Gut，2016，0：1-7.

9. Cleynen I，Boucher G，Jostins L，et al. Inherited determinants of Crohn's disease and ulcerative colitis phenotypes: a genetic association study[J]. Lancet，2016，387（10014）：156-167.

10. Goto Y，Kurashima Y，Kiyono H. The gut microbiota and inflammatory bowel disease[J]. Curr Opin Rheumatol，2015，27（4）：388.

11. Xavier R J，Podolsky D K. Unravelling the pathogenesis of inflammatory bowel disease[J]. Nature，2007，448（7152）：427.

12. Chu H，Khosravi A，Kusumawardhani I P，et al. Gene-Microbiota Interactions Contribute to the Pathogenesis of Inflammatory Bowel Disease[J]. Science，2016，352（6289）：1116.

13. Da Y O，Koh S J. Cross-Regulation of Innate and Adaptive Immunity: A New Perspective for the Pathogenesis of Inflammatory Bowel Disease[J]. Gut & Liver，2015，9（3）：263.

14. Peters L，Perrigoue J，Mortha A，et al. Integrative Networks Identify Novel Regulators of Susceptibility and Pathogenesis of Inflammatory Bowel Disease[J]. Gastroenterology，2016，150（4）：S571-S572.

15. Bonaz B L，Bernstein C N. Brain-gut interactions in inflammatory bowel disease[J]. Gastroenterology，2013，144（1）：36.

16. Regueiro M，Greer J B，Szigethy E. Etiology and Treatment of Pain and Psychosocial Issues in Patients with Inflammatory Bowel Diseases[J]. Gastroenterology，2017，152（2）：430.

17. Fiest K M，Bernstein C N，Walker J R，et al. Systematic review of interventions for depression and anxiety in persons with inflammatory bowel disease[J]. Bmc Research Notes，2016，9（1）：404-411.

18. M. Orholm，V. Binder，T. I. A. Sørensen，L. P. Rasmussen，K. O. Kyvik. Concordance of Inflammatory Bowel Disease among Danish Twins: Results of a Nationwide Study[J]. Scand J Gastroenterol，2000，35（10）：1075-1081.

19. Kmieć Z，Cyman M，Ślebioda TJ. Cells of the innate and adaptive immunity and their interactions in inflammatory bowel disease.[J]. Adv Med Sci，2017，62（1）：1-16.

20. Imhann F，Vila A V，Bonder M J，et al. Interplay of host genetics and gut microbiota underlying the onset and clinical presentation of inflammatory bowel disease[J]. Gut，2018，67（1）：108-119.

21. Binder V，Orholm M. Familial occurrence and inheritance studies in inflammatory bowel disease.[J]. Netherlands Journal of Medicine，1996，48（2）：53-56.

22. Economou M，Trikalinos T A，Loizou K T，et al. Differential Effects of NOD2 Variants on Crohn's Disease Risk and Phenotype in Diverse Populations：A Metaanalysis[J]. American Journal of Gastroenterology，2004，99（12）：2393-2404.

23. Satsangi J，Parkes M，Jewell D P，et al. Genetics of inflammatory bowel disease.[J]. Clinical Science，1998，35（5）：473-478.

24. Dechairo B，Dimon C，Van H D，et al. Replication and extension studies of inflammatory bowel disease susceptibility regions confirm linkage to chromosome 6p（IBD3）．[J]. European Journal of Human Genetics，2001，9（8）：627-633.

25. Vermeire S，Rutgeerts P，Steen K V，et al. Genome wide scan in a Flemish inflammatory bowel disease population：support for the IBD4 locus，population heterogeneity，and epistasis[J]. Gut，2004，53（7）：980-986.

26. Armuzzi A. Genotype-phenotype analysis of the Crohn's disease susceptibility haplotype on chromosome 5q31[J]. Gut，2003；52（8）：1133-1139.

27. De K L，Moutsianas L，Lee J C，et al. Genome-wide association study implicates immune activation of multiple integrin genes in inflammatory bowel disease：[J]. Nature Genetics，2017，49（2）：256-261.

28. Mcilroy J，Ianiro G，Mukhopadhya I，et al. Review article：the gut microbiome in inflammatory bowel disease-avenues for microbial management [J]. Alimentary Pharmacology & Therapeutics，2018，47（1）：26-42.

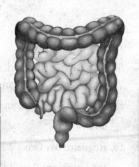

第四章 IBD 的辅助检查

4

阅读要点

目前 IBD 的诊断和治疗仍面临巨大挑战,其辅助检查在 IBD 的诊治中占有重要地位。常用辅助检查包括:内镜、病理学、影像学及实验室相关检查。内镜检查包括普通内镜、超声内镜、放大色素内镜、窄带成像、激光共聚焦显微内镜及胶囊内镜等;影像学检查包括 X 线检查、CTE、MRE 及超声检查;常用实验室检查包括全血细胞计数、电解质、肝肾功能、铁相关检查、维生素 D、ESR、PCT、TB-SPOT、CRP 和粪便钙卫蛋白等。综合评估辅助检查有助于诊断与鉴别诊断、明确病变程度、累及范围、评估治疗效果以及监测癌变等。

一、IBD 的内镜检查

目前 IBD 的诊断是基于临床表现、内镜、组织学的结果,尚无诊断的金标准。内镜在 IBD 诊治中占有重要的地位,肠镜检查并取材病检,可确定病变的范围、评价疾病严重度,还可以监测肿瘤的发生发展。近年来超声内镜、放大色素内镜、窄带成像及激光共聚焦显微内镜等新内镜技术的发展为 UC 的诊治开阔了新的天地。

(一)内镜检查的适应证、禁忌证及准备

1. 适应证

(1)患者有消化道临床症状,怀疑回肠末端或结肠病变,可行肠镜检查辅助诊断。

(2)结肠炎性改变患者诊断存在疑问时可行肠镜取材病检辅助诊断。

(3)已明确诊断为 IBD 的患者可行肠镜明确病变程度、累及范围及评估治疗效果,并且可以监测癌变,必要时行镜下治疗。

2. 禁忌证

(1)结肠镜:严重心肺功能不全、休克、腹主动脉瘤、急性腹膜炎、肠穿孔为绝对禁忌证。

(2)小肠胶囊内镜(small bowel capsule endoscopy, SBCE):胃肠道梗阻、狭窄或瘘管、吞咽困难、妊娠妇女和起搏器或其他植入性生物电子器械。

(3)虽然肠镜检查可以明确重度 UC 诊断,但急性重症 UC 不推荐行全结肠镜检查,尤其是并发 TM 的患者。

3. 胃肠道准备

(1)胃镜:检查前需禁食禁饮 6～8 小时。检查前 30 分钟,可根据情况选择性地使用解痉剂、镇静剂和祛泡祛黏液剂,以抑制胃蠕动和减少胃内黏液,并局部应用咽部麻醉剂。

（2）结肠镜：术前准备是进行结肠镜检查的前提条件，直接关系到结肠镜检查的成功与效果。检查前 1～2 天进食少渣半流质饮食，严重便秘者应提前开始做肠道准备。目前清洁灌肠的方法众多，各有特点：①甘露醇法：甘露醇进入小肠不被吸收，导致渗透性腹泻。具体方法为：检查前 4～6 小时，将 20% 的甘露醇 250ml 于 15 分钟内饮尽，再于 30 分钟内饮尽 1 000ml 糖水或糖盐水，随后在 1h 内再饮 1 000ml 的糖盐水。需注意的是，甘露醇在肠道中可被细菌分解产生气体，不适于高频电治疗的肠道准备。②硫酸镁法：检查前 4～6 小时饮用 50～60ml 50% 硫酸镁，而后于 30 分钟内饮尽 1 000～2 000ml 糖盐水。③聚乙二醇法：作为一种高分子，不被吸收，进而导致渗透性腹泻。将 20～30g 聚乙二醇溶于 2 000～4 000ml 水中，于术前约 6 小时口服。研究发现，口服聚乙二醇清洁肠道安全、有效，不容易引起电解质紊乱，患者耐受性好，针对 IBD 患者，建议使用聚乙二醇。重症 UC 患者慎予肠道清洁。

（二）普通内镜表现、评分标准

1. UC 内镜表现及评分标准　结肠镜检查并活检是 UC 诊断的主要依据。结肠镜下，UC 病变多从直肠开始，呈连续及弥散性分布，具体表现为：①黏膜血管纹理模糊、紊乱或消失、充血、水肿、质脆、自发性或接触性出血和脓性分泌物附着，亦常见黏膜粗糙、呈细颗粒状；②病变明显处可见弥散性、多发性糜烂或溃疡；③可见结肠袋变浅、变钝或消失以及假息肉、黏膜桥等。

内镜下黏膜染色技术能提高内镜对黏膜病变的识别能力，结合放大内镜（magnification endoscopy）技术通过对黏膜微细结构的观察和病变特征的判别，有助于 UC 的诊断。肠镜下黏膜表现按以下分级：0 级为黏膜正常；1 级为黏膜血管充血、水肿、血管模糊；2 级为接触性出血；3 级为自发性出血；4 级为溃疡形成。轻度活动性 UC 的特点表现为：红斑、充血，至少局部可见血管纹理消失。中度活动性 UC 的特点是：血管形态完全缺失，血液黏附于黏膜表面，有糜烂，多数出现粗糙颗粒样外观及黏膜脆性增加（接触性出血）。重度 UC 表现为自发性出血和溃疡形成。与 CD 的不同之处为重度 UC 溃疡灶嵌于炎症黏膜中。深溃疡的出现是预后不良的指征之一，病程长的 UC 黏膜萎缩可致结肠袋消失、管腔狭窄和炎性息肉（假性息肉）。

内镜下多种变量可用来描述疾病的严重程度。黏膜颗粒状、血管形态、溃疡、出血和（或）黏膜脆性等适用于内镜严重程度的整体评价。出血和脆性是 UC 的 Mayo（详见表 5-1-5）评分中的决定因素，已广泛应用于临床试验。

UC 严重程度内镜指数（ulcerative colitis endoscopic index of severity，UCEIS）是用于评估内镜下 UC 严重程度的一种工具。UCEIS 用于评估血管形态、出血及溃疡，每项指标分为 3 或 4 个等级，2013 年 Travis SP 的研究结果提示：UCEIS 分数和整体评估的严重性高度相关。UCEIS 使用简单，评分选取乙状结肠镜下炎症受累最重的区域中上述三项评分的总和，能可靠地评估 UC 的总体内镜下严重度，88% 的内镜医师能得出一致的评分。

黏膜病理检查分级作为评估的金标准能较好地反映出 UC 的临床特征和内镜下表现，较好地对疾病的严重性和活动性进行评估。肠镜检查作为一种简便有效的评价方法，但其与病理检查的符合度仍存在诸多争议。在临床上，患者症状表现不明显或经治疗后症状缓解的患者，仍可持续存在肠道黏膜的炎症。同样，普通肠镜检查可能无阳性发现，但病理检查仍提示疾病处于活动期。

肠镜下黏膜活检组织学检查建议多段、多点取材。组织学上可见以下主要改变。

活动期：①固有膜内弥散性、急性、慢性炎性细胞浸润，包括中性粒细胞、淋巴细胞、浆细胞、嗜酸性粒细胞等，尤其是上皮细胞间有中性粒细胞浸润和隐窝炎，甚至形成隐窝脓肿；②隐窝结构改变：隐窝大小、形态不规则，排列紊乱，杯状细胞减少等；③可见黏膜表面糜烂、浅溃疡形成和肉芽组织增生。

缓解期：①黏膜糜烂或溃疡愈合；②固有膜内中性粒细胞浸润减少或消失，慢性炎性细胞浸润减少；③隐窝结构改变：隐窝结构改变可加重，如隐窝减少、萎缩，可见 Paneth 细胞化生（结肠脾曲以远）。

UC 活检标本的病理诊断：活检病变符合上述活动期或缓解期改变，结合临床可报告符合 UC 病理改变。宜注明为活动期或缓解期。如有隐窝上皮异型增生（上皮内瘤变）或癌变，应予注明。

2. CD 内镜表现及评分标准 疑诊为 CD 者，行内镜检查并在末端回肠及各个结肠节段取活检以寻找组织学依据，是确定诊断的首要选择。结肠镜在 CD 的诊治中发挥着至关重要的作用，它是诊断 CD 最基础、最普遍、最重要的检查，能直观、清楚地观察结直肠以及回肠末端的黏膜，并可于内镜下取黏膜进行活检，利用慢性炎症的组织学特征协助诊断，其对于 CD 的初步诊断、鉴别诊断、评估病变范围和疾病活动性、监测疗效、监测上皮内瘤变和肿瘤形成、提供内镜下治疗如狭窄扩张等至关重要。因此结肠镜检查和活检应列为 CD 诊断的常规首选检查，镜检应达末端回肠。目前约 85% 的结肠镜检查可到达回肠并进行活检，大大提高了诊断的准确性。

CD 的镜下表现一般为节段性、非对称性的各种黏膜炎症，其中具有特征性的表现为非连续性病变、纵行溃疡和卵石样外观，可能会出现肠段狭窄及瘘管开口。严重的解剖学改变包括穿透肌层的深度溃疡，或有黏膜分离现象，或溃疡局限于黏膜下层但范围超过所在肠段的 1/3（如右半结肠、横结肠、左半结肠）。当肠道存在此类严重的活动期病灶时，全结肠镜检查可能因穿孔并发症较高而受到限制。在这种情况下，初步的乙状结肠镜检查更加安全，可待临床情况缓解后再行回结肠镜检查。回肠镜检查在末端回肠 CD 的诊断方面优于影像学检查如 MRI 和 CT，尤其是轻度的病变，当影像学检查无阳性发现时可在部分患者中进行 SBCE 和小肠镜及活检，也是比较安全有效的。

虽然临床上有多种 CD 内镜分级和评分标准用于评估疾病活动性或治疗效果，但是迄今为止，内镜下评分系统缺乏统一的共识，目前应用较多的是 CD 内镜严重程度指数（Crohn's disease endoscopic index of severity，CDEIS，表 4-1-1）和简化 CD 内镜评分（simple endoscopic score for Crohn's disease，SES-CD，表 4-1-2），而术后的复发 CD 采用 Rutgeerts 评分（表 4-1-3）。CDEIS 评估参数包括 5 个病变部位：①直肠；②乙状结肠和左半结肠；③横结肠；④右半结肠；⑤回肠。黏膜受损包括：深溃疡、浅表溃疡、病变黏膜的面积、病变黏膜中溃疡的面积，是否存在溃疡所致的狭窄。该指标计算不同肠段不同病变的数量和比例，分值为 0~30 分，以反映 CD 内镜下黏膜炎性反应与溃疡程度。而 SES-CD 是由 CDEIS 简化而成，该标准计算简单、重复性好，且与 CDEIS 相关性好。三种内镜下评分各有优缺点及相应的应用范围（表 4-1-4）。

表 4-1-1　CDEIS 评分

计分方式	直肠	乙状结肠和左半结肠	横结肠	右半结肠	回肠	总计（T）
肠段中有深溃疡计 12 分，无计 0						（T1）
肠段中有浅溃疡计 6 分，无计 0						（T2）
非溃疡病变累及的肠表面积（cm²）						（T3）
肠溃疡表面积（cm²）						（T4）
		按公式：T1＋T2＋T3＋T4＝				（TA）
		所有或部分被检查肠段数＝				（N）
		TA/N＝				（TB）
		任何一处若有溃疡性狭窄计 3 分，无计 0＝				（C）
		任何一处若有非溃疡性狭窄计 3 分，无计 0＝				（D）
		TB＋C＋D＝				CDEIS

表 4-1-2　SES-CD 评分

	0	1	2	3
溃疡大小	无	<0.5cm 阿弗他溃疡	0.5～2cm 大溃疡	>2cm 巨大溃疡
溃疡面积	无	<10%	10%～30%	>30%
病变范围	无	<50%	50%～75%	>75%
肠段狭窄	无	单个，内镜可通过	多个，内镜可通过	内镜无法通过

总分＝溃疡大小评分＋溃疡面积评分＋病变范围评分＋肠段狭窄数

表 4-1-3　Rutgeerts 评分

i0	无损伤
i1	≤5 阿弗他溃疡
i2	>5 阿弗他溃疡，病变间黏膜正常；更大的溃疡，呈跳跃性分布；病变局限于回结肠吻合术
i3	弥散性溃疡，伴有弥散性炎症
i4	弥散性炎症伴有大溃疡、结节和（或）狭窄

表 4-1-4　三种 CD 内镜评分比较

评分	包含变量	应用范围	优缺点
Rutgeerts 评分	阿弗他溃疡，溃疡，回肠炎，红斑，鹅卵石样改变，狭窄（吻合口）	术后复发（仅用于回 - 盲肠吻合术后）	优点：广为人知，易于操作，适用于日常检查，预后价值 缺点：潜在协议问题，未被证实批准
CDEIS	浅溃疡，深溃疡，溃疡面积，病变面积，溃疡性狭窄，非溃疡性狭窄	用于测量内镜下活动度的测量（包括黏膜愈合）	优点：多次验证，对内镜下活动度变化敏感，可用于不同内镜检查的比较，预后判断 缺点：复杂，不用于日常评估
SES-CD	溃疡大小，面积，范围，肠狭窄的数量	用于测量内镜下活动度的测量（包括黏膜愈合）	优点：多次验证，对内镜下活动度变化敏感，可用于不同内镜检查的比较，预后判断，简化 CDEIS 变量 缺点：复杂，不用于日常评估

（三）窄带成像、染色、放大、超声内镜、共聚焦内镜的运用

随着内镜技术的发展，多项新型内镜技术应用于 IBD 的诊断和随访。

1. 窄带成像（narrow-band endoscopic imaging，NBI）　NBI 是一种利用窄带光波的成像技术，其原理是使用窄带光（415nm 的蓝光，540nm 的绿光）进行成像观察，只有窄带波段的蓝光和绿光可以通过 NBI 滤片，选择性地吸收血红蛋白，进而形成 NBI 影像，更好地显示黏膜血管和细微结构。在监视器上，黏膜浅层血管显示为褐色，黏膜下血管为蓝绿色，主要用于 IBD 相关性癌症的筛查。

NBI 检查在 UC 活动性评估中也有参考价值。窄带成像技术可依据炎性反应累及的深度对 UC 进行临床评估：疾病轻度活动期时，炎性改变的肠黏膜在 NBI 下显示为茶褐色，这种颜色的改变与活动期黏膜或出血存在时，窄波光被血红蛋白强烈吸收有关；缓解期时 NBI 可观察到绿色深层血管和褐色浅层血管，或浅层黏膜微血管不清楚，血管呈蜂窝状。

2. 染色内镜（chromoendoscopy）　将染料配制成一定浓度的溶液，通过口服、直视下喷洒或静脉注射后再进行内镜检查，以提高早期病变的检出率。染色剂分为可吸收的（亚甲蓝、甲苯胺蓝、甲酚紫）、造影剂（靛胭脂、醋酸）和活性染色剂（刚果红、酚红）。在色素结肠镜下，可根据颜色、黏膜凹陷、结肠小区等变化对 IBD 的严重程度进行判断。炎症活动时，炎症黏膜不能吸收亚甲蓝而不被染蓝，规则的菱形结构消失，从而凸显不规则的糜烂或溃疡；而炎症进入恢复期后，随着黏膜炎症的消退，亚甲蓝重新染色正常的黏膜。

3. 放大内镜　放大内镜使用可移动镜头，将视野放大约 100 倍，可以更清楚地观察黏膜表面特征，重点观察腺管开口形态和黏膜下血管走行，主要应用于发现早期癌变。与普通白光内镜相比，放大内镜联合染色内镜，对早期癌变的诊断特异性为 96%，染色内镜为 89%，而普通白光内镜则为 84%。

放大和染色内镜放大肠镜结合色素内镜对于微小病变的诊断价值明显优于普通肠镜。近年来由于变焦放大肠镜技术的进步，放大倍数可提高到 80 倍，结合色素已能清晰地观察病变表面微细结构和腺管开口，根据腺管开口的变化可得到客观的诊断依据。Fujiya 等提出了一种关于 UC 的放大肠镜分类标准。在评估疾病活动性和预测复发中有很好的实用性。其中，上皮细胞微小病变预示着 UC 在短期（6 个月）内可能复发，是一个独立的危险因素（OR=0.24，95% CI：0.072～0.801），早期诊断为 MDE 的患者比未诊断为 MDE 的有更高的累及复发率（P<0.01）。与之相似，在 Nishio 等的一项涉及 113 例缓解期 UC 患者的研究表明，放大肠镜的分级评估在预测疾病复发中有重要作用，在 1 年的随访期内放大肠镜分级为 1、2、3、4 级患者的复发率分别为 6%、21%、43%、60%。Fujiya 等的研究显示，根据 Matts 分型，普通肠镜检查中，Matts 1 级和 Matts 3 级或 Matts 4 级区域，肠镜评级与病理分级相符，但 Matts 2 级的肠镜评级却与病理分级相差甚远，病理检查有静止期也有活动期。普通肠镜能清楚分辨正常和受损黏膜，但在现实微小病变方面却略显不足。相比之下，放大肠镜对于微小病变有更高的检查率（82.2%）而且与病理检查有更高的符合度（普通肠镜 r=0.665，放大肠镜 r=0.807）。

4. 激光共聚焦显微内镜（laser scanning confocalmicroendoscopy）　将共聚焦激光显微镜与普通电子内镜有机结合，可以同时行普通电子白光内镜和共聚焦激光显微镜的检查。可将图像放大 1 000 倍，用于 IBD 的组织病理学诊断。正常结肠黏膜的隐窝小而圆，排列有序，黏膜腺体呈小圆状；UC 缓解期黏膜隐窝小而圆，排列轻度紊乱，隐窝黏膜腺体固有层可

见少量炎症细胞和微血管；活动期 UC 隐窝较大，形态各异，排列明显异常，有时不易辨认，黏膜固有层可见大量炎症细胞和微血管。

对于 CD 患者，共聚焦显微内镜可以识别微小病变，提高活动期 CD 的诊断率。更重要的是，可以发现稳定期 CD 患者的腺窝和杯状细胞数目的增加，用于预测缓解期 IBD 患者 12 个月内的临床复发情况。

5. 超声内镜（endoscopic ultrasonography，EUS） 即经内镜超声扫描，1979 年由 Hisanaga 首次报道，1980 年由 Strohm 正式命名为 EUS，结合了内镜和超声的优点，既可通过内镜直接观察腔内和黏膜表面的情况，又可实时超声观察消化道管壁各层次的组织学特征及邻近重要脏器的关系，从而提高对病变性质和累及深度的判断能力。自 1980 年问世以来，随着仪器设备和操作技术的不断进步，EUS 在消化系统疾病中的诊疗作用得到了飞速发展，EUS 及其引导下的细针吸取细胞学检查为 IBD 的诊断、鉴别诊断及治疗开辟了新道路。

EUS 能清晰显示消化道管壁的层次结构，由内向外可分为与组织学结构相对应的 5 层：第 1 层为高回声带，相当于黏膜层（m）表面产生的界面波；第 2 层为低回声带，相当于黏膜肌层（mm）；第 3 层为高回声带，相当于黏膜下层（sm）；第 4 层为低回声带，相当于固有肌层（mp）；第 5 层为高回声带，相当于浆膜层（se）或外膜产生的界面波。

肠镜、钡灌肠及活检等诊断方法只能观察 UC 累及肠黏膜表面的变化，而不能细致评价由于炎症、水肿、萎缩或纤维化而导致的肠壁结构的变化。EUS 能清晰地显示消化系管壁的内部结构，其影像表现与很多消化系统疾病在解剖学上及病理组织学方面有很高的一致性。UC 在 EUS 上呈现的连续、对称、均匀的肠壁增厚特点，明显有别于 CD、肿瘤等所引起的肠壁改变，是一个非常有价值的鉴别诊断征象。Yoshizawa 等的研究表明，EUS 诊断 UC 肠壁的炎症波及深度与组织学所见符合率高达 90%（45/50），因而认为 EUS 是一种有效的诊断工具。EUS 不仅可以从水平方向显示 UC 的病变广度范围，还可以显示病变侵袭肠壁垂直方向的深度范围，其对炎症侵袭肠壁程度的判断与病变的严重程度相一致，因而有助于临床对病情及预后的判断和治疗方案的选择。

CD 病变为全肠壁增殖性、透壁性炎症，以黏膜下层病变为主，黏膜层病变较轻，EUS 下见溃疡处管壁黏膜层缺失，其旁管壁增厚，层次结构清晰，黏膜下层增厚明显。此外，EUS 可用于评估 CD 直肠及肛门周围的并发症，并优于瘘管造影术、CT 和 MRI 检查。

（四）小肠镜、SBCE 及胃镜的运用

大约 10%～15% 的 CD 患者伴有上消化道病变。因此，无论结肠镜检查结果如何（确诊或疑诊 CD），均需选择相关检查以明确小肠和上消化道的累及情况，以便为诊断提供更多证据以及进行疾病评估。目前应用于 CD 的有小肠镜、小肠 SBCE 和胃镜，以评估小肠和上消化道病变情况。

1. 小肠镜 主要包括推进式小肠镜、探针式小肠镜、术中小肠镜、双气囊小肠镜、单气囊小肠镜和螺旋外套管式小肠镜。目前我国常用的是气囊辅助式小肠镜（BAE），该检查可直视观察病变、取活检和进行内镜下治疗，但为侵入性检查，耗时，费用高，有一定并发症的风险，且对技术的要求较高，因此不作为疑诊小肠 CD 的一线选择。BAE 主要适用于其他检查（如小肠 SBCE 或放射影像学）发现小肠病变或尽管上述检查阴性而临床高度怀疑小肠病变需进行确认和鉴别者，如需组织学诊断或进行内镜治疗时可由有经验的医师进行器械辅助的小肠镜操作，治疗包括狭窄扩张、取出滞留的胶囊、内镜止血等。小肠镜下 CD 病变

特征与结肠镜所见相同。双气囊小肠镜对于疑诊 CD 的患者具有 30%~48% 的诊断价值，且安全性高，并发症罕见，仅发生于 1% 的患者。

2. 小肠胶囊内镜（SBCE）　对于疑诊 CD 但结肠镜和小肠放射影像学检查阴性者可首选 SBCE 进行评估，可直接观察小肠表面的黏膜病变、部分及病变范围，敏感性为 89.6%，特异性为 100%，阳性预测值为 100%，阴性预测值为 76.9%。主要表现为小肠绒毛的缺失、黏膜充血水肿、黏膜糜烂、中断、纵行溃疡、口疮样溃疡、卵石征、肉芽肿样改变、肠管狭窄、瘘管、多发性假性息肉等，病变多呈跳跃式分布。在最近的一项荟萃分析中比较了 SBCE 和推进式小肠镜、回结肠镜、小肠 CT 和小肠 MRI 的诊断率，其增加效应对 MRI 为 10%（无显著差异），对回结肠镜为 22%，对小肠造影为 32%，对小肠 CT 为 47%。检查结果阴性，倾向于排除 CD；阳性结果需综合分析和进一步检查证实。SBCE 对小肠 CD 的阴性预测值较高，尤其在排除小肠 CD 方面。然而由于其特异性较低，限制了在疑诊小肠 CD 的患者中的应用。SBCE 发现的 CD 相关病灶需要更为精确的界定，实际上即使是正常人，也有 10% 可能会在小肠发现黏膜破损或糜烂，因此单纯通过 SBCE 发现小肠黏膜病变不足以诊断 CD。对于已确诊的 CD 患者，建议行 CT 小肠造影（computed tomography enterography，CTE）/MR 小肠造影（magnetic resonance enterography，MRE），可评估阻塞、透壁、病变部位和腔外病变。但当患者出现不明原因的缺铁、不明原因的消化道出血或其他不能解释的症状时，若其他检查不能明确诊断，建议采用 SBCE 检查，其对发现小肠黏膜异常相当敏感，优于 MRE，尤其是轻微病变和近端小肠病变，但有发生滞留的危险。研究报道，确诊为 CD 的患者发生胶囊滞留的比例为 13%，但在疑似患者中仅为 1.6%。基于这一点，SBCE 检查前常规行小肠影像学检查及探路胶囊检查并非必需。目前多采用胶囊内镜 CD 活动指数（capsule endoscopy Crohn's disease activity index，CECDAI，表 4-1-5）来描述小肠病变的部位、类型、严重程度。其无明确的分期标准，按 CECDAI 分值的 33.3%、66.6% 为分割点进行上、中下三分位数区间分组。

表 4-1-5　CECDAI 评分

评分	炎症评分	病变范围评分	狭窄评分
0	无病变	无病变	无狭窄
1	轻至中度黏膜水肿、充血、黏膜裸露	局灶性病变（<1/3 肠段）	单处狭窄
2	重度黏膜水肿、充血、黏膜裸露	节段性病变（1/3~2/3 肠段）	多处狭窄
3	黏膜出血、渗出物、阿弗他溃疡，小溃疡（<0.5cm）	弥散性病变（>2/3 肠段）	阻塞（不能通过）
4	中度溃疡（0.5~2cm），假息肉		
5	大溃疡（>2cm）		

注：$CECDAI = 近端（[A1 \times B1] + C1）+ 远端（[A2 \times B2] + C2）$

另一个评分是 Lewis 评分（表 4-1-6），主要基于绒毛水肿、溃疡和狭窄的小肠肠段的数量和分布。

总评分 = 三段中病变数目 × 病变长度 × 病变分布得分最大值 + 全肠段肠腔狭窄的病变数目 × 病变长度 × 病变分布得分

当 Lewis 评分≤135 分时，为正常或非活动期，135~790 分为轻度，≥790 分为中至重度。部分研究认为，相对于 CECDAI，Lewis 评分更能反映小肠炎性反应的严重程度，尤其是在粪便钙卫蛋白（fecal calprotectin，FC）<100ug/g 时。

表 4-1-6　Lewis 评分

参数	数量	病变范围	描述
绒毛水肿	正常 -0	短肠段 -8	局灶性 -1
	水肿 -1	长肠段 -12	节段性 -14
		整个肠段 -20	弥散性 -17
溃疡	无 -0	短肠段 -5	<1/4 肠周 -9
	单个 -3	长肠段 -10	1/4～1/2 肠周 -12
	少数 -5	整个肠段 -15	>1/2 肠周 -18
	多个 -10		
狭窄	无 -0	溃疡性 -24	胶囊能通过狭窄 -7
	单个 -14	非溃疡性 -2	胶囊不能通过狭窄 -10
	多个 -20		

3. **胃镜**　少部分 CD 病变可累及食管、胃和十二指肠，但一般很少单独累及。原则上胃镜检查应列为 CD 的检查常规，尤其是有上消化道症状者和伴有生长发育迟缓的疑诊 IBD 儿童患者，有利于 CD 和 UC 的鉴别诊断。

二、手术与黏膜活检病理

组织病理学可用于诊断、评估疾病活动度以及确认上皮内瘤变（异型增生）和癌变。

（一）取材要求

1. **内镜**　需多段（包括病变部位和非病变部位）、多点取材。可靠的 UC 诊断应至少从结肠（包括直肠）和回肠等 5 个部位取活检，每部位至少 2 块。活检包括炎症部位及非炎症部位，有助于鉴别炎症是否弥散性浸润。对可疑病变部位进行靶向活检，除有助于非典型增生的检出外，还有助于黏膜炎症及散在腺瘤的鉴别诊断。为了获得可靠的 CD 诊断，至少需要对结肠（包括直肠）和回肠的 5 个部位进行活检，每个部位 2 块标本，内镜下未见异常的黏膜也应取活检。送检标本应独立包装，病检部位有助于提供诊断信息。初诊时需要进行全结肠系列活检，而非单处活检，这将有助于 CD 的可靠诊断。在随访过程中可在确诊的前提下酌情减少的活检数量。

2. **手术**　沿纵轴切开（肠系膜对侧缘）手术切除肠管，连同周围淋巴结一起行组织病理学检查。外科手术切除标本需进行全面、有序和系统的大体检查，必要时应摄影留存。取材应包括淋巴结、末段回肠和阑尾。对于有诊断价值的肉眼改变，如透壁性改变、瘘管等要注意取材和记录，怀疑为肿瘤的病变更要注意取材和记录。

（二）标本处理

标本应立即浸泡于甲醛固定液或等渗溶液中，送检时需附有患者的临床信息，包括患者的年龄、性别、病程、内镜发现、治疗的种类和程期、并发症、旅行史和临床诊断等。不同部位的活检组织应区分标志，推荐使用滤纸来辅助标注活检部位，即黏膜断面的一侧在固定前黏在滤纸上。建议采用多个连续切片，并且采取措施确保切片方向垂直于黏膜，可发现轻微或局灶性病变，利于提高诊断准确率。外科手术标本取材的制片不需做连续切片。

（三）UC 黏膜活检组织病理学检查

1. 显微镜下特征　目前依靠病理学诊断 UC 的精确性及权威性仍存在疑问，但内镜下诊断结合病理学诊断是诊断 UC 的重要依据。UC 是一种局限于黏膜的慢性炎症，多种显微镜下所见可以大致归为 4 种主要类型：黏膜结构、固有层细胞成分、中性粒细胞浸润和上皮异常。

2. 病理学诊断标准　UC 的显微镜下诊断基于以下特点：广泛的隐窝结构变形和黏膜萎缩、弥散性黏膜炎细胞浸润伴基底浆细胞增多、活动性炎症导致的隐窝炎和隐窝脓肿。

目前尚未明确需要出现几项形态特征才能诊断 UC。当以下 4 项特征中出现 2 项或 3 项时，诊断 UC 的准确率约为 75%：隐窝密度显著降低；黏膜表面不规则；重度弥散性黏膜全层炎症；无真性肉芽肿。

基底浆细胞增多是最早出现的、具有最高预测价值的 UC 诊断特征。隐窝结构保留和缺乏黏膜全层炎细胞浸润不能除外早期 UC。间隔一段时间后重复进行活检，有助于鉴别诊断并根据出现的其他特征来确诊。局灶或弥散性基底浆细胞增多被认为是 UC 诊断中预测价值最高的早期特征。出现症状后 2 周内，有 38% 的患者可见此表现。在此期间，基底浆细胞增多，分布呈局灶性，但在疾病进程中可演变成弥散分布。广泛的黏膜或隐窝结构变形、黏膜萎缩和不规则或黏膜表面呈绒毛状则随疾病进展逐渐出现（出现症状后至少 4 周）。

疾病静止期的黏膜仍可见到与结构损伤和修复相关的形态，同时，基底浆细胞增多以及黏膜全层细胞增多现象消失。通常无活动性炎症。静止期（或临床无活动性）疾病的特征是缺乏活动性炎症表现即黏膜中性粒细胞。而与慢性黏膜损伤相关的特征可能持续存在，例如隐窝变形、萎缩以及潘氏细胞化生。黏膜愈合的组织学特征是隐窝结构变形和炎细胞浸润的消退。但持续性黏膜损伤的形态特征仍可存在，例如隐窝密度降低伴隐窝分支和萎缩（缩短）。上皮再生减缓通常会减轻黏液缺失，即上皮细胞内的黏液含量恢复。

在未经治疗的患者中，UC 表现为典型的连续性炎症模式，炎症的严重程度自直肠向近端递减，受累黏膜与正常黏膜之间转换突然，但也可出现少见的分布模式。治疗可能改变炎症的经典分布模式。在评估治疗后患者的组织活检时，需注意这些治疗相关的效应以免误诊。

长期病例随着疾病的自然进程或经有效治疗后，肠道受累的程度会降低。组织学可能出现不典型的形态，例如从连续性炎症变为间断性炎症（斑片状）和（或）直肠黏膜恢复正常（直肠豁免）。注意到这些形态学特征能有效避免误诊，特别是错误地变更诊断为 CD。

3. 病理学评分　UC 的病理分级：目前国内主要以结肠黏膜的组织病理学变化来评估活动期 UC 的临床和内镜表现，进而评估 UC 患者的整体病情。因此，在诊断 UC 和对其近期疗效进行评估时，除了临床症状和内镜下观察，还应当结合组织病理学检查，从而更加准确地评估病情、指导治疗、防治疾病的复发。研究显示，在对 UC 进行疗效评价时，组织学分级优于肠镜分级，肠镜分级优于临床症状分级。如何评价 UC 的活动度和严重程度，目前国内外尚无统一标准。

病理学家将炎症程度分 5 级：0 级正常；1 级慢性炎症细胞浸润轻度增加，没有组织破坏；2 级慢性炎症细胞浸润中度增加，没有组织破坏；3 级慢性炎症细胞浸润显著增加，轻度组织破坏；4 级慢性炎症细胞浸润显著增加，存在明显组织破坏。此分类法较前进一步细化，但仍缺乏特异性。

根据黏膜固有层内中性粒细胞浸润程度和隐窝破坏程度，Pullan 将 UC 分为 5 级：0 级：

黏膜固有层无中性粒细胞浸润；1级：黏膜固有层有少量中性粒细胞<10个/最高可用频率（highest possible frequency,HPF）浸润，累及少量隐窝；2级：黏膜固有层有明显中性粒细胞10~50个/HPF浸润，累及50%以上隐窝；3级：黏膜固有层有大量中性粒细胞>50个/HPF浸润，伴隐窝脓肿；4级：固有层存在明显急性炎症伴溃疡形成。

而目前使用较多的是Geboes指数，根据组织病理学评分方法将UC分为6级：0级：仅有结构的改变；1级：慢性炎症细胞浸润；2级：固有层中性和酸性粒细胞浸润；3级：上皮中性粒细胞浸润；4级：隐窝破坏；5级：糜烂或溃疡形成。

根据HE染色，Berg在组织学严重程度表现的基础上分为0~4级，0级：正常组织；1级：黏膜轻度炎症，以单核细胞为主，上皮破坏少；2级：比1级严重得多发性炎症，包括单核细胞和少量中性粒细胞，隐窝腺体远离基底膜，杯状细胞黏蛋白减少；3级：比2级更严重得多发性炎症，包括黏膜下层单核细胞和中性粒细胞浸润，隐窝脓肿和黏蛋白消耗，上皮破坏和一些溃疡的形成；4级：隐窝消失，以中性粒细胞为主的严重的黏膜炎症。此分类方法更为详细，能更好地指导临床治疗，评价疾病活动度和疗效。

组织学愈合与内镜黏膜愈合不同。内镜下为静止期的疾病，在组织学上可能由炎症持续存在，并与不良预后相关，治疗后可以观察到黏膜炎症消失。因此，活检可用于区分静止期和活动性疾病，还可以用于评估疾病的活动程度。基于该目的，特别是在临床试验中，已建立了多个不同的评分系统。由于尚无组织学缓解或"组织学黏膜愈合"的明确定义，以至于病理缓解的定义涵盖了从炎症残留伴有持续性结构破坏，到结肠黏膜正常化。几种组织学特征与复发的风险相关，例如上皮损伤伴中性粒细胞浸润、持续存在的黏膜固有层全层细胞增多伴基底浆细胞增多和（或）基底淋巴细胞聚集或大量嗜酸性粒细胞。组织学黏膜愈合与内镜黏膜愈合不同，组织病理学对预测复发和充分评估炎症程度的潜在价值可能会对治疗带来影响。几项研究报道显示组织学诊断的敏感性更高，显微镜下检查得出的诊断比内镜检查预期的更为严重。组织学和内镜活动度评分在重度和非活动性疾病中较为接近，但在轻度疾病中分歧较大。组织病理学的价值在以疾病活动度为（主要或次要）研究终点的临床试验中经常被忽视。

（四）CD黏膜活检组织病理学检查

1. 大体诊断特征　CD可累及从口腔到肛门的消化道的任何部位，最常见的是回肠末端，经常伴有右半结肠病变。大体标本可见病变呈节段性分布，病变肠段通常被无病变的正常肠段分隔开（也称"跳跃病变"），累及与未累及的肠段间通常无过渡，受累肠段黏膜表面充血，可见浆膜炎性渗出和/或浆膜粘连。脂肪缠绕对于CD具有较高的诊断价值，但其亦可见于其他CD类似病变，如裂隙性溃疡、肉芽肿。CD最早期的肉眼病变为阿弗他溃疡，典型的阿弗他溃疡发生在黏膜内的淋巴滤泡之上，当溃疡扩大时，可融合为大的、深在的纵行线状溃疡。深在的不连续的溃疡将水肿的非溃疡黏膜分隔呈岛状，形成典型的铺路石样改变，也可见到炎性息肉和假息肉。后者由点缀在溃疡区域之间的残存黏膜岛增生形成，愈合的溃疡可留下瘢痕。小肠CD可见瘘管形成。部分患者可出现穿孔、狭窄。而小肠肠壁会增厚和僵硬。

总之，手术切除标本的大体表现包括：①节段性或局灶性病变；②融合的线性溃疡；③鹅卵石样外观、瘘管形成；④肠系膜脂肪包绕病灶；⑤肠壁增厚、肠腔狭窄等特征。

2. 与CD有关的病理改变　①隐窝结构异常：隐窝的不规则性即隐窝结构的异常，定义为大于 10% 的隐窝有异常。②溃疡和炎性浸润：包括溃疡、黏膜慢性炎、非干酪样肉芽肿、透壁性淋巴细胞增生等。阿弗他溃疡是在黏膜淋巴滤泡增生、肉芽肿形成的基础上发生坏死和表面破溃，早期表现为浅表小溃疡，表面为少量黏液、中性粒细胞、炎性坏死渗出物，进一步发展可形成纵行的线状溃疡或深在口疮样溃疡。局灶性慢性炎症表现为不连续的固有膜内深在的淋巴细胞、浆细胞增多，不限于黏膜表浅区。非干酪样肉芽肿为上皮样组织细胞（单核细胞或巨噬细胞）聚集构成，通常为圆形。③上皮的异常：是慢性黏膜炎症的一个特点，与黏膜的溃疡和修复有关。④肠道神经系统的异常：表现为神经节细胞的增多和神经节周围炎，周围有淋巴细胞浸润。

3. 显微镜下诊断特征

（1）手术标本：其中有很多有助于诊断 CD 的肉眼和显微镜下组织学特征（表 4-1-7），包括：①透壁性炎；②裂隙状溃疡；③聚集性炎症分布，透壁性淋巴细胞增生；④黏膜下层增厚；⑤非干酪样坏死性肉芽肿；⑥肠道神经系统的异常（黏膜下神经纤维增生和神经节炎）；⑦比较正常的上皮—黏液分泌保存（杯状细胞通常正常）。若存在肉芽肿，仅需 1 个特点即可诊断，反之则需要其他 3 个形态学特点。

（2）内镜取材标本：局灶（不连续）慢性（淋巴细胞和浆细胞）炎症以及局部慢性炎症、局灶隐窝不规则（不连续的隐窝扭曲）和肉芽肿（与隐窝损伤无关）等是目前公认的 CD 镜下特征。非干酪样肉芽肿加上至少 1 个其他形态学特点（局灶性慢性炎症或局灶性隐窝结构异常）就可以考虑确诊为 CD。有助于 CD 诊断的镜下特点还包括回肠标本中除上述表现外出现绒毛结构不规整。当回肠炎和结肠炎为连续病变时，应谨慎使用上述诊断标准。

表 4-1-7　CD 诊断的显微镜下特征

	CD
隐窝结构不规则	局灶（不连续）
慢性炎症	局灶（不连续）
病变	透壁
淋巴细胞聚集	常见，透壁
肉芽肿	有
浆膜炎	有
隐窝脓肿	不常见
潘氏细胞化生	不常见
幽门腺化生	常见

4. 诊断所需的特征性表现　内镜活检黏膜标本可观察到以下特征：肉芽肿和局灶（节段性或不连续性）隐窝结构破坏，同时具有局灶或斑片状慢性炎症（慢性指出现淋巴细胞和浆细胞），或活动性炎症部位的黏液聚集。斑片状炎症表现这一诊断标准仅用于诊断未经治疗的 CD 患者。经过治疗的 UC 镜下也可观察到斑片状炎症，小儿（<10 岁）的 UC 亦可表现为不连续的炎症。仅仅一种特征性表现并不能确诊 CD。针对一处或多点内镜活检标本，目前尚无确诊 CD 所需镜下表现数量的数据。在外科标本中，诊断 CD 通常需要观察到三种以上特征性表现（无肉芽肿时）或观察到上皮样肉芽肿和另一种特征性镜下表现，同时需要除外特殊感染。未观察到高度提示 UC 的镜下表现，如弥散性隐窝结构不规则、隐窝数量

减少以及隐窝上皮的多形表现,也有助于诊断 CD。非干酪样坏死性肉芽肿具有较高的诊断价值,但需排除 ITB。手术切除标本可见更多病变,诊断难度较小。

5. 疾病活动度的组织学　与 UC 不同,CD 患者的疾病活动度通常不由病理医师评估。这主要是由疾病的不连续性特点决定,即有可能出现活检部位偏差或病变仅累及回肠。评估 CD 活动性的组织学文献有限,数个临床试验提示药物治疗可以改变黏膜的组织学,促进黏膜愈合和恢复正常,但目前尚无临床专家关于镜下评估 CD 活动性的共识意见。

三、影像学检查

(一) X 线检查适应证及表现

1. 适应证　钡剂灌肠(small bowel enteroclysis, SBE)已被结肠镜检查所代替,但对无肠道梗阻又不能行内镜检查者仍有诊断价值。小肠 SBE 敏感性低,已被 CTE 或 MRE 代替,但对无条件行 CTE 检查的单位则仍是小肠病变检查的重要技术。对于疑诊 UC 患者,除身体极度衰弱、严重腹泻、便血者外均可行 X 线、钡灌肠、气 - 钡双重造影检查。

2. 肠道准备　患者应在行小肠钡剂造影(small bowel follow-through, SBFT)前 1~2 天进食少渣易消化的软食,并于造影前 1~2 小时空腹服用 50% 硫酸钡混悬液约 200~400ml。进行 SBE 者,前 1 天不宜进食纤维类和不易消化的食物,检查前排空并充分清洁肠道后再进行钡灌肠。建议使用温和润肠剂,忌用重泻剂,尤其是 UC 急性期患者,以避免加重腹泻。近年来,也有主张予 UC 急性期患者行无肠道清洁的气 - 钡双重造影检查。检查前可予患者解痉处理,忌阿片制剂或与抗胆碱能药联用,以防诱发 TM。

3. 检查时注意事项　检查者手法应轻柔,检查中应密切观察患者腹部情况,以防加重病情或出现并发症。急性期患者,灌肠时宜低压缓慢进行,不宜注入过多的钡剂。有溃疡者,钡剂中不加鞣酸,以防大量鞣酸吸收损害肝脏。

腹部平片可协助确定病变范围及有无肠穿孔和诊断 TM,而且还有助于排除相关并发症,评估病变范围及预测患者治疗反应的特征。一项研究表明,此规范用于评估 51 例重度 UC 发作的结果显示,其中 18% 为过度评估,8% 为低估。黏膜岛(溃疡围绕的残存黏膜表现为小圆形不透明影)的形成或两个以上的小肠液气平提示治疗效果差。

钡餐检查可协助 UC 与 CD 鉴别,SBE 检查应用较多,可为 UC 的诊断提供一定依据。气 - 钡双重造影检查是目前公认的较理想的 X 线检查方法,已逐步取代了钡灌肠检查。该项检查显示,黏膜表面颗粒状肉芽改变颗粒大小不一,形态不规则,直径一般在 1~3mm,结肠无名沟变得模糊或消失;当肠黏膜有糜烂时,呈现许多细微的针尖状钡影,使黏膜的颗粒性表现更为明显。溃疡形成征象在气 - 钡双重造影相上,钡剂附着欠佳,正常结肠黏膜面的均匀性和无名沟的细网状结构消失,代之以中央密度较高,边缘浅淡模糊的钡点或钡斑。较大的活动性溃疡,呈弥散性,连续性和均匀一致的钡点和钡斑,大小约 1~4mm,周围无明显隆起,同一病例溃疡的大小相对一致。肠壁虽无正常柔顺性,但肠管尚有一定的伸展性。未充分扩张的肠管黏膜纹水肿、增粗,表面可见溃疡宽影。较大较深的溃疡显影在肠轮廓外缘,可见 T 字形或纽扣状宽影。陷窝脓肿密集融合,脓肿底部相互连续,即形成与黏膜表面平行的隧道样改变,造影时充钡即形成所谓的"双边征"。缓解期溃疡面愈合与黏膜过度增生修复,形成息肉样改变,称为炎症后息肉或假息肉,表现为多发性、弥散性分布,类圆形、棍棒状、柴杆状、树枝状或丝状息肉可与溃疡同时存在。

对于 CD 患者，X 线对肠狭窄的动态观察可与 CTE/MRE 互补，必要时可两种检查方法同用。X 线所见为多发性、跳跃性病变，病变处见裂隙状溃疡、卵石样改变、假息肉、肠腔狭窄、僵硬，可见瘘管。SBFT 和 SBE 广泛应用于小肠评估，其对黏膜异常具有较高的准确率。其中，SBFT 相对 SBE，更易识别黏膜细节病变和瘘管，但禁用于完全性梗阻和穿孔。SBFT 被推荐应用于确诊或疑诊 CD 的患者，可表现为肠壁不规则增厚、环形皱襞的改变、溃疡致肠腔的狭窄、由于肠壁增厚和肠系膜炎性细胞的浸润至肠壁的粘连和分离。病变可呈节段性分布，单个或多发性不规则狭窄和扩张，可出现跳跃征和线样征，前者是因病变肠段激惹及痉挛、钡剂很快通过而不停留该处所致；后者则是钡剂快速通过仅遗留一细线状影，为肠腔严重狭窄所致。与 MRE 相比，小肠钡灌肠在诊断小肠疾病上具有高准确性（95% 的敏感性和 96.5% 的特异性）。

（二）CT 小肠造影（CTE）、MR 小肠造影（MRE）检查的适应证、准备及表现

1. 适应证　小肠的影像学检查包括全消化道钡餐、CT、MRI、SBCE 等。但不推荐 UC 患者进行常规检查使用。对于有诊断困难者（直肠赦免、症状不典型、倒灌性回肠炎），应在回结肠镜检查基础上考虑加作小肠检查，以排除 CD。与平扫 CT、增强 CT 和 MRI 相比，CTE 和 MRE 在进行静脉造影剂显影的同时，通过口服肠道对比剂使小肠充盈，对小肠黏膜和肠壁的观察能力明显增强。因此，对于疑诊 CD 的患者，CTE 和 MRE 被推荐应用于发现、识别和鉴别疾病，建议常规行该项检查。

2. 肠道准备及操作步骤　检查前予以低脂、少渣软食并禁食 8 小时；行 CTE 或 MRE 的患者需予以清洁肠道，建议使用温和泻剂，如渗透性泻剂（如 2.5% 等渗甘露醇），重症 UC 患者慎予肠道清洁。术前可减慢患者肠道蠕动，改善观察效果。检查前 30～45 分钟口服阳性或阴性对比剂，2.5% 等渗甘露醇溶液 250ml 充盈肠道。

采用 CT 对每位患者进行平扫、动脉期和静脉期扫描，扫描范围自横膈至耻骨联合水平，包括全部小肠及结直肠。增强扫描使用双筒高压注射器，经肘前静脉注射非离子型对比剂及注射用生理盐水 30ml。延迟 6 秒行动脉期扫描，延迟 20 秒行静脉期扫描。分析记录，观察指标：①肠道病变部位；②肠壁增厚（于静脉期测量肠壁厚度≥3mm 定义为肠壁增厚）、分层及异常强化；③肠道狭窄及黏连；④肠外病变，如肠系膜血管增多扩张、淋巴结、渗出、蜂窝织炎、腹腔瘘管及脓肿等。

3. 表现及临床意义　CTE 是通过口服对比剂充盈肠道后，由静脉注入对比剂，然后行 CT 扫描，最后对获得的图像进行三维重建。CTE 能一站式观察全消化道的肠壁和肠管内外病变，有助于 UC 的诊断，判断疾病活动度并指导治疗，但难以显示肠壁黏膜轻度炎症及浅表溃疡等。UC 患者在 CTE 检查中可出现肠壁分层、结肠袋消失、肠系膜血管增多、肠系膜淋巴结肿大的表现，这些表现是评价 UC 活动期严重程度的重要指标。肠壁增厚及黏膜异常强化提示轻度 UC 可能性大，若同时出现黏膜下气泡则提示中度 UC 可能性大，同时出现肠壁分层、结肠袋消失及肠系膜淋巴结肿大，提示重度 UC 的可能性大。对于 CD 患者，CTE 不仅能显示肠壁增厚、黏膜强化、肠壁分层、肠腔狭窄等肠道改变，还能观察肠腔外并发症，已成为诊断 CD 的重要方法，其在 CD 的诊断、活动性评估、发现并发症方面均有重要价值。

CTE 可清晰显示患者肠系膜的改变，活动期 CD 典型的 CTE 表现：①肠壁增厚（>4mm）：病变多位于回肠末端，小肠和结肠可同时发生，管腔可见狭窄，肠黏膜明显强化伴有肠壁分层改变，黏膜内环和浆膜外环明显强化，呈"靶征"或"双晕征"，提示黏膜下层水肿；②节

段性分布：病变肠壁呈节段性、跳跃式分布；③肠系膜血管充血：肠系膜血管增多、扩张、扭曲，呈"木梳征"，提示肠腔周围的充血和肠壁的炎症，是活动期 CD 的特征表现，对于指导临床诊治具有重要意义，并可出现相应系膜脂肪密度增高、模糊、肠系膜淋巴结肿大等征象；④肠壁强化：为判断炎症是否活动的一项指标；⑤并发症：可见腹腔脓肿、瘘管、窦道和肠梗阻征象。

CT 可以根据肠壁厚度、肠壁强化程度、梳状征、肿大淋巴结等判断狭窄部位的炎症活动度，以鉴别炎性狭窄和纤维性狭窄，这对于后续治疗方案的制订非常重要。两项研究发现，与回结肠镜、SBCE 相比，CT 诊断狭窄的敏感性为 92%，特异性为 100%；CT 诊断瘘管的敏感性为 70%，特异性为 97%；CT 诊断腹腔内脓肿的敏感性、特异性和准确性分别为 85.7%、87.5% 和 87.2%。对于确诊 CD 的患者，CT 用于选择治疗方案、评估疗效和量化组织损伤。此外，CT 可引导进行介入操作，如经皮腹腔脓肿穿刺引流术。主要缺点为放射暴露。

研究表明，MRE 对 IBD 诊断的灵敏度及特异度远高于 CT，但目前有关 IBD 的 MRE 的资料尚少，仍需要大样本的比较研究。轻度活动期 UC 表现为肠壁略增厚，扩张性降低，中 - 重度活动期表现为肠壁增厚及水肿、溃疡、结肠袋消失、肠壁异常强化、肠系膜血管增粗及周围肿大的淋巴结。MRI 显示，肠黏膜病变不如 BE 检查，但显示病变累及的范围、严重程度及与周围组织的关系效果较好。有研究表明，平衡稳态进动序列冠状位可直观地显示全结肠的全貌，并可清晰地显示肠壁面凹凸不平、肠腔狭窄、浆膜面光滑等 UC 活动期的表现，但可产生黑线样伪影，可能漏诊一些小病变。单次激发快速自旋回波序 T2WI 的出现提高了 MRI 结肠图像的清晰度，减少了呼吸及自身蠕动的伪影，结合脂肪抑制 T2WI 可用于鉴别 UC 的活动性与非活动性，活动期时黏膜下层为水肿，而非活动期为脂肪沉积。SSFSET2WI 还可以显示活动期 UC 肠壁的分层状改变。

DWI 能在体地检测组织内水分子的扩散运动，较常规图像更形象、直观地反映了 UC 肠壁内部的微观结构。DWI 评估 UC 及判断病变范围较为可靠，对 UC 的诊断敏感性可达 92.7%。联合表观扩散系数值可定量评估 UC，对鉴别活动组与非活动组具有较高的诊断效能。

MRE 对炎性狭窄和纤维性狭窄的鉴别具有独特的价值。研究发现，增强 MRI 可以区别轻至中度及重度的纤维化，其敏感性为 94%，特异性为 89%。与狭窄相关的特征性表现为肠壁增厚、T2 高信号、梳状征和瘘管。MRE 需要快速成像和肠道扩张，肠造影剂根据信号强度活性分为阳性、阴性和中性，阳性造影剂目前已被废用，目前临床上多使用阴性和中性造影剂。中性造影剂包括几种非吸收性等渗溶液（如复方聚乙二醇和甘露醇），在 T1 中为阴性，T2 中为阳性（水样效应），肠道扩张满意且无副作用。阴性造影剂多由超顺磁体的非吸收溶液氧化铁微粒组成，在 T1 和 T2 成像中明显降低肠道的信号（暗效应）。盆腔 MRI 有助于确定肛周病变的位置和范围，了解瘘管类型及其与周围组织的解剖关系，其对病变范围的评估优于经肛门 EUS、CT 和手术评估。MRI 对于诊断 CD 的瘘管、脓肿、炎性浸润具有较高的准确率，其对瘘管的诊断敏感性为 76%，特异性为 96%；脓肿的分别为 86%～100% 和 93%～100%。

（三）超声及超声造影的表现及临床意义

腹部 B 超是另一种无放射暴露、无创性、简便易行、多维观察病灶的检查，患者耐受度好，易于接受，对诊断筛查和随访疾病具有明显优势。但结果判断具有一定主观性，且易受到腹腔气体的干扰，建议在禁食的基础上，用超声探头渐近压缩肠管，有利于减少肠腔内的气体。泻药不推荐用于常规的腹部 B 超检查。而使用造影增强的腹部超声和多普勒超声可以增加敏感度和特异性，多应用于末端回肠和结肠。

目前超声对 IBD 的诊断方法主要包括传统肠道超声、口服对比剂的肠道超声、静脉注射对比剂超声造影、能量多超声及超声造影等。

1. 传统肠道超声　对于传统 US 检查前的患者准备流程，目前并不一致，但通常情况下检查前至少禁食 4h，有的则要求检查前一晚开始禁食，以减少肠蠕动和肠腔内气体，一般不使用肠道对比剂。由于结直肠内气体含量较多，使用轻泻剂、肠道清洗及服用解痉剂（如东莨菪碱）可以获得较好的观察效果。

检查者先用 3.5MHz～5MHz 的探头经腹常规扫查总览全局，然后采用 7.5MHz～14MHz 凸阵或线阵探头对可疑病变段肠管进行细节扫查，可获得更好的对比度分辨率，有助于观察肠壁厚度、分层、腔内情况、有无狭窄及扩张、肠管蠕动等。但传统肠道超声也有其局限性，在做好肠道准备的基础上仍可能因为肠腔内残余内容物及肠管空虚而影响对肠壁结构的观察。传统肠道超声是观察诊断肠道炎症性疾病的基础检查方式，很多新的超声检查方法皆在此方法上改进。

2. 口服对比剂的肠道超声　即口服不可吸收无回声造影剂，如复方聚乙二醇，或饮水对肠道进行充盈及排外肠道气体干扰后进行检查，从而更清晰的评估细小病变。具体检查方法与传统肠道超声无异，但其对肠壁层次结构的观察显著优于传统肠道超声，对于传统肠道超声显示不明确的病灶，诊断更明确、可靠，但如果采用灌肠等方法又受到患者耐受程度的限制，因此常常选择性应用于能耐受的患者。

3. 静脉注射对比剂超声造影　通常先进行传统肠道超声扫查，定位病变段肠管，然后将造影剂注入静脉内，采用色彩编码的多普勒超声观察感兴趣区的血流灌注情况，同时使用量化分析软件（如 Qontrast），获得感兴趣区超声信号强度变化图，计算出时间强度曲线，再转化为各种参数曲线，得到多种参数，如信号峰值强度、达峰时间及局部血流量，最后定量评估各种参数变化来评估病情。由于静脉注射对比剂超声造影采用特定软件分析，更客观，更易对多个指标进行量化而越来越多地被使用。

四、实验室检查

实验室检查应用于 IBD 的诊断、鉴别诊断、疾病活动度检测、治疗反应和复发的预测。初步实验室检查包括全血细胞计数、电解质、肝肾功能、铁相关检查、维生素 D、红细胞沉降率（erythrocyte sedimentation rate，ESR）、降钙素原（procalcitonin，PCT）、T-SPOT、C 反应蛋白（C-Reactive protein，CRP）和 FC。应评估患者免疫状况，排除 *C.diff* 感染在内的感染性腹泻。

（一）血清检测指标及意义

1. CRP/ESR/PCT/T-SPOT

（1）CRP：是一种由 IL-6 刺激肝细胞产生的急性期蛋白，半衰期短（19h），因此成为追踪 IBD 疾病活动度的重要标记物。CRP 的增高见于以下情况：感染刺激（细菌、真菌、严重的病毒感染）、炎症性疾病、组织坏死、肿瘤、应激和胎儿出生。多项研究均提示，CRP 是诊断和鉴别诊断 IBD 的重要生物标志物。CRP 水平升高基本可见于所有 IBD 患者，以 5mg/L 为界，发现 IBD 的敏感性为 70%；以 2.3mg/L 为界，敏感性为 100%。CRP 与其他炎症标志物有较好的相关性，例如 IL-6 与 FC，但与内镜活动度的相关性低于 FC。但部分已确诊的

UC 患者，即使处于急性期也并无 CRP 的升高，因此其既往的诊断价值可能被高估。此外，CRP 水平也被用于指导治疗、短期随访和手术预测并且预测临床发作。

（2）ESR：与 CRP 相比，ESR 升高的速度较慢，且需几天才能降低，即使是患者的临床症状和感染已控制，提示 ESR 不能快速反应疾病活动度，因此，限制了其应用。

（3）PCT：可反映全身炎症反应的活跃程度，尤其是在合并细菌感染时升高明显。

（4）T-SPOT：是以结核分枝杆菌特异性抗原为刺激源，检测结核分枝杆菌感染后 T 淋巴细胞分泌特异性细胞因子 IFN-γ。活动性或潜在性结核均可使用 T-SPOT 进行检测，具有方便易行、非侵入性和高价值诊断效能的特点，因此建议作为鉴别 UC 和 TB 的初步检查，尤其是排外 TB。

2. EB 病毒（EBV）/ 巨细胞病毒（CMV）　EBV 与 CMV 在 IBD 中的检测价值在于鉴别诊断和识别机会性感染。CMV 是一种疱疹病毒组 DNA 病毒，IBD 患者感染 CMV 的疾病形式表现不一，其中 CD 合并 CMV 的发生率＜5%，行 CMV 的 IgM 抗体检测和（或）CMV pp65 抗原血症（每 150 000 个白细胞中 CMV 阳性细胞数≥1）和（或）血浆 CMV DNA 实时定量聚合酶链反应（real-time quantitative PCR detecting system，qPCR）阳性，提示存在 CMV 活动性感染，但诊断金标准是结肠黏膜组织 HE 染色阳性伴免疫组织化学染色阳性，和（或）结肠黏膜组织 CMV DNA qPCR 阳性。结肠黏膜组织 HE 染色的敏感性低，为 10%～87%，虽然早期诊断价值有限，但特异度可高达 92%～100%。若观察到 CMV，可诊断为 CMV 结肠炎。而免疫组织化学的敏感度高达 78%～93%，结肠黏膜组织 qPCR 检测 CMV DNA 的敏感度为 92%～96.7%，特异度为 93%～98.7%。EBV 又称人类疱疹病毒 4 型，是条件致病性病毒。鉴于 IBD 患者有发生淋巴瘤的风险，而此风险可能与 EBV 感染相关，因此需行 EB 血清学指标。虽然 EBV-DNA 缺乏明确的标准值，且特异度不高，但若 EB 血清学原本阴性的患者出现 EB DNA 升高，提示有发生淋巴增生性疾病的危险。

3. ANCA/ASCA　抗中性粒细胞核周胞质质抗体（anti-neutrophil cytoplasmic antibodies，ANCA）和抗酿酒酵母菌抗体（anti-saccharomyces cerevisiae antibody，ASCA）在临床上用于诊断 IBD，但敏感性不强，与疾病活动度无关。其中，ASCA 是一种对 CD 有较高特异性的抗体，可见于 35%～50% 的 CD 患者，而 UC 患者却仅有不到 1%。其对 CD 的诊断特异性为 96%～100%，而敏感性仅为 50%，当 CD 累及结肠时，可出现 pANCA 阳性。ASCA 阳性联合 pANCA 阴性诊断 CD，具有 55% 的敏感性和 93% 的特异性，但不推荐用于鉴别 IBD。近年来，已发现新的抗菌抗体，如 anti-I2，anti-Cbir1 和 anti-OmpC。Anti-I2 可见于 50% 的 CD 患者，而仅见于 10% 的 UC 患者，而 anti-OmpC 独立表达于小肠病变、穿透性病变和纤维狭窄性病变。

（二）粪便检测指标及意义

1. 粪便钙卫蛋白（FC）/ 乳铁蛋白（lactoferrin，LF）　肠道中多种中性粒细胞衍生蛋白，如 LF、溶菌酶、弹性蛋白酶、髓过氧化物酶和 FC 被用于指导治疗和短期随访并且预测临床发作。

FC 主要存在于中性粒细胞内，具有抗微生物、调节免疫、传递信号等多种生物功能。其在粪便中可抵抗肠道细菌的代谢降解，并可在室温下保持稳定一周。尽管 FC 是一个检测肠道炎症的敏感性指标，但并非特异性指标，可见于肿瘤、IBD、感染、息肉、药物等情况。当肠道发生炎症时，粪便中 FC 明显增加，与疾病的炎症程度有较好的相关性，一项研究显示，以

50μg/g 为界，FC 鉴别 IBD 的敏感性和特异性为 89% 和 81%，若以 100μg/g 为界，则为 98% 和 91%，可用于鉴别 IBD 和肠易激综合征（irritablebowelsyndrome，IBS）。另外 FC 升高预示疾病近期复发。

LF 是一种铁结合蛋白，存在于中性粒细胞颗粒和血清中，由黏膜分泌。具有抗水解、抗降解、抗细菌、抗真菌的生物功能，是一种有价值的肠道炎症标志物。LF 可抗水解，但不如 FC 稳定，对诊断 IBD 也有较高的敏感性和特异性，分别为 80% 和 82%。临床上，成人多采用 7.25μg/g 为界，2～9 岁的儿童则为 29μg/g。

S100A12 是 S100 蛋白家族成员之一，其鉴别 IBD、IBS 和健康人的敏感性为 81%～90%，特异性为 100%，但并未广泛应用于临床。

2. *C.diff* IBD 是 *C.diff* 感染的独立危险因素。*C.diff* 是一种革兰阳性产芽孢厌氧杆菌，可通过 ELISA、细菌培养、毒素检测和核苷酸扩增技术等检测脱氢酶抗原、毒素 A/B。院内 *C.diff* 感染是一个日益严峻的健康问题，并与病死率升高和医疗资源耗费增加有关。欧洲克罗恩病和结肠炎组织（ECCO）于 2017 年制定的《ECCO 指南（第 3 版）》建议暴发性疾病都要筛查 *C.diff* 感染。此外，难治性和严重复发性 UC 患者也要进行大便微生物学检查。

3. 阿米巴、寄生虫等其他病原微生物 此类感染性肠病患者一般有疫源、疫水接触史。多以腹痛、腹泻、黏血便为主要临床症状，UC 患者一般出现 4～6 周反复腹泻病史，可与大多数感染性腹泻相鉴别。

（吴　静　牛俊坤　杜　娟）

参 考 文 献

1. Marcus Harbord, Rami Eliakim, Dominik Bettenworth, et al. Third European Evidence-based Consensus on Diagnosis and Management of Ulcerative Colitis. Part 1: Definitions, Diagnosis, Extra-intestinal Manifestations, Pregnancy, Cancer Surveillance, Surgery, and Ileo-anal Pouch Disorders [J]. JCC. 2017, 1-39.

2. Travis SP, Schnell D, Krzeski P, et al. Reliability and initial validation of the ulcerative colitis endoscopic index of severity[J]. Gastroenterology 2013, 145(5): 987-95.

3. Ooi CJ, Makharia GK, Hilmi I, et al. Asia Pacific Consensus Statements on Crohn's disease. Part 1: Definition, diagnosis, andepidemiology: (Asia Pacific Crohn's Disease Consensus--Part 1)[J]. J Gastroenterol Hepatol. 2016, 31(1): 45-55.

4. Gomollón F, Dignass A, Annese V, et al. 3rd European Evidence-based Consensus on the Diagnosis and Management of Crohn's Disease2016: Part 1: Diagnosis and Medical Management [J]. J Crohns Colitis. 2017, 11(1): 3-25.

5. Annese V, Daperno M, Rutter MD, et al. European evidence based consensus for endoscopy in inflammatory bowel disease [J]. J Crohns Colitis. 2013, 7(12): 982-1018.

6. Panes J, Bouhnik Y, Reinisch W, et al. Imaging techniques for assessment of inflammatory bowel disease: joint ECCO and ESGARevidence-based consensus guidelines [J]. J Crohns Colitis. 2013, 7(7): 556-85.

7. 吴开春, 梁洁, 冉志华, 等. 炎症性肠病诊断与治疗的共识意见（2018 年·北京）[J]. 中国实用内科杂志, 2018, 38(09): 796-813.

8. 中华医学会病理学分会消化病理学组筹备组, 中华医学会消化病学分会炎症性肠病学组. 中国炎症性肠病组织病理诊断共识意见 [J]. 中华病理学杂志, 2014, 43(4): 268-274.

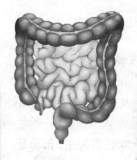

第五章 IBD 的诊断

阅读要点

UC 和 CD 的诊断目前均缺乏"金标准",其诊断是基于临床表现、内镜、组织学、影像学、实验室检查综合评估后进行排外诊断,往往需要随访观察。UC 和 CD 的诊断需要排除感染性肠炎、抗生素相关肠炎、风湿免疫系统疾病、肿瘤性疾病、血管炎性和代谢性疾病等多种有相似肠道表现的疾病,以及进行 UC 和 CD 相互鉴别。UC 和 CD 推荐采用蒙特利尔分型,将病情分为活动期和缓解期,活动期疾病按严重程度分为轻、中、重度。

第一节 UC 的诊断与鉴别诊断

一、UC 的诊断

UC 是一种慢性炎症性疾病,可导致结肠黏膜持续性炎症反应,活检中通常无肉芽肿。该病的临床特点是反复发作和缓解交替,病变呈连续性,累及直肠并不同程度地累及结肠。至今为止,UC 仍缺乏诊断的"金标准",诊断主要通过对患者临床表现、实验室检查、影像学表现、内镜检查及病理学检验进行综合分析。诊断过程中必须排除 CD、感染性、免疫性及理化损伤所致疾病。当诊断存在疑问时,随访患者,定期复查内镜及病理学检验是必要的。

(一)临床表现

UC 多发于青少年后期及成年早期,发病高峰年龄为 30~40 岁,50 岁以后的某些人群中可有一个小的发病高峰,无明显性别差异。起病隐匿,患者在就诊前数周甚至数月即有症状,其特征性表现与疾病程度及病程相关,包括消化系统表现、全身表现、肠外表现以及并发症。

1. 消化系统表现 主要表现为持续或反复发作的腹泻、黏液脓血便伴腹痛、里急后重,部分患者可出现大便失禁,多伴有夜间排便和乏力。大便性状改变超过 6 周,有助于与自限性、感染性腹泻鉴别。UC 疾病发展过程以急性加重期及缓解期反复交替为特点,病程迁延数年甚至数十年。约 5% 的患者表现为疾病持续活动无缓解过程,另有约 5% 的 UC 患者表现为单次急性发作,随后长时间缓解。在 IBSEN 研究中,约 60% 的患者其症状随时间推移而逐渐减轻,复发频率主要有持续型(持续出现 UC 症状无缓解期)、频发型(发作≥2 次 / 年)和偶发型(≤1 次 / 年)三种,通常在起病 3 年内基本可以确定。迅速确定患者诊断、病变范围和疾病严重程度可为确定患者治疗方案提供帮助，亦可能影响疾病进展。需要注意的是，约 10% 患者在起病后 5 年内可能修正诊断为 CD 或排除 IBD 诊断。

2. 全身表现　急性期，尤其中 - 重度患者可同时伴有全身症状如发热、贫血及营养不良等。

（1）发热：少数急性重症患者常有发热及全身毒血症状，以中度热或低热为主，部分患者呈弛张高热，间歇出现，为活动性肠道炎症及组织破坏后毒素吸收所致。

（2）贫血：因为黏液血便或者直肠出血，UC 患者常有轻度至中度贫血，重症患者可因大量出血致严重贫血，以 IDA 为主。

（3）营养不良：少数反复发病患者存在体重下降，是由慢性腹泻、食欲减退和慢性消耗所致。

3. 肠外表现及并发症（详细见本书第八章第一节）

（1）肠外表现：约 6%～47% 的 IBD 患者出现至少一种肠外表现，可于 IBD 诊断前出现。UC 的肠外表现，包括皮肤黏膜表现（如口腔溃疡、结节性红斑和坏疽性脓皮病）、关节损害（如外周关节炎、脊柱关节炎等）、眼部病变（如虹膜炎、巩膜炎、葡萄膜炎等）、肝胆疾病（如脂肪肝、PSC、胆石症等）、血栓栓塞性疾病等。

（2）并发症：包括 TM、肠穿孔、下消化道大出血、上皮内瘤变以及癌变等。

（二）辅助检查（详见第四章 IBD 的辅助检查）

二、UC 的鉴别诊断

临床上，引起肠道损伤的感染相关疾病、肿瘤性疾病、风湿免疫性疾病和血管源性疾病等均需要与 UC 和 CD 相鉴别。另外，结肠 CD 亦需与 UC 相鉴别。需要与 UC 和 CD 鉴别的疾病如表 5-1-1 所示：

表 5-1-1　与 UC 和 CD 鉴别的疾病

疾病类别	疾病名称
感染相关疾病	CMV、EBV、组织胞质菌、结核分枝杆菌、阿米巴、沙门菌、耶尔森菌等引起的感染性肠炎
肿瘤性疾病	淋巴瘤、类癌、FAP
风湿免疫性疾病	BD、过敏性紫癜、SLE、CMUSE
血管源性疾病	ANCA 相关血管炎、缺血性肠炎
理化损伤疾病	放射性肠炎、化学性肠炎
药物相关疾病	抗生素、非甾体类药物相关性肠炎，氯化钾等引起的肠道损伤
代谢性疾病	淀粉样病变
其他	旷置性肠炎、尿毒症性肠炎

注：CMV：巨细胞病毒；EBV：EB 病毒；FAP：家族性腺瘤性息肉病；BD：白塞病；SLE：系统性红斑狼疮；CMUSE：隐源性多灶性溃疡性狭窄性小肠炎；ANCA：抗中性粒细胞胞浆抗体

（一）感染相关疾病

包括细菌、病毒、真菌性肠炎、血吸虫病、阿米巴肠炎、沙门菌及耶尔森菌等。这些疾病常有流行病学特点（如不洁食物史或疫区接触史），急性起病常伴发热、腹痛、腹泻、黏液血便，具有自限性（病程一般数天至 1 周，不超过 6 周）。粪便常规能见红、白细胞，但是病原体阳性检出率低于 50%，致病菌检查有助于诊断，检出病原体可确诊；同时抗菌药物治疗有效。内镜下表现为分布不均匀的炎症，呈片状充血水肿、糜烂，大小不一，形态多变的溃疡。

1. 慢性活动性 EBV 感染性肠炎　发病率较低，临床无特异表现，与 IBD 及淋巴组织增生性疾病难以鉴别，且该疾病有进展为淋巴瘤的可能，故临床上出现反复腹痛、腹泻伴有长期发热的患者，尤其是伴发全身症状的患者，如果出现肠黏膜活动性炎性病变，隐窝结构保存且有黏膜全层炎性病变，在考虑 IBD 的同时，也需要考虑慢性活动性 EBV 感染性肠炎，以免造成漏诊误诊，贻误病情。慢性活动性 EBV 感染性肠炎与 IBD 合并 EBV 感染在临床诊断上不易鉴别，UC 可见累及直肠的弥散性连续性炎性病变的表现；病理切片检查未见明显隐窝结构改变、潘氏细胞化生、黏膜基底部浆细胞增多等 UC 的病理改变。慢性 EBV 感染性疾病，疾病病程（如高热、肝脾肿大等）超过 3 个月或 6 个月；血清 EBV 抗体滴度增高，抗 CVA-IgG > 5 120，抗 EA-IgG≥640，或抗 EBNA < 2，和（或）EBV-DNA 负荷（拷贝数）升高；有主要器官受累及的组织学证据，如间质性肺炎、骨髓造血细胞减少、葡萄膜炎、淋巴结炎、持续性肝炎或脾大；受感染组织中 EBV 阳性 T/NK 细胞数量增多（EBER +/LMP1 +）。上述检查可协助 UC 与慢性 EBV 肠炎鉴别。

2. 肠血吸虫病　有疫水接触史，主要病变在直肠、乙状结肠，为血吸虫在结肠静脉产卵沉积所引起的结肠病变。早期结肠黏膜可出现充血水肿、片状出血及浅表溃疡等，后期肠壁可出现结节、息肉和纤维化瘢痕。粪便中发现虫卵或孵出毛蚴是诊断血吸虫病的直接依据。此外，病检黏膜压片置于光镜下检查有无虫卵，也是血吸虫病原诊断方法之一。

3. 阿米巴肠病　是由溶组织内阿米巴寄生于结肠引起的疾病，主要累及近端结肠和盲肠，典型的临床表现为果酱样大便。内镜下表现为孤立的米粒状溃疡，中央开口下陷，内含灰黄色或暗红色脓样分泌物，边缘充血隆起，溃疡间黏膜正常。粪便中找到阿米巴滋养体具有确诊意义。

4. 沙门菌感染　1/3 患者在发病前有摄入变质肉类史，而后出现发热、腹痛、便血并很快出现肠麻痹、休克。病变主要累及空肠及回肠，初期为炎症、出血、坏死为散在的节段性病变，显微镜下可见肠绒毛充血、肿胀，绒毛顶端黏膜上皮凝固性坏死等变化。

5. 耶尔森菌小肠炎　病变累及回肠末端和盲肠，引起黏膜溃疡、中性粒细胞浸润和肠壁增厚。患者可出现肠梗阻和腹部包块，内镜下表现为圆形或椭圆形的口疮样溃疡。

（二）CD

虽然二者的临床表现、内镜和病理特征不同，但临床上 UC 累及回肠并不少见（约 17%），累及末端回肠的 UC 称为倒灌性回肠炎。此外，当 CD 以结肠病变为主时，需与 UC 进行鉴别。UC 表现为连续性、弥散性黏膜病变，病变分界清楚，直肠受累，而 CD 多见节段性病变，瘘管、狭窄形成和肛周病变。血清学标记物 ASCA 和 ANCA 对鉴别诊断的价值目前在我国尚未达成共识。对结肠 IBD 一时难以区分 UC 与 CD 者，即仅有结肠病变，但内镜和活检缺乏 UC 或 CD 的特征，临床可诊断为 IBDU，具体鉴别点见表 5-1-2。

（三）肿瘤性疾病

1. 淋巴瘤　原发于胃肠道黏膜下层的淋巴滤泡，也可以继发于其他部位淋巴瘤的侵犯，可单发或弥散，占结外淋巴瘤的 30%～45%。肠淋巴瘤种类多，内镜下表现多样，但其因缺乏特征性的症状、体征和有效的检查方法而容易被误诊，是一类需要和 IBD 鉴别的疾病。

表 5-1-2　UC 与结肠 CD 的鉴别

	UC	CD
症状		
腹痛	绞痛,左下腹为主	显著,右下腹为主
腹泻	脓血便多见	有腹泻,但脓血便较少见
肠腔狭窄	少见,中心性	多见,偏心性
病变分布	连续	节段性
直肠受累	绝大多数	少见
肠外表现/并发症		
脓肿	罕见	常见于肛周,腹部可见
TM	可见	无
肠梗阻	罕见	可见
PSC	可见(5%~15%)	罕见
肝炎	可见	罕见
结节性红斑	少见	可见
坏疽性脓皮病	少见	非常少见
关节痛/关节炎	常见	非常常见
实验室检查		
CRP	广泛或重症	常见
贫血	重症	常见
低蛋白血症	重症	常见
pANCA	++(+++ 伴 PSC)	+
ASCA	(+)	++
影像学检查		
肠壁增厚	中度	广泛
肠系膜淋巴结	罕见	常见
肠系膜脂肪缠绕	无	常见
溃疡及黏膜	溃疡浅,黏膜弥散性充血水肿、颗粒状,脆性增加	纵行溃疡、黏膜呈卵石样,病变间的黏膜正常
组织病理	固有膜全层弥散性炎症、隐窝脓肿、隐窝结构明显异常、杯状细胞减少	裂隙状溃疡、非干酪性肉芽肿、黏膜下层淋巴细胞聚集

多为非霍奇金淋巴瘤,以 B 细胞淋巴瘤较为多见。盲肠和结肠是好发部位。患者常出现腹痛、腹部肿块、营养不良、出血、穿孔、不全性肠梗阻等症状,而肠瘘、肛周病变、肠外表现少见。可出现肠壁的增厚和肠系膜淋巴结的肿大。若 X 线检查见一肠段内广泛侵蚀、呈较大的指压痕或充盈缺损,超声或 CT 检查肠壁明显增厚、腹腔淋巴结肿大,有助于小肠恶性淋巴瘤诊断,内镜下无裂隙样溃疡和鹅卵石征。病理可见淋巴瘤样组织而无非干酪样肉芽肿。在内镜活检,组织学检查怀疑淋巴瘤时,推荐做有关免疫组织化学染色、基因重排分析和荧光原位杂交等进一步确诊,必要时可重复活检或者手术明确诊断。

　　2. 家族性腺瘤性息肉病(familial adenomatous polyposis,FAP)　FAP 是一种常染色体显性遗传性疾病,表现为整个结直肠布满大小不一的腺瘤。多在 15 岁前后出现息肉,初起时息肉为数不多,随着年龄增长而增多。可出现腹部不适、腹痛、大便带血或带黏液、大便次数增多等症状。内镜是诊断 FAP 的较好方法,不但可以明确息肉的大小、分布及形态,而且还可以活检明确息肉的性质。内镜下见大肠息肉多如黄豆大小,即≤0.5cm。半球形或广基底,息肉密集分布的肠段难以看到正常黏膜,在小息肉之间常可看到散在的＞1.0cm 的短蒂或宽基底蒂息肉存在,呈分叶状或绒毛状,常有充血、水肿、糜烂、出血等。若病理检查以腺瘤性息肉为主,即可诊断本病。

3. 神经内分泌肿瘤　部分神经内分泌肿瘤患者出现长期的水样腹泻,肿瘤多出现于回肠末端、阑尾及直肠,表现为类圆形的黏膜下隆起病灶,表面光滑,色微黄,活检钳触之质地韧,EUS 提示黏膜下低回声占位,通过内镜黏膜下剥离术完整剥离病灶后,进行病理检查即可确诊。

（四）风湿免疫性疾病

常见需与 IBD 鉴别的风湿免疫性疾病包括白塞病（BD）,过敏性紫癜（HSP）,系统性红斑狼疮（systemic lupus erythematosus,SLE）等。

1. BD　1937 年,BD 由土耳其皮肤科医生 Hulusi Behçet 首次命名,是一种累及多系统的慢性血管炎症性疾病。临床上常以复发性口腔溃疡、生殖器溃疡和眼色素层炎为突出表现,故又称为眼 - 口 - 生殖器综合征。BD 可累及全消化道,最常累及回盲部。肠道 BD 与CD 极易混淆,具体鉴别点详见 CD 的鉴别诊断部分。

2. HSP　又称为 Henoch-Schönlein 紫癜,为全身小血管炎,主要发生于儿童,可累及多个系统器官,包括胃肠道,由上呼吸道感染、高蛋白食物等诱发。消化道症状可见于 80% 的患者,病变多见于十二指肠、直肠和回肠,出现腹痛、便血、恶心、呕吐等症状。腹痛呈阵发性绞痛,可有压痛但无肌紧张,症状与体征呈分离现象。紫癜性皮疹有助于诊断,但部分患者的消化道症状早于皮疹、关节症状出现。内镜下肠病可出现水肿、黏膜下出血,部分患者可伴肠套叠,是由于肠壁血液灌注不良或回流受阻所致。

3. 系统性红斑狼疮（SLE）　是以全身症状、骨骼肌肉及内脏炎症为主要表现的多系统疾病,其中肠道血管炎占 2% 左右,主要累及小动脉,可引起溃疡、出血和梗死。临床可出现腹痛、恶心、呕吐、便血等。而检测抗核抗体是自身免疫性结缔组织病的重要筛选试验,SLE 的特征性抗体为 ds-DNA 抗体和抗 Sm 抗体。

4. 隐源性多灶性溃疡性狭窄性小肠炎（cryptogenic multifocal ulcerous stenosing enteritis,CMUSE）　是一种病因尚未明确、主要累及小肠的罕见综合征,临床表现为慢性或反复发作性小肠梗阻,IDA 也有报道,全身症状包括体重减轻、发热和乏力。小肠造影可见多灶性狭窄和黏膜充盈缺损,行 SBCE 或小肠镜可见多发性浅溃疡和糜烂。

（五）血管源性肠道疾病

1. 缺血性肠病（ischemic bowel disease）　缺血性肠病为肠壁血液灌注不良引起的肠壁缺血性病变,可累及整个消化道。此病主要累及结肠,可分为急性肠系膜缺血、慢性肠系膜缺血及缺血性结肠炎。慢性缺血性肠病主要表现为腹痛、间断便血、肠排空障碍（表现为腹胀、排便次数减少）。急性缺血性肠病分为 2 个阶段,一是肠激惹的表现,主要是腹痛、腹泻、血便;另一个是出现肠坏死及腹膜炎表现,如腹部反跳痛、肌紧张等。目前认为,剧烈急性腹痛、器质性心脏病和强烈消化道排空症状是急性缺血性肠病的三联症。早期内镜下表现为黏膜充血、水肿、出血,重者可出现糜烂、不规则溃疡,甚至是穿壁性坏死。病变黏膜与正常黏膜分界清楚,组织病理显示黏膜组织坏死,可见纤维素性血栓和含铁血黄素沉着。

本病目前尚无统一的诊断标准，诊断依赖于综合发病原因、临床表现及辅助检查。此处需要与 UC 相鉴别的主要为慢性缺血性肠病。

2. ANCA 相关性血管炎　ANCA 相关性血管炎主要累及中小血管，包括肉芽性血管炎、嗜酸性肉芽肿性炎和显微镜下多血管炎。临床上可出现肾脏受损、皮肤改变、关节病变及呼吸道症状等。累及胃肠道可出现腹痛、便血甚至穿孔。临床呈全身多系统受累表现时，应高度怀疑本病。内镜下表现为类似缺血性肠病的早期表现，可出现黏膜充血、水肿、出血，重者可出现糜烂、不规则溃疡，甚至是穿壁性坏死。若病检见到以小血管炎为中心的肉芽肿形成、小血管局灶节段性纤维素样坏死则可确诊。

（六）理化损伤疾病

1. 放射性肠炎　是盆腔、腹腔及腹膜后恶性肿瘤经放射治疗引起的肠道并发症，可分别累及小肠、结肠和直肠。肠镜下可见肠黏膜毛细血管扩张，糜烂，充血水肿，溃疡形成。早期肠黏膜细胞更新受到抑制，而后小动脉壁肿胀、闭塞，引起肠壁缺血，黏膜糜烂，镜下可见大量炎性细胞浸润、内皮细胞肿大。晚期肠壁引起纤维化，肠腔狭窄或穿孔，镜下可见胶原组织增生、小血管壁增厚，管腔狭窄或闭塞等。

2. 化学性结肠炎　直肠给药的各种化学品，包括酒精、戊二醛、洗涤剂、草药药品和高锰酸钾等腐蚀性或者刺激性化学制剂所造成的结直肠黏膜损伤。大多数报告的化学结肠炎发生于意外污染后或者戊二醛消毒的结肠镜检查后。化学诱导结肠炎症状包括腹部和直肠疼痛，便血和腹泻。内镜通常显示非特异性肠道炎症表现，包括充血水肿、糜烂、出血或坏死性黏膜与溃疡。组织学特征相似，多为从轻微红斑到广泛黏膜坏死。但是，具体临床表现取决于不同类型的化学剂使用。

（七）药物相关疾病

1. NSAIDs 相关性肠病　长期服用 NSAIDs 药物的患者，胃肠黏膜受损率可达 70% 以上。多数患者无症状，部分患者表现为小肠出血、IDA、穿孔和狭窄。用药史、FC、SBCE、小肠镜可协助诊断。

2. 抗生素相关性肠炎（antibiotic-associated colitis，AAC）　抗生素相关性肠炎又称为假膜性肠炎，是一种主要发生于结肠的急性肠黏膜坏死、纤维素渗出性炎症，黏膜表面覆有黄白或黄绿色假膜。抗生素相关性肠炎发病机制主要为：抗生素在杀灭病原菌的同时也抑制了益生菌的生长，从而使肠道免疫力下降及消化功能障碍，多见于抗生素治疗期间或停用抗生素后，由 *C.diff* 的外毒素所致。

抗生素相关性肠炎的诊断主要依靠长期广谱抗生素使用史、严重的腹泻或便血症状和肠镜下较特征的表现，如充血、水肿、黏膜白斑、假膜和非特异性的小溃疡或糜烂等。可通过组织细胞培养法、酶联免疫吸附法、实时荧光定量 PCR 进行检测，细胞毒素测定是诊断的"金标准"。

甲硝唑对革兰阳性、阴性球菌及杆菌均有较强的抗菌作用且其对双歧杆菌耐药，不会引起双重感染，是治疗抗生素相关性肠炎的一线用药。万古霉素抗菌谱较窄，对革兰阳性球菌及杆菌，尤其是耐青霉素的金黄色葡萄球菌有较强的抗菌作用，且可以在肠道聚集较高的浓度能快速杀菌，是理想的治疗抗生素相关性肠炎的药物，但效果不及甲硝唑好，且价格昂贵。现一般用于治疗重症抗生素相关性肠炎及病原菌对甲硝唑耐药者、口服甲硝唑不能耐受者或效果欠佳者。

3. 氯化钾引起的消化道损伤　最常累及回肠末端,因氯化钾致肠血管和肠系膜血管痉挛,肠壁供血不足,引起环腔性缺血、坏死、溃疡。

(八)代谢性疾病

如淀粉样变性,是一种以 β 结构的纤维蛋白为主的淀粉样物质在器官组织细胞外沉积所引起的疾病。累及胃肠道可出现恶心、呕吐、腹泻等症状,消化道任何部位都可能发生溃疡。活检组织行刚果红染色可协助诊断。

(九)其他结肠炎性表现疾病

1. 旷置性肠炎　指各种原因行肠造口术使肠内容物流出转向后,无肠内容物通过而闲置的远端肠管,常见于消化道重建手术。传统的观点认为,肠管在旷置期间因无肠道内容物经过,减少了肠管的机械运动和肠道感染几率,有利于受损肠壁黏膜的修复,因此术后常采取"静息"管理。但近来的研究发现,旷置性肠管在旷置期间未给予生理性刺激,无丁酸等短链脂肪酸营养肠黏膜上皮息肉,会出现不同程度的肠黏膜炎性改变,表现为黏液便及血便,肠镜下见黏膜充血水肿,黏膜质脆,接触性出血等表现。

2. 尿毒症性肠炎　腹泻常是尿毒症症状之一,患者 1 日腹泻数次至 10 余次不等,大便稀薄,可带黏液及脓血,是尿毒症性结肠炎的表现,是积聚的毒素对肠黏膜刺激的结果。部分病例由于感染了能产生志贺样毒素的生物体所致。

三、诊断步骤

(一)病史与体格检查

完整的病史应包括详细地询问以下情况:持续或反复发作的腹泻、黏液脓血便伴腹痛、里急后重和全身症状,部分患者可有皮肤、黏膜、关节、眼、肝胆等肠外表现和不同程度的并发症,病程多在 4～6 周以上。应记录:近期旅行史、可能接触的肠道感染性疾病、药物(包括抗生素和非甾体抗炎药)、吸烟习惯、性行为、IBD 家族史或 CRC 家族史以及既往阑尾切除术。在出现相应临床症状时应考虑诊断 UC 的可能性。应除外感染性或药物诱导性结肠炎。

患者的体格检查包括脉率、血压、体重和身高、腹部紧张度和压痛。必要时行肛周检查和直肠指诊。在轻度或中度患者中,可能无明显异常体征。体检的阳性体征取决于疾病病变范围及其严重程度。除了肛检时可见血便,一般轻度和中度患者的体征并不明显。重度患者的体征常有发热、心动过速、体重下降、腹部压痛、腹部膨隆、肠鸣音减弱。

(二)实验室检查

初步实验室检查包括全血细胞计数、电解质、肝肾功能、铁相关检查、维生素 D、CRP 和 FC。对复发型 UC 患者,建议进行微生物学检查,包括检测 C.diff 和 CMV 感染。应强调粪便常规检查和培养应不少于 3 次。

由于生物标志物检查的敏感性有限,目前暂不推荐在患者中常规使用这些检测来协助诊断及确定治疗方案。但它代表了一种新方法,可通过数字卫生监测患者的病情。

(三)影像学检查

影像学检查一般包括 X 线、超声及超声造影、CTE 及 MRE 等检查。一方面,可用于重度及极重度不能耐受结肠镜检查的患者;另一方面,影像学检查可用于肠腔狭窄的患者,用以观察结肠镜未能观察的部分,进一步评价患者黏膜炎症严重程度及病变累及范围。CT、

MRE 检查更有利于观察肠管与周围组织的关系，以明确是否存在瘘管、粘连、穿孔等并发症。

1. 腹部超声检查　对小肠或结肠炎症的诊断敏感性高。经腹超声和水灌肠超声可间接对 UC 病变范围进行定位。超声检查的优势为方便、快捷、经济、无创、无辐射，但其准确性严重依赖于操作者的技术，且由于肠道气体的干扰，鉴别 UC 与其他原因所致结肠炎症的特异性低。多普勒超声理论上可通过监测肠系膜上、下动脉的血流动力学变化判断疾病活动性（目前对此作用尚存在争议）和复发的可能性，并可观察患者尤其是体型较瘦者是否并发脓肿。超声检查对 UC 的诊断价值尚有待进一步研究。

2. CT 检查　CT 一直被认为是诊断 IBD 肠外并发症尤其是脓肿的"金标准"。对于急性并发症如梗阻和穿孔，CT 检查可在不作肠道准备的情况下进行。相对于 MRI 而言，肠道CT 检查（包括常规 CT 和 CT 肠道显像/造影）的组织识别能力稍差，但能提供与 MRI 类似的信息，普及度高，图像采集迅速（仅需数秒），空间分辨率高。

3. MRI 检查　可准确评估 IBD 患者的肠道炎症且无电离辐射，对于需反复成像者是一种比 CT 更为理想的选择。目前尚无比较 SBE 检查和肠道 MRI 检查的大规模临床试验。MRI对早期黏膜病变的显示情况，较 SBE 检查有一定局限性，更适用于评估已确诊患者，可提供UC 疾病活动性的信息以指导治疗。MRI 可鉴别炎症与纤维化引起的狭窄，对肠外并发症如脓肿有很高的敏感性。盆腔 MRI 检查能检出肛周病变，可作为肛门内超声检查的补充。

（四）疾病评估

UC 诊断成立后，还需根据疾病的临床类型、病变范围、疾病活动性和严重程度以及肠外表现和并发症进行疾病评估。

1. 临床分型　UC 疾病发展过程具有急性加重期及缓解期反复交替的特点。UC 的临床类型可简单地分为初发型及慢性复发型。

初发型：指 UC 疾病活动的表现，无既往病史而首次发作。

慢性复发型：指处于临床缓解期的确诊 UC 患者自发或治疗后再次出现症状。多数学者认为直肠出血是复发的主要指征，部分学者认为结合直肠出血、排便频率增加和结肠镜检查发现黏膜异常对诊断复发是必要的。此外还有其他常见分型：

慢性持续型：指 UC 活动性症状持续存在，无缓解期出现。

激素依赖型：激素治疗能维持缓解，但治疗 3 个月后仍无法减量至相当于泼尼松 10mg/d的剂量并维持缓解，或激素治疗停止后 3 个月内复发。与激素抵抗型一样，该定义很可能会随着生物治疗指征的变化引起的激素治疗周期缩短而改变。

免疫抑制剂抵抗型：指尽管使用了合适剂量的硫嘌呤类药物，如 AZA 1.5～2.5mg/（kg•d）或 6-MP 0.75～1.5mg/（kg•d）且不合并白细胞减少超过 3 个月，但仍存在疾病活动的表现或出现复发。该定义与临床实践的相关性越来越大，如可能影响生物制剂或手术治疗的应用。

顽固型远端结肠炎：指尽管口服或局部使用激素达 6～8 周，但症状仍持续存在且病变局限于直肠或左半结肠（常为直乙状结肠）。该类型代表了一类常见的临床难题，尽管目前仍无法明确其是否为一独立类型。

因"暴发型结肠炎"因概念不统一而易造成认识的混乱，目前已弃用该诊断。

2. 病变范围　UC 的肠道炎症一般特异地从直肠开始，呈连续融合性病变。病变范围可影响治疗方案的选择，决定初始治疗以口服药物和（或）局部给药开始，决定监测的起始时间和频度。推荐采用蒙特利尔分型,根据结肠镜下所见炎症病变累及的最大范围将 UC 分为直肠炎(E1)、左半结肠炎(E2,脾曲以远)和广泛结肠炎(E3,病变超过脾曲)(如下表 5-1-3)。

表 5-1-3 UC 病变范围

分类	分布	描述
E1	直肠	病变局限于直肠(炎症的近端位于直乙交界以远)
E2	左半结肠	病变累及脾曲以远的结肠(与远端结肠炎同义)
E3	广泛结肠	广泛病变累及脾曲以近乃至全结肠

3. 活动度及严重度 UC 病情分为活动期和缓解期,活动期疾病按严重程度分为轻、中、重度,应综合临床表现以及实验室、影像学、内镜、活检组织病理学检查结果进行评估。目前尚未完全确立统一的 UC 疾病严重程度指数,应在综合临床症状和体征(发热、稀便次数、血便、腹痛等)、机体功能状态、客观指标(实验室、影像学、内镜表现乃至活检组织病理学检查结果)的基础上进行评估。

目前较为广泛使用的是 Truelove 评分标准。Truelove 和 Witts 于 1955 年提出的 UC 疾病严重程度分型标准易于记忆和实施,经改良后更为实用且易于掌握(表 5-1-4)。符合改良 Truelove 和 Witts 疾病严重程度分型中重度 UC 标准的患者须立即住院治疗,以避免决策延误所致的围术期并发症和死亡。

表 5-1-4 改良 Truelove 和 Witts 疾病严重程度分型

严重程度分型	排便次数(次/天)	便血	脉搏(次/分)	体温(℃)	血红蛋白	ESR(mm/1h)
轻度	<4	轻或无	正常	正常	正常	<20
重度	≥6	有	>90	>37.8	<75% 正常值	>30

注:ESR:红细胞沉降率;中度介于轻度和重度之间

而 Mayo 评分系统更多的用于 UC 治疗后患者疾病活动度的评估(表 5-1-5)。

表 5-1-5 溃疡性结肠炎 Mayo 评分

Mayo 指数	0	1	2	3
大便次数	正常	1~2次/天	3~4次/天	5次/天及以上
直肠出血	无	少许	明显	大量
黏膜情况	正常	轻度脆性	中度脆性	自发出血
医师整体评价	正常	轻	中	重

Powell-Tuck 指数:1978 年由 Powell-Tuck 等在观察皮质激素治疗 UC 的疗效时提出(表 5-1-6),在 Truelove-Witts 分度基础上增加了临床评分指标,用计分替代分度,易于定量评测。该体系包括 10 个项目,计算较繁琐,且纳入患者主观感觉为评分项目,其效度尚未获验证。

Seo 活动指数:1992 年 Seo 等从 Powell-Tuck 指数中挑选 5 个指标组成 Seo 活动指数,即血便、腹泻、ESR、血红蛋白、白蛋白,以不同权重计分,检查成本低,患者依从性好,但计算繁琐,未纳入内镜评分是其缺陷。

表 5-1-6　Powell-Tuck 指数

项目	评分			
	0	1	2	3
一般情况	正常	轻微影响工作	工作受限	不能工作
腹痛	无	排便前后	频繁、持续	
排便	<3次/天	3~6次/天	>6次/天	
粪便性状	正常	半稀	液状	
便血	正常	微量	多	
食欲缺乏	无	有		
恶心呕吐	无	有		
腹部压痛	无	轻	明显	明显+反跳痛
并发症	无	1处/轻度	重度/1处以上	
体温	<37.1℃	37.1~38℃	38℃以上	

其他：还有 Walmsley-colleagues 指数、Lichfiger 结肠炎活动指数、Rachmilewitz 临床和内镜评分、医师病情评分、患者自身病情评估等多种 UC 临床严重度与活动度评估指标III，临床应用较少。

4. 肠外表现及并发症（详细见本书第八章第一节）

（1）肠外表现：UC 患者可能出现皮肤、黏膜、关节、眼、肝胆系统受累等多种肠外表现。UC 的肠外表现与病变部位、病情严重程度等有关，几乎所有器官系统均可累及，最常累及的是眼（如虹膜炎、巩膜炎、葡萄膜炎）、皮肤黏膜（如口腔溃疡、结节性红斑、坏疽性脓皮病）、关节（如外周关节炎、脊椎关节炎）、肾、肝胆（如脂肪肝、PSC、胆石症）、血管系统等，血栓栓塞性疾病一般出现于疾病活动期或结肠炎病变广泛的患者。

（2）并发症：UC 患者可出现 TM、肠穿孔、下消化道大出血、上皮内瘤变和癌变等并发症。此外还可并发急性缺血坏死性结肠炎、凝血功能障碍，静脉血栓形成、PBS、脊髓增生异常综合征等。

5. 诊断举例　UC 慢性复发型直肠型活动期中度（Truelove/Mayo 评分）并结节性红斑。

6. UC 的诊断流程（图 5-1-1）

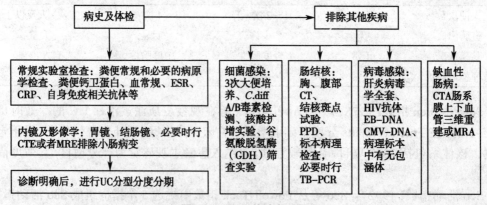

图 5-1-1　UC 的诊断流程

（李明松　牛俊坤）

第二节 CD 的诊断与鉴别诊断

一、CD 的诊断

CD 临床表现多样，目前尚无单一的诊断金标准，其诊断需基于临床表现、内镜、组织学、影像学表现和（或）生化检查的综合评估并进行随访观察，基因及血清学检测暂不推荐用于 CD 的常规诊断。目前诊断仍面临很多困难，第一年有 5% 的患者诊断可能会由 CD 转换成 UC，若病变部位位于结肠的 IBD，有时很难区分 CD 或 UC，此时会被定义为 IBDU，而未定型结肠炎则根据术后病理定义。

（一）临床表现

CD 最常发生于青年期，根据我国资料统计，发病高峰年龄为 20～30 岁，男女比例无明显差异。CD 的临床表现多样，包括消化系统表现、全身表现、肠外表现以及并发症。

1. 消化系统表现 消化系统表现通常包括腹痛、腹泻和腹部包块等。有上述症状时应警惕 CD 的发生，尤其是年轻患者伴肠外表现和（或）肛周病变则高度疑为本病。

（1）腹痛：约 80% 的患者在确诊之前可出现腹痛。腹痛以右下腹多见，多为隐痛，阵发性加重或反复发作，与末端回肠病变有关，其次为脐周或全腹痛，常为痉挛性阵痛伴肠鸣增加。腹痛可能与进餐引起胃肠反射或肠内容物通过炎症、狭窄肠段，引起局部痉挛所致。若为持续性腹痛并伴明显压痛，提示炎症波及腹膜，而全腹剧痛则提示可能出现急性穿孔。CD 也会表现出急性症状，例如末端回肠的 CD 急性发作时可能被误诊为急性阑尾炎。

（2）腹泻：慢性腹泻是 CD 最常见的症状，是由病变肠段炎性渗出、蠕动增加和继发性胆汁酸、食物吸收不良引起。大便性状改变超过 6 周有助于与自限性、感染性腹泻鉴别。40%～50% 的 CD 患者可出现便中带血和（或）黏液，但较 UC 少见。虽然 IBS 较 IBD 多见，但若患者出现便血、体重下降、全身症状等报警症状，应行进一步检查。

（3）腹部包块：10%～20% CD 由于肠黏连、肠壁和肠系膜增厚、肠系膜淋巴结肿大，可出现腹部包块，以右下腹和脐周多见。此外，内瘘形成以及腹腔内脓肿等均可形成腹部包块。

（4）瘘管形成：是 CD 的特征性临床表现，分为内瘘和外瘘，前者可通向其他肠段、膀胱、输尿管、阴道等处，后者通向腹壁或肛周皮肤。部分患者以右下腹疼痛为主要表现，拟诊为阑尾炎，行阑尾切除术后，手术切口持续不愈合、切口瘘道形成，也是 CD 患者一个重要的诊断线索。

（5）肛门周围病变：4%～10% 的 CD 患者在确诊时伴有肛周瘘管，部分患者可出现肛周脓肿、肛裂，需注意的是肛门周围病变可能是部分患者首诊症状。15.5% 的 CD 患者在诊断时伴有穿透性病变（瘘管、蜂窝织炎和脓肿）。

2. 全身表现 CD 患者常见的全身症状是乏力、食欲缺乏和发热。青少年患者可出现生长发育迟缓。因此，儿童不明原因的贫血和生长发育迟缓应行胃肠镜及影像学检查，排查 CD，以免延误诊断。

（1）发热：急性重症患者常有发热及全身毒血症状，约 1/3 的 CD 患者有中度热或低热，部分患者呈弛张高热，间歇出现，为活动性肠道炎症及组织破坏后毒素吸收所致。

（2）贫血：CD 患者常有轻度贫血，重症患者可因大量出血致严重贫血。

（3）体重下降：约 60% 的 CD 患者在诊断前存在体重下降。是由慢性腹泻、食欲减退和慢性消耗所致。

3. 肠外表现及并发症（详细见本书第八章第一节）

（二）辅助检查（详见第四章 IBD 的辅助检查）

二、CD 的鉴别诊断

与 CD 鉴别的疾病参见表 5-1-1，另外，结肠 CD 需与 UC 相鉴别。本处重点阐述较易与 CD 混淆的疾病，如 ITB、BD、PIL 的鉴别要点，其余与 CD 相鉴别的疾病可参照本章第一节。

（一）肠结核（ITB）

由于我国是结核病高发国家，诊断 CD 之前一定要排除 ITB。二者相互误诊率较高。ITB 患者常伴有结核病史，内镜下表现为浅表性不规则的环形溃疡、边缘不整如鼠咬状。影像学检查结核常见腹水、肠系膜淋巴结肿大 >1cm 伴有钙化。如与 ITB 混淆不清但倾向于 ITB 者，应按 ITB 进行诊断性治疗 8～12 周，再行鉴别。其诊断为：①内镜活检标本抗酸染色阳性或结核分枝杆菌培养阳性；②组织学检查发现有干酪样坏死；③临床表现、内镜及组织学检查高度怀疑结核，且抗结核治疗有效。具体鉴别要点（表 5-2-1）：

表 5-2-1 CD 与 ITB 的鉴别要点

项目	ITB	回结肠型 CD
病程	相对短，复发不多	病程长，缓解与复发交替
手术史	相对少	多见
肠外结核	多见	一般无
胸片	阳性	阴性
影像学检查	非对称性增厚 腹水 肠系膜淋巴结肿大 >1cm，伴钙化及中心衰减 脂肪包裹常见	对称性肥厚 肠系膜淋巴结可肿大无坏死，直径 3～8mm 肠系膜血管束增粗 脂肪包裹少见
内镜检查	溃疡呈椭圆形或者环形，与肠管的长轴垂直，无明显的节段性分布，回盲部受累（张口状）	溃疡呈线状，深在，纵行，与肠管的长轴平行，鹅卵石样表现，铺路石症
瘘管形成	一般无	多见
肛管病变	少见	常见
肠管狭窄段	小于 3cm	大于 3cm
肉芽肿	干酪样肉芽肿大、多、融合，有淋巴细胞围绕	黏膜内非干酪样肉芽肿小、少、分散（30%～50%）
透壁性淋巴滤泡增生	无	常见
抗酸染色	阳性	阴性
特异性检查	结核分枝杆菌 DNA 检测；结核分枝杆菌培养；PPD 试验；血清结核抗体；γ-干扰素检测（T-SPOT）	无
抗结核治疗	症状改善，肠道病变好转	无明显改善，肠道病变无好转

（二）UC

虽然二者的临床表现、内镜和病理特征不同，但临床上 UC 累及回肠并不少见（17%），累及末端回肠的 UC 称为倒灌性回肠炎。此外，当 CD 以结肠病变为主时，需与 UC 进行鉴别。UC 表现为连续性、弥散性黏膜病变、病变分界清楚、直肠受累，而 CD 多见节段性病变，瘘管、狭窄形成和肛周病变。血清学标记物 ASCA 和 ANCA 对鉴别诊断的价值目前在我国尚未达成共识，具体鉴别点见表 5-1-2。

（三）BD

BD 是一种累及多系统的慢性血管炎症性疾病。临床上常以复发性口腔溃疡、生殖器溃疡和眼色素层炎为突出表现，故又称为眼 - 口 - 生殖器综合征。BD 的发病率在东亚、中东和地中海地区较高，并随地域西行而逐渐升高，其中以土耳其发病率最高，为 80～370/100 000，被称为"丝绸之路病"。而 CD 好发于北欧和美国。BD 好发于 20.8～40 岁的人群，以年轻人群尤甚。当其以胃肠道症状为主或出现典型的胃肠道症状时，称为肠道 BD，其在 BD 中的发病率为 5%～25%，存在地域和种族差异。BD 可累及全消化道，最常累及回盲部，不到 15% 的 BD 患者出现弥散性的肠道损伤。临床出现腹痛、腹泻、恶心、厌食、腹泻和消化道出血。肠道 BD 与 CD 极易混淆，二者具有诸多相同点：年轻发患者员，非特异性胃肠道症状，相似的肠外表现和慢性、浸润性、渐变性病程。但相对 CD，肠道 BD 更易好发于女性。肠道 BD 更易累及上消化道病变，而 CD 更易出现肛周病变，如肛瘘、肛裂、肛周脓肿，见于超过 1/3 的 CD 患者。消化道出血，尤其是大出血，更易见于肠道 BD 患者，而 CD 患者更易出现腹泻、乏力、发热、肠腔狭窄病变。肠外表现是鉴别二者的关键点，尤其是生殖器溃疡和皮肤病变。其中生殖器溃疡见于 75% 的 BD 患者，损害程度较重，愈合后常留有瘢痕；皮肤病变可为丘疹、水疱、脓疱、毛囊炎、痤疮、结节性红斑和多形红斑等。在内镜方面，溃疡形状、部位、数目、阿弗他溃疡、铺卵石样改变是独立的鉴别预测因子。BD 的溃疡表现为不规则、圆形、椭圆形，大于 1cm，通常位于深处；纵行溃疡少见，其溃疡一般不超过 6 个，形状多为火山口样和阿弗他溃疡。直肠和肛门病变非常罕见。而 CD 可累及全消化道，其中末端回肠（40%～83%）、结肠（32%）、肛周（10%～15%）、上消化道（4%）。内镜下表现为黏膜水肿，局灶或弥散性红斑、结节性病变、糜烂和溃疡。在病理方面，BD 口腔和外生殖器溃疡活检组织可见中性粒细胞浸润，周围血管淋巴细胞浸润和血管增生，在皮肤组织中可见中性粒细胞聚集成脓肿样，但无核破裂现象。肠道 BD 可致缺血性肠系膜血管炎或肠道坏死。溃疡标本不具有特异性，急性期表现为纤维素性渗出物和坏死碎片，慢性期为透壁性纤维化。继发于周围炎性组织的血管炎和血栓形成可见于动脉和静脉，为另一重要表现。活检组织中出现肉芽肿提示为 CD，而血管炎则为 BD。对于 BD 的诊断，目前多采用 1990 年 ISG 制定的诊断标准：①反复发生口腔溃疡，包括轻型小溃疡、重型大溃疡或疱疹样溃疡过去 12 个月内发病不少于 3 次；②反复发生生殖器溃疡；③眼病：包括前葡萄膜炎、后葡萄膜炎，裂隙灯检查可发现玻璃体混浊，特征性的病理标记为视网膜血管闭塞性静脉炎；④皮肤病变；⑤皮肤针刺试验阳性：以 20 号无菌穿刺针刺入患者前臂，24～48 小时后观察针眼处的皮肤反应（阳性反应为针眼处出现 >2mm 的无菌性红斑性结节或脓疱，约 4～5 天自行消退）。此试验特异性较高且与疾病活动度相关，阳性率约 60%～78%。诊断 BD 必须具有复发性口腔溃疡，并且至少伴有其余 4 项中的 2 项以上者。但需注意的是，部分 CD 患者亦可达到以下标准。根据 Vienna 和 Montreal 标准，CD 的诊断主要依靠 3 点：①诊断年龄；

②病变部位；③疾病行为。而 Lennard-Jones 标准则是基于内镜、外科／组织病理学、影像学和临床表现，具体鉴别点见表 5-2-2。

表 5-2-2　BD 和 CD 的鉴别点

	BD	CD
性别 /（M/F）	4.9～0.57	2.9～0.76
发病年龄 /yr	20.8～40	15～29
平均诊断年龄 /yr	24.7～35.7	29.5～31
口腔阿弗他溃疡 /%	约 100%	< 10
葡萄膜炎 /%	57～69	< 10
皮肤损害 /%	61～87	< 10
关节炎 /%	30～57	2～24.7
胃肠道损害 /%		
回盲部	50～94	40～83
结肠	10～15	32～50
上消化道	1～3	4
肛周	1～2	10～15
肠道并发症 /%		
穿孔	12.7	8.7
瘘管	7.6	24.7
狭窄	7.2	38.3
脓肿	3.3	19.6
内镜表现	圆形 / 椭圆形 局灶，单个 火山口样 深溃疡	纵行溃疡，铺卵石样病变 （节段性和弥散性分布）
黏膜活检	血管炎 中性粒细胞浸润 纤维素性渗出物 坏死碎片	肉芽肿 固有膜炎性细胞浸润 黏膜下层增宽 淋巴细胞聚集

（四）原发性肠道淋巴瘤（PIL）

CD 和 PIL 临床表现多样，常缺乏特异性表现，均可累及胃肠道的各个部位，好发于回肠末端。两种疾病的临床表现存在很多相似性，二者在诊断及鉴别诊断方面均存在一定的困难。PIL 是一种来源于胃肠黏膜下淋巴组织的结外型淋巴瘤，以非霍奇金淋巴瘤为主，临床表现多样，不具备特异性，术前确诊率较低。两种疾病的鉴别，需要结合详细的临床表现、影像学及病理学资料综合分析，才可能减少误诊率。

1. 发病年龄、病程差异　CD 发病率呈双峰分布，第一个发病高峰为 14～30 岁，第二个小高峰为 60～80 岁，以青少年为主要发病人群。PIL 发病高峰年龄在 40～60 岁，高于 CD 患者。与 PIL 的恶性性质不同，CD 是一种慢性炎症性疾病，活动期与缓解期交替、反复发作，因此 CD 患者的病程比 PIL 的自然病程要长。如果患者的病程比较长（> 1 年）则 CD 的可能性更大。而 PIL 病程进展较快，病情迅速加重。

2. 临床表现差异　CD 与 PIL 的症状相似，最常见的症状均为腹痛，文献报道其发生率分别为 76.5% 和 85.4%，其他常见症状包括发热、腹泻、食欲减退、体重减轻等。消化系统临床症状往往无助于二者的鉴别诊断，但是 PIL 几乎不出现与之相关的肠外表现，而 CD 患者在病程的不同阶段可能出现口腔溃疡、肝胆病变、关节损害和皮肤损害等肠外表现或肛周病变。因此，肠外表现、肛周病变和瘘管等有助于 CD 和 PIL 鉴别。两个病均可出现肠梗阻、肠出血、瘘管及穿孔等并发症。但肠梗阻及瘘管形成更多见于 CD，而肠出血及穿孔则以 PIL 为多见，这与二者病程进展及病理基础紧密相关。PIL 的淋巴瘤样细胞在肠黏膜固有层或黏膜下增殖，因病变过程中无结缔组织增生，肠壁虽明显增厚，肠腔有一定程度的狭窄，但仍具备一定的扩张性和柔软度，很少形成肠梗阻。而 CD 为肠道全层性炎症，炎症修复过程中纤维增生，肠腔广泛纤维化，纤维牵拉造成管腔僵硬、节段性狭窄。因此 CD 比 PIL 更容易造成肠梗阻。PIL 患者的肠道并发症与其病理类型有关，如 T 细胞淋巴瘤以多灶性溃疡病灶为主，发热和肠穿孔的发生率较高；B 细胞淋巴瘤以隆起性病灶为主，多发生于回盲部，发热和肠穿孔的发生率较低。

3. 实验室检查的区别　ASCA、抗小肠杯状细胞抗体对 CD 的敏感性和特异性均较高，在 CD 患者中阳性率分别达 60% 和 65%，特异性分别达 85% 和 70%，ASCA 和抗小肠杯状细胞抗体联合检测可提高 CD 阳性预测值。此外，CD 患者 FC 可有不同程度增高。FC 来源于肠黏膜和黏膜下的中性粒细胞，被炎症反应激活的中性粒细胞趋化至肠壁，脱落后混入粪便排出，能反映肠黏膜病变的严重程度，可有效区分肠道炎症与非炎症性病变。目前临床上尚无特异性血清标志物用于诊断 PIL，但淋巴瘤患者反映肿瘤增殖活性的乳酸脱氢酶常增高，结外淋巴瘤患者细胞毒性 T 细胞明显增加。如遇诊断不明时，可联合检测多个指标对 CD 与 PIL 进行鉴别诊断。

4. 内镜表现及活检病理学表现的区别　内镜下 CD 常表现为节段性、非对称性的黏膜炎症，节段性、纵行溃疡及卵石样外观为 CD 镜下相对特征性表现。PIL 患者内镜下表现多样，大致可分为肿块型、溃疡型和息肉型，其中以肿块型最常见，多表现为肠腔内息肉样突出，单发、多发均可见，突起表面可伴糜烂、溃破，质地较息肉为硬，注意与腺瘤相鉴别；溃疡型亦较常见，PIL 内镜下溃疡表现为弥散性、多灶性、多形性，边缘堤状隆起，呈火山口样；息肉型病变主要在回肠末端及回盲部。PIL 很少出现节段性、多发溃疡，肠黏膜若出现此种改变，易被误诊为 CD。CD 在 EUS 下表现为溃疡面黏膜层缺失，其周围管壁增厚，层次结构均清晰，黏膜下层增厚，回声增强。EUS 对原发性结直肠淋巴瘤的诊断要优于普通结肠镜，PIL 在 EUS 下主要表现为肠壁层次结构消失，肠壁增厚，弥散性低回声，部分可突破浆膜层。

CD 患者黏膜层病变常较轻，以黏膜下病变为主，淋巴细胞大量集聚，常有淋巴滤泡形成，部分病变可形成上皮样肉芽肿结构，为特征性病变，但数量极少，较常在浆膜层检出，黏膜层较少出现。CD 为肠壁全层炎症，受内镜活检深度制约，大部分活检病理仅报告非特异性黏膜炎，很难通过内镜下病理活检来诊断 CD。淋巴瘤以黏膜下病变为主，侵犯肠黏膜较晚，病变表面常附有坏死组织，病理组织学特点为黏膜或黏膜下层淋巴瘤样细胞浸润，有时与 CD 淋巴细胞聚集难以鉴别，免疫组织化学染色可协助确诊。因此，为提高病检阳性诊断率必须多次、多点、多灶获取活检标本，必要时可行"挖洞式活检"。

5. 影像学表现的区别　CTE/MRE 是目前最敏感的用于评估小肠炎性病变的检查，

能很好地扩张小肠，可以反映肠壁的炎症性病变，病变所在部位及分布范围，是否存在肠腔狭窄，并能发现肠外病变如腹腔脓肿、蜂窝织炎、瘘管形成等并发症。

活动期 CD 的典型 CTE 表现为：①肠壁 >4mm，显著增厚；②肠壁因充血水肿呈分层改变并伴有黏膜强化增加，主要是浆膜外环和黏膜内环，形成"靶样征"或"双晕征"，炎症得到有效控制后，分层现象可随之消失；③肠管周围相应系膜脂肪密度有所增加；④肠系膜一侧血管纹理明显增粗并增多，形成"梳样征"；⑤肠系膜淋巴结肿大等。

PIL 尤其多见于回肠末端，CTE 下主要表现为：①结节状充盈缺损：肠壁呈非对称性、节段性增厚，周围常伴有增大的系膜结节；②外生性病变：表现为孤立肿块状，可破溃呈空腔样，从而形成瘘口；③浸润型：肠壁非对称性增厚，病变段较长，边界不清晰，形成动脉瘤样扩张，病变局部肠壁受累后，肠壁自主神经丛被破坏，造成肠管自主节律性受损，为淋巴瘤的特征性表现。腹膜后、肠系膜淋巴结显著肿大，形成肿块样病变围绕肠系膜血管或腹腔干及血管周围脂肪组织，呈"汉堡包征"或"三明治征"等典型改变。此外，由于 PIL 瘤体细胞聚集在间质，血供相对而言不丰富，故在 CT 动脉增强期仅轻度强化。CD 与 PIL 的影像学表现多种多样，典型病变虽各有特征性表现，但临床上确诊仍有一定难度，这就需要临床医师提高影像学认知水平，并加强与放射科医师的沟通。

CD 与 PIL 的诊断均强调鉴别诊断，在诊断时需结合各项指标综合判断。相对而言，CD 比 PIL 的发病年龄更早，病程较长，进展明显慢于 PIL，常反复发作，肛周病变、瘘管形成、肠梗阻及肠外表现多见，内镜下活检很难获取阳性诊断；而 PIL 病程进展较快且凶险，以单部位病变多见，腹部包块、腹腔淋巴结肿大相对 CD 更常见，内镜下活检阳性率较 CD 高。但在临床实践中，常有不典型的 CD 和 PIL 患者，更需要结合临床表现、实验室检查、影像学检查、内镜表现及活检综合分析，必要时可通过手术来确诊。另外，因 CD 患者本身疾病的特点以及治疗过程中常需使用免疫抑制剂、生物制剂等增加淋巴瘤风险的药物，有时还需要警惕在 CD 的基础上合并淋巴瘤。

三、诊断步骤

目前 CD 无单一的诊断金标准，其诊断需基于临床表现和内镜、组织学、影像学表现和（或）生化检查的综合评估并随访观察。目前暂不推荐基因及血清学检测用于 CD 的常规诊断。

（一）病史与体格检查

在病史采集中，应关注患者起病时的症状、近期旅行史、食物不耐受情况、用药史（包括抗生素及 NSAIDs 药物）及阑尾切除史等。详细询问与 CD 相关的危险因素，如吸烟史、家族史、感染性胃肠炎。仔细询问消化道表现（主要有腹泻和腹痛，可有血便）、全身性表现（主要有体质量减轻、发热、食欲不振、疲劳、贫血等）、肠外表现和并发症（包括口腔、皮肤、眼、关节等处的肠外表现和肠腔狭窄和肠梗阻、肛周病变等）。腹泻、腹痛、体质量减轻是 CD 的常见症状，如有这些症状出现，特别是年轻患者，要考虑本病的可能，如伴肠外表现和（或）肛周病变则高度疑为本病。肛周脓肿和肛周瘘管可为少部分 CD 患者的首诊表现。全身体检包括一般情况、脉率、血压、体温、腹部膨隆或压痛、触及的腹部包块、会阴部及口腔的检查、直肠指诊等。常规测体重并计算体重指数（body mass index，BMI），儿童应注意生长发育情况。

（二）实验室检查

目前尚无特异性实验室指标用于 IBD 的诊断。检测通常用于判断是否存在急性和（或）慢性炎症反应、贫血、脱水、营养不良或吸收不良的指标，初步的实验室检查应包括 CRP、全血检查，其他炎症指标还包括 FC 和 ESR。CD 患者全血细胞检查中最常见的表现是贫血和血小板增多，由于 CRP 半衰期只有 19 小时，其标准化检测水平与 CD 疾病活动度和其他炎症活动度相关。另外，研究证实 FC 和 LF 可用于诊断急性炎症。近期一项荟萃分析发现 CRP 和（或）FC 的轻度升高，对于鉴别 IBS 和 IBD 有高达 99% 的阴性预测值。FC 还有助于判断患者（特别是儿童患者）是否需要进行内镜随访。疑诊为 CD 以及患者病情加重时，需行粪便检查以排除其他诊断的可能性或肠道重叠感染 *C.diff*，强调粪便常规检查和培养应不少于 3 次。部分患者（特别是有海外旅行史的患者）需要进行额外的粪便检查。目前应用的血清学检查可以作为辅助诊断，但即便是准确性最好的检查如 ASCA 或 ANCA 也不能作为 CD 的常规检查。尽管近期关于 CD 的遗传学研究有很大进展，但目前仍无遗传学检测项目可推荐用于临床。

（三）影像学检查

断层扫描技术（小肠 CT 和小肠 MRI）和腹部 B 超可作为内镜的补充，检出病灶并对炎症、梗阻及瘘管型 CD 进行分级，选择检查方式时也应该考虑放射线暴露，尤其是患者需要长期随访时，由于钡剂造影检查敏感性低，目前已不作为首选。

CT 和 MRI 可根据肠壁厚度及增强后表现确定病灶累及范围及炎症活动度，与肠壁的水肿及溃疡等表现结合起来，可以判断疾病的严重度，CT 较 MRI 更方便易行，且花费时间短，但考虑到放射线暴露的问题，尤其是年轻患者必须长期定期复查，反复的 CT 检查可能造成肿瘤风险增加，因此若条件允许也可以行 MRI 检查。MRI、CT 和腹部 B 超对于小肠梗阻和穿透性病灶的诊断准确率高，有助于鉴别炎症或纤维性为主的狭窄。核医学技术，尤其是白细胞闪烁扫描术可作为 CT 的替代，用于评估特殊部位的疾病活动度和范围。其相对低的放射暴露（2～4mSv），可能更适用于儿童的检查。

（四）疾病评估

1. 临床分型　CD 疾病分型是 CD 诊治中非常重要的一个步骤，为我们识别 CD 的特征和行为差异提供了适当的工具。CD 现有分类是通过疾病表型（蒙特利尔分型，表 5-2-3）、疾病活动度（大部分参照 CD 活动指数，CDAI）以及治疗反应（主要是指对类固醇的反应：激素抵抗或激素依赖）作为依据。由于对建立 CD 早期治疗和更有效的维持治疗方案的需求，目前人们已开始努力尝试一些预测疾病表型的诊断方法，以适应疾病不同严重程度的治疗方案。

目前，蒙特利尔分型仍为最好的分型系统，暂不推荐使用基因检测和血清学标志物用于 CD 的分类。

尽管病变部位在诊断后可保持稳定，但 CD 的行为随着时间的推移，越来越多的患者从非穿透性、无肠道结构改变进展为狭窄或穿透性疾病。蒙特利尔分型的优越性在于可以尽早期预测 CD 并发症及随后大手术的可能性，这已经在非白色人种患者中得到证实。疾病分类是在不断发展的。鉴于 CD 慢性进行性破坏性发展的性质，现在的分类法显得过于严格。蒙特利尔分型的严格分层会使狭窄和瘘管性病变由于作为独立病变而使研究失败。此外，将来肠道损害的累及可由纵向的"Lemann 损伤评分"来描述，该评分在前瞻性研究中已被进一步完善并得到证实。

表 5-2-3　CD 的蒙特利尔分型

确诊年龄（A）	A1	≤16 岁	
	A2	17～40 岁	
	A3	>40 岁	
病变部位（L）	L1	回肠末端	L1＋L4[b]
	L2	结肠	L2＋L4[b]
	L3	回结肠	L3＋L4[b]
	L4	上消化道	
疾病行为（B）	B1[a]	非狭窄非穿透	B1p[e]
	B2	狭窄	B2p[e]
	B3	穿透	B3p[e]

注：a. 随着时间推移，B1 可发展为 B2 或 B3；b. L4 可与 L1、L2、L3 同时存在；e. P 为肛周病变，可与 B1、B2、B3 同时存在

2. 病变范围　CD 可能累及结肠镜检查范围以外的回肠，约 10% 的患者可能有近端小肠的累及，此外 15% 的患者在确诊时已经有穿透性病灶（瘘管、蜂窝织炎或脓肿），内镜及影像学检查可在确定病灶的部位及累及范围方面互为补充，以便于制订治疗方案。

3. 活动度及严重度

CDAI/BestCDAI 及其他评分标准的运用：临床上用 CD 活动指数（CDAI，表 5-2-4）评估疾病活动性的严重程度以及进行疗效评价。Harvey 和 Bradshaw 的简化 CDAI 计算法（表 5-2-5）较为简便。

表 5-2-4　Best CDAI 计算法

变量	权重
稀便次数（1 周）	2
腹痛程度（1 周总评，0～3 分）	5
一般情况（1 周总评，0～4 分）	7
肠外表现与并发症（1 项 1 分）	20
阿片类止泻药（0、1 分）	30
腹部包块（可疑 2 分；肯定 5 分）	10
血细胞比容降低（正常值[a]：男 0.40，女 0.37）	6
100X（1－体重/标准体重）	1

注：a. 血细胞比容正常值按国人标准：总分＝各项分值之和，CDAI＜150 分为缓解期，CDAI≥150 分为活动期，150～220 分为轻度，221～450 分为中度，>450 分为重度

4. 肠外表现及并发症（详细见本书第八章第一节）

CD 为排外性诊断，需排外以上疾病，然后据世界卫生组织提出的 CD 诊断要点进行诊断（表 5-2-6），对初诊不典型病例，应随访观察，逐渐明确诊断。

5. 诊断举例　克罗恩病回结肠型非狭窄非穿透型＋肛瘘活动期中度（CDAI/BestCDAI 评分）

表 5-2-5　简化 CDAI 计算法

项目	0分	1分	2分	3分	4分
一般情况	良好	稍差	差	不良	极差
腹痛	无	轻	中	重	—
腹块	无	可疑	确定	伴触痛	—
腹泻			稀便每日1次计1分		
伴随症状			每种症状计1分		

注：≤4分为缓解期；5~8分为中度活动期；≥9分为重度活动期；伴随疾病包括：关节痛、虹膜炎、结节性红斑、坏疽性脓皮病、阿弗他溃疡、裂沟、新瘘管、脓肿等

表 5-2-6　世界卫生组织推荐的 CD 诊断标准

项目	临床	放射影像学	内镜	活检	手术标本
非连续性或节段性改变		+	+		+
卵石样外观或纵行溃疡		+	+		+
全壁性炎性反应改变	+（腹块）	+（狭窄）[a]	+（狭窄）		+
非干酪样肉芽肿	+			+	+
裂沟、瘘管	+				+
肛周病变				+	+

注：具有①②③者为疑诊，再加上④⑤⑥三者之一可确诊；具备第④项者，只要加上①②③三者之二亦可确诊；a.应用现代技术 CTE 或 MRE 检查多可清楚显示全壁炎而不必仅局限于发现狭窄

6. CD 的诊断流程（图 5-2-1）　在排除其他疾病的基础上，可按下列要点诊断：①具备上述临床表现者可临床疑诊，安排进一步检查；②同时具备上述结肠镜或小肠镜（病变局限在小肠者）特征以及影像学（CTE 或 MRE，无条件者采用 SBFT）特征者，可临床拟诊；③如再加上活检提示 CD 的特征性改变且能排除 ITB，可做出临床诊断；④如有手术切除标本

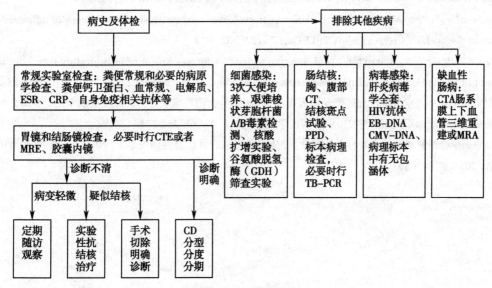

图 5-2-1　CD 的诊断流程

（包括切除肠段和病变附近淋巴结），可根据标准做出病理确诊；⑤对无病理确诊的初诊病例，随访 6～12 个月以上，根据对治疗的反应和病情变化判断，符合 CD 自然病程者，可做出临床确诊。

（吴　静　牛俊坤）

参 考 文 献

1. Fernando Magro，Rami Eliakim，Paolo Gionchettih，et al. Third European Evidence-based Consensus on Diagnosis and Management of Ulcerative Colitis. Part 1：Definitions，Diagnosis，Extra-intestinal Manifestations，Pregnancy，Cancer Surveillance，Surgery，and Ileo-anal Pouch Disorders [J]. JCC. 2017，1-39.

2. Travis SP，Schnell D，Krzeski P，et al. Reliability and initial validation of the ulcerative colitis endoscopic index of severity[J]. Gastroenterology 2013，145（5）：987-95.

3. Tanaka M. Pathological diagnosis and differential diagnosis of Crohn's disease and ulcerative colitis[J]. Nihon rinsho. Japanese journal of clinical medicine 2012，70 Suppl 1234-43.

4. 吴开春，梁洁，冉志华，等. 炎症性肠病诊断与治疗的共识意见（2018 年·北京）[J]. 中国实用内科杂志，2018，38（09）：796-813.

5. Ooi CJ，Makharia GK，Hilmi I，et al. Asia Pacific Consensus Statements on Crohn's disease. Part 1：Definition，diagnosis，and epidemiology：（Asia Pacific Crohn's Disease Consensus--Part 1）[J]. J Gastroenterol Hepatol. 2016，31（1）：45-55.

6. Gomollón F，Dignass A，Annese V，et al. 3rd European Evidence-based Consensus on the Diagnosis and Management of Crohn's Disease 2016：Part 1：Diagnosis and Medical Management [J]. J Crohn's Colitis. 2017，11（1）：3-25.

7. Magro F，Langner C，Driessen A，et al. European consensus on the histopathology of inflammatory bowel disease [J]. J Crohn's Colitis. 2013，7（10）：827-51.

8. Harbord M，Annese V，Vavricka SR，et al. The First European Evidence-based Consensus on Extra-intestinal Manifestations in Inflammatory Bowel Disease [J]. J Crohn's Colitis. 2016，10（3）：239-54.

9. Annese V，Daperno M，Rutter MD，et al. European evidence based consensus for endoscopy in inflammatory bowel disease [J]. J Crohn's Colitis. 2013 Dec；7（12）：982-1018.

10. Panes J，Bouhnik Y，Reinisch W，et al. Imaging techniques for assessment of inflammatory bowel disease：joint ECCO and ESGAR evidence-based consensus guidelines [J]. J Crohn's Colitis. 2013，7（7）：556-85.

11. 中华医学会病理学分会消化病理学组筹备组，中华医学会消化病学分会炎症性肠病学组. 中国炎症性肠病组织病理诊断共识意见 [J]. 中华病理学杂志，2014，43（4）：268-274.

12. 中华医学会消化病学分会炎症性肠病学组. 炎症性肠病合并机会性感染专家共识意见 [J]. 中华消化杂志，2017，37（4）：303-316.

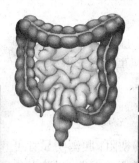

第六章　IBD 的内科治疗

6

阅读要点

　　IBD 患者的治疗一般包括休息、饮食、心理、症状控制及患者教育等诸多方面。充分的休息，合理的饮食，适当的止泻止痛，纠正贫血、低蛋白血症及内环境紊乱可以明显提高患者的生活质量。

　　IBD 的治疗药物涉及种类众多，包括氨基水杨酸制剂、激素、免疫抑制剂、生物制剂、抗生素、营养支持等，对上述诸多药物的正确认识是治疗 IBD 的基础。

　　UC 治疗药物的选择以疾病活动度、疾病部位为主要考虑依据。轻度活动期患者以 5-ASA 药物为主；中度活动期患者在 5-ASA 治疗基础上，可加用口服或静脉激素治疗；重度活动期患者首选静脉激素加 5-ASA 治疗，若激素依赖或激素抵抗，则应考虑使用免疫抑制剂或生物制剂治疗。若药物治疗效果差，则应考虑手术治疗。

　　CD 治疗药物的选择以疾病活动度、疾病行为、疾病部位为主要考虑依据。轻度活动期患者以激素治疗为主；中度活动期患者应在激素治疗基础上加用免疫抑制剂，必要时直接给予生物制剂治疗；重度活动期患者应更积极地使用免疫抑制剂及生物制剂。不同疾病行为带来不同的治疗方式

　　中医治疗可能作为 IBD 的一种辅助治疗措施。但是，大多数中药单体在抗炎和免疫调节的研究还处于初级阶段，其特色优势尚待进一步挖掘。

第一节　IBD 的一般治疗

一、活动期 IBD 患者应有充分的休息

　　医生应加强患者的教育，避免患者心理压力过大，提高其依从性。对于病情反复活动者，应有终身服药的心理准备。存在抑郁或焦虑的患者，应请精神科会诊协同诊治；嘱患者严格按医嘱服药及定期医疗随访，严禁擅自停药。

二、指导患者正确制定饮食计划

　　IBD 急性活动期应给予流质或者半流质饮食，可酌情给予肠内营养（enteral nutrition, EN）支持治疗。急性期应根据肠道功能进行营养治疗，肠道功能较差者选用氨基酸型或短肽型肠内营养液，较好者可使用整蛋白型。病情好转后改为富营养、易消化的少渣饮食，避

57

免进食过多产气性食物,如豆制品、牛奶等,调味不宜过于辛辣,严格注重饮食卫生,避免发生肠道感染性疾病。IBD 患者均应控制烟酒摄入,CD 患者应尽快戒烟。

三、对于腹痛、腹泻、发热者的对症治疗

腹痛患者可酌情使用解痉药物,但应警惕患者是否存在 TM 或肠梗阻;腹泻明显者可适当使用蒙脱石收敛肠道水分,减少腹泻次数,慎用或禁用洛哌丁胺等强止泻药,以防发生 TM;直肠病变较重导致的里急后重感,主要依靠局部治疗缓解症状;对于发热者,正确识别发热原因是关键,并应警惕机会性感染的可能,对于继发感染者,应积极抗菌治疗。

四、动态监测并及时纠正水、电解质紊乱、贫血及低蛋白血症

针对腹泻频繁的患者,尤其需警惕严重低钾血症可能导致的恶性心律失常;IBD 相关性贫血的发生、发展与 IBD 本身相关,缺铁是其最主要的病因,治疗以补充铁剂为主,贫血明显者可输注悬浮红细胞;明显低蛋白血症者应在 EN 基础上酌情静脉补充白蛋白,提高血浆胶体渗透压,缓解可能存在的水肿或浆膜腔积液。

(张峰睿　缪佳蓉)

第二节　IBD 的治疗药物

一、氨基水杨酸类

(一) 国内常用的 5- 氨基水杨酸(5-ASA)类药物

1. SASP　柳氮磺吡啶

2. 5-ASA 前体药　巴柳氮、奥沙拉秦

3. 5-ASA　美沙拉秦

(注:以 5-ASA 含量计,SASP、巴柳氮、奥沙拉秦 1g 分别相当于美沙拉秦 0.4g、0.36g 和 1g。)

(二) 药理作用

5-ASA 与肠壁结缔组织络合后,较长时间停留在肠壁组织中,起到抗菌消炎和免疫抑制作用,可减少大肠埃希菌和梭状芽孢杆菌,同时抑制前列腺素的合成以及其他炎症介质如白三烯的合成。

(三) 副作用

1. 过敏反应较为常见,可表现为药疹,严重者可发生渗出性多形红斑、剥脱性皮炎和大疱表皮松解萎缩性皮炎等。也有部分表现为光敏反应、药物热、关节及肌肉疼痛、发热等血清病样反应。

2. 中性粒细胞减少或缺乏症、血小板减少症及再生障碍性贫血。患者可表现为咽痛、发热、面色苍白和出血倾向。

3. 溶血性贫血及血红蛋白尿。葡萄糖 -6- 磷酸脱氢酶缺乏的患者使用后易发生,在新生儿和小儿中较为多见。

4. 高胆红素血症和新生儿核黄疸。由于可与胆红素竞争蛋白结合部位,致游离胆红素

增高。新生儿肝功能不完善，故较易发生高胆红素血症和新生儿黄疸。偶可发生核黄疸。

5. 肝脏损害，可发生黄疸、肝功能减退，严重者可发生急性重型肝炎。5-ASA 很有可能诱发慢性肝炎。建议：长期服用 5-ASA 的患者需要经常检查肝脏指标 - 谷丙转氨酶（ALT）等。如果该指标明显超过正常水平则需要停止服用 5-ASA。否则容易引起肝炎，肝纤维化甚至肝坏死。

6. 肾脏损害，可发生结晶尿、血尿和管型尿。偶有患者发生间质性肾炎或肾小管坏死的严重不良反应。

7. 恶心、呕吐、胃纳减退、腹泻、头痛、乏力等。一般症状轻微，不影响继续用药。偶有患者发生 *C.diff* 感染，此时需停药。

8. 甲状腺肿大及功能减退偶有发生。

9. 中枢神经系统毒性反应偶可发生，表现为精神错乱、定向力障碍、幻觉、欣快感或抑郁感。一旦出现均需立即停药。

10. SASP 罕见有胰腺炎、男性精子减少或不育症。

（四）常见水杨酸类药物的比较见表 6-2-1：

表 6-2-1　常见水杨酸类药物的比较

商品名	剂型	作用特点
莎尔福	美沙拉秦肠溶片	pH 依赖，pH≥6 时于回肠末端开始释放，在回肠末端、盲肠和升结肠保持高浓度
艾迪莎	美沙拉秦缓释颗粒	遇水即溶解释放，依赖乙基纤维素缓释，在胃内开始释放，缓慢释放并持续分解在小肠和大肠
彼得斯安	美沙拉秦缓释片	同"艾迪莎"
奥沙拉秦	胶囊 / 片剂	在结肠开始释放，治疗全结肠炎患者，易引起腹泻
柳氮磺吡啶	片剂	在结肠开始释放，药物到达炎症肠段，释放磺胺吡啶，副作用较大
巴柳氮	片 / 颗粒	5-ASA 前体，在结肠裂解，可治疗全结肠炎患者

（五）最新研究进展

5-ASA 是用于治疗 IBD 的抗炎药物，有益于黏膜愈合，从而阻碍结肠癌发生。每天服用至少 1.2g 的 5-ASA，其抗氧化特性具有化学预防作用，但其具体机制仍存在争议。其次，5-ASA 在一定程度上可以调控某些基因的表达过程。5-ASA 在调控抑癌基因、细胞通路及下游蛋白的表达、抗氧化作用等的化学预防作用的机制均有涉及，但仍未达成统一的认识，值得我们进一步在该领域进行深入研究。

二、糖皮质激素类

（一）国内常用的激素类药物

1. 泼尼松

2. 布地奈德

3. 甲泼尼龙

（注：激素等量换算，氢化可的松 20mg＝泼尼松 5mg＝甲泼尼龙 4mg＝地塞米松 0.75mg＝倍他米松 0.6mg）

（二）药理作用

目前，使用激素是 IBD 急性期诱导缓解常见的方式。激素通过抗炎及抗过敏作用，能抑制结缔组织增生，降低毛细血管壁和细胞膜的通透性，减少炎性渗出，并能抑制组胺及其他毒性物质的形成与释放等控制病情。

（三）副作用

1. 静脉迅速给予大剂量可能发生全身性的过敏反应，包括面部、鼻黏膜、眼睑肿胀、荨麻疹，气短，胸闷，喘鸣。

2. 长程用药可引起副作用，如医源性库欣综合征面容和体态、体重增加、下肢水肿、紫纹、易出血倾向、创口愈合不良、痤疮、月经紊乱、肱或股骨头缺血性坏死、骨质疏松或骨折（包括脊椎压缩性骨折、长骨病理性骨折）、肌无力、肌萎缩、低钾血症综合征、胃肠道刺激（恶心、呕吐）、胰腺炎、消化性溃疡或肠穿孔、儿童生长受到抑制、青光眼、白内障、良性颅内压升高综合征、糖耐量减退和糖尿病加重。

3. 患者可出现精神症状，欣快感、激动、不安、谵妄、定向力障碍，也可表现为抑制。精神症状尤易发生于患慢性消耗性疾病的人及以往有过精神不正常者。给予泼尼松每日用量40mg 以上，用药数日至两周则可能出现。

4. 并发感染为糖皮质激素的主要不良反应，以真菌、结核菌、葡萄球菌、变形杆菌、铜绿假单胞菌和各种疱疹病毒感染为主，多发生在中程或长程疗法时，但亦可在短期用大剂量后出现。

5. 下丘脑 - 垂体 - 肾上腺轴受到抑制，为激素治疗的重要并发症，其发生与制剂、剂量、疗程等因素有关。若连续至少 3 周每日使用泼尼松 20mg 以上，以及出现医源性库欣综合征时，应考虑肾上腺功能已受到抑制。

6. 糖皮质激素停药后综合征 有时患者在停药后可出现头晕、昏厥倾向、腹痛或背痛、低热、食欲减退、恶心、呕吐、肌肉或关节疼痛、头疼、乏力、软弱等现象，经仔细检查如能排除肾上腺皮质功能减退和原来疾病的复发，则可考虑为对糖皮质激素的依赖综合征。

（四）最新研究进展

2017 年《ECCO 指南》提出，丙酸倍氯米松（3mg）和 5-ASA（2g）灌肠剂联合治疗，比单药治疗能更有效到临床、内镜和组织学缓解。丙酸倍氯米松为新一代人工合成的糖皮质激素类药物，其保留灌肠治疗 UC 疗效较佳，下调组织中黏附分子的表达是其作用机制之一。有研究认为，其生物效价显著强于传统皮质激素，且肠道吸收入血量少，肝内首过作用加强，既能起到治疗作用，又可有效防止皮质激素类副作用的产生。另外，难治性远端结肠炎患者常常对传统糖皮质激素或 5-ASA 产生抵抗，此时应用丙酸倍氯米松灌肠可产生较佳疗效。有研究表明：丙酸倍氯米松灌肠治疗 UC 的有效率高于氢化可的松。

三、免疫抑制剂

（一）国内常用的免疫抑制类药物

1. 硫嘌呤类药物：AZA、6-MP

2. 环孢素（CsA）

3. 甲氨蝶呤（MTX）

4. 他克莫司

（二）药理作用

1. 硫嘌呤类药物　药物在体内几乎全部转变成 6-MP，该类药物通过干扰 RNA 的代谢而具有免疫抑制作用，从而抑制 T 淋巴细胞和浆细胞的生物作用，同时促进 T 细胞凋亡，常用于维持 UC 和 CD 撤离糖皮质激素的缓解。若小剂量长期存在于培养基中，可抑制致敏的淋巴细胞在体外的杀伤细胞作用。由于其转变成 6-MP 的过程较慢，因而发挥作用缓慢。

2. CsA　是一种含 11 个氨基酸的环形多肽，为 T 淋巴细胞功能调节药，具有以下药理作用及特点：①可特异性地抑制辅助性 T 淋巴细胞的活性，促进抑制性 T 淋巴细胞的增殖；②抑制 B 淋巴细胞的活性；③能选择性抑制 T 淋巴细胞所分泌的白介素 -2、干扰素 -γ，亦能抑制单核 - 吞噬细胞所分泌的白介素 -1；④在明显抑制宿主细胞免疫的同时，对体液免疫亦有抑制作用。主要用于糖皮质激素抵抗的重度 UC 患者。

3. MTX　主要通过对二氢叶酸还原酶的抑制而干扰核苷酸生成，阻断 DNA 和 RNA 合成，从而抑制活化的外周 T 细胞，最终实现在 IBD 中的抗炎作用。主要用于 AZA 不耐受或无效的患者。

4. 他克莫司　主要通过抑制白介素 -2 的释放，全面抑制 T 淋巴细胞的生理作用，作用强度较 CsA 强 100 倍。经体内外实验证明，他克莫司是一种强效的免疫抑制剂。他克莫司抑制 T 细胞活化及 TH 辅助细胞依赖型 B 细胞的增殖作用，抑制淋巴因子的生成如白介素 -2、白介素 -3、γ- 干扰素及白介素 -2 受体的表达。在分子水平，他克莫司的作用是由细胞质内与之结合的蛋白 FKBP12 介导的。FKBP12 使得他克莫司进入细胞内并形成复合物，该复合物竞争性地与钙调素特异性地结合并抑制钙调素，阻止活化的 T 细胞的胞质核因子易位至细胞核，这种易位是细胞因子的基因转录及 T 细胞活化的必经步骤，因此他克莫司可以减少细胞因子的产生，减少淋巴细胞增殖。

（三）副作用

1. 硫嘌呤类

（1）过敏反应：如全身不适、头晕、恶心、呕吐、腹泻、发热、寒战、肌痛、关节痛、肝功能异常和低血压，应立即停药和给予支持疗法，可使大部分病例恢复。

（2）血液系统：可能产生剂量相关性、可逆性骨髓抑制，常见白细胞减少症，偶见贫血及血小板减少性紫癜。

（3）感染：部分使用本药和肾上腺皮质激素的患者对病毒、真菌和细菌感染的易感性增加。

（4）消化系统：偶有恶心，餐后服药可缓解。罕见胰腺炎。

（5）呼吸系统：罕见可逆性肺炎。

2. CsA

（1）经常性：厌食、恶心、呕吐等胃肠道反应，牙龈增生伴出血、疼痛、约 1/3 用药者有肾毒性，可出现血清肌酐、尿素氮增高、肾小球滤过率减低等肾功能损害、高血压等。牙龈增生一般可在停药 6 个月后消失。慢性、进行性肾中毒多于治疗后约 12 个月发生。

（2）偶尔性：惊厥为主，原因可能为该品对肾脏毒性及低镁血症有关。此外该品尚可引起氨基转移酶升高、胆汁淤积、高胆红素血症、高血糖、多毛症、手震颤、高尿酸血症伴血小板减少、微血管病性溶血性贫血、四肢感觉异常、下肢痛性痉挛等。此外，有报告该品可促进 ADP 诱发血小板聚集,增加血栓烷 A_2 的释放和凝血活酶的生成,增强因子Ⅶ的活性,减少前列环素产生,诱发血栓形成。

(3)罕见性:过敏反应、胰腺炎、白细胞减少、雷诺综合征、糖尿病、血尿等(过敏反应一般只发生在经静脉途径给药的患者,表现为面、颈部发红,气喘、呼吸短促等)。各种严重不良反应多数与使用剂量过大有关,防止反应的方法是经常监测该药的血药浓度,调节该药的全血浓度,将其维持在临床可发挥免疫抑制作用却不致有严重不良反应的范围内。如发生不良反应,应立即给相应的治疗,并减少该品的用量或停用。

3. MTX

(1)消化道反应主要为口腔炎、口唇溃疡、咽炎、恶心、呕吐、胃炎及腹泻。

(2)骨髓抑制主要表现为白细胞下降,对血小板亦有一定影响,严重时可出现全血下降、皮肤或内脏出血。

(3)大量一次性应用可致血清丙氨酸氨基转移酶(ALT)升高或药物性肝炎,小量持续应用可致肝硬化。

(4)肾脏损害常见于高剂量时,出现血尿、蛋白尿、尿少、氮质血症、尿毒症等。

(5)脱发、皮炎、色素沉着及药物性肺炎等也较常见。鞘内或头颈部动脉注射剂量过大时,可出现头痛、背痛、呕吐、发热及抽搐等症状。

(6)妊娠早期使用可致畸胎,少数患者有月经延迟及生殖功能减退。

4. 他克莫司

(1)经常性:高血压。

(2)偶发性:心绞痛、心悸、浆膜腔积液。

(3)罕见性:包含休克之低血压、心电图异常、心律失常、心房 / 心室纤颤以及心跳停止、血栓静脉炎、出血(例如胃肠道、大脑)、心力衰竭、心脏扩大及心跳缓慢。

(四)最新研究进展

针对 2017 年《ECCO 指南》对免疫抑制剂最新研究进展的总结:

1. 硫嘌呤类药物(AZA、6-MP)　AZA 及 6-MP 可以运用在不能耐受 SASP、5-ASA 维持治疗的患者或者需要反复类固醇诱导缓解的患者中。

2. CsA　在 CMV 阳性的 UC 患者中,CsA 与单独抗病毒治疗相比,不会增加结肠切除术的风险。激素难治性重症 UC 患者经过 3 个月治疗,CsA 和 IFX 治疗效果没有明显的区别。在治疗 12 个月后时,IFX 治疗效果较好并可以降低结肠切除术的风险。运用 IFX 的后期结肠切除率明显低于 CsA。高剂量和低剂量 CsA 的疗效相当,必须监测不良反应和血清 CsA 水平,CsA 起效很快,通常发生在 4～5 天之内。

3. MTX　MTX 较 6-MP 的优点是每周只需给药一次,起效更快,并且其发生恶性肿瘤相关并发症的几率更低;然而,因胃肠外给药及孕期和哺乳期的药物禁忌和肝毒性,限制其应用,成为二线治疗药物(即当 6-MP 失败后选用)。MTX 与皮质类固醇联合使用可以有效地治疗活动期 CD。对未感染 EBV 的儿童及青少年 IBD 患者,MTX 与 IFX 联合使用治疗效果更佳。MTX 也降低了 IFX 的免疫原性。IBD 合并糖尿病、非酒精性脂肪肝、营养不良和肾功能损害的患者,补充叶酸和密切监测血常规以及肾功能和肝功能检查尤为重要。

四、生物制剂

（一）常用的生物制剂药物

1. 抗肿瘤坏死因子 -α（TNF-α）类 IFX、阿达木单抗（ADA）

2. 抗黏附分子类利妥昔单抗、维多珠单抗

3. 其他：优特克单抗、托法替尼

（二）药理作用

1. 抗 TNF-α 类

（1）IFX：IFX 为人鼠嵌合性单克隆抗体，可与 TNF-α 的可溶形式和跨膜形式以高亲和力结合，抑制 TNF-α 与受体结合，从而使 TNF 失去生物活性。在 CD 患者的相关组织和体液中可测出高浓度的 TNF-α。CD 患者经本品治疗后，血清中白介素 -6 和 CRP 的水平降低，CD 体内的淋巴细胞、单核细胞和嗜中性粒细胞数量趋向正常。对外周血白细胞总数的影响极小，对肠黏膜固有层的活体组织分析显示本品可减少能表达 TNF-α 和 γ- 干扰素的单核细胞数量。其他组织学研究表明，本品可减少炎性细胞向肠内病变部位的浸润以及这些部位炎症标记物的量。在首次使用本品治疗后最初的两周内，中重度 UC 患者血清致炎细胞因子中的 IL-2R、IL-6、IL-8 和 ICAM 水平得到降低，这种作用会持续存在于治疗后的第 8～30 周。

（2）ADA：ADA 可以与 TNF-α 特异性结合，通过阻断 TNF-α 与 p55 和 p75 细胞表面 TNF-α 受体的相互作用，从而消除其生物学功能。ADA 还可以调节由 TNF-α 介导或调控的生物学效应，包括改变对白细胞游走起到重要作用的黏附分子的水平（ELAM-1、VCAM-1 和 ICAM-1，半数抑制浓度为 0.1～0.2nM）。

2. 抗黏附分子类

（1）利妥昔单抗：利妥昔单抗是一种人鼠嵌合性单克隆抗体，能特异性地与跨膜抗原 CD20 结合。CD20 抗原位于前 B 细胞和成熟 B 淋巴细胞的表面，而造血干细胞、前 B 细胞、正常浆细胞或其他正常组织不表达 CD20。利妥昔单抗与 B 细胞上的 CD20 抗原结合后，启动介导 B 细胞溶解的免疫反应。B 细胞溶解的可能机制包括：补体依赖的细胞毒作用及抗体依赖细胞的细胞毒作用。第一次输注利妥昔单抗后，外周 B 淋巴细胞计数明显下降，低于正常水平，6 个月后开始恢复，治疗完成后 9～12 个月之间恢复正常。

（2）维妥珠单抗：维妥珠单抗是一种新型二代、人源化 CD20 单抗，其结构及功能与利妥昔单抗相比较存在一定的差异。但无论是当前的激素、免疫抑制剂还是之前的抗 TNF 治疗，均不影响维多珠单抗在诱导或维持期的疗效，表明其对于治疗激素依赖性疾病或抗 TNF 失败的患者仍具有相似的疗效。

3. 其他生物制剂

（1）白介素抗体：如优特克单抗是作用于 IL-12、IL-23 共有亚基 P40 的人源形单克隆抗体。目前研究认为优特克单抗对中重度 CD 的诱导缓解有用，每 12 周注射的临床缓解率可达 48.8%，不良反应中严重感染的发生率达 3.8%。

（2）Janus 激酶抑制剂：托法替尼是一种可口服的 Janus 激酶抑制剂，阻断 IL-2、4、7、9、15、21 等细胞因子的信号转导，口服 8 周托法替尼（15mg/d）对中重度 UC 患者的临床缓解率达 41%，对重度 CD 患者的临床缓解率达 55.8%。其副作用可导致高密度和低密度脂蛋白升高，并呈剂量依赖性。

（三）生物制剂可能发生的副作用（表6-2-2）

表6-2-2　生物制剂的副作用

器官部位	副作用表现
皮肤及附属物	皮疹、瘙痒、荨麻疹、出汗增加、皮肤干燥、真菌性皮炎、甲真菌病、湿疹、脂溢性皮炎、脱发
中枢及外周神经系统	头痛、眩晕
胃肠道系统	恶心、腹泻、腹痛、消化不良、肠梗阻、呕吐、便秘
呼吸系统	上呼吸道感染、下呼吸道感染（包括肺炎）、呼吸困难、鼻窦炎、胸膜炎、肺水肿
全身性	乏力、胸痛、水肿、潮热、疼痛、寒战
机体防御系统	病菌性感染、发热、脓肿、蜂窝织炎、念珠菌病
肌肉骨骼系统	肌肉痛、关节痛
外周血管	面部潮红、血栓性静脉炎、瘀斑、血肿
心血管	高血压、低血压
血液	贫血、白细胞减少、淋巴结病、中性粒细胞减少症、血小板减少
精神	失眠、嗜睡
肝胆系统	转氨酶升高、肝功能异常
泌尿系统	泌尿道感染
眼部及视力	结膜炎
心率及心律	心悸、心动过缓
给药部位	输注部位反应
结缔组织	自身抗体

（四）最新研究进展

针对2017年《ECCO 指南》对免疫抑制剂最新研究进展的总结：

1. 抗 TNF-α 抗体类　在治疗效果方面，IFX 在预防 CD 相关肠切除术后复发并不优于安慰剂，但是 IFX 可以减少内镜下复发。一项 Meta 分析指出，在激素难治性重症 UC 的诱导缓解上，通过随机试验证实 IFX 和 CsA 之间没有明显的差异；但非随机研究表明，IFX 在使用至 12 个月时表现出更好的治疗效果，并降低了结肠切除术的风险。一项多中心随访研究示，终止抗 TNF 治疗与 IBD 复发的发生率是相关的，复发时再次使用相同的抗 TNF 药物治疗是有效和安全的。约 1/3 的 IBD 患者在抗 TNF 治疗停药 1 年后复发。CD 患者在黏膜炎症缓解后停药，其复发的风险较临床缓解后停药更低，复发后再予相同的抗 TNF 治疗是有效的。

在副作用方面，IFX 在儿童 IBD 患者中，不会增加恶性肿瘤和嗜血淋巴组织细胞瘤病风险，而巯嘌呤是儿童 IBD 患者进展为恶性肿瘤或 HLH 的一个重要原因。在儿童 CD 患者中，抗 TNF-α 治疗能改善骨小梁骨密度及皮质结构，低龄及生长发育期的个体表现得更明显，这提示我们抗 TNF 也可以尝试治疗骨质疏松。

在对生殖方面，从婴儿体内清除 IFX，比 ADA 更慢。妊娠期抗 TNF 和巯嘌呤联合治疗，与抗 TNF 单独治疗相比，使婴儿感染的相对危险增加 2.7 倍。因此，除非已经证实药物被清除，否则应在 1 年之内避免注射活疫苗。

在治疗反应性方面：1/5 的 CD 患者接受抗 TNF 治疗疗效欠佳，估计每年将有 10%～15% 的患者接受抗 TNF 治疗会无效。对原发性无应答者进行基因分型得出：15 对风险等位基因与原发性无应答者相关。用 GRS 来预测原发性无应答者与持续应答者之间没有相互关联，这表明它们具有不同的机制。这提示我们可以进行遗传风险等位基因检测来预测 CD 患者中抗 TNF 治疗效果（原发性无应答和持续应答）。在 Fc 受体基因中，可变串联重复序列 VNTR 2、VNTR 3 基因型在 IBD 患者中诱导缓解，与用较低剂量的 IFX 和 ADA 相关。这提示明确患者的危险因素是很重要的，因为可能需要更高的诱导剂量来确保最佳的预后。

2. 抗黏附分子类　在 UC 及 CD 的治疗上，维妥珠单抗没有增加普通感染或严重感染相关的风险，研究中输液相关反应报告≤5%。在较长的治疗期中，恶性肿瘤发生率（<1%）。该研究支持维妥珠单抗在感染、输液相关反应和恶性肿瘤方面具有良好优势的结论。

维妥珠单抗治疗 IBD 似乎没有显示出任何效果，甚至会引起关节炎和骶髂关节炎。维妥珠单抗治疗抗 TNF 治疗失败的 CD 患者，在 6 周内的疗效没有明显优于安慰剂，疗效在治疗第 10 周开始出现。

五、其他药物

（一）沙利度胺

1. 药理作用　沙利度胺主要是通过免疫调节及抗炎作用达到治疗 IBD 的目的。它可调节由 TNF-α 诱导的其他细胞因子的分泌，从而调节机体免疫的状态。沙利度胺通过下调细胞黏附因子的水平来减少白细胞的外渗，降低白细胞表面整合素亚基的合成，抑制白细胞的移行和黏附，从而减轻炎症反应。一些细胞因子如血管内皮生长因子和成纤维细胞因子，可以和特异性受体结合刺激信号转导，引起内皮细胞的增殖。沙利度胺能够减少该类细胞因子的分泌，从而抑制血管生成。

肿瘤的转移和细胞的恶变与肿瘤细胞和血管内皮细胞的粘连、血管的生成有关。沙利度胺不仅抑制血管生成，而且能减少整合素亚基的合成，这也是其抗肿瘤的机制之一。它可通过环氧化物酶 -2 途径，而非抑制血管生成的途径来降低瘤内微血管的密度，从而抗肿瘤增生。本品作用机制推测有免疫抑制、免疫调节作用，通过稳定溶酶体膜，抑制中性粒细胞趋化性，产生抗炎作用。沙利度胺尚有抗前列腺素、组胺及 5- 羟色胺的作用。

2. 副作用

（1）普通的不良反应：如镇静作用，嗜睡、困倦、头晕、头痛，便秘、口干、皮疹、皮肤干燥、四肢水肿等；食欲亢进、恶心、深静脉血栓（deep vein thrombosis, DVT）、低血压、心律过慢（<60 次 / 分）等少见。大部分均轻微并可以耐受，停药后可以消退。

（2）严重的不良反应：

1）致畸作用：沙利度胺为强致畸药，一般发生在妊娠前 3 个月，尤其是第 45～55 天。此药不影响服药者的生殖器官，而是通过胎盘直接作用于敏感期的胚胎，小剂量即可致畸。尤其是妊娠的第 3～5 周，可导致明显的 Hox 基因异常，最具特征性的是手足的畸形，包括拇指畸形或发育不全、桡骨发育不全、"海豹肢"或上下肢缺如、无耳、面瘫、小眼、眼肌瘫痪等。此外，还可能发生神经管畸形、肾脏畸形、食管瘘、十二指肠狭窄或闭锁、肛门闭锁、阴道阻塞及中线性血管瘤等。以上这些临床特征需要与其他的先天性畸形疾病以及桡骨畸形的疾病相鉴别，如 Holt-Oram 综合征等，故妊娠妇女禁用，育龄妇女需采取有效避孕措施方可应用,停药 6 个月以上方可妊娠。

2)周围性神经炎:临床表现主要为感觉改变,先发生于足部,延及手部,常呈袜套状分布,远端较重,不延至膝、肘以上。常表现为感觉异常,包括感觉减退、感觉过敏及迟钝、肌肉痛和触痛、麻木、针刺感、灼痛、绷紧、手足发冷、苍白、腿部瘙痒和红掌等。长期大剂量使用本品(40g 以上)可出现多发性神经炎、感觉异常等现象。一旦出现应立即停药,停药后约 25% 的患者可完全恢复,25% 由好转或部分恢复,还有 50% 的患者停药 4~5 年后仍不恢复。发生率与总剂量有关,与疗程及每日剂量无关,一般用药达到 40~50g 时出现。

(二)肠道益生菌

1. 药理作用　《中国消化道微生态调节剂临床应用共识(2016 版)》指出:IBD 患者肠道中的微生物种类与正常人有明显差异。微生态调节剂在 UC 诱导缓解、维持治疗、预防及治疗术后贮袋炎方面起一定作用。UC 与肠道菌群失调密切相关,在活动性 UC 患者肠黏膜表面的革兰阳性有益菌如双歧杆菌和乳酸杆菌是缺失的,相反革兰阴性菌特别是大肠埃希菌、变形杆菌、拟杆菌在黏膜表面的浓度增加。革兰阳性的益生菌可特异性结合受体为 TLR2。双歧杆菌可以诱导 UC 小鼠肠黏膜 TLR2 表达增加,同时抑制 TLR4、IL-1 及 TNF-α 的表达,而且黏膜炎症明显轻微,表明 TLR2 与双歧杆菌结合,通过某种机制抑制了 TLR4-NF-κB 信号通路,下调黏膜炎症反应。

益生菌还可以通过与致病菌竞争营养物质、合成抗微生物成分及改变肠道 pH 值等方式直接抑制病原菌的生长及侵袭,发挥维护肠道内环境稳定、保护肠黏膜屏障等功能。益生菌有利于 UC 疾病的控制,同时可能具有预防复发的作用。双歧三联活菌由长型双歧杆菌、保加利亚乳杆菌和嗜热链球菌组成,均为健康人肠道正常菌群,可直接补充人体正常的生理菌群,调节肠道菌群平衡、抑制并清除肠道内对人体具有潜在危害的菌群,阻止致病菌定植和入侵。若感染严重,可先给予抗生素控制继发细菌感染及急性炎症后再予益生菌治疗。联合益生菌治疗重度 UC 患者疗效明显优于单用 5-ASA,双歧三联活菌对重度 UC 具有控制黏膜炎症、促进黏膜修复的治疗作用。治疗过程中未发现明显不良反应,安全性较好,可作为临床 UC 常规辅助治疗药物。目前推荐使用益生菌制剂作为辅助治疗,治疗 CD 的有效性则尚未定论。

2. 副作用　未见不良反应,尚无资料报道禁忌证,妊娠及哺乳期期妇女用药尚不明确。

3. 注意事项　重度 IBD 使用肠道益生菌是否会增加肠道感染风险,目前尚无研究报道,但须警惕。

(三)抗菌药物

辅助使用抗菌药物能够提高 IBD 的疗效,这可能是通过其抗菌活性,抑制细菌或者彻底消灭细菌。主要使用的抗生素是针对革兰阴性菌及厌氧菌,如硝基咪唑类和喹诺酮类,如甲硝唑、环丙沙星等。

1. 甲硝唑

(1)药理作用:甲硝唑为硝基咪唑衍生物,对大多数厌氧菌具有强大的抗菌作用,但对需氧菌和兼性厌氧菌无作用。抗菌谱包括脆弱拟杆菌和其他拟杆菌、梭形杆菌、产气梭状芽孢杆菌、真杆菌、韦容球菌、消化球菌和消化链球菌等;放线菌属、乳酸杆菌属、短棒菌苗属对本品耐药。本品尚可抑制阿米巴原虫氧化还原反应,使原虫氮链发生断裂。甲硝唑可以改善 CD 患者疾病活动指数及血清黏蛋白水平。

（2）不良反应：15%～30% 病例出现不良反应，以消化道反应最为常见，包括恶心、呕吐、食欲缺乏、腹部绞痛，一般不影响治疗；神经系统症状有头痛、眩晕，偶有感觉异常、肢体麻木、共济失调、多发性神经炎等，大剂量可致抽搐。少数病例发生荨麻疹、潮红、瘙痒、膀胱炎、排尿困难、口中金属味及白细胞减少等，均属可逆性，停药后自行恢复。

2. 环丙沙星

（1）药理作用：环丙沙星抑制细菌的 DNA 复制、转录、修复或重组所需的拓扑异构酶Ⅱ（DNA 螺旋酶）和拓扑异构酶Ⅳ活性，产生杀菌作用。环丙沙星为合成的第三代喹诺酮类抗菌药物，具广谱抗菌活性，杀菌效果好，几乎对所有细菌的抗菌活性均较诺氟沙星及依诺沙星强 2～4 倍，对肠杆菌、铜绿假单胞菌、流感嗜血杆菌、淋病奈瑟菌、链球菌、军团菌、金黄色葡萄球菌具有抗菌作用。环丙沙星因具有较强的抗菌活性，可对 IBD 患者起到调节肠道菌群的作用，改变肠道微生态状态，降低 IBD 患者疾病活动指数。

（2）不良反应：

全身：腹痛 / 不适、足痛、疼痛、四肢疼痛。

心血管：心血管性虚脱、心肺功能停止、心肌梗死、心律失常、心动过速、心悸、脑血栓形成、晕厥、心脏杂音、高血压、低血压、心绞痛、房扑、心室异位、（血栓性）静脉炎、血管扩张、偏头痛。

中枢神经系统：癫痫发作、偏执狂、中毒性精神病、抑郁症、言语障碍、恐惧症、人格解体、躁狂反应、无应答、共济失调、意识错乱、幻觉、头晕、目眩、感觉异常、焦虑症、震颤、失眠、梦魇、无力、困倦、易怒、不适、昏睡、步态异常、癫痫大发作、厌食。

胃肠道系统：肠梗阻、黄疸、胃肠道出血、C.diff 相关腹泻、假膜性结肠炎、胰腺炎、肝坏死、肠穿孔、消化不良、上腹痛、便秘、口腔溃疡、口腔念珠菌病、口干、厌食、吞咽困难、肠胃胀气、肝炎、口腔黏膜疼痛。

血液 / 淋巴系统：粒细胞缺乏症、凝血酶原时间延长、淋巴结病、瘀点。

代谢 / 营养：淀粉酶水平升高、脂肪酶水平升高。

肌肉骨骼：关节痛、颌痛、臀痛或背痛、关节僵直、颈痛和胸痛、疼痛、痛风骤发、重症肌无力。

肾脏 / 泌尿生殖系统：肾衰竭、间质性肾炎、肾炎、出血性膀胱炎、肾结石、尿频、酸中毒、尿道出血、多尿、尿潴留、男性乳房发育、念珠菌尿、阴道炎、乳房疼痛。还报道了结晶尿、管型尿、血尿和白蛋白尿。

呼吸系统：呼吸停止、肺栓塞（pulmonary embolism，PE）、呼吸困难、喉或肺水肿、呼吸窘迫、胸腔积液、咯血、鼻出血、呃逆、支气管痉挛。

皮肤 / 超敏反应：变态反应、过敏性反应，包括危及生命的过敏性休克、多形性红斑 / 史蒂文斯 - 约翰逊综合征、剥脱性皮炎、中毒性表皮坏死溶解症、血管炎、血管性水肿、口唇、面部、颈部、结膜、手或下肢水肿、紫癜、发热、寒战、潮红、瘙痒、荨麻疹、皮肤念珠菌病、水疱、出汗增多、色素过度沉着、结节性红斑、血栓，性静脉炎、烧灼感、感觉异常、红斑、肿胀、光过敏 / 光毒性反应。

特殊感觉器官：视力减退、视物模糊、视觉紊乱（闪光、色觉改变、亮度过大、复视）、眼痛、嗅觉丧失、听觉丧失、耳鸣、眼球震颤、色幻视、味觉异常。

（张峰睿　缪佳蓉）

第三节　UC 的药物治疗

一、概述

（一）治疗思路

根据病情的不同严重程度，需采用不同的药物和治疗方法。UC 治疗方案的选择需要纳入考虑的因素包括：疾病活动度、疾病活动部位、患者耐受性、患者经济条件，并需要在整个治疗过程中时时与患者进行沟通。

患者在治疗前通过内镜检查来明确疾病活动性，而后根据活动性来调整治疗药物，会得到最大受益。应尽力诱导每位患者达到临床缓解，同时诊断及治疗过程中，应制定使患者获得临床缓解后长期维持的治疗方案。

临床实践中，"升阶梯治疗"是我国常用的一种临床方案，即在一线或较少不良反应的治疗方案实施后，因无法获得预期疗效，在恰当时期增加的治疗手段。然而，针对处于活动期的患者，诊断的早期应给予更强有力的治疗，即"降阶梯治疗"，但应结合患者经济条件及治疗接受度。若诱导缓解效果不佳或病情进展，升阶梯治疗是主流的治疗策略。这意味着在预期的时间窗里未得到充分的应答，就应该使治疗策略快速升级。

（二）治疗目标

目前没有任何治疗方法可以完全治愈 UC，治疗的目标是诱导并维持长时间的完全缓解（症状缓解和内镜愈合），防治并发症，改善患者生存质量。改善患者的一般情况，维持良好状态（包括良好的营养状况），使生活质量最佳化。

（三）治疗方式

包括一般治疗（详见本章第一节）、药物治疗（如药物疗法和营养疗法）以及外科治疗，可以单独采用某一种治疗手段也可以联合治疗。需根据病变部位、疾病活动度、对过去治疗的反应、并发症等情况进行相应治疗的选择。

二、活动期 UC 的诱导缓解

（一）轻度活动期 UC 的治疗（图 6-3-1）

1. 药物选择　尽管目前 IBD 治疗有了新的进展，但 SASP 和 5-ASA 仍然在 UC 治疗中起着重要作用。其口服和局部制剂在诱导缓解和维持治疗方面具有良好的功效，长期服用还可能有预防 UC 相关性 CRC 的效果。由于患者对这两类药物耐受性较好，并且成本效益好，SASP 和 5-ASA 是 UC 轻度活动期的一线治疗药物。

（1）轻度活动性直肠型 UC：推荐 5-ASA 直肠给药（5-ASA 栓剂）作为诱导缓解的首选治疗。

局部用药：根据患者腹泻及里急后重症状及肠镜下直肠黏膜损伤情况，给予 5-ASA 栓剂 1～2g/d，

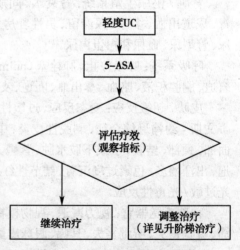

图 6-3-1　轻度活动期 UC 的治疗

局部 5-ASA 泡沫或灌肠剂也是另一种选择,但是栓剂可以更有效地直肠给药,因为栓剂对炎症部位的靶向治疗作用更佳,并且耐受性更好。在仅累及直肠的患者中,局部使用 5-ASA 较单独口服 5-ASA 有效,局部 5-ASA 较局部糖皮质激素治疗有效,但局部 5-ASA 和局部糖皮质激素联合用药更有效。如:丙酸倍氯米松(3mg)和 5-ASA(2g)灌肠剂联合治疗比单药治疗更能达到临床,可见内镜和组织学缓解。单纯局部激素治疗可用于对局部 5-ASA 不耐受或反应不足的患者。在病变累及距离小于距肛门边缘 50cm 的患者中,口服和局部使用 5-ASA 的联合治疗更有效,对于局部 5-ASA 和(或)局部激素治疗效果不佳的患者应考虑进行依从性和内镜评估。

(2)轻度活动性左半结肠型 UC:推荐使用 5-ASA 灌肠剂≥1g/d,联合口服 5-ASA≥2.4g/d 治疗,作为诱导完全缓解的一线治疗。

1)局部用药:我们推荐 5-ASA 灌肠剂≥1g/d,在直肠黏膜进行局部治疗,与口服治疗相比可以达到更高的 5-ASA 局部浓度。泡沫和液体灌肠剂在诱导缓解及内镜愈合方面没有统计学差异。低剂量灌肠剂疗效与大剂量灌肠剂相似,并且患者更易耐受。与直肠型患者类似,局部 5-ASA 较局部糖皮质激素更有效。在轻度左侧 UC 患者中,是否接受口服糖皮质激素取决于患者对 5-ASA 的反应及耐受性、患者的偏好和医师的实践。对 5-ASA 治疗没有反应的活动期轻度 UC,可以考虑系统糖皮质激素治疗。若患者的症状恶化,直肠出血持续超过 10~14 天,或在合适的 5-ASA 治疗 40 天后,所有症状尚未得到持续缓解,可以开始口服糖皮质激素的治疗。

2)口服用药:通常给予口服 5-ASA≥2.4g/d 治疗。在轻度活动期 UC 患者中,口服丙酸倍地米松 5mg/d 具有与口服泼尼松相似的功效和安全性。对 5-ASA 不耐受或抵抗的轻度 UC 患者可考虑使用布地奈德 9mg/d。布地奈德主要作用在左侧 UC,可作为 5-ASA 辅助治疗,不适用广泛型 UC。

3)联合用药:使用 5-ASA 灌肠剂≥1g/d,联合口服 5-ASA≥2.4g/d 治疗,较单独口服或局部应用 5-ASA 或局部使用糖皮质激素更有效。

(3)轻度活动性广泛型 UC:推荐 5-ASA 灌肠剂≥1g/d,联合口服 5-ASA≥2.4g/d 治疗,作为诱导完全缓解的一线治疗。

联合用药:口服联合局部治疗对于 UC 的治疗明显优于单独治疗。在诱导缓解方面,连续 4~8 周使用至少 2g 的 5-ASA,比低剂量 5-ASA 的疗效更优。糖皮质激素适合于中至重度活动期的患者,或者对 5-ASA 没有反应的轻度活动期 UC 的患者。同时,针对已经接受 5-ASA≥2g/d 或免疫抑制剂作为维持治疗仍出现复发的患者也建议糖皮质激素治疗。活动期的治疗口服激素往往优于单用 5-ASA 治疗。另外,添加益生菌对治疗是有益的。

2. 评估疗效

(1)有效

完全缓解:达到症状缓解和内镜愈合,如下所述。

症状缓解:正常粪便频率(<每天 3 次)和粪便里无肉眼可见血液及粪便潜血阴性。

内镜愈合:正常黏膜,血管模糊或慢性变化(如炎性息肉、瘢痕),肠道黏膜不脆弱。黏膜愈合是 UC 治疗的长期疗效的重要预测因素。患者达到黏膜愈合(一般定义为 Mayo 内镜下评分 0 或 1)可降低住院率,减少对糖皮质激素的需求,降低结肠切除率。

(2)治疗失败:在定义治疗失败前,需要排除一些其他原因,例如 IBS,出血性痔疮,饮食不耐受，药物毒性或肠道感染（例如 *C.diff*、EBV、CMV），需要根据情况而定。

5-ASA 治疗失败的定义：即使口服、直肠或合剂给药可达到最佳治疗效果，但患者无法停用激素。

3. 小结

（1）根据改良 Truelove 和 Witts 疾病严重程度分型，患者从轻度 UC 发展为中或重度 UC，需调整治疗。

（2）在轻度 UC 患者中，是否接受口服糖皮质激素，取决于患者对 5-ASA 的反应及耐受性以及患者的偏好和医师的实践。

（3）对 5-ASA 治疗没有反应的活动期轻度 UC，可以考虑系统糖皮质激素治疗。若患者的症状恶化，直肠出血持续超过 10～14 天，或在合适的 5-ASA 治疗 40 天后，所有症状尚未取得持续缓解，可口服糖皮质激素的治疗。

（4）对于 5-ASA 治疗无效果，或者已经接受 5-ASA≥2g/d 或免疫抑制剂 IM 作为维持治疗仍出现复发的患者，建议糖皮质激素治疗。

（二）中度活动期 UC 的治疗（图 6-3-2）

1. 药物选择　目前在中度 UC 的治疗中，5-ASA 和糖皮质激素起着重要作用。5-ASA 和糖皮质激素的药物介绍（详见本章第二节 IBD 的治疗药物）

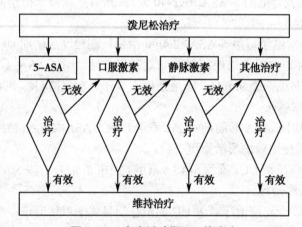

图 6-3-2　中度活动期 UC 的治疗

2. 治疗推荐

（1）5-ASA

1）中度活动性直肠型 UC：推荐直肠 5-ASA，以 5-ASA 栓剂 1g/d 作为诱导缓解的首选治疗。用法同轻度活动性 UC 的局部用药。

2）中度活动性左半结肠型 UC：推荐 5-ASA 灌肠剂≥1g/d 联合口服 5-ASA≥2.4g/d 作为诱导缓解的一线治疗。在诱导缓解方面，连续 4～8 周使用至少 2g 的 5-ASA 比低剂量 5-ASA 的疗效更优，但是对于中度活动期 UC 患者而言，起始治疗予以 4.8g/d 5-ASA 的获益更明显。联合治疗较单独口服或局部应用 5-ASA 或局部使用糖皮质激素更有效。

3）中度活动性广泛型 UC：推荐 5-ASA 灌肠剂≥1g/d 联合口服 5-ASA≥2.4g/d，作为诱导缓解的一线治疗。口服联合局部治疗对于 UC 的治疗明显优于单独治疗。用法同中度活动性左半结肠型 UC 患者。当使用口服 5-ASA 诱导或维持 UC 完全缓解时，建议患者每天药物顿服，而不是每天多次给药。

（2）口服或局部糖皮质激素

中度 UC 合适的激素治疗方案：泼尼松龙，第一周，每日 40mg，后每周递减 5mg，8 周降至为 0。较短的疗程（<3 周）与早期复发相关，泼尼松龙≤15mg/d 的起始剂量对活动性疾病无效。糖皮质激素是目前治疗 UC 的有效药物，具有抗炎及抑制自身免疫反应的作用，可减轻炎症部位的毛细血管扩张和渗出，并能缓解中毒症状。

1）中度的活动性直肠型 UC 患者：局部 5-ASA 和局部糖皮质激素的联合用药更有效。丙酸倍氯米松（3mg）和 5-ASA（2g）灌肠剂联合治疗比单药治疗更能达到临床、内镜和组织学缓解。丙酸倍氯米松为新一代人工合成的糖皮质激素类药物，保留灌肠治疗 UC 疗效较佳，下调组织中黏附分子的表达是其作用机制之一。另外，难治性远端结肠炎患者常常对传统糖皮质激素或 5-ASA 产生抵抗，应用二丙酸倍氯米松灌肠可产生较佳疗效。

2）中度活动性左半结肠型 UC 的患者：在中度左半结肠型 UC 患者中，是否接受口服糖皮质激素，取决于患者对 5-ASA 的反应及耐受性以及患者的偏好和医师的实践。若患者的症状恶化，直肠出血持续超过 10～14 天，或在合适的 5-ASA 治疗 40 天后，所有症状尚未得到持续缓解，可开始口服糖皮质激素的治疗。在中度活动期 UC 患者中，口服丙酸倍地米松 5mg/d 与口服泼尼松疗效和安全性相似。

3）中度活动性广泛型 UC：对于 5-ASA 治疗无效果或者已经接受 5-ASA≥2g/d、免疫抑制剂、作为维持治疗仍出现复发的患者，建议使用糖皮质激素治疗。

3. 评估疗效

（1）5-ASA

1）治疗有效（见活动期 UC 的诱导缓解治疗）

2）治疗失败（见活动期 UC 的诱导缓解治疗）

3）继续治疗：①口服或直肠 5-ASA 诱导中度活动性左半结肠型 UC 或直肠炎完全缓解的患者，建议相同的治疗方案维持完全缓解；②在口服 5-ASA 诱导的中度活动期 UC 完全缓解的患者中，建议继续口服治疗至少 2g/d 以维持完全缓解。

（2）糖皮质激素

1）治疗有效（见活动期 UC 的诱导缓解治疗）

2）治疗失败：①在定义治疗失败前，需要排除一些其他原因，例如 IBS、出血性痔疮、饮食不耐受、药物毒性或肠道感染（例如 C.diff 或 CMV 等），需要根据情况而定；②激素无效：使用等同于泼尼松 0.75mg/（kg•d）治疗 7～14 天后，疾病仍然处于活动期；③建议在使用糖皮质激素治疗 7～14 天诱导治疗后，评估 UC 患者的症状反应，若用药反应不理想，需要调整治疗。

根据改良 Truelove 和 Witts 疾病严重程度分型（详见第五章第一节 UC 的诊断与鉴别诊断），患者从中度 UC 发展为重度 UC，需调整治疗。

3）继续治疗：①糖皮质激素诱导中度活动性左半直肠型 UC 或直肠炎完全缓解的患者，建议"泼尼松龙，第一周，每日 40mg，后每周递减 5mg，8 周降至为 0"诱导治疗，后转用 5-ASA 维持完全缓解；②糖皮质激素诱导中度活动性广泛型 UC 完全缓解的患者，建议"泼尼松龙，第一周，每日 40mg，后每周递减 5mg，减至 10～15mg，后每两周递减 5mg，10～13 周降至为 0"诱导治疗,后转用 5-ASA 维持完全缓解;③建议继续口服 5-ASA 治疗至少 2g/d,以维持完全缓解状态。

4. 其他治疗(详见本章第五节其他内科治疗)

（三）重度活动期 UC 的治疗（图 6-3-3）

1. 药物选择　目前在重度 UC 的治疗中,静脉使用糖皮质激素起着重要作用,同时辅以适当的 5-ASA 提高诱导缓解成功率。糖皮质激素及 5-ASA 的药物介绍(详见本章第二节 IBD 的治疗药物)

2. 推荐意见

（1）5-ASA 用法同前。

（2）静脉注射糖皮质激素仍然是常规治疗的一线用药。对于严重活动性 UC,初始治疗推荐静脉注射糖皮质激素。使用甲泼尼龙静脉注射 40～60mg qd 或氢化可的松 200～240mg/d。更高的剂量不再有效,但降低剂量会使疗效减弱,推注和持续滴注疗效相当。治疗应限制在一定时间段内,因为超过 7～10 天的延长疗法不会带来额外的益处。由于潜在的个体差异,难以区分激素治疗应答为完全应答还是部分应答。

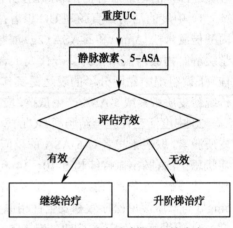

图 6-3-3　重度活动期 UC 的治疗

3. 评估疗效

（1）治疗有效(见活动期 UC 的诱导缓解治疗)

（2）治疗失败:①在定义治疗失败前,需要排除一些其他原因,例如 IBS、出血性痔疮、饮食不耐受、药物毒性或肠道感染(例如 *C.diff* 或 CMV),需要根据情况而定;②临床工作中,建议在第 7 天对静脉注射类固醇的反应进行最佳评估。激素无效者应进行升阶梯治疗。

根据改良 Truelove 和 Witts 疾病严重程度分型,患者治疗 3 天后仍然为重度 UC,需调整治疗。

4. 继续治疗　①糖皮质激素诱导重度活动性 UC 患者,住院治疗期间,静脉予糖皮质激素,出院后我们建议"泼尼松龙,第一周,每日 40mg,后每周递减 5mg,8 周降至为 0"诱导治疗,后转用 5-ASA 维持完全缓解;②建议继续口服 5-ASA 治疗至少 2g/d,以维持完全缓解。

5. 其他治疗

（1）补液:所有患者应接受足够的补液,纠正和防止脱水和电解质紊乱,通常需要补充至少 60mmol/d 的钾。低钾血症或低镁血症可导致 TM。

（2）皮下使用低分子肝素:降低血栓栓塞的风险,尤其是复发 IBD。已有证据显示 IBD 患者较正常对照组更容易形成血栓,活动性疾病更甚,且与其他血栓形成的风险因素无关。因重度 UC 患者便血严重,在使用该药物时应权衡利弊。

（3）营养支持:如前文中度 UC 治疗所述。

（4）避免使用抗胆碱能药、抗腹泻、非甾体抗炎药和阿片类药物,这些药物可能会引起 TM。

（5）如果患者可以耐受且药物可以在直肠滞留足够时间,建议继续局部治疗(糖皮质激素或 5-ASA)。

（6）抗生素：只在考虑合并感染（例如短期内的首次感染、院内感染、到过阿米巴病流行地区或即将手术前）时使用。

（7）输血治疗：应维持血红蛋白高于 8～10g/dl，否则建议给予输血纠正贫血。

（8）益生菌：UC 与肠道菌群失调密切相关，可选用复方嗜酸乳杆菌 1g po tid、布拉氏酵母菌 0.5g po tid 或双歧杆菌乳杆菌三联活菌片 2g po tid 等活菌制剂，注意需与抗生素的服用间隔至少在 2～3 小时。

总之，消化内科医生需与其他科室医生协作配合来为患者制订最佳治疗方案。

三、升阶梯治疗

升阶梯治疗如图 6-3-4。

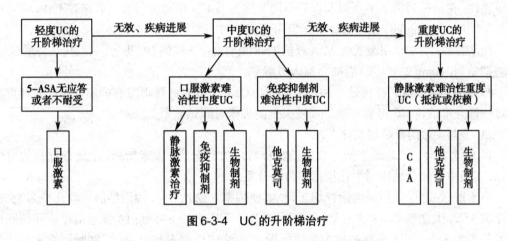

图 6-3-4　UC 的升阶梯治疗

1. 药物选择　目前在升阶梯治疗中，CsA、他克莫司、IFX 治疗起着重要作用。

2. 推荐意见

（1）轻度 UC 的升阶梯治疗：合适的治疗方案是"泼尼松龙，第一周，每日 40mg，后每周递降 5mg，8 周降至为 0"。较短的疗程（<3 周）与早期复发相关，泼尼松龙≤15mg/d 的起始剂量对活动性疾病无效。若口服糖皮质激素治疗效果仍然不理想，可转入中度 UC 的治疗方案：① 5-ASA 达不到诱导缓解的治疗目的或者不耐受 5-ASA 需要升阶梯治疗，选用口服激素；②在轻度左半结肠型 UC 患者中，是否接受口服糖皮质激素，取决于患者对 5-ASA 的反应及耐受性，以及患者的偏好和医师的实践；③轻度活动期 UC 患者，若对 5-ASA 反应不佳，可以考虑系统糖皮质激素治疗。若患者的症状恶化，直肠出血持续超过 10～14 天，或经合适的 5-ASA 治疗 40 天后，所有症状尚未取得持续缓解，可开始口服糖皮质激素；④对于 5-ASA 治疗无效果，或者已经接受 5-ASA≥2g/d 或免疫抑制剂 IM 作为维持治疗仍出现复发的患者，建议使用糖皮质激素治疗。

（2）中度 UC 的升阶梯治疗

1）激素：难治性中度 UC 应给予静脉激素或抗 TNF 单抗治疗，推荐联合 AZA，特别是 IFX、维多珠单抗、他克莫司。二线治疗药物可选择联合不同抗 TNF 或维多珠单抗，也应考虑结肠切除术。对于激素难治性活动性 UC，应考虑为其他病因所致，如合并 CMV 感染、C.diff 相关性疾病、肿瘤等。

用法如：甲泼尼龙静脉注射 40～60mg/d，每日一次或氢化可的松 100mg/ 次，每日一次。

2）免疫抑制剂：难治性中度 UC 推荐使用硫嘌呤类药。对硫嘌呤类药难治的中度 UC 患者应使用抗 TNF 治疗，优选与硫嘌呤类药物联合用药。在治疗失败的情况下，应该配合使用不同的抗 TNF-α 抗体或维多珠单抗。如果进一步的药物治疗亦没有达到明确的临床疗效，应推荐结肠切除术。对硫嘌呤类药物难治的活动性 UC，症状持续的其他原因包括合并 CMV 感染或与 *C.diff* 相关的疾病。对于免疫抑制剂难治性 UC，内镜和活检是最好的评估手段，既可明确诊断，又可排除并发症。

3）抗 TNF 单抗：在没有禁忌证的情况下，应考虑应用生物制剂治疗。IFX、ADA 和维多珠单抗已用于对硫嘌呤类药物难治的 UC 的治疗。联合使用免疫抑制剂可能会减少抗体的产生和（或）增加 IFX 的谷浓度，从而提高治疗效果。例如较常用的 IFX，首剂量为 5mg/kg，静脉输注，在给药后第 2、6 周以及以后每隔 8 周各予 1 次相同的剂量。若疗效不佳，可考虑将剂量调整至 10mg/kg，或保留原剂量但用药间隔时间缩短至 4～7 周。

托法替尼：对于使用激素或 AZA 或抗 TNF 制剂治疗失败的 UC 患者，口服托法替尼（JAK 激酶抑制剂，10mg 2 次 / 天）能提高临床缓解率。

4）其他药物：他克莫司是一种作用机制与 CsA 类似的钙调磷酸酶抑制剂。口服他克莫司对一部分难治性 UC 患者有效。尚需大量的临床对照试验数据支持。

（3）重度 UC 的升阶梯治疗

1）筛选条件：预测激素治疗失败的指标可以大致分为：临床指标、生化指标和放射学指标，实践中多结合临床与生化指标作为评分系统。

临床指标：静脉使用激素治疗第 2 天，大便频率 >12 次 / 天，预示结肠切除几率为 55%；治疗第 3 天，大便频率 >8 次 / 天，或在 3～8 次 / 天且 CRP>45mg/L，预示治疗期间结肠切除术几率为 85%，以上指标被称为牛津标准。英国 IBD 调查数据显示，结肠切除术可能没有如此普遍，大约只见于三分之一的牛津标准中高评分患者。

生化指标：入院时患者 ESR>75mm/h 或体温 >38℃，结肠切除术几率增加 5～9 倍。治疗 5 天内大便频率下降 <40% 预示激素应答不佳。

放射学 / 内镜标准：腹部平片结肠扩张 >5.5cm 或腹部平片提示黏膜岛，均提示结肠切除术几率为 75%。气体灌注造影（可显示结肠溃疡的深度）发现大部分患者存在结肠深度溃疡，此为结肠切除术指征，但并未在临床广泛应用。一项来自于牛津的研究显示，内镜下评分为 7 或 8 的急性重症 UC 患者需要补救治疗，包括 IFX 或 CsA、结肠切除术或再入院处理。深溃疡是最严重的内镜下所见，通常位于结肠远端，乙状结肠镜检查可以发现。这类患者不需要进行全结肠镜检查，以免增加重症 UC 患者肠道穿孔的风险。

2）免疫抑制剂：对激素依赖型 UC 患者而言，若要取得临床和内镜缓解，AZA 显然比 5-ASA 更有效。静脉注射 CsA 的单药治疗也是一种替代方案，特别是在由糖皮质激素引起严重不良事件的情况下。CsA 单药治疗（通常为 2mg/(kg·d)，此后基于血清浓度调整剂量）可用于需避免糖皮质激素（如伴有骨质疏松症、糖尿病控制不理想的患者）的严重 UC 患者。治疗应答的中位时间为 4～7 天，确定疗效，判断时间点，可以让无应答患者更为及时地接受结肠切除术。然而，由于 CsA 适应证较窄以及副作用（包括死亡率为 3%～4%）使其在临床不易被接受。鉴于低胆固醇或低镁的患者使用 CsA 可能会增加其神经系统不良反应的发生，应避免对其静脉使用 CsA。

3）抗 TNF 单抗：单剂量 IFX（5mg/kg）对静脉激素难治性重度 UC 患者是有效的补救治疗措施。对于静脉激素难治性重度 UC 患者，IFX 作为单药治疗方案（5mg/kg）是一种有效的升阶梯治疗。短期（10～14 周）完全临床应答，内镜下愈合以及第 14 周血清 IFX 水平高于 2.5μg/ml，预示无需行结肠切除术及免于复发。第 6 周低血清 IFX 浓度（中位 2.9μg/ml）与早期无应答相关。治疗方案也会影响 IFX 的应答，接受单次输注的患者比接受两次或更多次输注的患者在 2 个月时更可能需要结肠切除术。

CsA 或 IFX 治疗的急性活动性重症激素抵抗的 UC 患者，两种药物最终的疾病缓解率相当。最后，虽然住院时间降低，但与 CsA 相比，若将 IFX 作为拯救治疗方案，则患者的总体治疗费用将会增加。未使用过硫嘌呤类的糖皮质激素依赖型 UC 患者，使用 IFX 加硫嘌呤类治疗的联合治疗可以降低结肠切除术概率。

4）其他药物：

他克莫司：口服他克莫司可以有效地诱导静脉糖皮质激素难治性 UC 患者的缓解和内镜治愈。一般而言，在考虑进行结肠切除术之前，应尝试给予一次钙调神经磷酸酶抑制剂或 IFX 拯救治疗。抗菌药物：对激素依赖型 UC 患者而言，疗效不确切。

5）注意事项：我们建议在使用糖皮质激素治疗 7～14 天诱导治疗后，评估 UC 患者的症状反应，若用药反应不理想，需要调整治疗。当疗效不理想时，首先考虑的是更换其他药物诱导缓解，而不是增加糖皮质激素的用量或者延长疗法，较高的剂量不再有效，但降低剂量会使疗效减弱。治疗应限制在某个时间段内，因为超过 7～10 天的延长疗法不会带来额外的益处。

若一种抗 TNF 单抗诱导缓解疗效不理想，可考虑更换另一种抗 TNF 单抗治疗或联合应用 AZA 或 6-MP，以及沙利度胺，必要时可查看抗 TNF 单抗抗体。用什么药诱导缓解，将决定用什么药维持缓解。维持缓解期间，5-ASA 和硫嘌呤类不可联合应用。

四、缓解期 UC 的维持治疗

缓解期 UC 的维持治疗（图 6-3-5）。

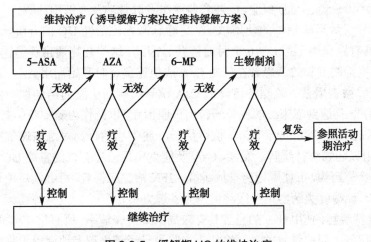

图 6-3-5　缓解期 UC 的维持治疗

（一）维持缓解的目标

UC 维持缓解的治疗目标是维持临床和内镜的无激素缓解。对患者最重要的终点是无糖皮质激素临床缓解。临床复发的定义：排便频率增加和再次便血，存在内镜下病变表现，但这并不是评估维持治疗的唯一方法，诱导治疗的临床应答已被定义为主要终点，维持治疗的效果作为次要终点，或者作为共同主要终点，或作为评估的终点。

（二）维持缓解的疗程

应该将 5-ASA 用作长期维持治疗，可能降低结肠癌发生的风险。

（三）复发的危险因素

缓解的维持时间较短、多次复发的患者，其复发频率逐渐增高。既往复发频率、肠外表现和低纤维饮食的频率是与复发风险相关的独立变量。复发的独立危险因素包括：多次复发的年轻女性患者和直肠活检标本的基底浆细胞增多症患者。

（四）维持缓解的药物

维持治疗升阶梯的选择包括：增加口服/直肠 5-ASA 给药剂量，加用 AZA、6-MP、抗 TNF 或维多珠单抗。

1. 5-ASA 是对 5-ASA 或类固醇类治疗有效的（口服或直肠给药）患者维持治疗的一线药物。5-ASA 栓或灌肠剂是直肠型 UC 维持治疗的一线用药，同时也是左半结肠型 UC 治疗的一种可供选择的方法。口服与直肠联合使用 5-ASA，可能会成为维持治疗的二线治疗方案。

口服 5-ASA 维持 UC 缓解的有效剂量是 2g/d。在直肠型 UC 维持缓解治疗中，每周 3g 分次应用足以有效，5-ASA 的服药方法首选每日顿服。虽然 SASP 在维持缓解治疗上与 5-ASA 疗效相近或略优于后者，但 5-ASA 口服制剂在减少不良反应方面更具优势，所有 5-ASA 的口服制剂均可有效维持缓解。

2. 硫嘌呤类 下列情况推荐使用硫嘌呤类：轻度至中度疾病活动期 UC 患者服用 5-ASA 最大剂量但仍早期或频繁发作；不耐受 5-ASA；激素依赖；对 CsA 或他克莫司应答。AZA 和 6-MP 对维持缓解的疗效已获得数项高质量 RCT 研究证实，推荐剂量为 AZA 1.5～2.5mg/（kg·d）口服。有人认为亚裔人种剂量宜偏低，应以 1mg/（kg·d）（50～60mg/qd）口服，6-MP 剂量为 0.75mg/（kg·d）（40～50mg/qd）口服，应注意监测患者肝肾功及血细胞计数。

升阶梯诱导缓解后硫嘌呤的使用：CsA 是静脉激素难治性 UC 的升阶梯治疗（拯救方案）。由于其具有副作用，最好在 6 个月内停药。因此，这些药物通常作为诱导治疗，直到起效缓慢的免疫抑制剂起效。患者在应用 CsA 或他克莫司时开始加用 AZA 或 6-MP，同时逐渐减少类固醇激素用量。硫嘌呤可降低 CsA 诱导缓解后引发的结肠切除术高风险。静脉使用 CsA 后，一旦达到临床缓解就开始转为口服治疗，以此作为硫嘌呤类起效的"桥梁"。

3. 生物制剂 抗 TNF 或维多珠单抗可用于一线生物治疗。对维多珠单抗治疗有应答者，宜继续使用该药物维持缓解。激素、CsA 及他克莫司治疗有效的重度 UC 患者，若既往未使用过硫嘌呤类药物，可使用该药维持缓解。IFX 治疗应答者，可继续单用该药物或合用硫嘌呤类药物。硫嘌呤类药物维持缓解可作为备选方案。

抗 TNF 维持缓解：使用 IFX 的患者具有较高的维持缓解率，所有抗 TNF 药物均存在血药浓度与临床疗效之间的量效关系。治疗药物监测已经越来越多地应用于临床治疗效果的优化，尤其是维持治疗阶段。同时，药物经济学评价结果显示，给药方法可在一定程度上节约整体成本，IFX 谷浓度或者抗 IFX 或抗 ADA 抗体浓度可以指导治疗决策。维持治疗时，同剂量每隔 8 周给药一次，可持续 1 年，维持临床无激素缓解、黏膜愈合，CRP 正常者可考虑停药，继续以免疫抑制剂维持治疗。停药后复发者，再次使用可能仍然有效。

维多珠单抗维持缓解：与抗 TNF 药物相同，维多珠单抗临床治疗效果也存在剂量 - 效应关系，可据此通过药物浓度检测来指导药量调整。目前尚无可靠的证据可用来指导 UC 患者选择维持治疗阶段生物的制剂，无平行对照前瞻性试验数据。

4. 其他维持治疗药物

（1）益生菌：益生菌对患者的总体健康和发育是有利的，无证据表明益生菌对 UC 患者的维持缓解有效。

（2）抗生素：目前数据尚不足以推荐抗生素作为 UC 的维持缓解治疗的共识。

5. 从儿童到成人过渡期的维持治疗 从儿童到成人的过渡期治疗应该由儿科和成人团队合作完成。过渡常开始于青少年中期，一般为 16～18 岁，如何过渡取决于患者的发育情况，以及是否有合格的儿童及成人胃肠病学专家的医治。只有当患者获得自我管理的技能，可单独去拜访医生并与医生沟通交流，理解疾病治疗的风险及收益，并能坚持治疗，才视为过渡成功。UC 患者过渡的最佳时机应该个体化，由儿科及成人胃肠病学专家团队共同来决定。

（张峰睿　缪佳蓉）

第四节　CD 的药物治疗

一、概述

（一）糖皮质激素

通常使用泼尼松的剂量为 0.75～1mg/（kg·d），再增大剂量对提高疗效不会有益，反会增加不良反应，激素不用于维持缓解。达到症状完全缓解后，开始逐步减量，每周减少 5mg，减至 20mg/d 时每周减少 2.5mg，直至停用。快速减量会导致早期复发。若维持缓解期选用硫嘌呤类，还需考虑到其 3 个月的起效期，所以建议在使用激素诱导缓解的过程中同时使用硫嘌呤类。虽然口服激素不可用于维持缓解，但其可作为连接激素与后续维持治疗的桥梁，弥补激素诱导缓解后的空白期。撤离时需注意药物相关不良反应并进行相应处理，如激素撤退过程的影响：急性肾上腺皮质功能不全（激素突然撤退）、假性风湿综合征（肌痛、乏力及关节痛，类似于 CD 复发）或颅内压增高。宜同时补充钙剂和维生素 D。

（二）AZA 及 6-MP

AZA 用于辅助治疗或类固醇助减治疗，是激素诱导缓解后维持缓解的最常用药物，可有效维持撤离激素的临床缓解，或在维持症状缓解下减少激素用量。AZA 不能耐受者可换用 6-MP，硫嘌呤类药物无效或不能耐受者可考虑换用 MTX。对于上述免疫抑制剂维持治疗期间复发者，首先要检查药物依从性及药物剂量是否足够，同时检查其他影响因素。如存在，则做相应处理；如排除，可用 IFX 维持治疗。

剂量：① AZA：1.5～2.5mg/（kg·d），也有认为亚裔人种的剂量宜偏小，如 1mg/（kg·d）；② 6-MP：0.75～1.5mg/（kg·d）。这类药物起效缓慢，不能单独用于疾病活动期的治疗。硫嘌呤类药物主要用于缓解期的维持治疗，起效较慢，使用激素诱导缓解成功后可同时使用免疫抑制剂并逐渐撤离激素。欧美的共识意见推荐在使用 AZA 前检查硫嘌呤甲基转移酶（TPMT）基因型，对基因突变者（尤其是 TPMT*3C 杂合子）避免使用或减量严密监测下使用。

（三）MTX

诱导缓解期 MTX 的剂量为 25mg/w，肌内或皮下注射，至 12 周达到临床缓解后，可改为 15mg/w，肌内或皮下注射，也可改口服但疗效可能降低，疗程可持续 1 年。

不良反应：早期胃肠道反应常见，服用叶酸可减轻胃肠道反应。应常规用药，建议前 4 周每周及此后每月定期检测全血细胞和肝功能。妊娠为 MTX 使用禁忌证，用药期间及停药后数月内应避免妊娠。

MTX 的用法与硫嘌呤类药物相似。目前 MTX 基本上仅用于硫嘌呤类及抗 TNF 药物治疗无效或不耐受的活动期或复发 CD。

剂量与监测：治疗活动期 CD 时，＜15mg/ 周的剂量是无效的，25mg/ 周是标准诱导剂量。肌内或皮下注射 MTX 对于治疗 CD 有效。初期治疗时，应以肌内或皮下注射作为首选给药途径。在严密监测临床反应的同时，可以尝试逐渐转为口服维持用药，同时建议给予叶酸补充剂。在开始治疗前及开始治疗的前 4 周内，建议监测血常规及肝功能，4 周后可降低监测频率。其余注意事项与使用硫嘌呤类药物时相同。

（四）生物制剂

2017 年《ECCO 指南》仍建议在特定病例中开展早期生物制剂干预，包括病变范围较广的累及大部分小肠、上消化道和有肛周并发症的患者。在第 0、2 和 6 周分别予以 IFX：5mg/kg，静脉滴注治疗 1 次，滴注速度缓慢，给药时间多超过 2 小时，此为诱导缓解治疗。若诱导缓解治疗效果较好，以后可每隔 8 周静脉滴注治疗 1 次，以维持疗效，总疗程为 14 周。若使用 IFX 前正在接受激素治疗，应继续原治疗，在取得临床完全缓解后将激素逐步减至停用。对原先已使用免疫抑制剂无效者无必要继续合用免疫抑制剂，但对 IFX 治疗前未接受免疫抑制剂治疗者，IFX 与 AZA 合用可提高激素缓解率及黏膜愈合率。

对于维持治疗期间复发或疗效不佳者，查找原因。如剂量不足可增加剂量或缩短给药时间间隔，同时应检测体内抗 IFX 抗体浓度，若浓度过高，应换用其他生物制剂。对 IFX 维持治疗达 1 年，保持撤离激素缓解伴黏膜愈合及 CRP 正常者，可以考虑停用 IFX，以免疫抑制剂维持治疗。对停用 IFX 复发者，再次使用 IFX 可能仍然有效。

不良反应：与抗肿瘤坏死因子治疗 CD 相关的不良反应主要为共同药物不良反应，适应证选择恰当时，抗肿瘤坏死因子制剂相对安全。IFX 的输液反应（输注时间 2 小时）较罕见，可采用减缓输液速度、使用抗组胺药对乙酰氨基酚或皮质类固醇等措施减轻。过敏性反应也有相关报道。迟发型反应可能发生，如关节僵硬和疼痛、发热、肌痛、乏力等，尤其易发生于与初次治疗用药间隔 1 年以上的患者，推荐在外周血给予氢化可的松预处理，感染是在 CD 患者使用抗肿瘤坏死因子制剂过程中需要关注的问题。

活动期的脓毒症（如脓肿）是绝对的禁忌证，因为有引起严重败血症的风险。由于有感染增加的风险，对存在发热，咳嗽，全身症状或其他原因不明疾病的患者，应进行机会性感染的筛查，如结核、真菌。有条件的情况下，还应参考感染病学专家的意见。在 CD 患者中，IFX 使用会增加感染的风险。

（五）CsA 和他克莫司

CsA 和他克莫司、钙调神经磷酸酶抑制剂对 CD 的治疗价值不大。目前没有针对静脉应用 CsA 的随机对照研究，因此激素无效及激素依赖型 CD 患者不建议使用 CsA。由于他克莫司的应用经验有限，因此不足以推荐其广泛用于腔内炎性 CD 的治疗，但他克莫司对治疗肛周瘘管性病变可能有效。

（六）CD 的治疗思路

对于 CD 治疗方案的选择，需要纳入考虑的因素包括：疾病活动度、疾病活动部位、疾病活动行为表现，以及在整个治疗过程中与患者的沟通度。比起 UC，要判断 CD 是否处于活动期则更难，因为疾病症状（如腹泻、肠道感染、脓肿、细菌过度生长、胆盐吸收障碍、IBS）也许与其他因素相关而并非与 CD 本身疾病加重直接相关。临床工作中往往难以从症状或现象来判断 CD 是否真正加重，因此在启用与调整药物治疗时，我们需要更多的客观临床依据来判断疾病活动度（如炎症指标或必要时肠镜检查）。

治疗的目标是诱导临床缓解，"升阶梯治疗"是常用的一种临床方案，即在一线或较少不良反应的治疗方案实施后，因无法获得预期疗效的恰当时期而增加治疗手段。然而，针对处于活动期患者，诊断的早期应给予更强有力的治疗即"降阶梯治疗"。目前有证据明确显示，糖皮质激素和抗肿瘤坏死因子制剂的方案，都是诱导疾病缓解的有效治疗手段。诱导缓解药物的选择取决于疾病的活动度、病变程度、部位和疾病的行为方式。目前，快速升级的升阶梯治疗是主流的治疗策略，这意味着在预期的时间窗里未得到充分的应答，就应该使治疗策略快速升级。

目前，没有任何治疗方法可以完全治愈 CD。治疗的目的是控制疾病的活动，提高患者的生活质量，换句话说，目的是保持尽可能长的缓解。在任何药物使用和调整前都必须明确患者活动期的炎症表现确实是 CD 引发。治疗方式包括药物治疗，如药物疗法、营养疗法以及外科治疗，可以单独采用某一种治疗手段也可以联合治疗，需根据病变部位、疾病活动度、疾病模式、对过去治疗的反应、并发症进行相应治疗。在活动期，治疗的目的是诱导缓解，一旦缓解诱导，则需保持的缓解缓解治疗。一旦缓解诱导，利用药物治疗维持缓解（5-ASA、5-ASA 制剂，免疫调节剂，抗 TNF 药物）和（或）营养疗法作为单药治疗或联合治疗。

二、活动期 CD 的诱导缓解

（一）轻度活动期的 CD 治疗（图 6-4-1）

1. 评估疾病的活动程度（见第五章 IBD 的诊断）

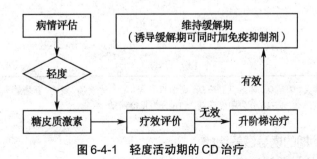

图 6-4-1　轻度活动期的 CD 治疗

2．药物治疗（药物介绍详见本章第二节 IBD 的治疗药物）

（1）氨基水杨酸制剂：氨基水杨酸类制剂对 CD 的炎症有一定控制作用口服氨基水杨酸制剂适用于活动期的回肠型、回结肠型以及结肠型 CD。对于氨基水杨酸制剂无效的轻度活动期 CD 应视为中度活动期 CD，并按中度活动期 CD 治疗。

（2）糖皮质激素：临床上，糖皮质激素常用于轻度活动期 CD 及氨基水杨酸类制剂无法缓解的 CD 患者。用法用量见前述。但激素不用于维持缓解，注意药物相关不良反应并做相应处理，宜同时补充钙剂和维生素 D。

3．疗效评价

近期疗效标准：①临床缓解：临床症状消失，实验室检查恢复正常（腹痛、腹泻缓解，体重增加，腹部包块消失，瘘管关闭，肛周病变愈合，血红蛋白、人血白蛋白水平恢复正常），生活正常或接近正常；无效：治疗后临床症状、实验室检查结果无改善。②内镜下的黏膜愈合（正常黏膜，血管模糊或慢性变化，如炎性息肉、瘢痕，肠道黏膜不脆弱，内镜成为评价疾病活动度的金标准评价内镜下黏膜的愈合情况，以用于区分活动期及缓解期），并有一系列的内镜评分系统（SES-CD）来定量化黏膜愈合情况，见表 6-4-1。

表 6-4-1　简化的 CD 内镜评分系统（SES-CD）

	0 分	1 分	2 分	3 分
存在溃疡	无	阿弗他溃疡 0.1～0.5cm	大的溃疡 0.5～2cm	非常大的溃疡 >2cm
溃疡面	无	<10%	10%～30%	>30%
受影响表面	无	<50%	50%～75%	>75%
存在狭窄	无	单个，可通过	多个，可通过	不能通过

注：评分等级：SES-CD 评分小于等于 3 分为缓解期，SES-CD 评分大于等于 4 分为活动期

比较分析患者治疗前及治疗 14 周后的 CDAI 评分、主观症状评分、SES-CD 评分、H-B 指数、WBC、ESR、CRP、ALB 及 TLB 水平。

Harvey-Bradshaw 指数（HBI）评分旨在评估 CD 患者疾病活动度，在 HBI 评分后再行消化内镜检查，从而进一步评价 CD 活动度，见表 6-4-2。

表 6-4-2　Crohn 病 HBI 评分

症状或体征	评分项目
一般健康状况	良好：0 分；稍差：1 分；差：2 分；不良：3 分；极差：4 分
腹痛	无：0 分；轻：1 分；中：2 分；重：3 分
腹泻	稀便：1 次 / 天，记 1 分
腹部包块	无：0 分；可疑：1 分；确定：2 分；伴触痛：3 分
并发症	每个 1 分

注：并发症包括虹膜炎、关节痛、坏疽性脓皮病、结节性红斑、阿弗他溃疡、裂沟、新瘘管和脓肿等评分等级：<5 分为缓解期，5～7 分为轻度活动，8～16 分为中度活动，>16 分为重度活动

（二）中度活动期的诱导缓解治疗

中度活动期的诱导缓解治疗，见图 6-4-2。

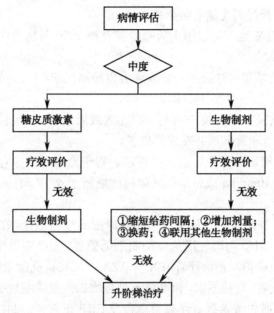

图 6-4-2 中度活动期 CD 的治疗

注：对中度活动期 CD，应考虑患者之前的用药史，若已使用
激素但症状反复，则直接使用 IFX

1. 评估疾病的活动程度（见第五章 IBD 的诊断） 符合中度活动期治疗方案的条件：患者体重减轻 10% 以上，贫血，腹痛和（或）恶心、呕吐，无肠梗阻的患者。

2. 药物治疗（详见本章第二节 IBD 的治疗药物）

（1）糖皮质激素：氨基水杨酸制剂对中度活动期 CD 疗效不确切。糖皮质激素是中度活动期 CD 最常用的治疗药物疗。尽管激素能诱导缓解活动期 CD，但仍应尽量减少 CD 患者激素用量，不应作为 CD 的维持缓解治疗方案。对于既往激素依赖或抵抗型的 CD、激素不耐受型的患者，应考虑使用 IFX 治疗。复发次数较少的患者可给予激素序贯免疫抑制剂治疗方案。激素无效或依赖者应加用免疫抑制剂等治疗。用法用量见前述。

注意事项：激素不应作为 CD 的维持缓解治疗方案，若激素治疗无效或药物抵抗可使用免疫抑制剂或与其联用。最有效减少激素治疗的方案是早期应用抗 TNF 制剂治疗。应根据下述方面来判断患者是否适合使用抗 TNF 制剂治疗：临床特性、既往对药物治疗的应答性、表型和并发症。对于复发次数较少的患者可给予激素序贯免疫抑制剂治疗方案。

（2）免疫抑制剂：免疫抑制剂用于激素依赖或激素抵抗的 CD 患者以及术后的缓解及预防复发的治疗。对于逐渐减少激素用量、停用激素后症状恶化以及病情反复的患者，应考虑激素与免疫调节剂如 AZA 或 6-MP 的联用。

用法用量：AZA：$1.5 \sim 2.5 \text{mg}/(\text{kg} \cdot \text{d})$ 或 6-MP：$0.75 \sim 1.5 \text{mg}/(\text{kg} \cdot \text{d})$。

注意事项：AZA 多用于激素诱导缓解后的维持缓解，可有效维持撤离激素的临床缓解或在维持症状缓解下减少激素用量。AZA 不能耐受者可换用 6-MP。然而这类药物起效缓慢，主要用于缓解期的维持治疗，使用激素诱导缓解成功后，可同时使用免疫抑制剂并逐渐撤离激素。在"升/降阶梯研究"中发现，早期联合生物制剂与免疫抑制剂，较常规治疗方案具有更高的无激素缓解率和无手术率。较单用生物制剂治疗而言，生物制剂与免疫抑制剂联合治疗在早期 CD 中获得的无激素缓解率更高。

（3）MTX：目前 MTX 基本上仅用于硫嘌呤类及抗 TNF 药物治疗无效或不耐受的活动期或复发 CD。用法用量见前述。

注意事项：MTX 的早期毒性反应一般表现为胃肠道反应（恶心、呕吐、腹泻及胃炎），与 MTX 给药间隔 2～3 天，给予叶酸 5mg 即可缓解。

（4）IFX：用于激素及上述免疫抑制剂治疗无效或激素依赖者，包括病变范围较广的累及大部分小肠、上消化道和有肛周并发症的患者。

用法用量：见本节概述部分生物制剂的用法。对于原来对治疗有反应随后又无治疗反应者，可将剂量增加至 10mg/kg 或将给药间隔时间缩短至 4～7 周；对开始 2 个剂量治疗仍无效者不再予 IFX 治疗。

注意事项：在使用 IFX 前正在接受激素治疗时应继续原治疗，在取得临床完全缓解后将激素逐步减至停用。对原先已使用免疫抑制剂无效者，无必要继续合用免疫抑制剂；但对 IFX 治疗前未接受免疫抑制剂治疗者 IFX 与 AZA 合用可提高激素缓解率及黏膜愈合率。对于维持治疗期间复发者，查找原因，如剂量不足可增加剂量或缩短给药时间间隔。对 IFX 维持治疗达 1 年，保持撤离激素缓解伴黏膜愈合及 CRP 正常者，可以考虑停用 IFX 继以免疫抑制剂维持治疗。

虽然生物制剂在诱导和维持缓解等方面效果显著，但部分患者可对抗 TNF 单抗无应答。此外，患者还可能因为产生针对药物的抗体等原因而发生初次治疗有效，但二次治疗无应答的问题。当患者对生物制剂失去应答时，应该重新评估炎症活动度，排除并发症，缩短用药间隔并增加用药量，考虑转到外科手术治疗的可能性；对治疗无效或不能耐受副作用者，可换用另一种生物制剂（ADA、维妥珠单抗）。

3. 疗效评价　若治疗后病情好转，可转入维持缓解治疗阶段，否则按重度活动期标准继续治疗（见本章第四节 CD 的药物治疗）。

（三）重度活动期 CD 的治疗

重度活动期 CD 的治疗，见图 6-4-3。

评估疾病的活动程度（见第五章 IBD 的诊断）

1. 符合重度活动期治疗方案的条件　CDAI > 450，并伴有肠梗阻、脓肿等特征。在口服糖皮质激素后症状不能缓解，并持续发热、呕吐、反跳痛、出现肠梗阻、恶病质和（或）脓肿的患者。

2. 推荐意见　对于重度活动并局限于回盲肠的 CD 而言，首选治疗方案为泼尼松或静脉使用氢化可的松。对于具有高危因素的患者可早期予以生物制剂与免疫抑制剂联合治疗，以降低患者的手术率与住院率。必要时患者应完全禁食，同时补液和（或）输血，如果出现感染的迹象，还需使用抗菌药物。从药代动力学来说，静脉滴注的作用通常优于口服激素，对严重的病例更为有利。在激素抵抗的情况下，应考虑给予 IFX 治疗，但需事先排除感染性并发症如脓肿的存在和（或）风险时。在患者一般情况不佳（血流动力学不稳定或存在腹膜刺激征时）或对药物治疗反应迟钝的情况下，尽早与外科医生沟通，考虑受否需行手术治疗。

3. 主要药物治疗（药物的配方、药理及作用机制详见本章第二节 IBD 的治疗药物）

（1）糖皮质激素：用法用量及注意事项同前述。

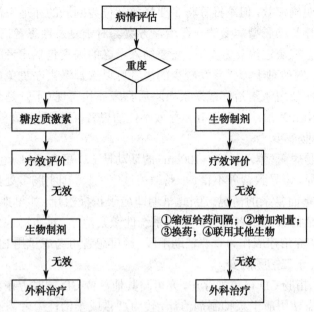

图 6-4-3　重度活动期 CD 的治疗

（2）IFX：用于激素及上述免疫抑制剂治疗无效或激素依赖者，包括病变范围较广的累及大部分小肠、上消化道和有肛周并发症的患者。

用法用量及注意事项见中度活动期 CD 的治疗。

4. 其他治疗　视病情予以输液、输血及白蛋白，视营养状况及进食情况予以肠外或 EN 支持治疗。及时纠正水电解质平衡紊乱，贫血者可输血，低蛋白血症者应补充白蛋白。病情严重应禁食，并予完全胃肠外营养治疗。对腹痛、腹泻的对症治疗，要权衡利弊，慎重使用抗胆碱能药物止泻药如地芬诺酯或洛哌丁胺。

抗生素治疗对一般病例并无指征，但对重症有继发感染者，应积极抗菌治疗给予广谱抗生素，静脉给药，合用甲硝唑对厌氧菌感染无效。

（1）广谱抗菌药：抗生素可能通过不同方式对 CD 起到治疗作用，例如通过降低患者肠腔内的有害细菌，促进益生菌生长，达到减轻炎症、缓解病情、防止复发的作用；通过减少肠腔内细菌对周围组织的侵犯，减少细菌迁移和系统播散，以改善疼痛、腹泻等症状。临床上已经广泛使用抗生素治疗各个阶段的 CD。

（2）甲硝唑：可以改善 CD 患者的疾病活动指数和血清类黏蛋白水平。因其不良反应较多，目前不推荐作为治疗 CD 的一线药物，仅用于有激素禁忌证或不能耐受、不愿意接受激素治疗的结肠型或回结肠型 CD 患者。

（3）环丙沙星：作为喹诺酮药物，主要针对肠道革兰阴性和需氧的革兰阳性菌。

对于出现脓毒症并发症、细菌过度生长所致症状及会阴部疾病，抗生素的治疗是有益的。

三、CD 按不同病变部位的治疗

因为 CD 治疗药物的机制和起效位置不同，需根据不同的病变部位选用合适的药物。

（一）结直肠部位病变的治疗

活动性的结肠型 CD 应予以系统性激素治疗，若出现复发则应予以 IFX 治疗，泼尼松或其他激素都具有明确疗效，但不推荐将主要释放部位为回肠的布地奈德用于治疗结肠型 CD。因此，激素治疗是结肠型病变的一线治疗方案。对于复发性患者，需要使用免疫抑制剂进一步序贯治疗。在决定治疗方案时，需要纳入考虑的因素包括患者既往对药物应答性和疾病发病模式等，例如对于那些复发较少的患者可以选择激素序贯免疫抑制剂治疗。倘若患者需要反复多次使用激素治疗或激素撤除后临床症状再现（不管是否合并应用免疫抑制剂），则下需要应用 IFX 治疗。对于 IFX 疗效不佳的患者，手术是较好的选择。

（二）广泛性小肠病变

存在广泛性小肠病变（累及长度 > 100cm）的活动性 CD 患者，其肠道炎症负担较重，且吸收障碍也较为明显，常导致营养不良、小肠细菌过度生长、因小肠多处狭窄多次手术而造成短肠综合征等严重而复杂的情况。因此早期即应予积极治疗，如早期应用免疫抑制剂，以具有预后不良高危因素的患者为甚。予以系统性激素治疗，对病情重且复发次数较多者早考虑应用 IFX。营养治疗应作为重要辅助手段，轻度患者可考虑试用 EN 作为一线治疗。

（三）食管、胃、十二指肠病变

食管、胃及十二指肠 CD 可单独存在，亦可与其他部位 CD 同时存在。轻度的食管和胃十二指肠型 CD 仅需使用质子泵抑制剂治疗，较为严重或难治性患者需予以系统性激素或 IFX 治疗。对于具有症状性狭窄的患者可给予内镜下扩张术或手术治疗，其治疗原则与其他部位病变相仿，不同的是加用质子泵抑制剂对改善症状有效。该类型一般预后较差，宜早期应用免疫抑制剂，对病情重者早期考虑给予 IFX 治疗。若 CD 病变位于上消化道，需要使用质子泵抑制剂，糖皮质激素和（或）免疫抑制剂（AZA 或 6-MP）的使用也是必要的。在激素抵抗的情况下，应考虑使用 IFX。

1. 食管 CD　对于食管 CD，免疫抑制剂在临床上应用较少，由于 SASP 和 5-ASA 的药代动力学特点，对食管 CD 无效。糖皮质激素效果较好，加用抑酸制剂可更好地缓解症状；并发狭窄的患者可在内镜下行球囊扩张术，部分甚至可闭合瘘口。对食管胸膜瘘及继发积脓者，可行肋间引流、抗生素及 SASP 联合治疗。

2. 胃和十二指肠　5-ASA 在胃和近段小肠可被部分吸收，因此治疗胃和十二指肠 CD 效果较好，免疫抑制剂如 AZA、6-MP、MTX 等及糖皮质激素均证实有效，胃和十二指肠 CD 患者在诱导缓解或维持治疗时，推荐加用抑酸制剂和黏膜保护剂。抗肿瘤坏死因子单克隆抗体英夫利昔主要用于有中重度活动性和有瘘管形成的 CD 患者，可降低狭窄形成的风险，推荐早期应用。

疗效评价：见活动期轻度 CD 的治疗

（四）肛周病变

首先要通过症状和体征检查尤其是麻醉下肛门指诊，并结合影像学检查（如 MRE 和（或）EUS）或经皮肛周超声检查）等了解是否合并感染以及瘘管的解剖结构（一般将肛瘘分为单纯性和复杂性两大类）。在此基础上了解直肠结肠病变的存在及严重程度，有助于指导治疗。

对于合并肛周病变的 CD，应首先治疗肠道的炎性病变，肠道炎症的控制影响着 CD 肛瘘的活动程度和治愈率。肠道炎症处于相对静止期时，为处理肛周病变提供了良好的条件，并观察肛周病变是否减弱。对于合并肛门瘘的患者，药物治疗可使用抗生素和免疫抑制剂，并可在确认无感染后使用 IFX。CD 伴有肛瘘时不建议使用激素，其对 CD 肛瘘无明确的治疗效果，而且会影响肛瘘的愈合并导致脓肿的形成，应由肛肠外科医师根据病情决定是否需要手术及选择术式（如单纯性肛瘘瘘管切除术、复杂性肛瘘挂线疗法乃至肠道转流术或直肠切除术）。

1. 抗生素　甲硝唑和环丙沙星是治疗肛周 CD 的一线用药。CD 伴有瘘管或化脓性并发症时，应及时使用甲硝唑和环丙沙星。甲硝唑剂量通常为 750～1 000mg/d，6～8 周后起效。

2. 免疫抑制剂　推荐使用 6-MP，剂量为 1.0～1.5mg/(kg·d)，或使用 AZA，剂量为 2.0～3.0mg/(kg·d)来治疗 CD 肛瘘。

3. 生物制剂　用法用量见前述。因为肛周病变的特殊性，正确评价瘘管的活动程度有助于临床治疗 CD 肛瘘，标准的 CD 活动指数（CDAI）并不适合评价 CD 肛瘘。尽管不同的研究者使用不同的评价方法，但肛周 CD 活动指数（perianal Crohn's disease activity index，PCDAI）最能反映 CD 患者肛瘘的进展情况。PCDAI 从 5 个方面对 CD 患者肛周病变进行评价：分泌物、疼痛、性生活困难、肛周病变类型和硬结（表 6-4-3）。

表 6-4-3　PCDAI 评价

评价标准	0分	1分	2分	3分	4分
分泌物					
从不	√				
少量黏液样分泌物		√			
中等黏液样或脓性分泌物			√		
较多的脓性分泌物				√	
粪便污液					√
疼痛和活动					
没有活动受限	√				
轻度疼痛，没有活动受限		√			
中等疼痛，部分活动受限			√		
明显疼痛，明显活动受限				√	
很痛，活动严重受限					√
性生活					
没有受限	√				
轻度受限		√			
中等受限			√		
明显受限				√	
无法过性生活					√
肛周病变					
没有或仅有皮赘	√				
肛裂或黏膜撕裂		√			
<3 处肛瘘			√		
≥3 处肛瘘				√	
肛门括约肌溃疡或明显肛瘘					√
硬结					
没有	√				
较小		√			
中等			√		
较大硬结				√	
波动或脓肿形成					√

（五）瘘管

瘘管型 CD 所指的瘘管包括肛周形成的瘘管（肛周瘘管）以及肠道与其他脏器或腹壁间形成的瘘管（非肛周型瘘管）。在制定 CD 瘘管的治疗方案时，主要需要考虑的内容包括：①定位瘘的起源及其解剖；②评估瘘起源的肠袢（炎症或狭窄）；③确定或排除局部感染（脓肿）；④评估器官受到的影响以及对全身症状或生活质量影响；⑤评估患者的营养状况。

1. 肛周瘘管的治疗

（1）简单性肛周瘘管：对于非复杂性的低位肛周瘘管，可考虑进行单纯的瘘管切除。应排除肛周脓肿，如果存在脓肿，进行引流。有症状的简单肛瘘需要治疗，挂线引流并联合抗生素（甲硝唑和或环丙沙星）治疗是优选的策略。对于复发的、对抗生素无效的严重肛周瘘管疾病，AZA 和 TNF 单抗可以作为二线治疗手段。

（2）复杂性肛周瘘管：复杂性肛瘘推荐外科手术治疗脓肿后进行挂线引流，去除引流条的时机取决于后续的治疗。在复杂肛周瘘管疾病的治疗中，IFX 和 ADA 可以作为充分外科引流后的一线疗法，联合使用环丙沙星和 TNF 单抗可以改善短期预后。为了提高 TNF 单抗在复杂瘘管性疾病的效果，可以考虑联合使用 TNF 单抗和巯嘌呤。

（3）肛周 CD 的持续治疗：推荐 6-MP，IFX 或 ADA 或挂线引流，或联合引流和药物治疗。

2. 非肛周型瘘管的治疗

（1）肠 - 皮肤瘘：CD 肠 - 皮瘘的处理较为复杂，需要内外科的联合治疗。对无脓肿的低排瘘管，可以采用免疫调节剂和生物制剂治疗，但治疗反应较肛周瘘管疗效差。对高排瘘管和并发脓肿或肠道狭窄的瘘管，外科治疗是必要的。

（2）肠 - 肠瘘：肠 - 肠瘘和肠 - 膀胱瘘通常需要手术治疗。强烈推荐对肠 - 肠瘘合并脓肿和肠道狭窄以及并发严重腹泻和吸收不良的患者进行手术。

（3）肠 - 膀胱瘘：肠 - 膀胱瘘的内科治疗包括用于治疗泌尿系感染的抗生素、免疫调节剂以及生物制剂，脓毒血症反复发作或发生脓肿时需外科治疗，无症状的低位肛门 - 阴道瘘不需要外科治疗。对于有症状的直肠阴道瘘，通常需要手术治疗（包括造瘘术）。伴直肠炎症的活动性 CD 应在手术前和手术后进行内科治疗以预防复发。

（4）肠 - 妇科瘘：小肠或乙状结肠 - 妇科瘘通常可以采用切除病变肠段的治疗方式，有关内科治疗的数据很少。

（六）狭窄（详见第八章第六节 CD 并肠道狭窄的诊疗）

CD 患者由于肠管的慢性炎症常导致肠管纤维瘢痕形成，易引起肠腔狭窄，其最常见病变部位在末端回肠和右半结肠。因肠管狭窄程度及范围不同，常出现部分或完全性肠梗阻，其中多为慢性肠梗阻，急性肠梗阻少见。在内镜治疗（内镜下球囊扩张术与支架植入）方面，针对小肠 CD 并肠腔狭窄患者，当狭窄长度小于 4cm 且无活动性深大溃疡时，首选内镜下球囊扩张（endoscopic balloon dilation，EBD），若 EBD 治疗失败或发生并发症，则选用外科手术治疗；若狭窄长度大于 4cm 或病灶存在活动性深大溃疡，则应首选手术治疗。对于吻合口狭窄，若无禁忌，首选 EBD。

对于小肠、十二指肠 CD，多选择外科治疗。

对于回盲部 CD，末段回肠是 CD 累及的主要肠段，约占 40%～50%。因末段回肠病变多累及回盲部，故回盲部切除术是目前治疗回盲部 CD 的标准术式。若升结肠无病变，远端的切除线一般选在回肠盲肠连接处以上 2～3cm。粘连严重切除困难者可先在梗阻肠管近端行暂时性回肠造口术，待局部炎症消退、充分评估后再二次切除吻合。

对于结直肠 CD，常累及乙状结肠和横结肠，对内科治疗（包括内镜扩张）无效的结肠狭窄，常需行手术治疗。

四、特殊类型的 CD 治疗

（一）糖皮质激素依赖性 CD

对于依赖糖皮质激素的具有先天性免疫抑制的患者，应当使用 6-MP 或 MTX 或 IFX。免疫调节剂（AZA 或 6-MP，MTX）对于糖皮质激素依赖的 CD 治疗是有效的。尽早使用 IFX 是撤离激素的有效方法。糖皮质激素依赖患者可能会从生物疗法的早期引入获得更大的益处。目前已经证实，为了获得不使用糖皮质激素的病情缓解，在疾病的早期阶段采用 IFX 和 AZA 的联合免疫治疗，比单独使用 IFX 的治疗更加有效。

（二）激素抵抗 CD

如果患者出现明显活动期激素抵抗需要开始 IFX 治疗，同时也需要尽早考虑手术治疗。活动期 CD 激素抵抗需要通过适当的影像学手段排除局部并发症（如脓肿）和其他持续症状。如果活动性 CD 诊断明显，需要采用免疫抑制剂、IFX 治疗。同时，激素合并 IFX、免疫抑制剂治疗可能疗效更佳（详见第八章第十节 IBD 激素治疗依赖及抵抗）。

五、缓解期 CD 的治疗

缓解期 CD 的治疗，见图 6-4-4。

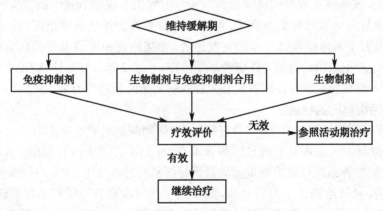

图 6-4-4 维持缓解期 CD 的治疗

（一）缓解期的一般治疗

虽然吸烟对于 CD 的恶化机制还未明确，但其对于患者疾病的复发有密切关系。吸烟会增加患者对糖皮质激素、免疫抑制剂和手术的需求。如果患者吸烟，建议戒除。戒烟可能会缓解疾病的进程，推荐对有深度吸烟习惯的患者进行积极管理。

非甾体抗炎药可导致胃肠道损伤，甚至导致 CD 的复发或加重，因此建议患者在使用止痛剂或解热镇痛剂时，尽可能避免使用 NSAIDs。如果必须使用，建议选用对乙酰氨基酚。

从营养支持治疗对于 CD 的康复作用来看，一些饮食生活习惯可能导致疾病的复发或成为 CD 发病的危险因素,所以应该避免对 CD 不利的生活方式和饮食习惯(详见第二章 IBD 的流行病学及环境因素)。

(二)缓解期的药物治疗

对于药物诱导缓解的患者,预防复发的药物选择首先可考虑这三个主要因素:疾病过程(初始表现,频率和严重程度),病变的范围以及既往用于诱导或维持缓解治疗的有效性和患者的耐受度。其他因素如病理或内镜下炎症的表现,并发症发生的风险等也需要考虑在内,以及影响治疗选择的因素(物流、社会或经济)。最后,应该鼓励患者参与到整个决策的过程中。

处于缓解期的患者应该定期进行临床评估,CRP 或 FC 有助于监测疾病的活动度。尽管支持数据仍然有限,根据评估进行调整治疗的疗效也尚未得到充分评估,但定期重复内镜检查或影像检查被认为可能有助于监测疾病进展和演变过程。

CD 的病理生理和症状是复杂的,疾病的进一步进展难以预测。然而,已有研究证明,有瘘形成或肠穿孔历史、现伴发瘘、穿孔或肛周病变或已经切除肠道的患者,比非穿孔型的患者更容易复发。需要激素诱导缓解或难以撤离激素且疾病活动度很高的患者,在恢复后比其他患者更容易复发。因此,这类患者在维持缓解期需要重点关注。

(三)早期复发的治疗

对于复发患者的初始治疗需要考虑既往成功治疗的用药史,也要根据患者对于治疗的选择(副作用、起效时间、便捷性等)、再次复发的时间、合并治疗(是否在合并免疫抑制剂的时候复发)及患者对于治疗的依从性综合考虑。早期复发的患者(定义为 6 个月内复发)需要开始免疫抑制剂的治疗以降低再次复发的风险,但对是否使用前次诱导缓解同样的药物,然后逐渐递减,或选择更强效的诱导缓解的治疗方案仍有保留意见。确定疾病的活动程度对于评估再次复发症状具有重要意义,但不一定需要再次评估病变范围,除非需要改变内科药物治疗或者手术治疗。针对早期复发患者,如果出现中度或重度疾病活动,需要考虑 IFX 治疗,因为对于未治疗过的 CD 患者早期治疗(小于 2 年),IFX 比 AZA 更有效,同时联合 IFX 和 AZA 也有明显获益。所有的 IFX 在疾病初始阶段都更有效。

(四)维持缓解的药物治疗

目前在维持缓解的药物治疗中,免疫抑制剂、生物制剂起着重要作用。

1. 免疫抑制剂　激素对于诱导缓解非常有效,但不可用于维持缓解。AZA 对于维持缓解效果很好,推荐系统性使用糖皮质激素诱导缓解的患者使用 AZA 进行维持缓解。由于药物起效较慢,初次给药 3 个月后见效,故多用于使用激素诱导缓解成功后逐渐撤离激素时使用并维持缓解,以此弥补激素诱导缓解后的空白期。不耐受 AZA 的患者可尝试 6-MP,剂量为 1～1.5mg/(kg·d)。AZA 的标准剂量是 1～2.5mg/(kg·d),而 6-MP 剂量是 AZA 的一半,药物的治疗效果随着药物剂量的增加有所提升。治疗过程中应根据疗效和不良反应进行剂量调整,目前临床上比较常用的剂量调整方案是,一开始即给予目标剂量,在用药过程中进行剂量调整。另有逐步增量方案,即从最低剂量开始,每 4 周逐步增量,至有效或外周血白细胞下降至临界值。该方案判断药物疗效需时较长,但可能减少依赖不良反应。使用 AZA 维持撤离激素缓解有效的患者,疗程一般不少于 4 年。如继续使用,其获益与风险应与患者商讨,大多数研究认为,使用 AZA 的获益超过发生淋巴瘤的风险。

严密监测 AZA 的不良反应:不良反应以服药 3 个月内常见,又尤以 1 个月内最常见。

但是，骨髓抑制可迟发，甚至有发生在 1 年及以上者。用药期间应全程监测定期随诊。第 1 个月内复查 1 次血常规，第 2～3 个月内，每 2 周复查 1 次血常规，半年后血常规检查间隔时间可视情况适当延长，但不能停止；前 3 个月每月复查肝功能，之后视情况复查。

2017 年《ECCO 指南》推荐在使用 AZA 前检查硫嘌呤甲基转移酶基因型，对基因突变者避免使用或减量严密监测下使用。硫嘌呤甲基转移酶基因型检查预测骨髓移植的特异度很高，但敏感度低，应用时要充分认识此局限性。

MTX 是一个替代选择，目前 MTX 基本上仅用于硫嘌呤类及抗 TNF 药物治疗无效或不耐受的活动期或复发 CD。MTX 最主要的长期副作用为肝毒性及肺炎。肝脏活检不应作为监测手段，但当 AST 升高超过两倍时，应当暂停使用 MTX，待其恢复正常后再酌情使用。

然而，无论是 AZA 还是 6-MP 都可能产生严重的副作用，其达到理想治疗效果以及产生不良反应的剂量是因人而异的。对于使用别嘌呤硫醇期间病情复发的患者，应当评估他们对疗法的遵循情况和炎症的客观症状，剂量优化有可能改善响应率。在适当的情况下，疗法应当改变为 MTX 或者 IFX 治疗，手术应当作为备选方案之一。对于接受标准维持剂量的 AZA 或 6-MP 治疗并且病情复发的患者，可以进行剂量升级，直到出现白细胞减少症状，或者根据 6-硫代鸟嘌呤核苷酸(6-TGN)浓度判断。MTX 是另一个治疗方案。IFX 也可用作该情况下的治疗。

2. 生物制剂 在难治性 CD 或疾病活动度严重的情况下，IFX 依然具有很强的诱导缓解作用。对于具有侵犯性或严重的病变，应考虑使用 IFX。使用 IFX 诱导缓解成功的患者，继续每 8 周接受一次 IFX 治疗，持续 1 年以上的患者，可以明显减少复发率。具体用法及注意事项见中度活动期 CD 的治疗。

（五）维持缓解的时间

对于长时间使用 AZA 维持缓解治疗的患者，当客观炎症表现消失时可考虑结束治疗。而对于使用 MTX 维持缓解的患者则无类似建议。在有治疗需求的情况下可以延长使用 IFX 的治疗时间。如果治疗有效的话，最好是继续使用 AZA 和 6-MP 的治疗方案 3～4 年。AZA 和 6-MP 对于维持缓解有很好疗效。此外，超过 2 年使用免疫抑制剂也可保持药物的有效性，因此，推荐用法是只要没有出现副作用，其用于缓解维持的时间可以为 3～4 年。

对 IFX 治疗反应的缺失可以首先通过剂量优化来解决，增加剂量或缩短用药间期是等效的策略。如果剂量优化无效，建议换用不同的 IFX 治疗。如果条件允许，可通过检测血清 IFX 治疗通量水平和抗药物抗体水平来优化治疗策略。

（六）随访

建议患者定期检查，并观察临床症状的变化(如腹痛、腹泻、发热等)，CRP、血沉、全血细胞计数、人血白蛋白水平与疾病活动度相关，如果注意到疾病活动的变化，采用影像学检查观察病变情况。

在临床工作中，血常规因操作方便，常作为观察疾病进展的一线检查，CRP 和 ESR 更是和疾病的活动程度相关。病变部位广泛或疾病活动性较高的患者常出现贫血和低蛋白血症，当疾病活动发生变化时，如临床复发、肠梗阻、脓肿、瘘管，建议根据先前的病理生理条件(并发症的发生程度和可能性)进行检查。腹部的 CT 和 MRI 可用以确定腹内炎症的活动和活动性病变的程度。为了评估小肠病变的程度，影像学检查往往比内镜或 SBCE 更为有效。

（张峰睿　缪佳蓉）

第五节　其他内科治疗

一、营养支持治疗

（一）肠内营养（EN）支持治疗

EN 是经胃肠道提供代谢需要的营养物质及其他各种营养素的营养支持方式。是指用口服或管饲的方法，经胃肠道为机体提供代谢所需的营养基质及其他营养素。全肠内营养（extensive enteral nutrition，EEN）是指排除常规饮食，将 EN 作为唯一的饮食来源的营养补充方式；部分肠内营养（partial enteral nutrition，PEN）则是指要素饮食占饮食来源的 50%，其余营养由常规饮食补充。

1. EN 的适应证

（1）儿童和青少年活动期 CD 诱导缓解推荐首选 EN 治疗。有足够证据证实，EN 诱导儿童及青少年活动期 CD 的缓解率与激素相当。EN 还能促进深度缓解和肠黏膜愈合，促进生长发育。

（2）药物治疗无效或禁忌（如激素无效、不耐受或骨质疏松）的成人活动期 CD 可考虑使用 EN 作为诱导缓解的替代手段。成人 CD 多伴有营养不良，EN 能够诱导成人 CD 缓解，但疗效不如激素，且成人对 EN 依从性差，因此药物可作为诱导和维持成人 IBD 缓解的主要手段，而 EN 可作为药物治疗无效或禁忌时的替代治疗。

（3）对生长发育延缓或停滞的儿童，推荐以 EN 维持缓解。虽然目前还缺乏大宗病例的随机对照研究结果，但 EN 可用于维持 CD 缓解，其疗效与 6-MP 相比没有显著差别。

（4）不推荐使用 EN 诱导或维持 UC 缓解。

2. 肠内营养剂类型

（1）氨基酸型：内含 18 种氨基酸、多种电解质和微量元素、多种维生素及谷氨酰胺、生物素、脂肪等营养要素，可为机体提供充分的热能和蛋白质，能有效纠正负氮平衡，改善营养不良状况，促进健康恢复，防止疾病复发。氨基酸型营养剂富含谷氨酰胺，有助于肠黏膜细胞再生，减轻肠黏膜萎缩和肝胆系统淤胆等并发症，也可维护肠黏膜的免疫功能，从而减少细菌和毒素进入血液，降低感染发生率等。因此，该营养剂对于营养不良、急需补充营养、营养消耗大的患者具有营养支持作用，有助于疾病康复。该营养剂标准配制后渗透压为 500mmol/L，有助于防止胃肠道不良反应。通过鼻饲管或胃管滴入，第 1 日，前 8 小时连续滴入速度为 40ml/h，以后滴入速度为 60ml/h；第 2 日滴入速度为 80ml/h，全天量为 1 920ml。

（2）短肽型：可口服或者管饲喂养。管饲喂养：从 10~20ml/h 开始逐渐加快，治疗首日给予 250~500ml。治疗次日，速度为 ≤50ml/h，总量为 250~500ml/d，在后续 2~3 天内逐渐增加至需要量，常用滴速为 100~125ml/h。

（3）整蛋白型：可口服或者管饲喂养，从 20ml/h 开始，由慢到快，最高不宜 >125ml/h。

（4）每次管饲前，需要以 20ml 加温后的 0.9% 氯化钠溶液冲洗鼻饲管。冲管结束后，适当回抽注射器，评估患者胃肠道营养液吸收情况及肠道功能，警惕胃潴留。除给药初期需慢速少量外，尤其是对于老年患者，肠内营养液应适当稀释浓度，降低渗透压，避免造成渗透性腹泻，导致大便次数明显增多，症状加重。

3. EN 的途径　口服补充 EN 的量为 600kcal/d 时建议管饲。口服补充对胃肠道功能要求较高，患者耐受量有限，依从性也差。管饲方法包括鼻胃管、鼻肠管、经皮内镜下胃造口（percutaneous endoscopy gastrostomy，PEG）和手术胃造口等。除非十分必要，不推荐 CD 患者做手术空肠插管造口。鼻胃管是最常用的管饲途径，操作简单，适用于绝大多数患者。盲法放置的鼻胃管应通过 X 线影像学检查证实导管在位方可使用。为避免反流，管饲时卧床患者应处于头高位（30°～40°），喂养从较低速度开始（25ml/h），并根据患者耐受程度在48～72 小时逐渐增加至目标量。管饲期间应检测未排空情况，避免呕吐和误吸。若管饲时间在 4 周以内，可建议使用鼻饲管；如超过 4 周或者患者不耐受，推荐选择 PEN，CD 患者使用 PEG 并会不增加胃瘘和其他并发症的风险。有胃排空障碍、幽门或十二指肠狭窄、高位CD（十二指肠或高位空肠）等误吸风险的患者，推荐采用鼻腔肠管进行幽门后喂养。胃镜引导下放置鼻腔肠管是最常用的方法之一。建议采取持续泵入的方法进行鼻饲。与间断输注相比，持续泵注能够提高胃肠道耐受性，改善吸收，增加输注量，减少 EN 并发症。

4. EN 治疗的并发症及防治　EN 较 PN 安全，但使用不当也可能造成严重并发症，包括胃肠道并发症（腹泻、恶心、呕吐、腹胀）、代谢并发症（脱水、电解质异常、高血糖症）、感染并发症（吸入性肺炎、腹膜炎、鼻窦炎）及导管相关并发症（鼻咽部黏膜损伤、PEG 造口旁瘘、喂养管堵塞、易位、导管错误连接等）。采用鼻饲、缓慢增加输注量、适当加温、防污染等措施能够减少并发症的发生。重度营养不良者在 EN 初期应特别警惕再灌食综合征。EN 的并发症重在预防，操作过程中必须遵循相关规范。

（二）肠外营养支持治疗

肠外营养（parenteral nutrition，PN）是从静脉内供给营养作为手术前后及危重患者的营养支持，是通过静脉途径提供人体必需的营养素和能量，包括 n-3 多不饱和脂肪酸、谷氨酸盐、维生素 C 等营养成分。

1. PN 适应证　①CD 继发断肠综合征早期或伴严重腹泻；②高流量小肠瘘（≥500ml/d）无法实施 EN；③低位肠梗阻无法实施 EN 或高位肠梗阻无法将肠内营养管放过梗阻部位；④高位内瘘（胃 - 结肠内瘘或十二指肠 - 结肠内瘘）无法实施 EN；⑤肠瘘造成腹腔感染未得到控制；⑥不耐受 EN 的其他情况，如重症 UC 或其他原因造成的严重腹胀或腹泻，严重的肠动力障碍，或由于其他原因无法建立 EN 途径。

2. PN 途径　PN 途径的选择与建立：建议通过经周围静脉插入的中心静脉导管或中心静脉穿刺置管输注 PN。经周围静脉向中心静脉置管并发症少，应为首选。只有在预计使用PN 时间较短（10～14 天）和 PN 的渗透压≤850mmol/L 时方可采用外周静脉输注，并应警惕血栓性静脉炎。推荐采用单腔静脉导管输注 PN。导管管腔越多，接口越多，污染的可能性越大。

3. PN 的并发症及防治　PN 并发症包括导管相关并发症（穿刺损伤、空气栓塞、导管异位、血栓形成、导管堵塞或折断等）、感染并发症（导管相关感染、营养液污染）、代谢并发症（高血糖、电解质紊乱、微量元素和维生素缺乏、脂代谢异常及高氨血症等）和脏器功能损害（PN 相关性肝损害）等，应严格遵循相关规范实施 PN。

二、肠道粪菌移植

粪菌移植（FMT）是指将健康人粪便中的功能菌群，移植到患者肠道内，重建新的肠道菌群,实现肠道及肠道外疾病的治疗。

(一) FMT 治疗 IBD 的机制

在特定的失衡条件下,FMT 可考虑用于多种慢性疾病。按照临床路径常规治疗 IBD 后,患者的肠道菌群多样性被严重损坏,而 FMT 可以很好地逆转肠道菌群的进一步恶化,并且重建菌群多样性,并通过促进黏膜免疫系统对肠道屏障进行修复。

(二) 移植前的术前准备

服用缓泻剂行肠道准备,至少停用 3 天抗生素,并使用抑制胃肠动力药物。根据移植需要选择经肠镜、上消化道内镜、鼻胃管或灌肠的途径移植。通过搅拌、过滤、均浆、逐级过滤、离心、再悬浮等步骤制备几乎无色无味的粪菌液。

(三) FMT 的副作用

包括短期和长期,短期主要有腹部不适、腹胀、腹泻、肠鸣音活跃、呕吐、短暂的发热等,潜在的长期副作用主要是感染、肠道菌群改变所带来的肥胖、糖尿病等。

(四) 研究进展

肠道菌群组成的改变与参与免疫和肠道建构的基因变异相关。在 IBD 与 FMT 中,免疫相关 IBD 风险等位基因 NOD2 改变肠道菌群的组成,与黏膜障碍相关的遗传变异参与 IBD 的发病;FMT 的当前的应用现状为:在别无选择的情况下可作为严重肠道菌群失调、慢性难治性肠病等疾病的治疗方案。国内外研究提示,FMT 在 IBD 治疗中有一定作用,但缺乏大型 RCT 研究,在 IBD 中的作用仍不明确。未来随着 FMT 在 IBD 领域的发展,其临床适应证将逐渐清晰,FMT 的人性化、标准化将促成它的进一步发展。

三、选择性白细胞吸附

选择性白细胞吸附是一种较新的 IBD 治疗手段,具有良好的安全性,可通过吸附性血液净化器去除血液中的部分粒细胞和单核细胞,清除体内过多的致病物质,激活抗炎反应却不引入异物到体内,从而达到治疗目的。选择性白细胞吸附治疗作为一种新兴的非药物治疗手段,治疗过程简单,安全性高,可有效缓解 5-ASA 或激素治疗无效 IBD 患者的临床症状和黏膜损伤、控制炎症反应,可期待作为未来 IBD 治疗手段重要选择之一。

四、干细胞移植

IBD 的主要损伤部位为肠道黏膜,病理表现为黏膜上皮细胞损伤,修复依赖于肠黏膜干细胞转化为成熟肠上皮细胞,但干细胞多位于隐窝基底部,IBD 发生时多有隐窝坏死,从而导致干细胞减少,引起黏膜损伤难以愈合。

骨髓源性干细胞中具有多种干细胞组分,具有多向分化能力,可直接定居于肠道或与肠道干细胞融合并且促进受损微循环的重建等多种机制修复黏膜、恢复正常的肠上皮功能,能有效调节免疫紊乱,进一步分化增殖并取代原有的受损细胞与组织,有望治愈 IBD。

目前干细胞移植的主要方法有:①造血干细胞移植;②骨髓间充质干细胞移植。当前干细胞移植对 IBD 的治疗还处于试验性阶段,尚缺乏足够的临床资料,有待于更多研究。

(张峰睿　缪佳蓉)

第六节　IBD 的中医治疗

中药是我国特有的医药资源,许多中药对 IBD 具有一定疗效。这些中药可能通过调节细胞分泌的炎性因子以及信号转导通路来缓解 IBD,因此可作为 IBD 的一种辅助治疗措施。下面就中医对 IBD 的辨证分型及治疗方法做一个阐述。

中医学中虽无 IBD 的病名,但自《黄帝内经》起,历代医籍中都不乏对该病的相关论述。因"所下之物如涕如脓、黏滑垢腻、排出澼澼有声",故《内经》将 IBD 称之为"肠澼""赤沃";因其病程"长久而缠绵,时愈时发",《诸病源候论》称之为"久痢""休息痢"。现代认为 IBD 属"泻泄"、"痢疾""便血""肠风"或"脏毒"等范畴。

一、IBD 的辨证分型

(一)辨证论治要点

一般将本病分为缓解期与活动期。一方面遵循中医学辨证论治与辨病论治相结合的方法,注意扶正祛邪、止血活血、通降敛涩等的应用权变,另一方面又坚持内病外治、内外结合的有效治疗方法,针对性地以清热解毒、去腐排脓、生肌敛疮的中药进行局部灌肠,使药物直接作用于病位,进而影响全身,起到消除溃疡、调整免疫、促进炎症吸收的作用。

(二)UC 的辨证分型

1. 湿热内蕴型　湿热质患者,易外感或内生湿热之邪,湿郁热蒸致肠胃气机阻滞。可表现为大便夹带黏液、脓血,肛门灼热,口苦口臭,小便短赤,舌红,苔黄腻,脉濡数的湿热内蕴证。

2. 脾胃虚弱型　气虚质患者,素体脾胃虚弱,易运化失常,清浊不分。可表现为食少纳差,食后腹胀,舌淡胖或有齿痕,苔薄白,脉细弱的脾胃气虚证。

3. 脾肾阳虚型　阳虚质或气虚久病及阳的患者,易脾病及肾致肾阳亏虚,脾失温煦,不能腐熟水谷。可表现为久泻不愈,大便稀溏,形寒肢冷,腰膝酸软,舌淡胖或有齿痕,苔白,脉沉细。

4. 肝郁脾虚型　气郁质患者,易郁怒失节致肝失疏泄,横逆犯脾,脾失健运,气机升降失常。可表现为腹痛则泻,泻后痛减,胸胁胀满,喜长叹息,舌苔薄黄,脉弦。

5. 阴血亏虚型　湿热内郁不清,日久易耗伤阴血致肠络损伤。可表现为大便秘结或带少量脓血,午后低热,失眠盗汗,舌红少苔,脉细数的阴血亏虚证。

6. 气滞血瘀型　久病入络,湿热邪气易与气血搏结致肠络受损,腐败化为脓血。可表现为腹痛拒按,痛有定处,面色晦暗,肌肤甲错,舌质紫暗或有瘀斑,脉弦涩。

(三)CD 的辨证分型

我国《中医消化病诊疗指南》提出,CD 主要分为以下五个证候进行论治:

1. 湿热内蕴证　症状:腹痛拒按,泻下急迫,或大便溏滞不爽,大便黄褐而臭,或下痢赤白,或便秘,肛周脓液稠厚,肛门胀痛灼热,烦渴喜冷饮,小便短黄,舌红苔黄腻,脉弦滑或滑数。

2. 寒湿困脾证　症状:腹痛急暴,得温痛减,大便溏薄,或清稀如水样,或下痢赤白粘冻,白多赤少,头身困重,舌淡苔白腻,脉濡缓。

3. 脾肾阳虚证　症状:病程较长,腹痛隐隐,时作时止,痛时喜温喜按,肛周脓液稀薄,肛门隐隐作痛，大便稀溏，或黎明即泻，食欲不振，神疲肢冷，腰酸多尿，舌质淡，或胖有齿印，苔白，脉沉或细无力。

4. 肝郁脾虚证　症状：每因忧郁恼怒或情志不遂而腹痛泄泻，以胀痛为主，嗳气食少，舌淡红脉弦。

5. 气滞血瘀证　症状：腹部积块软而不坚，胀痛不移，或腹部积块，硬痛不移，下痢纯血，腹痛拒按，胃纳不佳，消瘦无力，舌质紫暗，或有瘀斑，脉弦或脉细涩。

二、IBD 的中医治疗

（一）UC 的中医治疗

1. 中药辨证论治

（1）湿热内蕴型

治法：清热化湿，调气行血。

主方：芍药汤——（《素问病机气宜保命集》）加减。

药物：黄连、黄芩、白头翁、木香、炒当归、炒白芍、生地榆、白蔹、肉桂（后下）、生甘草。

（2）脾胃虚弱型

治法：健脾益气，化湿助运。

主方：参苓白术散——（《太平惠民和剂局方》）加减。

药物：党参、茯苓、炒白术、山药、炒薏苡仁、砂仁（后下）、陈皮、桔梗、木香、黄连、地榆、炙甘草。

（3）脾肾阳虚型

治法：健脾补肾，温阳化湿。

主方：理中汤——（《伤寒论》）合四神丸——（《证治准绳》）加减。

药物：党参、炮姜、炒白术、炙甘草、补骨脂、肉豆蔻、吴茱萸、五味子、生姜、大枣。

（4）肝郁脾虚型

治法：疏肝理气，健脾和中。

主方：痛泻要方——（《景岳全书》引刘草窗方）合四逆散——（《伤寒论》）加减。

药物：陈皮、炒白术、炒白芍、防风、炒柴胡、炒枳实、党参、茯苓、炙甘草。

（5）阴血亏虚型

治法：滋阴清肠，养血宁络。

主方：驻车丸——（《备急千金要方》）加减。

药物：黄连、阿胶（烊化）、当归、太子参、生地黄、麦冬、白芍、乌梅、石斛、山药、炙甘草。

（6）气滞血瘀型

治法：活血止痛，清热解毒。

方药：仙方活命饮——《校注妇人良方》加减。

组成：白芷、贝母、防风、赤芍、当归、甘草、穿山甲、皂角刺、天花粉、乳香、没药、金银花、陈皮。

2. 中成药

（1）补脾益肠丸

组成：黄芪、党参（米炒）、砂仁、白芍、白术（土炒）、肉桂、延胡索（制）、干姜（炮）、防风、木香、补骨脂（盐制）、赤石脂（煅）等。

功效：补中益气，健脾和胃，涩肠止泻。

主治：适用于脾虚泄泻症，临床表现为腹泻腹痛、腹胀、肠鸣。

用法：口服，每次 6g，每天 3 次；儿童酌减；重症加量或遵医嘱。30 天为 1 个疗程，一般连服 2～3 个疗程。

（2）结肠炎丸

组成：苦参，橘皮、独活、阿胶（炙）、芍药、干姜、黄柏、甘草（炙）、鬼白。

功效：热毒下不断，不问久新；诸痔下及卒下。

主治：适用于肝郁脾虚证。

用法：口服，每次 4g（浓缩丸），或每次 5g（水丸），每天 3 次。

注意：忌海藻、菘菜。

（3）加味香连丸

组成：木香、黄连（姜炙）、黄芩、黄柏（酒炙）、白芍、当归、厚朴（姜炙）、枳壳（去瓤麸炒）、槟榔、延胡索（醋炙）、吴茱萸（甘草炙）、甘草（蜜炙）。

功效：祛湿清热，化滞止痢。

主治：适用于大肠湿热证，湿热凝结引起的红白痢疾，腹痛下坠。

用法：口服，每次 3～6g，每天 2～3 次；小儿酌减。

注意事项：①慢性虚寒性泻痢者慎用；②服药期间饮食宜清淡，忌食辛辣油腻生冷之品；③本药苦寒，易伤胃气，中病即止，不可过服、久服；④严重脱水者，则应采取相应的治疗。

3．中药灌肠

（1）敛疮生肌类：儿茶、白及、赤石脂、枯矾、炉甘石和诃子等。

（2）活血化瘀和凉血止血类：蒲黄、丹参、参三七、地榆、槐花、仙鹤草、血竭、侧柏叶和云南白药等。

（3）清热解毒类：青黛、黄连、黄柏、白头翁、秦皮、败酱草、苦参、金银花、鱼腥草和白蔹。

（4）其他：石菖蒲、椿根皮、五倍子、锡类散。

4．针灸疗法

隔药灸：附子 10g，肉桂 2g，丹参 3g，红花 3g，木香 2g，研末加黄酒调成厚糊状（每只药饼含药粉 2.5g）。取穴为中脘、天枢（双）、关元。治疗时将药饼进行隔药灸，每日 1 次，每次每穴各灸 2 壮。

治疗 UC 的针灸常用取穴有：脾俞、天枢、足三里、大肠俞、气海、关元、太冲、肺俞、神阙、上巨虚、阴陵泉、中脘、丰隆。

5．中西医结合治疗

（1）轻至中度远段结肠炎：可采用口服氨基水杨酸类制剂或中医辨证治疗，局部应用 5-ASA 制剂或中药保留灌肠治疗，无效时可将中西医内科治疗方法联合应用。

（2）轻至中度泛发性结肠炎：可口服常规剂量的柳氮磺吡啶或 5-ASA 治疗，同时应用中医辨证或中药专方制剂治疗，亦可结合直肠局部给药治疗。无效时可使用泼尼松口服（40～60mg/d）治疗，仍无效者可选用嘌呤类药物或 MTX 等免疫抑制剂。

（3）难治性远段结肠炎：宜首选中药锡类散配合类固醇制剂保留灌肠，可局部应用 5-ASA 灌肠剂并延长直肠给药时间。可口服 SASP、奥沙拉秦、美沙拉秦或巴柳氮治疗，原则上不口服类固醇激素。

（二）CD 的中医治疗

目前 CD 的中医内治法，遵循"急则治其标、缓则治其本"，"辨病与辨证相结合"，"整体调节、辨证论治"等治疗原则。

1. 辨证论治

（1）湿热内蕴证

治法：清热化湿，调气行血。

方药：白头翁汤——《伤寒论》。

加减：热毒壅盛者加连翘、蒲公英、生地、丹皮，清热凉血解毒；便血严重、黏液较多者，加苍术、薏苡仁；腹痛较甚者加延胡索、乌药、枳实理气止痛；腹部坚块，宜加三棱、莪术；身热甚者加葛根。

（2）寒湿困脾证

治法：除湿散寒，理气温中。

方药：胃苓汤——《丹溪心法》。

加减：腹痛怕凉喜暖者，加炮姜温中散寒；下痢赤白粘冻，白多赤少，去泽泻、猪苓，加芍药、当归以活血和营，槟榔、木香、炮姜以散寒调气；久泻不止者加苡仁，山药，赤石脂、石榴皮、乌梅、诃子，健脾化湿，涩肠止泻。

（3）脾肾阳虚证

治法：健脾温肾，固涩止泻。

方药：参苓白术散——《太平惠民和剂局方》合四神丸——《证治准绳》。

加减：腹痛甚加白芍缓急止痛；小腹胀满加乌药、小茴香、枳实理气除满；食欲不振，可加山楂、神曲、麦芽等；虚寒盛，腹泻如水样者，可用理中汤加附子、肉桂；大便滑脱不禁加赤石脂、诃子。

（4）肝郁脾虚证

治法：疏肝理气，健脾和中。

方药：痛泻要方——（刘草窗方，录自《医学正传》）合四逆散——《伤寒论》。

加减：排便不畅，矢气频繁者，加枳实、槟榔理气导滞；腹痛隐隐，便溏薄，倦怠乏力者，加党参、茯苓、炒扁豆健脾化湿；胁胀痛者加柴胡、香附疏肝理气；有黄白色黏液者加黄连、白花蛇舌草清肠解毒利湿。

（5）气滞血瘀证

治法：活血化瘀，行气消积。

方药：少腹逐瘀汤——《医林改错》。

加减：腹胀甚者加枳实、厚朴；呕吐，加生赭石、半夏、竹茹、生姜等降逆止呕；有包块者加炮山甲、皂角刺，活血消积，软坚散结；痛甚者加三七末（冲）、白芍活血缓急止痛；热甚便秘者，加大黄、厚朴、银花、黄芩、枳实等；寒甚，加干姜、附子、大黄。

2. 中成药

（1）四神丸

组成：肉豆蔻（煨）、补骨脂（盐炒）、五味子（醋制）、吴茱萸（制）、大枣（去核）。

功效：温肾散寒，涩肠止泻。

主治：用于肾阳不足所致的泄泻，症见肠鸣腹胀、五更溏泻、食少不化、久泻不止、面黄肢冷。

用法：口服，一次9g，一日1～2次。

（2）补中益气丸

组成：炙黄芪、党参、白术（炒）、当归、升麻、柴胡、陈皮、炙甘草。

功效：补中益气，升阳举陷。

主治：用于脾胃虚弱、中气下陷所致的体倦乏力、食少腹胀、便溏久泻、肛门下坠。

用法：口服，小蜜丸一次9g，大蜜丸一次1丸，一日2～3次。

注意事项：①忌不易消化食物；②感冒发热患者不宜服用；③有高血压、心脏病、肝病、糖尿病、肾病等慢性病严重者应在医师指导下服用；④儿童、妊娠妇女、哺乳期妇女应在医师指导下服用；⑤服药4周症状无缓解，应去医院就诊；⑥对本品过敏者禁用，过敏体质者慎用；⑦本品性状发生改变时禁止使用；⑧儿童必须在成人监护下使用。

（3）桂附理中丸

组成：肉桂、附片、党参、白术（炒）、炮姜、炙甘草。

功效：补肾助阳，温中健脾。

主治：用于肾阳衰弱，脾胃虚寒，脘腹冷痛，呕吐泄泻，四肢厥冷。

用法：用姜汤或温开水送服。一次1丸，一日2次。

注意事项：①忌不易消化食物；②感冒发热患者不宜服用；③有高血压、心脏病、肝病、糖尿病、肾病等慢性病严重者应在医师指导下服用；④妊娠妇女慎用，哺乳期妇女、儿童应在医师指导下服用；⑤吐泻严重者应及时去医院就诊。⑥严格按用法用量服用，该药品不宜长期服用；⑦服药2周症状无缓解，应去医院就诊；⑧对该药品过敏者禁用，过敏体质者慎用；⑨该药品性状发生改变时禁止使用。

3. 中药灌肠 中药方剂组成：苦参25g、黄柏15g、白芷15g、野菊花15g、五倍子15g、威灵仙15g、丹皮15g，赤芍15g，每剂煎取200ml，分装100ml每袋，每晚8时使用一袋，保留灌肠一次。

4. 针灸疗法及其他疗法

（1）隔药饼灸（丹参、红花、当归、木香、檀香、黄连、冰片等研末加黄酒制成）灸中脘、气海、足三里、天枢、大肠俞、上巨虚等穴。

（2）对天枢、气海等穴位采用局部电针刺激。

5. 中西医结合治疗

（1）予柳氮磺吡啶加用柴胡桂枝汤口服治疗。

（2）口服泼尼松龙，缓解后改用美沙拉秦，联合加味连理汤治疗。

（3）生理盐水70ml配合庆大霉素4ml（16万单位）及地塞米松1ml（2.5mg），每日上午10时保留灌肠一次，每晚8时保留灌肠一次，配合用敛疮生肌、活血化瘀及清热解毒之药。

目前，中医治疗IBD主要根据辨病与辨证论治、局部与整体相结合及治未病的指导思想，对机体五脏六腑、气血津液进行综合调节，以达到阴平阳秘、阴阳调和的状态。中医在治疗IBD方面具有独到的见解和方法，不仅给药方法多，而且部分药物疗效较肯定，副作用少，显示了一定的优势。

近年来，中医治疗IBD有了很大进展，中西医结合的治疗方法亦引起越来越多学者的关注，将中医的整体施治观念与西药起效迅速、直达病灶的特点相结合，取长补短，既有效地减轻了药物的毒副作用，也增强了治疗效果，同时价格相对低廉。但是相关临床研究随访时间较短，样本容量较小，缺乏大型纵向研究，大多数中药单体在抗炎和免疫调节的研究还处于初级阶段，中医药的特色优势有待进一步挖掘。

（俞　芳　吴坚炯）

参 考 文 献

1. Farraye FA，Melmed GY，Lichtenstein GR，Kane SV. ACG Clinical Guideline：Preventive Care in Inflammatory Bowel Disease[J]. Am J Gastroenterol，2017，112（2）：241-258.

2. Brooks AJ，Smith PJ，Cohen R，et al. UK guideline on transition of adolescent and young persons with chronic digestive diseases from paediatric to adult care[J]. Gut，2017，66（6）：988-1000.

3. Italian Group for the Study of Inflammatory Bowel Disease（IG-IBD）. Use of corticosteroids and immuno-suppressive drugs in inflammatory bowel disease：Clinical practice guidelines of the Italian Group for the Study of Inflammatory Bowel Disease[J]. Dig Liver Dis，2017，49（6）：604-617.

4. European Crohn's and Colitis Organisation [ECCO]. Third European Evidence-based Consensus on Diagnosis and Management of Ulcerative Colitis[J]. J Crohns Colitis，2017，11（6）：649-670.

5. Yamamoto-Furusho JK，Bosques-Padilla F，et al. Diagnosis and treatment of inflammatory bowel disease：First Latin American Consensus of the Pan American Crohn's and Colitis Organisation[J]. Rev Gastroenterol Mex，2017，82（1）：46-84.

6. Bernstein CN，Eliakim A，Fedail S，et al. World Gastroenterology Organisation Global Guidelines Inflammatory Bowel Disease：Update August 2015[J]. J Clin Gastroenterol，2016，50（10）：803-818.

7. 中国消化道微生态调节剂临床应用共识（2016版）[J]. 中国微生态学杂志，2016，28（06）：621-631.

8. Goethel A，Turpin W，Rouquier S，et al. Nod2 influences microbial resilience and susceptibility to colitis following antibiotic exposure[J]. Mucosal immunology，2019：720-732.

9. Rolandsdotter H，Eberhardson M，Fagerberg UL，et al. Granulocyte and Monocyte Apheresis for Induction of Remission in Children With New-Onset Inflammatory Bowel Colitis[J]. Journal of pediatric gastroenterology and nutrition，2018，66（1）：84-89.

10. Markovic BS，Kanjevac T，Harrell CR，et al. Molecular and Cellular Mechanisms Involved in Mesenchymal Stem Cell-Based Therapy of Inflammatory Bowel Diseases，2018，14（2）：153-165.

11. 柯浩亮. 炎症性肠病的中医药研究进展 [C]// 湖北省中西医结合消化系病学术会议. 2012.

12. 金妮娜. 100 例溃疡性结肠炎中医病因病机的临床研究. 湖北中医药大学，2010.

13. 闫伟，潘一滨，陆金根. 溃疡性结肠炎的中西医治疗进展. 医学研究杂志，2010. 3（9）：129-131.

14. 李金顺，朱林存，炎症性肠病 - 随笔杂谈（科学规范治疗炎症性肠病）[C]// 中国中西医结合大肠肛门病学术交流会议. 2012.

15. 魏永凯，耿福能，赵微，等. 美沙拉嗪、柳氮磺胺吡啶对葡聚糖硫酸钠诱导的 Balb/c 小鼠急性溃疡性结肠炎的治疗和免疫影响 [J]. 中国医院药学杂志，2016，36（14）：1190-1195.

16. 罗丹，仝战旗. 中医药治疗溃疡性结肠炎的临床研究进展. 医学综述，2017，2，336-339.

17. 巫协宁. 炎症性肠病的中西药治疗 [C]// 全国炎症性肠病暨消化病新进展学术大会. 2007.

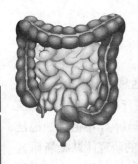

第七章　IBD 的外科治疗

阅读要点

　　IBD 是一种特殊的肠道疾病，大部分的 UC 患者通过内科治疗能够有效地控制病情，有 15%～30% 患者需要接受手术治疗。而临床上绝大多数 CD 患者随着疾病的发展，最终都不得不采用手术处理。目前，无论是药物或手术都无法治愈 IBD，很多患者术后会不可避免地出现复发。严格把握 UC 及 CD 的手术适应证至关重要，严格的术前准备是决定合理手术方式的基础。IBD 的外科治疗同样有其特殊性和技巧性，主治医师应严格把握急诊手术治疗原则。同时，术后管理对手术效果及患者康复起着十分重要的作用。

一、UC 的外科治疗

　　UC 是一种病因尚不明确的发生于结肠和直肠的慢性非特异性炎症性疾病，其病因及发病机制尚未完全明确，目前认为 UC 的发生是多种因素相互作用的结果，主要包括环境因素、遗传因素、感染因素、免疫因素等。UC 是北美和欧洲人群的常见病，虽然我国缺乏普通人群的流行病学资料，但研究显示，近 20 年来我国 UC 的发病率和患病率明显地增加。大部分的 UC 患者通过内科治疗（药物治疗、营养治疗和心理治疗）能够有效地控制病情，但仍有 15%～30% 患者需要接受手术治疗。我国 UC 的外科治疗现状与国外先进的外科治疗水平相比仍有较大差距，在 UC 的手术指征、时机、手术方式、术后并发症及预防以及术后管理等方面均存在很多不足，因此如何更好地推广外科治疗理念及规范化的外科手术对 UC 的治疗具有重要意义。

（一）手术适应证（手术指征）

　　1. 对于 UC 患者，明确手术指征是开展外科治疗的第一步。国外有研究显示，高达 10% 的患者在确诊 1 年内就需要行急诊或择期手术治疗，目前我国尚无相关研究方面的证据。ECCO 于 2015 年在杂志《Journal of Crohn's and Colitis》发表了 UC 的外科治疗共识，其中的手术指征主要包括以下几个方面：

　　（1）急性重症 UC 的手术指征：急性重度 UC 患者病情重、发展快、处理不及时则可能危及生命。重症 UC 的诊断是根据 Truelove 和 Witts 标准，当患者出现腹泻 >6 次 / 天且同时出现系统性的中毒症状时（心率 >90 次 / 分，体温 >37.8℃，血红蛋白 <10.5g/dl 或者血沉 >30mm/h）则可诊断为急性重度 UC，此时应及时收入院积极治疗，在治疗初始即应进行多学科诊疗干预。重症 UC 患者入院后应进一步检查排除其他肠道感染性疾病和 CMV 感染，条件允许的情况下应行乙状结肠镜检查和活检，治疗过程中需严密监测患者的症状、体征以及全身状况，准确判断外科手术时机。

急性重症 UC 一线治疗应给予静脉注射足量激素，如果 3 天后评估显示激素治疗无效，在除外感染的前提下应考虑转换治疗。转换治疗方案包括转换药物治疗和手术治疗，转换药物治疗包括 CsA 和 IFX，换药治疗 7 天后依然无效者，推荐行全结肠切除，不恰当的拖延手术时机只会导致更高的手术并发症风险并增加死亡风险。笔者所在的研究团队最新研究表明，对急性重症 UC 患者基线水平的 FC，与 UCEIS 显著相关，同时能够预测激素作用的效果。在治疗过程中当 FC 水平显著增加时，往往预示激素挽救治疗可能效果不佳，可能要做好转换手术肠切除的准备。应注意，在转换治疗前，内、外科医生要和患者及家属保持密切沟通，权衡转换治疗或立即手术治疗的利弊，从而有助于更准确把握外科手术时机。治疗的过程中还应当注意维持水电解质平衡，营养不良的患者应积极予以营养支持治疗，贫血的患者应给予及时输血，使血红蛋白维持在 8～10g/dl 以上。

（2）难治性 UC 的手术指征：难治性 UC 是指药物治疗不佳和（或）在药物治疗过程中存在严重的不良反应进而影响 UC 患者的生存质量，是 UC 手术治疗的常见指征之一。此类患者可通过切除结直肠治愈 UC，故宜尽早考虑外科手术治疗。由于此类患者多能够行择期手术治疗，同时大部分患者全身营养状况较好，更利于完成腹腔镜全结直肠切除和储袋手术，且术后并发症亦较少。

（3）UC 合并异型增生及癌变的手术指征：长期慢性 UC 患者合并 CRC 风险增高，UC 发病 10 年、20 年、30 年的累计癌变风险分别为 2%、8% 和 18%。UC 合并癌变或癌前病变如平坦黏膜上的高度不典型增生，应行全结直肠切除；UC 合并平坦黏膜上的低度不典型增生可行全结直肠切除，或观察 3～6 个月后进行随访，如仍为不典型增生应行全结直肠切除；隆起型息肉上发现不典型增生而不伴有周围平坦黏膜上的不典型增生，可行内镜下治疗，之后密切随访，如无法行内镜下治疗则考虑行全结直肠切除。病理学检查诊断低度不典型增生或高度不典型增生并考虑接受手术治疗者，术前须由 1 位或以上不同的病理科医师复核病理学检查结果。

2. 值得注意的是，近年来关于 UC 外科手术指征的界定问题，在欧美有部分专家建议采取一种与以上传统方法不同的分类方法，即与传统外科疾病的手术指征分类相类似，分为急诊手术指征和择期手术指征。

（1）急诊手术指征：此类手术指征主要包括暴发型结肠炎、大出血、肠穿孔和 TM 等。

（2）择期手术指征：此类 UC 患者手术指征主要包括内科治疗不满意的顽固性 UC、无法耐受药物治疗不良反应的 UC 患者、UC 患者肠黏膜出现异型增生或者恶变、UC 患者伴有生长发育迟缓和伴有严重肠外表现患者等。

3. 我国于 2018 年北京发布的《炎症性肠病诊断与治疗共识意见》中定义外科手术治疗的指征为绝对指征和相对指征。

（1）绝对指征主要包括：大出血、穿孔、癌变以及高度疑为癌变。

（2）相对指征主要包括：①积极内科治疗无效的重度 UC 合并 TM 内科治疗无效者，宜更早行外科干预；②内科治疗疗效不佳和（或）药物不良反应已严重影响生存质量者，可考虑外科手术治疗。

（二）术前准备

目前，对于 UC 的手术干预时机仍有较大争议。内科医师常倾向于增加激素剂量，或换用其他药物如 CsA 或 IFX，从而缓解病情。而外科医师则认为对于内科治疗反应不佳的患者应积极手术治疗，即使换用药物能使患者短期得到缓解，但是疾病的长期消耗会使患者全身情况越来越差，最后被迫手术，从而导致手术风险增加，甚至丧失手术机会。但不论内科或外科医师均认为术前营养支持非常重要。通常 UC 患者的机体消耗很严重，在一般情况较差下接受手术不仅会增加手术风险，且不利于术后恢复。目前国内有学者主张术前禁食，进行 EN 支持或 PN 支持。术前营养支持应使患者达到的营养状态，国外学者推荐的简要评价指标为人血白蛋白水平及患者体重。白蛋白水平 <35g/L、近期体重下降 5kg 以上提示术后相关并发症如吻合口漏的发生率远高于一般患者。

对于需行手术治疗的 UC 患者，在围术期药物的使用方面，外科医生比较关注的就是患者的术前用药情况。UC 患者常用药物主要包括 5- 氨基水杨酸制剂（5-ASA）、糖皮质激素、免疫抑制剂以及生物制剂等。回顾性研究表明，成人术前应用甲基泼尼松龙≥20mg/d 或与此剂量相当的其他糖皮质激素 >2 个月是发生手术并发症的危险因素之一，用药时间和用药剂量与术后吻合口瘘、术后感染、静脉血栓、再手术率呈正相关。当术前泼尼松龙用量 <20mg/d 时，术后主要并发症发生率增加 5 倍，而 60mg/d 时则风险提高 18 倍。因此，如果能使用其他药物控制病情，术前应尽量减少糖皮质激素的用量，或停用糖皮质激素至少 3 个月，再进行手术治疗。需注意的是，逐渐减量或停用糖皮质激素时不能延误手术时机，从而影响治疗效果。

5-ASA 制剂如柳氮磺吡啶和美沙拉秦等药物可在择期手术前 1 天停药，术后 3 天开始恢复。术前使用嘌呤类免疫抑制剂 AZA、CsA 等并不会增加术后并发症的发生率，一般推荐手术当天停用嘌呤类似物，有感染等并发症的患者，建议术前 1 周停用 CsA。术前使用生物制剂 IFX 对术后并发症的影响，目前仍存在争议。有研究认为术前使用 IFX 并不会显著增加 IPAA 术后患者并发症的发生率，并发症主要有切口感染、盆腔脓肿、吻合口瘘、DVT 以及肠梗阻等。Mor 等对 523 例行 IPAA 患者进行回顾性研究则发现，术前使用 IFX 者，其术后感染性并发症升高 13.8 倍。2015 年 9 月，美国克罗恩病与结肠炎基金会（CCFA）指出，对于慢性 UC 患者，抗 TNF-α 治疗可能增加术后并发症，尤其是对于二期 IPAA，并且是一期 IPAA 的绝对禁忌证，可转而实施结肠次全切除术或行三期 IPAA。2014 年美国结直肠外科医师协会规范工作组制定的《UC 手术治疗指南》认为：术前使用 IFX 对 UC 术后并发症的影响目前尚无得到共识性结论，当前的研究也仅限于观察性研究，这些研究选择的患者群不相同，同时对于并发症也缺乏统一的定义，因此，需要更大规模、多中心、统一手术方式和并发症定义的研究来进一步进行证实。

（三）手术术式和技巧

UC 的手术治疗以切除病变肠管、处置并发症和改善患者生活质量为目标。具体的手术方式选择应根据患者的年龄、术前全身状况、病变范围以及个人意愿等方面综合决定。目前 UC 的外科治疗基本手术方式主要包括：①乙状结肠、直肠切除，结肠肛管吻合术；②全结肠、直肠切除，末端回肠造口术；③全结肠、直肠切除术，末端回肠储袋造口术（Kock 造口）；④全结肠切除，回直肠吻合术；⑤全结肠、直肠切除、回肠肛管套入式吻合术（ileo-anal anastomosis，IAA）；⑥全结肠直肠切除、回肠储袋肛管吻合术（ileal pouch anal anastomosis，IPAA）。

1. 乙状结肠、直肠切除，结肠肛管吻合术　该术式既往主要用于病变局限于结肠远端和直肠的 UC 患者。手术时，切除病变的乙状结肠、直肠或直肠黏膜，然后将降结肠或横结肠与肛管吻合。但由于 UC 可以侵犯全结肠而产生病变，术后易复发，此类手术由于治疗不彻底，故目前较少被采用。

2. 全结肠、直肠切除，末端回肠造口术 全结肠、直肠切除，永久性回肠造口术由 Brooke 于 1944 年首次完成。此手术不但彻底切除了病变可能复发的部位，也切除了癌变的危险，是传统手术中的标准术式。该术式可用于病变范围广、累及全结肠直肠者，或年龄大、肛门括约肌功能不全、长期服用激素、营养状况极差、病情严重，特别是伴有直肠癌者。但由于永久性的腹壁回肠造口排便不能自控，从而给患者带来了生活上的不便以及一定的精神负担，目前已被其他保肛术式如 IPAA 所替代。

目前该手术的主要并发症包括造口狭窄、脱垂、内陷以及出现其他腹、盆腔手术均可出现的并发症，如：小肠梗阻、感染、瘘、膀胱排空障碍、性功能障碍以及生育能力下降等。

3. 全结肠、直肠切除术，末端回肠储袋造口术（Kock 造口） 由于外置造口袋给患者生活上带来不便，于是外科医生们纷纷寻求解决的办法，最著名的是 Kock 在 1972 年设计的可控制式造口，即在末端回肠内设计一个双重 U 形储袋，并用导管连接腹壁造口，用以储存排泄物，通过生物瓣控制排便，这就是可控性造口。该术式用于括约肌功能不全、对传统 Brooke 造口不满意或 IPAA 失败的患者。在贮袋的制作中应注意肠袢要够长，一般需 20cm，这样贮袋才有一定容积。贮袋远侧回肠段可制成一个可控制性乳头状活瓣，定期插管排放肠液。Kock 自制性回肠造口术国内应用较少，术后大部分患者能完全控制气体及粪便，无造口周围皮肤刺激或不良气味，但患者腹壁还是存有造口，同时需要患者每天多次插入导管进行排气排便，仍旧会给患者带来一定的不便。30% 的患者会出现早期并发症，如造口脓肿，出血等；60% 的患者会出现后期并发症，如排粪失禁、乳头功能失调导致梗阻等，现在也已被保肛手术所取代。如果患者年龄大、体质差、肛门括约肌功能不全或合并有低位直肠癌时，可采用此术式处理。

4. 全结肠切除，回直肠吻合术 由于造口降低了患者的生活质量，故探索既可全部切除病变达到治疗效果又可保留肠道节制性和完整性的手术方式，成为了外科医生不断努力的方向。1943 年，Staley Aulett 报道了回直肠吻合术，该术式简单、易于操作，术后可保留直肠的贮便功能及排尿和男性性功能，避免在腹壁作回肠造口给患者造成生活上的不便及精神负担。由于该术式要求在一段相对正常的直肠上做吻合，所以严重的直肠性 UC 或直肠顺应性显著下降为此术式的禁忌。另外，结肠本身存在不典型增生或者可行根治性手术的情况下，应谨慎选择该术式。由于该术式是一种非治愈性手术方式，术后患者可能出现反复发作的直肠型 UC，因此只适用于病变局限、不累及直肠并有条件进行密切随访的患者，目前已较少应用。近期的研究表明：接受该术式的患者有一半能坚持到术后 10 年，不推荐儿童采用此术式。一项关于儿童患者的分析指出：通过此术式对儿童直接进行回结肠吻合，失败率显著高于成年患者，且常常需要切除直肠残端，同时肛周脓肿、腹泻等并发症的发生率也较高。

5. 全结肠、直肠切除，IAA 1949 年，Ravitch 和 Sabiston 教授第一次成功实施了全结肠、直肠切除及 IAA，即结肠切除、直肠上中段切除直肠下段黏膜剥除及回肠经腹直肌鞘拖出与肛管吻合。手术的优点是切除了所有患病的黏膜，防止直肠病变复发和癌变，保留对膀胱和生殖器的副交感神经支配，同时又避免了永久性回肠造口，保留了肛管括约肌环对大便的控制作用。IAA 最大的缺点是腹泻难以控制。随着全结肠直肠切除、IPAA 术的应用,该术式已较少采用。

6. 全结肠直肠切除,IPAA 1978 年,Parks 和 Nicholls 报道了 IPAA 术,是 IAA 的改进型术式,主要步骤是全结肠切除,直肠黏膜剥脱,保留肛门括约肌,回肠末段改造成贮袋重建直肠,并行直肠肌鞘内回肠贮袋肛管吻合术。经过不断的发展改进,从最初的全结肠直肠切除、肛管直肠黏膜切除、手工缝合 IPAA 以及转流性保护造口,到目前使用吻合器的 IPAA 甚至不常规做保护性造口,该术式已成为治疗 UC 的标准术式和首选术式,为越来越多的医生和患者所接受。

回肠储袋的形状主要包括 J 形、S 形、H 形和 W 形储袋,每种储袋各有利弊,无论设计哪种类型的储袋,其主要目的都是减少储袋的并发症和改善储袋的功能,储袋的大小与其术后功能密切相关。储袋过小,储便功能差,过大则容易导致排便困难。储袋的容量一般在术后 1 年增大到最初的 2～4 倍。J 形储袋和 H 形储袋为双襻型,操作相对简单,但其容积较小,术后大便次数较多;S 形储袋为三襻型,容积较大,比 J 形储袋能够多提供一段 2～4cm 的肠管,吻合口张力较小,但这段肠管也可能随着术后时间的延长出现排便梗阻,且手术操作相对复杂,术后储袋炎发生率较高;W 形储袋为四襻型,容积最大,但其操作复杂,手术耗时较长,不能应用吻合器,所以临床应用较少。因此,目前临床多采用操作简单、与吻合器配合方便的 J 形储袋。当需要储袋肛管手工吻合时,可做 S 形储袋。

(1) IPAA 操作步骤:笔者根据自身经验,以 Ⅱ 期手术为例简要阐述如下:手术遵循由难到易的原则,按照直肠→乙状结肠→左半结肠→右半结肠→横结肠→储袋制作→储袋肛管吻合次序进行。①直肠切除:中央入路游离肠系膜下动脉,并沿左侧 Toldt 间隙游离至胰腺下缘水平,切断肠系膜下静脉,向左侧拓展 Toldt 间隙,游离降结肠。盆底游离按照全直肠系膜切除(TME)原则进行,直肠需游离至肛提肌水平,必须切断 Hiatal 韧带。因直肠炎症存在,骶前间隙往往炎症明显,且邓氏筋膜不清,注意保护下腹下神经及盆腔神经丛,尤其是青年男性患者。于肛提肌平面采用腔镜下 45mm 或 60mm 切割闭合器切断肠管,女性注意勿损伤阴道后壁。部分盆腔狭小男性患者于直肠上段切断,在肛门翻出后于齿状线上方 2cm 直肠肛管交界处使用弧形切割缝合器切断。②标本取出及储袋制作:将脐下 trocar 切口延长至 4cm,取出全结肠标本,将小肠自此处提出体外,于回肠残端近端 20cm 处对折肠管,检查储袋顶端是否可到达耻骨结节下方 2～3cm 处,如有张力,在透光下行系膜延长术。打开储袋顶端,用 TLC-100mm 直线切＋割缝合器制作 J 形储袋,击发 2 次,储袋长度为 20cm,注水实验检查储袋无渗漏。戳孔部位荷包缝合后植入 29mm 腔内管状吻合器抵针座。③吻合及造口:重建气腹,确认小肠系膜及储袋无扭转,自肛门置入腔内管状吻合器,采用双吻合技术(DST)行储袋肛管吻合,充气实验检查无渗漏。于储袋顶端近端约 30cm 处行回肠襻式造口术。盆底放置引流。三期手术者,一期手术切除全结肠直至腹膜返折部位直肠,3 个月后行直肠切除、储袋肛管吻合。④襻式造口还纳术后 8～12 周,行储袋造影、肠镜及腹部 CT 检查,评价储袋功能及排除渗漏和吻合口狭窄。游离造口肠管,用 TCL-75 线性切割闭合器行近远端肠管逆蠕动侧-侧吻合。

(2) IPAA 的操作技术要点:①直肠游离:直肠分离是 IPAA 术式的关键步骤。常用方式有两种,一种为 TME,另一种为贴近直肠分离(close rectal dissection,CRD),即采用能量器械(超声刀或 Ligasure)在贴近直肠肌层的非解剖平面进行分离。Bartels 等认为,与 TME 相比,CRD 术后严重并发症的发生率更低,但 CRD 分离时因直肠周围炎症通常较重,出血更多，更不易识别和辨认盆腔神经丛，且贴近直肠壁分离容易造成直肠壁破损，反而增加手术难度。笔者更倾向于采用 TME 原则进行直肠分离，其优势在于 TME 平面是相对完整的层次，解剖层次更为清晰，在贴近盆丛及血管神经束部位可适当向直肠系膜内分离，并不需要如肿瘤手术保证直肠系膜的完整性。在直肠前方游离时，分离平面可在邓氏筋膜后方，可更好的保留自主神经，减少术后排尿和性功能障碍的发生。②切口选择与标本取出：有部分专家选择耻骨上 Pfannenstiel 切口，主要考虑其切口隐蔽，术后较为美观，但笔者更倾向于选择脐下切口，优势在于此切口靠近肠系膜上血管根部，在需要进行系膜延长时操作方便。同时，经此处切口可进行小肠系膜长度测定。对于术中预计储袋肛管吻合无张力时，也可经预祥式造口处取出标本和制作储袋。既往文献认为，为保证储袋无张力，其顶端应达耻骨联合下 6cm，笔者根据经验认为 2～3cm 即可，原因可能是既往以手法储袋肛管吻合多见，其吻合平面往往位于齿线水平甚至更低，而近年来双吻合技术已经成为储袋肛管重建方式的主流，吻合位置一般更高。③储袋肛管吻合方式：有学者认为，剥除齿状线上方的直肠柱状黏膜从而保留直肠肠管，通过此方法来实现切除靶器官的同时保留远端括约肌功能。但该方法不仅手术操作难度较高，术后储袋瘘等并发症增加，且容易造成括约肌损伤和肛门排便失禁。美国克利夫兰医学中心研究指出，直肠黏膜剥除后更容易发生排便失禁和夜间污粪，由于黏膜切除术切除了肛管移行区，使得患者的排便感觉及对气体和粪便的鉴别能力削弱。而且，即使行黏膜切除，术后残留的少量黏膜岛亦同样可发生癌变等过程，隐藏于回肠储袋后方，不易发现和随访。故笔者均采用双吻合法进行储袋肛管吻合。

（四）急诊手术治疗

急性重症 UC 在经过较为严格的内科治疗无效（激素治疗症状不缓解，或者在拯救治疗后病情依然恶化）或者 UC 发生严重的并发症如穿孔、出血、合并 TM 时则需要急诊手术治疗。此时患者往往一般状况较差，生命体征不平稳，手术治疗的目的是抢救生命，控制病情恶化。故此时应本着损伤控制理论，采取简单有效的手术方式拯救生命，同时为后续确定性手术提供可能。由于急诊手术会增加储袋相关早期并发症，故急诊手术推荐采用三期手术的方式，即一期行结肠次全切 + 末端回肠造口术，这种术式切除了大部分病变结肠，术中应将封闭的结肠或直肠残端置于腹膜外，以减少盆腔脓肿的发生同时也有利于二期手术时盆腔的游离；二期手术则为切除残留的直肠，制作回肠储袋，并与肛管吻合，同时做回肠保护性造口；三期手术则行回肠造口还纳术。实行三期手术的优点在于每次手术时间短，创伤小，术后可将切除结肠组织行病理检查，从而进一步明确诊断。对于急诊手术患者，待症状逐渐消退，病情稳定、生命体征及一般状况改善后应选择择期根治性手术进行治疗。当前也有中心对急重症 UC 尝试改良二期手术（即首次手术行结肠次全切除、二期手术时行直肠切除、储袋肛管吻合，不做保护性造口）等。

（五）腹腔镜在 UC 外科治疗中的作用

腹腔镜手术是结直肠外科在过去 20 年取得的巨大进步。近年来，腹腔镜辅助的 IPAA 手术已逐渐成为 UC 外科治疗的主流术式，腹腔镜手术可减少切口感染和腹腔脓肿的形成，同时还可以缩短术后住院时间，减少腹腔粘连，从而可减少女性患者因此所导致的生育能力下降。但与开腹 IPAA 相比，其术后并发症的发生率以及再手术率等均无显著差异。目前腹腔镜 IPAA 手术指征与 IPAA 手术指征基本相同，只有在 TM 及穿孔等特殊情况下不推荐腹腔镜 IPAA，其余情况下均可选择腹腔镜手术。

（六）术后并发症及处理

目前 UC 的外科治疗中以 IPAA 手术治疗为主，故本部分着重探讨 IPAA 术后的并发症及其预防措施。UC 术后并发症根据发生的时间分为近期并发症和远期并发症，前者指术后 2 个月内的并发症，后者指术后 2 个月以后发生的并发症。

1. IPAA 术后近期并发症及处理　IPAA 术后近期并发症主要包括盆腔感染、储袋出血、储袋相关瘘和肠梗阻等，发生率可达 33.5%。近期并发症的发生与患者的术前一般状况、术者手术技巧和临床经验等多种因素相关，我国 UC 患者表现为术前营养状况普遍较差、急诊手术患者比例较高，发生并发症的几率较大，需要外科医生提高围术期患者管理水平和手术技能，尽量降低术后近期并发症。

（1）盆腔感染及储袋相关瘘：盆腔感染是 IPAA 术后早期最严重的并发症，发生率为 5%～19%，治疗不当可导致储袋失败，76% 的盆腔感染是由储袋相关瘘引发。瘘可以发生在储袋肛管吻合口、储袋体部、储袋顶端等位置，主要与手术技术、肠管缺血、吻合张力过大等因素相关。此外，营养不良、长期使用激素、贫血、低白蛋白血症也是储袋相关瘘的高危因素，对于存在上述危险因素的患者尽量避免行一期 IPAA 手术。盆腔感染及储袋相关瘘多表现为术后发热、骶前肛周疼痛、脓性排便、白细胞持续升高等，早期诊断及时治疗至关重要，可以避免发生储袋失败。对于病情稳定、无腹膜炎表现的患者，给予确切引流、静脉抗生素治疗。骶前脓肿患者可行麻醉下探查，经肛放置导管进行脓肿持续冲洗引流。对于瘘口较大且造口已还纳的患者，保守治疗无效或出现腹膜炎时须及时手术，冲洗引流脓腔，转流大便等。反复出现瘘的患者应警惕储袋克罗恩病的可能。

（2）储袋出血：储袋出血是 IPAA 术后早期常见的并发症，多数位于储袋构建切线处，出血量一般不大，术中根据肠壁厚度选择合适钉高，储袋后壁钉合线起始部缝合加固、储袋成型后温水灌注检查止血等措施可以降低术后储袋出血风险。储袋成型后，常规经肛放置储袋引流管。如术后出现储袋出血，可予冰生理盐水或 1∶150 000 肾上腺素溶液灌洗，同时监测生命体征及血红蛋白（HB）、血细胞比容（HCT）。多数患者经处理后出血逐渐停止，但持续性出血需要储袋镜探查止血。对于手术 7 天后的迟发型储袋出血，须排除储袋瘘及吻合口剥离，应及时进行储袋镜检查。

（3）小肠梗阻：IPAA 术后小肠梗阻是较常见的并发症，国外研究报道其发生率为 15%～44%，多数患者经保守治疗后好转，5%～20% 的患者需要再次手术治疗。笔者的研究团队亦发现，在加速康复外科的基础上对 UC 实行 IPAA 术，术后肠麻痹的发生率较普通结直肠肿瘤结肠切除有显著增高，术前患者出现低白蛋白血症、使用激素时间较长以及术前出现全身炎症反应综合征均是其可能的危险因素，故术前调控相关危险因素，同时在腹腔镜手术术中轻柔操作，避免肠管浆膜损伤，以及正确的造口肠管系膜方向，可减少肠梗阻的发生。保守治疗无效的肠梗阻患者需要手术治疗，手术时应注意保护储袋、避免盆腔感染等。

2. IPAA 术后远期并发症及处理　IPAA 术后远期并发症包括储袋炎、封套炎、储袋失败、储袋异型增生及癌变等。对于储袋炎和封套炎，通过适当药物治疗多可避免储袋失败。

（1）储袋炎：储袋炎是 IPAA 术后最常见的远期并发症，其发生率为 10%～50%，其实质是回肠储袋内的非特异性炎症，是影响术后生活质量和储袋功能的主要因素。临床症状主要有排便次数增多、稀水样便、腹部绞痛、里急后重及盆腔不适感，直肠出血、发热及肠外表现也可出现，但较少。储袋炎的病因和发病机制尚不完全清楚，可能是由于储袋内的菌群改变以及机体的免疫反应所导致。储袋炎的诊断目前常采用 Sandbom 提出的储袋炎疾病活动指数(pouchitis disease activity index,PDAI),评分 >7 分即可确诊。储袋炎按病程可分为急性(<4 周)和慢性(≥4 周);按发病频度分为偶发性(急性发作 1~2 次)、复发性(急性发作 3 次或以上)和持续性;按对抗生素的反应性分为抗生素敏感型、依赖型和耐药型。储袋炎主要采用药物治疗,大部分患者对甲硝唑及环丙沙星敏感。多数患者经 2 周的抗生素(环丙沙星 500mg,每日 2 次;或甲硝唑 250mg,每日 3 次)治疗后症状好转。同时有研究发现,连续两周应用环丙沙星 1g/d 与甲硝唑 20mg/(kg·d),比较后发现环丙沙星较甲硝唑疗效更好,副作用更小。在诱导急性储袋炎缓解方面,环丙沙星比甲硝唑更优。抗生素无效者可口服或局部使用布地奈德、美沙拉秦等。对于难治性储袋炎应排除 CMV 及 C.diff 相关储袋炎。各种治疗均无效后,才考虑手术切除储袋。

(2)封套炎:封套炎一般是指自齿状线至吻合口区域所发生的炎性反应,由于 UC 靶器官齿状线以上保留的柱状上皮切除不彻底所致。临床表现为肛周疼痛、里急后重、血便等。内镜及病理学检查可见封套部位存在炎症改变,且储袋及储袋上方回肠无或少有炎症改变。文献报道,在采用双吻合器行 IPAA 患者中,22% 可出现封套的炎症改变,但仅有 7.3% 的患者出现临床症状。封套炎的治疗与 UC 相同,美沙拉秦栓剂是一线用药,可明显改善患者临床症状、内镜及病理表现。对于美沙拉秦栓剂疗效不佳的患者,可考虑内镜下注射长效糖皮质激素或生物制剂。

(3)储袋失败:IPAA 术后因严重并发症或者储袋功能异常而改行永久性造口或储袋切除称为储袋失败。储袋失败在出现 IPAA 术后感染性并发症(如吻合口漏、盆腔脓肿、储袋阴道瘘等)的患者中发生率尤其高。盆腔感染会导致骨盆周围组织纤维化和储袋顺应性降低,增加储袋失败风险。出现上述并发症后须积极治疗,尽量避免出现储袋失败的结局。研究表明因储袋自身并发症所导致的储袋失败,切除储袋后可再次行储袋手术,且二次储袋功能良好、患者生活质量满意。

(4)储袋异型增生及癌变:IPAA 手术切除了 UC 病灶器官,去除结肠癌变的风险,但术后残留的直肠封套、肛管移行区以及回肠储袋仍有发生异型增生及癌变的远期风险。接受黏膜切除术的患者的,其肿瘤大多发生在回肠储袋黏膜,而器械吻合 IPAA 患者则多发生于肛管移行区。既往文献报道,IPAA 术后 5 年、10 年、15 年、20 年及 25 年的储袋异型增生发生率分别为 0.9%、1.3%、1.9%、4.2% 和 5.1%。对于术前发现直肠下 2/3 有异型增生或癌变的患者,建议采用直肠黏膜剥离基础上的手工吻合术式,对于合并结肠癌或直肠上 1/3 发现异型增生的患者仍可以采用双吻合器法吻合。对有严重绒毛萎缩的慢性储袋炎患者应增加内镜监测频率,发现储袋或肛管高级别异型增生的患者应考虑切除回肠储袋及肛管。

（七）术后管理

与其他结直肠外科疾病相似,UC 外科手术治疗的术后管理对手术效果及患者康复起着十分重要的作用。目前,UC 的外科治疗多采用 IPAA 术式,按照加速康复外科理念,IPAA 术后如无腹胀、造口有排出物即可进食水或流质食物,术后尽早下床活动。特别是对于具有血栓形成高危因素的患者,尽早下床活动可避免下肢 DVT 的形成,如有必要可予皮下注射低分子肝素预防。术后注意及时更换造口袋并进行造口知识宣教,使患者了解造口的日常护理及相关并发症,告知患者及其家属应当注意造口引流与排泄情况,从而早期发现可能存在的储袋出血等并发症。

出院后定期检查吻合口情况，并定期扩肛以避免出现储袋肛管吻合口狭窄。造口患者术后易出现脱水和电解质紊乱，表现为口干、尿色深、头痛、乏力等，须适当静脉补液并口服止泻药物（洛哌丁胺或复方地芬诺酯）减慢肠蠕动，减少不溶性膳食纤维和不易消化食物的摄入。术后 3 个月内禁止重体力劳动及剧烈运动。储袋成型后回肠保护性造口一般 8 周后还纳，还纳前必须行储袋造影检查排除瘘的可能，IPAA 术后及造口还纳后 3 个月内，需要随访患者的血常规、电解质、CRP、肾功能、白蛋白等。对于术前无结直肠异型增生和癌变史、无 PSC 的患者，如术后无不适症状，无须常规长期随访。但一旦出现储袋功能异常症状（如腹泻、里急后重、盆腔不适等），需要行储袋镜检查，排除储袋炎、储袋易激惹综合征、储袋 CD、储袋缺血、储袋 CMV 或 *C.diff* 感染等。

二、CD 的外科治疗

目前 CD 的治疗仍以药物为主，手术为辅。随着疾病的发展，临床上绝大多数 CD 患者最终都会出现消化道结构和功能的破坏，而不得不采用手术处理。但需要明确的是，手术切除无法根治 CD，绝大多数患者随着手术后时间的延长，无论是否使用药物或使用哪种药物，也无法杜绝疾病复发。因此，手术的目的主要是缓解临床症状，包括控制感染、解除梗阻、去除肠瘘、缓解腹痛、腹泻等消化道症状，从而进一步改善患者营养状况，提高生活质量。

同时，由于 CD 是阶段性跳跃性的病变，因此手术中没有必要把可见的所有病灶都一并切除，否则极易造成短肠综合征。手术的目的只是解决那些引起临床症状的病灶。而对那些如尚未引起临床症状的肠道狭窄，只要能够保证术后短期内不至于再次手术，可以暂不切除，而采用术后药物控制。再者如果病灶位于内镜可触及的范围，也可以在出现梗阻时通过内镜扩张来缓解症状。同时，多发狭窄也可以在术中采用狭窄成形术（Strictureplasty，SP），而不必一味地采用肠道切除。

由于 CD 手术并不是一劳永逸的，许多患者往往需要反复多次手术，因此手术方案必须考虑到 CD 复发时的再处理。而那些复杂的多脏器切除或重建手术，一旦疾病再次复发，再手术将面临巨大困难。因此，CD 手术应该越简单越好，只要能达到解除临床症状的目的即可。尤其是在患者全身状况差、合并手术风险因素时，一味地追求手术的完美往往会导致手术并发症的发生。对于合并手术风险因素的患者，手术前应该尽可能进行充分的术前准备，争取在消除风险因素的前提下再进行手术，以提高手术成功率和降低术后并发症的发生。即使紧急情况下进行急诊手术，也应该遵循损伤控制外科的原则来减小风险提高获益。

（一）手术适应证

虽然 CD 的主要治疗方式为内科药物治疗，但药物治疗不能代替外科治疗。由于 CD 慢性炎症的反复发作，可能会导致肠梗阻、穿孔、肠瘘、癌变、激素依赖或者药物治疗无效等情况，绝大多数患者最终仍然需要接受外科手术治疗。研究表明，CD 患者确诊后 1 年、5 年、10 年和 30 年的累计手术率分别为 16.6%、35.4%、53% 和 94.5%。因此，对于药物治疗无效又有手术指征的患者，推迟手术只会延缓康复，增加并发症的发生。

通过外科处理，常常可以达到缓解症状、改善病情、提高生活质量的目的，但术后较高的复发率和再手术率也需要提高警惕。因此，应尽量在做好术前准备、减少手术风险因素的前提下再手术。即使在时机不成熟时手术，也要遵循损伤控制外科理念，避免进行创伤较大的手术，以减少手术并发症的发生。手术方式上除考虑手术本身的安全性外，也要考虑到术后复发的预防。

中华医学会消化病学分会 IBD 学组 2018 年制定的《炎症性肠病诊断与治疗的共识意见》中指出，CD 外科治疗的手术适应证包括急性并发症、慢性并发症和药物治疗失败。其中，急性并发症包括肠梗阻、急性穿孔、内科治疗无效的大出血；慢性并发症包括腹腔脓肿、瘘管形成、肠外表现和癌变等；而药物治疗失败包括激素在内治疗无效的重度 CD 和内科治疗疗效不佳和（或）药物不良反应已严重影响生存者。

在实际临床上，CD 外科治疗适应证的选择是个相对复杂的问题，不能完全照搬教条，常常需要外科医师、内科医师、患者及其家属充分沟通后做出决定。特别是有些适应证，外科认为需要手术才能解决，内科却认为能通过药物解决。例如，对于难以控制的 CD，某些高水平内科专家可能通过非常规的药物能使病情得到控制；而有些难治性 CD，比如反复大剂量激素或免疫抑制剂冲击治疗、长期依靠激素才能控制症状者，往往合并了肠道狭窄、内瘘、巨大或穿透性的溃疡等，而这些情况早已是外科手术适应证，此时长期使用激素造成全身状况极度低下，手术风险就大大增加甚至会丧失手术时机。因此需要临床医师充分了解药物和手术治疗的适应证，内外协作，充分与患者及其家属沟通。

在治疗过程中，应始终明确 CD 无法通过手术治愈，外科治疗的目的是解除症状、预防复发，手术的目的是解除梗阻或肠瘘等并发症，术后再通过药物维持治疗。所以手术方式应尽量保守，关键在于如何以最小的风险和最大的把握达到缓解症状的目的，同时减少术后并发症的风险。

1. 出血　CD 患者的消化道出血分为隐匿性出血和大出血，CD 引起的致命性消化道出血发病率约 0.9%～2.5% 不等。对于消化道出血，首先要明确出血部位，判断上消化道出血还是下消化道出血，临床上可以放置鼻胃管，根据胃管引流液是否含有血性液体来判断出血部位和出血量。呕血或者胃管引出血性或咖啡样物提示出血部位在 Treitz 韧带以上；胃管吸出清亮胃液表明胃部无出血，但不能排除十二指肠出血的可能；如果胃管引出不含血的清亮胆汁，则可以肯定出血点在十二指肠以下。但临床上确定上消化道出血最有效、最可靠的方法仍是胃镜检查，不仅能够明确出血部位，还能够及时有效地进行止血治疗。在有条件的情况下，必要时可以行急诊胃镜检查。

对于 CD 下消化道出血，首选结肠镜检查，其阳性率可达到 76%。内镜可以通过药物注射、夹闭、套扎、电凝、氩气刀、激光烧灼等方法止血，对于局灶性出血的治疗效率良好。对于伴有严重结肠炎的 CD 患者，由于出血量较大，无法进行有效的肠道准备，有导致结肠穿孔的风险，需谨慎使用结肠镜检查；对于血流动力学不稳定或者怀疑小肠活动性出血的 CD 患者，应立即行肠系膜血管造影检查，确定出血部位，同时可以通过 DSA 行血管栓塞来阻止活动性出血，但需注意避免过度栓塞导致肠缺血，尤其是在血供较差的左半结肠；当面对弥散性出血或多发出血灶时，如果无法通过栓塞或手术止血，也可以经导管注射血管加压素等缩血管药，止血效果也可达 50%。如果上述方法仍不能有效止血，也可留置导管，方便术中造影明确出血部位，避免盲目切除。

对于血流动力学不稳定、经积极输血、保守治疗和上述措施仍无效的 CD 患者应急诊手术，在术中仔细探查肠管，通常病变最重的肠管就是出血部位。对于极少部分隐匿性出血而无法确定出血病变位置时，可借助术前钛夹标记、术中肠镜、DSA 检查等手段明确具体出血部位后，再行确定性的肠管切除。同时要根据患者的一般状况来决定行肠吻合术还是肠造口术。对于伴有重度结肠炎且出血的 CD 患者，应选择行病变结肠切除，近端肠管造口术。

2．穿孔　在 CD 患者中，小肠游离穿孔并不常见，通常也只发生在狭窄部位或狭窄近端。对于治疗不及时、营养不良、合并多种疾病或有全身性感染者，应避免行一期吻合术，最好切除病变肠管，行近端回肠造口术。有报道称，行单纯修补术和造口术的术后死亡率分别为 41% 和 4%。自发性结肠穿孔同样很少见，发生原因主要包括重度结肠炎、长期使用激素、行结肠镜检查等，此时最好选择结肠次全切除术。

3．梗阻　CD 患者合并肠梗阻时，多为慢性梗阻或不全性梗阻，一般通过纠正低白蛋白血症、纠正水电解质紊乱、PN 支持、放置小肠减压管、使用生长抑素甚至激素等非手术治疗，能使大部分患者的梗阻症状得到缓解。虽然多数患者最终仍需要手术处理，但一般急诊手术可能性较小。

在梗阻缓解后，应尽可能从 PN 转为 EN。待营养状况得到改善、充分减少手术风险因素后，择期行确定性的一期手术，在术中肠吻合时，也最好选择侧 - 侧吻合，这样能使吻合口更加宽大，延缓术后吻合口复发造成的再次梗阻，同时侧 - 侧吻合时吻合口血供也更好。

对于多发肠道狭窄的 CD 患者，如果狭窄分布较广，可暂时只处理造成梗阻的那部分肠管，未梗阻部分暂不处理，待术后进一步通过药物维持缓解。对于肠管局部的瘢痕狭窄，可考虑并优先选择行 SP。具体适应证为小肠广泛多处狭窄、既往广泛小肠切除大于 100cm、短肠综合征、十二指肠狭窄及术后近期复发伴肠梗阻。

4．重度结肠炎　在 CD 中重度结肠炎发病率为 4%～6%，可以导致 TM，有着较高的病死率。具体诊断标准为出现疾病危象，包括每日至少六次脓血便、全身炎症反应、贫血（Hb＜105g/L、ESR 升高（＞30mm/h）、发热（＞37.8℃）或心动过速（＞90 次 / 分）。此时，首要的治疗步骤是通过静脉补液、纠正水电解质紊乱和输血等手段维持内稳态。

对于疑似重度结肠炎的 CD 患者，应首先采用激素、免疫抑制剂和生物制剂等药物治疗，同时也可以使用广谱抗生素来减少透壁性炎症或微小穿孔导致脓毒症的可能。但抗胆碱能药物、止泻药物和麻醉药物会影响结肠动力，加重或掩盖症状，因此应避免使用。

对于重度结肠炎，在使用药物治疗后，要密切观察生命体征，在充分进行有效的复苏治疗后，若出现以下情况应急诊手术：游离穿孔、持续的结肠扩张、大量出血、腹膜炎和脓毒性休克等。没有上述情况时，也需要进行粪便常规检查和粪便培养，来排除肠道菌群紊乱和 C.diff 等致病菌感染的可能性。

在实施内科治疗后的 24～72 小时内，若症状无明显改善甚至加重，则应该尽早考虑手术治疗。在发生穿孔或脓毒症之前行有效的外科手术干预，能够有效地降低多器官功能衰竭的发生，降低术后死亡率。外科治疗重度或暴发性 CD 结肠炎最常采用的手术方式是结肠次全切除及末端回肠造口术。术中主要的难点在于结肠残端的处理，术后残端出血和残端瘘的发生率较高，常常导致盆腔脓肿等并发症，治疗难度较大。目前有研究推荐术中将结肠残端在长度足够并且无张力的情况下包埋于皮下脂肪内，这样若术后出现残端瘘，打开皮肤即可直接从皮肤漏出，避免盆腔脓肿的发生。若腹壁较薄不适合包埋于皮下脂肪时，也可以直接行结肠双腔造口。6 个月后，若患者恢复良好，营养状况良好，排除了黏膜病变和肛周病变时可以再行回结肠吻合术。

由于全结直肠切除、回肠造口术的创伤较大，术后出现盆腔出血、神经损伤等并发症和死亡率的风险都较高，而且由于 CD 患者容易复发，手术方式应尽可能保守。因此，这种手术方式较少使用。但对于那些直肠出血、直肠穿孔且一般状况良好的患者，必要时在充分交流沟通前提下，这种术式也可以作为一种选择。

5. 腹腔脓肿 腹腔脓肿常常发生于病程长、活动度高的 CD 患者。研究表明，它是术后并发症和术后复发的重要危险因素。腹腔脓肿的特点是腹部炎性包块，多由肠壁微小穿孔并逐渐被周围组织包裹所致。包块内可能是脓液、蜂窝织炎或两者混合。腹腔脓肿多发生于回盲部，并常常累及无病变的肠管，有研究称约 40% 合并瘘管，超过 1/4 的回盲部 CD 需要外科手术治疗。

腹腔脓肿的初步治疗包括广谱抗生素（尤其是抗厌氧菌药）及经 CT 或超声引导下脓肿穿刺引流。当体检即可触及炎性包块时，意味着药物治疗效果不佳。当脓肿大于 5cm 时，穿刺引流加抗生素治疗通常可以控制感染，减少肠外瘘。对于巨大肠祥间或系膜间或腹膜后脓肿，也可通过经皮穿刺引流加抗生素有效治愈。

尽管脓肿穿刺引流可以明显改善症状，但最终还是要接受手术处理。因此，应在控制感染、全身状况良好的情况下行一期手术治疗。如果穿刺引流不可行或不成功，引流之后效果不佳，则需开腹手术甚至行急诊手术引流，必要时切除相应病变肠管。

活动性 CD 合并腹腔脓肿时治疗比较困难，大量研究表明，围术期使用类固醇、免疫调节剂或生物制剂等免疫抑制剂，会增加术后腹腔感染的风险，但 IFX 的不良反应较小。对于自发性脓肿者，应在穿刺引流后尽快开始免疫抑制剂治疗，控制肠道活动性炎症，促进脓肿减少，防止脓肿复发。尽管如此，由于免疫抑制剂的影响，应在脓肿消失后再使用。而且对于腹腔脓肿或盆腔脓肿的 CD 患者，在使用免疫抑制剂时，也应同时使用抗生素治疗，以促进感染局限。

6. 肠瘘 研究表明，约 35% 的 CD 患者会出现瘘管，20% 合并肛周瘘管，5.5%～10.0% 出现内瘘，1.6%～5.6% 会发生肠道膀胱瘘，这些瘘管通常形成于回肠（64.0%），结肠（21.0%）和直肠（8.0%）。CD 肠切除术后的吻合口瘘和脓肿，60.0% 伴随回肠乙状结肠瘘。

（1）肠外瘘：CD 合并肠外瘘通常出现在腹部术后（>85%），也有部分自发性的肠外瘘（≤15%）。瘘口大部分位于小肠、结肠、胃和十二指肠等部分，是较为严重的 CD 并发症。肠外瘘常伴有腹腔感染、水电解质紊乱、腹壁感染等严重并发症，病情复杂。病死率在 5%～29%，外科治疗后病死率为 3%～3.5%。

对于相对少见的自发性 CD 肠外瘘，多发生于末端回肠或回盲部，且常常合并有小肠、乙状结肠等处的瘘管，此时首先行 CT 或 MRI 等影像学检查明确病变部位十分重要。

而对于手术后的肠瘘，往往伴有严重的腹腔感染。术后肠瘘通常发生在手术后 3～10 天内，初发时可表现为发热、心率增快、腹痛、腹肌紧张、肠道扩张并伴有血象改变，部分可经手术切口或引流管流出肠液。当高度怀疑肠瘘时，需及时行全腹部 CT 检查，而且为了明确腹腔内脓腔或感染灶情况，必要时可行口服造影剂增强等检查。

腹腔内感染或积聚的消化液可以通过超声或 CT 引导的方式进行穿刺引流。若距离手术切口较近，也可经原手术切口放置黎氏双套管等主动引流装置进行充分冲洗引流。经充分引流后，通常可使感染和炎症得到控制，经过 PN 联合生长抑素减少消化液分泌后，逐渐过渡到 EN，随着组织修复和营养状况的改善，部分患者肠瘘可以得到自愈。当感染灶无法进行穿刺引流或得不到有效控制时，在给予液体复苏、抗生素和必要的心肺支持后，应及时行手术治疗。此时由于腹腔感染较重，肠管通常水肿质脆，术中应采用大量温生理盐水冲洗腹腔，且尽快找到肠瘘部位，行瘘口外置肠造口术。在瘘口部位粘连严重无法分离的情况下，应遵循损伤控制外科的原则，在病变近端行单腔或双腔造口术来转流肠液。术后再进一步检测电解质、调节内稳态和纠正贫血等治疗。由于 CD 本身炎症反应较重，常常伴有额外消耗和营养风险，因此，营养治疗尤其重要，同时还要警惕再灌食综合征和过度喂养的风险。

明确瘘管解剖部位对临床确定 EN 方案至关重要，对于低位肠外瘘可利用瘘口以上的肠管实施 EN，而对于高位高流量（≥500mL/24h）的肠外瘘可将消化液收集并回输至瘘口以远的小肠，同时实施全 EN 支持。

在 CD 患者全身营养状况改善之后，可考虑手术。两次手术应至少间隔 3~6 个月，腹腔炎症和肠管间粘连才能充分消散。术前应尽量注意保护瘘口和皮肤，必要时可以采用负压封闭引流 VAC 来减少腹腔内容物的暴露，同时促进伤口生长。在排除感染、远端肠道梗阻、CD 疾病活动等手术禁忌证后，才可以考虑二次手术恢复肠道连续性。

总之，对于肠外瘘治疗的核心是，行脓肿穿刺引流或将被动引流改为主动引流，使用 EN 或其他药物诱导缓解、待病情稳定后再行确定性手术等处理。

（2）肠内瘘：肠内瘘可合并腹泻、发热、消瘦等临床症状，但有时缺乏特异性，很难明确诊断。对于怀疑内瘘的患者，可根据不同部位内瘘的特点，综合选择不同的检查方式，如腹部 CT、CTE、MRI、超声、全消化道钡餐、小肠气钡双重造影、SBE、小肠镜或结肠镜等检查。

MRI 和 CTE 在显示小肠脓肿、瘘管等病变时准确性较高，但在鉴别脓肿和扩张肠管方面，增强 CT 比 MRI 更加准确。在显示肠壁和肠腔内容物的改变上，小肠 CT 造影更加清晰，当发现增厚的肠壁存在肠管间瘘管形成时可提示内瘘。MRI 在显示两段或多段不连续的炎性肠管时，肠壁以某点为中心粘连纠集，像星芒状，称作星芒征，可提示肠管间有内瘘。

在超声中，内瘘表现为低回声管道，伴或不伴有高回声内容物。超声具有无辐射、无创伤、快捷方便的优点，但假阳性率较高，而且和医师的个人经验水平有很大关系，因此不如 CT 可靠。

经鼻插管至十二指肠或小肠，注入稀钡造影是十分准确的检查方法，能够直接显示肠管扩张、狭窄及内瘘的存在，而钡灌肠对了解结直肠与周围脏器之间的内瘘有一定价值，但往往内瘘较小，阳性率不高。口服小肠造影时，若见到造影剂进入膀胱或结肠，或在尿中见到钡剂时，可以证实内瘘存在。膀胱镜不一定能发现瘘管开口，但见到膀胱受累部位黏膜充血肿胀时，也具有诊断意义。而 CT 或 MRI 检查时也可发现膀胱壁增厚毛糙，内有气体等表现。

手术是治疗内瘘的最常用方法。由于 CD 患者往往存在营养不良、免疫功能异常和脏器功能异常等并发症，在保证效果的前提下，应尽可能选择微创治疗方法。对于全身状况差或病情复杂者，术中应采取损伤控制外科原则，充分联合应用手术、药物及营养支持等多种治疗手段。

一般术中应切除原发病灶，包括瘘管在内的病变肠管。如果瘘口肠管均有明显的炎症或瘢痕，应同时切除，这多见于小肠 - 小肠瘘；如果瘘口一侧为炎症或溃疡原发灶，而另一侧为原发灶侵袭所致，本身无病变或病变轻微，则应对无病变的一侧肠管或脏器实施修补，不必切除，常见于回肠 - 乙状结肠瘘或十二指肠 - 结肠瘘。对于回肠 - 直肠瘘或回肠 - 乙状结肠瘘，如果结直肠局部炎症明显或周围有脓肿，应在进行回肠病灶切除的同时行近端结肠转流性造口。胃 - 结肠瘘和十二指肠 - 结肠瘘通常由横结肠 CD 或回结肠吻合口 CD 复发所致，常采用结肠或回结肠吻合口切除，受累的胃可做楔形切除，也可将瘘口边缘修剪后做简单修补，而十二指肠瘘常做单纯修补。若缺损较大，则需行十二指肠空肠吻合术。为避免吻合口复发累及胃部或十二指肠，在术中应使吻合口尽量远离胃和十二指肠。

过去对 CD 合并肠道膀胱瘘或肠道尿路瘘的患者多采用病变肠管切除、膀胱或尿路破损修补术。但研究发现，膀胱修补其实并不必要。目前主张应遵守内瘘处理的一般原则，即"源器官切除、靶器官修补、吻合肠管、必要时加做近端改道手术"。如果膀胱瘘口较小，破损膀胱可不做修补；如果膀胱瘘口较大，局部感染较轻，可行一期修补，但不应将膀胱修补作为常规处理方法；如果局部感染较重，可行一期修补同时放置黎氏双套管行主动冲洗引流。无论是否行膀胱修补，均需要留置导尿管直至膀胱瘘症状消失且影像学证实瘘口闭合，留置导尿管平均时间约为 10 天。如果瘘管影响膀胱三角区，或存在肠道输尿管瘘，术后可发生尿路梗阻，应该放置输尿管导管。根据临床经验，不伴有外科并发症的单纯性回肠 - 膀胱瘘可以通过抗生素、AZA、IFX 及短期激素等诱导缓解，部分患者可以实现自愈。而伴有腹腔脓肿、出血、持续性尿路梗阻或感染、乙状结肠 - 膀胱瘘或回肠 - 乙状结肠膀胱瘘的患者则必须行手术治疗。

直肠 - 阴道瘘的手术方式取决于瘘管与肛门括约肌的解剖关系，低浅或肛门括约肌以下的瘘管可以切开引流或切除；穿透括约肌或在括约肌以上的瘘管多需要经以阴道或经腹处理。

近年来，保留直肠肛门的手术技术迅猛发展，出现了许多相对成熟的修补技术，包括经肛门和经阴道黏膜皮瓣推移术、皮肤皮瓣推移术、直肠狭窄切除术联合直肠黏膜袖套推移术等。推进式黏膜瓣能够保持黏膜的连续性，可用于所有穿透括约肌的瘘管。当 CD 发生在直肠或肛管时，肠壁炎症和纤维化明显，皮瓣分离困难，因此经阴道途径修补优于经直肠途径，经直肠行推进式黏膜皮瓣修补术只适用于直肠黏膜正常的患者。

对于直肠中上段的高位瘘管，需要经腹手术。一般采用三期手术，一期行近端结肠造口术，促进肠道炎症消退；二期将受累肠管切除，阴道瘘按层次修复；三期再行造口还纳术。另一种手术方式则是切除病变肠管并做近端转流性肠造口，引流阴道顶部，分开直肠阴道间隙，放置大网膜等健康组织将肠管和阴道隔开。对于回盲部 - 阴道内瘘，常切除病变肠管。对于严重的结直肠或肛管病变，如药物无效或受伤修补失败，应行全结肠直肠切除术。对于乙状结肠 - 阴道瘘，通常可通过切除病变肠管获得治愈。

无论何种方法，治疗的关键在于受累肠管的质量。活动性病变肠管一般应予以切除或旷置，非活动性病变或瘢痕化肠管可予以暂时关闭。消化道以外的膀胱或阴道等其他脏器不是 CD 原发部位，可予以暂时性关闭，待炎症消退后通过二期手术修复。

7. 肛周病变　肛周病变在 CD 患者中比较常见，且经常合并有结直肠病变，约占 14%～38%，而单纯的 CD 肛周病变仅占 5% 左右。约 80% 以上的肛周病变需要手术治疗，且 20%需要行直肠切除。CD 肛周病变与 CD 病情同步，其突出特点是活动期常合并感染。常见的 CD 肛周病变可表现为皮赘、痔、肛裂、溃疡、肛管直肠狭窄、肛周脓肿、肛瘘、直肠阴道瘘及恶性肿瘤等。此时应个体化治疗，手术治疗也应尽量避免在直肠有炎症的情况下进行，除非是进行脓肿挂线引流。

1998 年的 CD 维也纳分型是根据患者的年龄、表型、发病部位以及患病年龄等进行分型。而 2005 年的 CD 蒙特利尔分型则开始将肛周疾病加入其中，认为肛周病变是 CD 的一种单独表现形式。至今已有多种 CD 肛周病变的分型系统，但仍未得到一致认可。

　　根据病变部位与肛门外括约肌的关系，1976 年 Parks 等将肛瘘分为浅表型、括约肌间型、经括约肌型、括约肌上型和括约肌外型 5 种。但该分型并未考虑到和膀胱或阴道等其他器官的关系，因此有一定的局限性。2003 年美国胃肠病学将 CD 肛周病变分为单纯和复杂两类。单纯性肛瘘一般包括浅表型和低位括约肌间型，仅有一个瘘口，不伴有肛周脓肿、肛门狭窄或直肠炎，与膀胱或阴道等也无关联；复杂性肛瘘为经括约肌型、括约肌上型和括约肌外型等，有多处瘘口，伴有肛周脓肿、直肠狭窄、直肠阴道或膀胱瘘等病变。1995 年 Irvine 提出了评估 CD 肛周病变程度的标准，包括瘘口排出物性状、疼痛、性功能、肛周病变程度和脓肿的性状 5 类指标。

　　除体格检查外，内镜检查能够诊断直肠狭窄和结直肠病变。AGA 和 ECCO 推荐麻醉下肛门指诊（EUA）、肛周 MR 和 EUS 用于 CD 肛周病变的诊断。EUA 被认为是诊断肛瘘的金标准，准确率可达 90% 以上，并能够区分肛瘘和肛周脓肿，同时还能进行外科手术处理。但也有人认为麻醉状态下不能良好的辨认肛门括约肌。肛周 MR 的准确率可达 76%～100%，若结合 EUA 准确率可以更好。EUS 准确率在 56%～100%。EUA、EUS 和 MR 任意两者结合后准确率均可达 100%。相对而言，传统的窦道造影和腹部 CT 检查准确率较低，不超过 60%，而且窦道造影不能明确肛门内外括约肌和肛提肌等解剖关系，且可能带来窦道感染和不适，已经较少使用。CT 也仅在合并有盆腔脓肿的情况下使用。

　　皮赘主要是由淋巴回流受阻导致淋巴水肿所致。Crohn 教授在 1983 年就描述了包括肛周的大片皮赘、反复发作的肛周脓肿、复杂肛瘘和肛门狭窄等症状在内的 CD 肛周疾病。肛周皮赘主要有两种类型，一种宽大质硬，颜色发紫伴有疼痛感，这样的皮赘通常不建议切除，因为切除后愈合困难，且容易形成肛门狭窄，甚至最终需要行直肠切除术；另一种宽大扁平，俗称"象耳"状皮赘，这种可以切除，创面愈合相对安全。

　　痔在 CD 肛周病变中发生率较低，约为 7%，大部分没有症状，在并发腹泻时症状可加重。由于术后可能出现创面感染及肛门狭窄等并发症，CD 患者应尽量避免行痔手术。

　　CD 合并肛裂的患者中，约 12% 同时合并有创面较大的腔隙性肛管或直肠溃疡，溃疡边缘常水肿、不规则、潜行和分离。患者症状以肛周疼痛为主，同时也包括分泌物增多、瘙痒、出血和排便困难等。CD 肛裂患者首选使用硝酸甘油软膏等药物治疗，常可自愈。对于局部病变可采用创面清创和皮下注射类固醇的方法缓解疼痛，伴有疼痛的复发性肛裂可行肛门内括约肌侧切术。愈合不佳的肛裂往往包括肛周脓肿或肛瘘，部分伴有顽固性疼痛和大便失禁的患者甚至需要行直肠切除术。

　　CD 患者的肛门狭窄，可分为低位肛门狭窄或累及直肠各段的管状狭窄。症状主要表现为排便困难、里急后重和大便失禁等。但也有部分患者由于排泄稀便或糊状便，而使得症状不明显。有症状的肛管狭窄可采用扩肛术，主要在麻醉下轻柔地进行手指扩肛或球囊扩肛。在外科治疗前需首先明确是否存在直肠炎症，其次要明确狭窄的位置。单纯的不伴有肛周炎症的肛门狭窄，可在麻醉下行扩张术；不伴有结肠炎的直肠狭窄者，可行低位直肠前切除术、乙状结肠 - 肛管吻合术；伴有直肠炎的肛门直肠狭窄，并对药物不敏感者可行直肠切除和永久性结肠造口术。

肛周脓肿和肛瘘通常合并出现，脓肿患者常伴有剧烈疼痛，需要急诊手术干预。急性肛周脓肿者需在麻醉下仔细检查肛门直肠，并尽快行脓肿穿刺引流。穿刺部位应尽量靠近肛门，避免窦道过长，尽量使窦道简单，跨越最少的括约肌。在窦道形成后可行窦道切开术，但应避免反复切开，否则容易损伤括约肌，造成大便失禁。

肛瘘发病机制至今尚未明确。有理论认为是由深大的溃疡穿透形成，也有观点认为是由于腺体感染所致。如上所述，肛周瘘管可分为简单型和复杂型。无症状的单纯性肛瘘无需处理。有症状的单纯性肛瘘和复杂性肛瘘首选环丙沙星或甲硝唑等，并辅助 AZA 或 6-MP 维持治疗。存在活动性肠道 CD 时，必须积极治疗活动性 CD。

在治疗肛周活动期 CD 时，应首先明确是否合并感染。若合并感染，应采用非切割挂线的方法进行引流，不宜进行对肛周病变进行其他外科处理，以避免手术失败甚至肛门失禁。而且在引流的同时，应给予甲硝唑或环丙沙星治疗，及免疫抑制剂或生物制剂来诱导 CD 缓解。直肠黏膜推进术对大部分肛瘘患者效果较好，但对于伴有重度结肠炎的 CD 患者效果不佳。在合并活动性炎症时，尤其是伴有肛周脓肿时，只建议行脓肿挂线引流术。对于复杂的难治性 CD 肛周病变，可采用转流性造口旷置直肠。

8. 癌变　研究表明，CD 患者小肠、结肠和肠腔外发生相关肿瘤的几率分别为 28.4%、2.4% 和 1.27%，发生淋巴瘤的几率为 1.42%，且术后肠管吻合口发生恶变几率也较高。对于伴有 PSC 病史 8 年以上的 CD 患者，CRC 发生风险明显上升，应加大内镜复查力度。有研究表明，CD 结肠病变行部分结肠切除或结肠次全切除者，术后结肠癌变几率也较高，复发时可考虑行全结肠切除术。

因此，对于有癌变风险和高度怀疑肿瘤的 CD 患者，应定期复查血液学及影像学检查，最好积极行内镜活检明确诊断，必要时可放宽手术指征，进行手术探查、术中快速病理等明确病变性质。

（二）手术术式的选择

CD 是良性的终身性疾病，目前无论是通过药物或手术均无法治愈。CD 手术主要解决并发症，缓解临床症状，无症状的 CD 应避免手术。由于 CD 肠道特征性的肠系膜改变，术中 CD 的小肠病变常可通过对相应系膜的触诊来判断，肥厚肿胀的系膜和肠壁系膜缘的裂隙样溃疡是术中判断病变范围的重要依据。但由于炎性改变的肠系膜通常水肿充血，十分脆弱，操作中容易出血或撕裂，因此术中操作应格外小心。

根据病变肠管的处理方式，CD 手术方式可分为非切除手术和切除手术。非切除手术包括旁路手术（Bypass）和 SP 等。肠切除手术的吻合方式又包括侧 - 侧吻合、端 - 端吻合和端 - 侧吻合等。1987 年，Alenxander-Willias 提出了 CD 外科治疗的几条准则，"CD 不能通过外科手段治愈，外科医师只能解决 CD 并发症；外科手段治疗 CD 的关键是尽可能地保证安全；CD 患者术后不可避免地会复发和再次手术，因此要尽可能地保留肠管；只有出现并发症的肠管才需要切除；治疗狭窄型病变时，可考虑 SP 或内镜下扩张"。

1. 旁路手术　由于旁路手术并未切除病变肠管，仍有穿透和出血甚至癌变的可能，术后复发和再手术率较高，目前临床上已极少使用，仅在一些胃十二指肠 CD 等特殊情况下仍有价值。

2. 狭窄成形术（SP）　对于肠道多处狭窄者，使用 SP 扩张狭窄肠管能够最大限度地保留肠管。尽管有研究指出，单纯使用 SP 而不切除病变肠管，术后复发的可能性大，但其仍是目前治疗 CD 的主要手术方式之一。SP 的适应证主要包括以下几个方面：①小肠多处狭窄；②狭窄发生于既往小肠广泛切除（直径＞100cm）者；③症状为梗阻的复发 CD；④狭窄发生于短肠综合征患者；⑤非蜂窝织炎的纤维化狭窄。禁忌证为：①小肠游离或包裹穿孔；②蜂窝织炎；③内瘘或侵犯狭窄部位的肠外瘘；④较短的肠管内有多处狭窄；⑤狭窄部位距离预定切除的病变肠管较近；⑥低白蛋白血症；⑦疑似肿瘤的狭窄；⑧CD 结肠狭窄。但活动期 CD 并不是 SP 的禁忌证。2017 年 ECCO 发布的《CD 治疗共识》中指出，小肠 CD 或回结肠 CD 复发时使用 SP，其近期和远期疗效与肠切除术无明显差异。

根据肠管狭窄程度和部位不同，可综合选择不同的 SP。直径小于 10cm 的狭窄最好采用 Heineke-Mickulicz（H-M）方式。当狭窄直径在 10～20cm 时，可以使用 Finney 方式；当狭窄长度超过 20cm 时，最好采用顺蠕动的侧 - 侧吻合 SP。手术时沿系膜缘对侧切开肠管，必须超过病变 1～2cm，可借助触摸肠系膜来判断病变范围。对于怀疑肿瘤的病变，应术中行快速病理检测。对于复发风险较高的患者，可在肠系膜处用金属夹做好标记。除此之外还有双 H-M 术、H-M 结合 Finney 术、加宽的回结肠 SP 等非传统术式。但与传统相比，这些非传统术式并不能降低术后并发症。

3. 肠切除术　无论是选择开腹或腹腔镜，肠切除术的基本原则就是要在广泛松解肠粘连的前提下，保证无张力的吻合或造口。由于外科处理的 CD 患者通常伴有全身炎症反应，肠壁水肿、肠间粘连及内外瘘等，都会增加手术难度，再加上术前营养不良、长期使用激素等因素，均会增加术后吻合口瘘的发生。因此，CD 患者做肠吻合术时要遵循以下原则①肠管的血供要充足；②吻合口要处于无张力状态；③保证最大限度的通畅引流，两侧肠腔要尽量大小一致，必要时可放置肠内排列管引流减压。

研究表明，CD 肠切除时，切缘超过病变肠段 2cm 抑或是 12cm，对术后复发并无明显影响，因此一般认为切除范围超过病变肠段 2cm 即可。虽然有研究指出，CD 手术时的吻合方式对 CD 术后复发并无显著影响，但根据我们的临床经验，术中使用大口径对系膜缘的肠管侧 - 侧吻合术，且使用可吸收缝线包埋吻合口残端，能够降低术后 CD 复发风险。同时也有学者使用对系膜缘功能性端 - 端吻合的 Kono-S 吻合法也取得了较好的疗效。

CD 病变肠管的肠系膜表现为特征性的肠系膜肥厚，匍行并包裹肠壁，因此术中在离断肠系膜时常因系膜肥厚，而难以止血。此时传统的结扎方法常难以彻底止血，或损伤肠系膜血管而造成血肿，影响吻合口血供。有学者推荐使用高能量的 Ligasure 离断系膜后，用 2-0 可吸收缝线选择性缝扎血管主干，能减少系膜内血肿形成。而我们在临床工作中，使用超声刀结合传统的结扎方法离断系膜，然后用 4-0 可吸收缝线间断缝合系膜止血，效果良好。

4. 内镜下球囊扩张（EBD）　对于内镜能够通过的 CD 肠道局部狭窄（长度＜5cm），在不伴有腹腔感染等情况下，使用 EBD 能取得不错的效果。尤其是对于回结肠吻合术后吻合口狭窄的患者，能够有效推迟再手术时间。有研究表示，内镜下扩张术成功率能达到 80%，术后出现并发症的几率可控制在 1% 以下。尽管部分患者常常需要反复多次进行内镜下扩张，但约 2/3 的患者可避免外科手术。

内镜扩张的并发症主要有穿孔、腹腔感染、出血、腹痛等。影响内镜扩张成功的因素有很多，如术者的熟练程度、狭窄的长度、病变肠管有无溃疡或脓肿等。而是否吸烟、CRP 水平、疾病活动度和术后是否药物维持是影响术后复发的因素。

5. 腹腔镜手术　相比开腹手术，腹腔镜手术具有损伤小、疼痛轻、胃肠功能恢复快、术后住院时间短等优点。目前已有明确的循证医学证据表明，CD 腹腔镜手术具有术后恢复快、住院时间短、术后并发症降低等显著的近期优势，但对术后复发的风险并无显著影响，而且耗时较长。对于一些与 CD 难以鉴别的肠道淋巴瘤等，腹腔镜也可以作为诊断性探查使用，但腹腔镜手术中缺乏直接的接触感，对明确病变范围有一定困难。对于 CD 肠系膜挛缩肥厚、炎性包块、肠瘘和腹腔脓肿等也增加了操作困难。

早期研究一般认为，肠穿孔引起的弥散性腹膜炎、肠梗阻引起的肠袢扩张、合并凝血功能障碍等是腹腔镜手术禁忌证。但随着腔镜技术发展，使得腔镜手术的指征越来越宽泛。但由于复杂 CD 术前难以充分评估病情，一些伴有腹腔脓肿或瘘管、需要多处肠管切除的 CD 术中中转开腹和行造口术的可能性较大。研究表明，术前使用激素、肠内瘘等因素均是中转开腹的原因，但中转开腹的术后并发症和病死率相比直接开腹无明显差别。虽然肥胖患者中转开腹率更高，但腔镜手术时间和术后并发症并无明显差别。因此在选择腔镜时，在术前一定要充分利用影像学检查，由经验丰富的医师选择合适的患者，并充分沟通后才能最大的实现腔镜的优势。

目前腔镜手术的趋势是尽量减少穿刺孔数量、缩短取出标本和行肠管吻合所需的腹壁切口。因此单孔腹腔镜等技术在 CD 手术中也逐渐得到了良好应用。此外，全结肠切除术将标本从直肠取出或从腹壁 Trocar 孔取出并于该处行回肠造口术等手段均能缩短手术切口，但应按需选择。

（三）术前准备

CD 患者往往病情复杂，全身状况较差，而且常合并感染、腹腔脓肿等情况，因此术前准备非常重要。除了积极完善相关检查，排除手术禁忌，维持水电解质稳态等术前准备外，术前营养支持、激素的调整和抗生素的使用同样很重要。

1. 围术期营养支持治疗　CD 不但有营养物质的消化和吸收障碍，而且常处于高分解代谢状态，所以 CD 患者营养不良的患病率很高。研究表明，外科住院 CD 患者营养不良比例高达 86.7%，其中以蛋白质能量型营养不良居多，表现为消瘦和体重下降。

对于有手术指征的非急诊 CD 患者，应优先纠正营养不良，待营养状况改善后再行手术以降低手术风险。围术期营养治疗不仅能改善全身营养状况，也能在一定程度上诱导缓解，降低术后复发率。

2. 围术期激素的使用　激素是治疗 CD 的主要手段之一，它能迅速改善中到重度 CD 患者症状，但不能促进内镜下黏膜愈合。对于伴有狭窄或穿透性病变的复杂 CD，激素的治疗效果不佳。对于合并有瘘管或腹腔感染的 CD，使用激素反而会增加手术率和严重并发症的发生率。局部作用的激素如布地奈德，虽然不良反应较轻，但也会在一定程度上增加手术风险。术前使用激素、腹腔脓肿、肠瘘和营养不良是 CD 术后出现并发症的危险因素。根据第 3 版《ECCO 指南》，术前使用 20mg 以上的泼尼松超过 6 周，是手术后并发症的独立危险因素。因此，摆脱激素是术前需要重点考虑的问题。在使用激素诱导缓解后即应开始维持用药，症状缓解后逐步撤除激素，并进行维持治疗。但临床上具体停药多长时间尚无定论。

3. 围术期抗生素的使用　肠道菌群紊乱被认为是 CD 发病机制中的重要因素。CD 好发部位为末端回肠、回盲部和近端结肠，这也是菌群最多的部位。临床上行肠造口术后的患者，因其病变部位粪便得以转流，从而使得术后复发率降低。不少小鼠模型的基础研究也表示，肠道菌群在 CD 发生发展中起着重要作用。

目前临床上广泛使用的甲硝唑和环丙沙星,对于肠杆菌属和肠道厌氧菌有很强的抗菌作用,对肛周 CD 合并感染、结肠型 CD 或回结肠型活动期 CD 均有良好的效果。但由于 CD 治疗是长期过程,因此甲硝唑和环丙沙星的不良反应、耐药性和条件致病菌感染等问题限制了其使用,而且甲硝唑和环丙沙星虽然能够减轻症状,但诱导缓解作用不明显。因此,根据 2017 年《ECCO 指南》,目前仅推荐在合并感染性并发症、肠道细菌过度生长或肛周病变时使用抗生素。当活动性 CD 合并脓肿时,推荐穿刺引流的同时使用抗生素;当脓肿没有局限或仅为蜂窝织炎时,可使用抗生素促进感染局限;当脓肿合并梗阻时,也可使用上述治疗,待病情稳定后择期手术。

利福昔明是一种非氨基糖苷类抗生素,口服不易被肠道吸收,可用于肠道局部感染。它不易与其他药物相互作用,因此耐药性低,不易导致全身不良反应。有研究表明,使用利福昔明 800mg,每日 2 次,治疗 12 周,可诱导中度活动性 CD 缓解,这可能与其不仅具有灭菌,还能够抑制细菌与肠黏膜黏附,减少炎症因子释放。

除此之外,临床上对于 IFX 对 CD 术后并发症的影响仍有争议。一般认为,在术前 1 个月内使用生物制剂的 CD 患者,术后早期并发症和感染并发症均比普通患者高,因此要尽可能在使用 IFX1 个月后再手术。

(四)术后常见并发症及预防

CD 术后最常见的并发症为吻合口瘘和腹腔感染,二者统称为 IASCs(intra-abdominal septic complications),出现几率为 5%～20%。CD 术后发生 IASCs 的风险因素包括穿透性病变(腹腔脓肿或肠瘘等)、术前症状持续时间、疾病严重程度、近期体重丢失、低白蛋白血症、贫血及使用激素等。研究称,术后发生 IASCs 的 CD 患者的再手术率为 29%,远高于非并发症患者的 7%,同时术后病死率也较高。根据我们的临床经验,在 CD 缓解期行手术治疗,相比活动期术后,并发症发生率低,伤口愈合快,住院天数短,住院花费少,且术后早期内镜下复发率低。因此,需在术前充分了解影响 IASCs 的危险因素,尽量避免在活动期行一期肠切除吻合术,对术前的脓腔需行穿刺引流,通过 EN 或短期小剂量激素联合治疗,诱导缓解后再行手术治疗。

术后吻合口瘘引起的急性腹膜炎有较高的病死率,约在 20%～85%。在能够充分引流的情况下,可将被动引流更换为主动负压引流,保证通畅引流的情况下,经营养支持治疗后,部分患者的瘘管能够自愈。但对于无法充分引流的腹腔感染,应尽早二次手术,切除病变肠管,行近端肠管造口术,并彻底清洗腹腔感染,充分引流,否则会带来很多问题,如感染加剧导致多器官功能衰竭、肠道黏膜炎症较重增加再次手术的难度、肠系膜水肿使得操作困难,增加造口难度及术后造口旁瘘的发生。因此,这类患者二次手术越早,术后出现肠管残端瘘的几率越小,距离造口还纳的时间也越短。

(五)术后管理

目前无论是药物或手术都无法治愈 CD,因此 CD 术后不可避免地会出现复发。术后复发是指 CD 患者术后病情缓解后再次出现相应的临床症状以及内镜下的异常表现。2018 年我国《炎症性肠病诊断与治疗共识意见》将术后复发定义为手术切除后再次出现病理损害。将内镜下复发定义为在手术完全切除明显病变后,通过内镜发现肠道的新的病损,但患者尚无明显临床症状。临床复发定义为在手术完全切除明显病变后,CD 症状复发伴内镜下复发。

术后复发率因评价指标的不同有较大差异，主要包括临床表现、内镜表现、影像学及是否需要外科干预等。其中若以再次切除为指标，复发率最低；若以临床症状为指标，复发率居中；若以内镜表现为指标，复发率最高。有研究针对回盲部病变切除术后患者的随访显示，若不进行相关预防性治疗，内镜下 12 个月内镜复发率为 65%～90%，3 年内复发率为 80%～100%。若以临床症状为指标，则复发率为 20%～25%/ 年，因此临床一般以内镜表现作为 CD 术后病程监测的方法。内镜下复发往往早于临床复发，且内镜下复发常提示预后不良。同时经腹超声、CTE 或 MRE 及小肠 SBCE 等检查也有助于评估 CD 术后复发。

吻合口和回肠末端处的内镜下复发评估通常采用 Rutgeerts 评分。0 级：没有病损；1 级：≤5 个阿弗他溃疡；2 级：>5 个阿弗他溃疡，在各个病损之间仍有正常黏膜或节段性大病损或病损局限于回结肠吻合口处（≤1cm）；3 级：弥散性阿弗他回肠炎伴弥散性黏膜炎症；4 级：弥散性黏膜炎症并大溃疡、结节或狭窄。

目前研究认为，术后复发的高危因素主要包括吸烟、穿透性病变、肛周病变、既往肠道手术史、广泛小肠切除术等。此外发病年龄、家族史、肠吻合部位和吻合方式、手术时炎症指标和营养状况等也均能影响术后复发。

为预防 CD 术后复发，除了做好术前营养支持、围术期对症治疗、根据患者病变部位和行为选择个体化手术方案外，所有 CD 患者都必须严格戒烟，始终加强营养治疗。原则上所有 CD 术后患者都应该进行预防性治疗。2018 年我国的《炎症性肠病诊断与治疗共识意见》认为，对于有术后早期复发高危因素（如吸烟、多次手术、穿透性病变、肛周疾病）的患者应在术后 2 周就开始预防性治疗；术后半年、一年及以后要定期行结肠镜复查，根据内镜表现调整药物治疗。如果手术中已切除全部病灶，则应按缓解期 CD 使用 AZA、6-MP 等进行维持缓解；如果术中只切除了主要病灶，则需要按活动期 CD 继续进行诱导缓解治疗。目前对美沙拉秦的作用存在争议，不少研究指出其作用有限，与安慰剂类似，而 AZA、6-MP 效果良好，可降低 CD 术后复发风险。IFX 等生物制剂也有良好的作用，但使用时机尚无定论。此外，甲硝唑等抗生素虽然有效，但长期使用不良反应较大，较少使用。

为预防术后复发，应定期复查和随访，详细了解症状、体征、实验室检查和内镜检查结果，必要时行影像学检查，以便及时发现并确认 CD 是否复发。一旦确认复发，应立即按照活动期 CD 进行治疗，具体方案应根据患者疾病部位、活动度、并发症、有无肛周病变等综合考虑，联合内外科治疗。

（龚剑峰　王昆华　施承民）

参 考 文 献

1. Andersson, P. and J.D. Soderholm, Surgery in ulcerative colitis: indication and timing[J]. Dig Dis, 2009, 27(3): 335-340.

2. 吴开春，梁洁，冉志华，等. 炎症性肠病诊断与治疗的共识意见（2018 年·北京）[J]. 中国实用内科杂志，2018, 38(09): 796-813.

3. 朱维铭，炎症性肠病的营养支持治疗 [J]. 肠外与肠内营养，2011, 18(4): 193-195.

4. Cima R.R. Timing and indications for colectomy in chronic ulcerative colitis: Surgical consideration. Dig Dis, 2010, 28(3): 501-7.

5. Zittan E. Preoperative Anti-tumor Necrosis Factor Therapy in Patients with Ulcerative Colitis Is Not Associated

with an Increased Risk of Infectious and Noninfectious Complications After Ileal Pouch-anal Anastomosis[J]. Inflamm Bowel Dis，2016，22（10）：2442-2447.

6. 龚剑峰. 腹腔镜下全结直肠切除、回肠储袋肛管吻合术治疗溃疡性结肠炎 38 例临床疗效分析 [J]. 中国 实用外科杂志，2016，36（4）：425-429.

7. Lovegrove R.E. A comparison of hand-sewn versus stapled ileal pouch anal anastomosis（IPAA）following proctocolectomy：a meta-analysis of 4183 patients[J]. Ann Surg，2006，244（1）：18-26.

8. Dai X. Increased incidence of prolonged ileus after colectomy for inflammatory bowel diseases under ERAS protocol：a cohort analysis[J]. J Surg Res，2017，212：86-93.

9. Gao X，Yang RP，Chen MH，et al. Risk factors for surgery and postoperative recurrence：analysis of a south China cohort with Crohn's disease[J].Scand J Gastroenterol，2012，47（10）：1181-1191.

10. L. A. Feagins. Current strategies in the management of intra-abdominal abscesses in crohn's disease[J]. Clin. Gastroenterol. Hepatol，2011，9（10）：842-850.

11. G. R. Orangio. Enterocutaneous fistula：Medical and surgical management including patients with Crohn's disease[J]. Clin. Colon Rectal Surg，2010，（3）：169-175.

12. D. Azuara et al. Novel methylation panel for the early detection of neoplasia in high-risk ulcerative colitis and Crohn's colitis patients[J]. Inflamm. Bowel Dis，2013，19（1）：165-173.

13. 朱维铭. 克罗恩病的外科治疗时机及治疗方式选择 [J]. 中华胃肠外科杂志，2011，14（3）：162-164.

14. A. Atreja. Safety and efficacy of endoscopic dilation for primary and anastomotic Crohn's disease strictures[J]. J. Crohn's Colitis，2014，8（5）：392-400.

15. ZP Yang，L Hong，Q Wu，et al. Fan，Preoperative infliximab use and postoperative complications in Crohn's disease：a systematic review and meta-analysis[J]. Int. J. Surg，2014，12（3）：224-230.

16. Q Le. Surgical outcome of ileal pouch-anal anastomosis when used intentionally for well-defined Crohn's disease[J]. Inflamm. Bowel Dis，2013，19（1）：30-36.

17. A C Moss. Prevention of postoperative recurrence of Crohn's disease：what does the evidence support?[J]. Inflamm. Bowel Dis，2013，19（4）：856-859.

18. D. Sorrentino. State-of-the-art medical prevention of postoperative recurrence of Crohn's disease[J]. Nat. Rev. Gastroenterol. Hepatol，2013，10（7）：413-422.

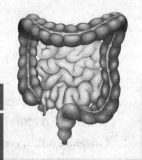

8

第八章　IBD 的特殊问题

阅读要点

1. IBD 的肠外表现及并发症　中国报道的 IBD 患者肠外表现和并发症发生率均明显低于西方国家，其中 UC 的肠外表现占 1.5%～13.7%，CD 的肠外表现占 11.1%～25%，UC 并发症的发生率为 0.6%～9.6%，CD 并发症的发生率为 26.0%～50.8%。CD 的肠外表现和并发症发生率及死亡率均较 UC 高。IBD 的肠外表现具有多器官、多系统、多表现形式的特点，可涉及皮肤、血管、关节、骨代谢、眼、肝、胆、胰、心、肺、血液系统等，IBD 患者还可出现各种并发症如 TM、癌变、肠道大出血、肠穿孔、肠梗阻、腹腔脓肿、瘘管形成等，这些肠外表现和并发症严重影响患者的生活质量和心理健康，甚至危及生命。

2. IBD 与生育　约 1/4 的 IBD 患者在诊断为 IBD 后面临首次生育问题。对于男性患者，急性炎症、营养不良、饮酒、吸烟、药物及手术都可能影响男性患者生育力，如结直肠切除回肠贮袋肛管吻合术，直肠切开手术可能与性功能障碍相关。在 IBD 相关用药中，柳氮磺吡啶会可逆性地降低男性生育力。对于女性患者，尽量控制病情处于缓解期后妊娠，避免自行停药，能够降低出现妊娠不良事件的风险。如果有活动性的肛周病变或者直肠病变的患者，经阴道分娩可能会加重肛周病变，建议实行剖宫产。除了MTX 及沙利度胺外，大多数治疗 IBD 的药物在妊娠期及哺乳期是安全的。

3. IBD 与癌变　IBD 相关性 CRC 是 IBD 患者最严重的并发症。IBD 患者发生 CRC 的危险因素包括病程、病变范围、发病时的年龄、CRC 家族史及 PSC。内镜检查及随访监测可发现 IBD 相关性异型增生及早期 CRC，降低发病率。对内镜下及组织病理学发现的异型增生及 CRC，可根据病变程度及范围选择内镜下完整切除后，定期随访监测或者行外科手术切除治疗。目前 5- 氨基水杨酸制剂等药物被证实对预防 IBD 癌变有效。

4. IBD 的机会性感染　IBD 患者为机会性感染的高危人群，感染包括病毒、细菌、真菌及寄生虫等。机会性感染的危险因素包括 IBD 的治疗药物（激素、免疫抑制剂及生物制剂）、年龄、并发症及营养不良等。早期诊治 IBD 合并的机会性感染，有利于患者的预后，治疗手段包括停用相关免疫抑制药物以及针对特定感染进行规范治疗等。

5. IBD 与疫苗接种　IBD 患者使用疫苗具有特殊性，如 IBD 患者正在应用免疫抑制剂治疗时，是禁止接种减毒活疫苗的。疫苗接种的时机以及病毒感染的处理，对 IBD 的治疗具有重要的临床意义。

6. CD 并肠道狭窄的诊疗　CD 患者最终有超过 1/3 患者出现肠道狭窄，肠道狭窄严重影响到患者的生活质量甚至威胁生命。CD 并肠道狭窄的诊断通过血清学、超声、CTE 或 MRE 及内镜，可以明确狭窄部位、长度、有无深大溃疡、瘘管等，其中鉴别狭窄类型（炎性狭窄和纤维性狭窄）是决定治疗方案的重点。在不同狭窄类型下，选择合适的治疗方案，以避免不必要的手术治疗，提高患者生活质量及预期寿命。

7. 儿童 IBD　近年来，IBD 在儿童中的发病率呈上升趋势，儿童 IBD 患者容易引发生长发育迟缓、青春期延迟等问题。与成人相比，儿童期 IBD 对生长发育和心理健康成长有特殊需求。治疗方面，目前主要有营养支持、药物、外科以及心理治疗等，治疗目标是减轻疾病症状、促进生长发育、改善生活质量和降低药物毒性，而理想的治疗目标是达到黏膜愈合。

8. 老年 IBD 患者的特殊诊治问题　老年 IBD 患者存在疾病表型、疾病进展、对药物治疗反应以及并发症和合并用药等诸多特殊问题。老年 UC 患者常易波及左侧结肠。在老年 CD 患者中，结肠 CD 更常见，疾病的严重程度较轻，肠瘘和肠管狭窄的发生率也较低。老年 CD 在确诊时有较高的手术风险，而成年 UC 和老年 UC 的手术风险无明显差异。与年轻患者相比，老年 IBD 的治疗更为复杂，如对疾病的耐受性差，常合并心、肾等器官疾病，甚至合并胃肠道外肿瘤，合并多种用药等情况，需权衡利弊，尽量做到控制疾病的同时，减少合并用药引起的不良事件。

9. IBD 患者的心理障碍　精神心理因素对 IBD 的发病起着至关重要的作用，有些患者在 IBD 出现前就已有心理障碍。脑 - 肠轴通过双向信息传递将胃肠道功能与中枢的认知和情感中心联系在一起。应激、焦虑、抑郁是导致胃肠道慢性炎性病变的一个病因学因素，主要表现为焦虑障碍、抑郁障碍、惊恐障碍、睡眠障碍、应激相关障碍、神经衰弱等。心理治疗是 IBD 传统疗法的重要补充。心理治疗主要包括药物治疗和心理疗法两大类。

10. IBD 激素治疗依赖及抵抗　国内外临床研究发现，有 15%～34% 的 IBD 患者存在激素抵抗，约 22% 的患者存在激素依赖。因此，难治性 IBD 的治疗仍然是临床上棘手的问题，治疗方案首先考虑使用嘌呤类似物，如 AZA 和 6-MP。若疗效欠佳，可考虑使用生物制剂及其他免疫抑制剂治疗，如 IFX、CsA 或他克莫司等，部分患者可采用药物联合治疗，手术治疗作为激素失败补救治疗的整体方案之一。此外，还有如 FMT 治疗等方法可尝试使用。

11. 免疫抑制剂及生物制剂的应用问题　对激素依赖或者抵抗的 IBD 患者常常需要使用免疫抑制剂进行治疗，但在临床工作中常常会遇见治疗无效或者复发的情况，原因可能与药物浓度不够、抗抗体的形成、继发感染及非炎症性病变等有关，可采取优化剂量、更换另一种抗肿瘤坏死因子或更换另一种类型的生物制剂以及联合免疫抑制剂进行治疗，手术也可作为一种备选方法。

12. 储袋炎及封套炎　储袋炎为 IPAA 术后最常见的并发症，是发生于回肠储袋的一种非特异性炎症，严重影响患者的手术效果及生活质量。严格术前风险评估，早期储袋内镜监测对于储袋炎发现及治疗具有重要作用。封套炎主要是指齿状线至吻合口区域所发生的炎性反应，目前被认为是残存的 UC。长期封套炎也可能导致黏膜不典型增生、恶变，IPAA 术后尤其出现封套炎患者需定期行内镜监测。

13. IBD 的肝胆胰损害　在 IBD 合并的肝胆胰损害中，PSC 是最特异的并发症。PSC-IBD 患者有独特的临床表现，包括全结肠炎、倒灌性回肠炎、直肠豁免等，10%～15% 的患者可能发展为 CRC。其他并发症包括：胆石症、非酒精性脂肪性肝病、药物相关性肝脏损害，特殊类型的胆管炎包括：小胆管 PSC、PSC/AIH 重叠综合征、IgG4 相关性胆管炎以及其他肝胆胰疾病包括原发性胆汁性胆管炎、门静脉血栓形成、肝淀粉样变、肉芽肿性肝炎、肝脓肿、胰腺炎。

第一节　IBD 的肠外表现及并发症

一、概述

IBD 的肠外表现和并发症使其临床表现错综复杂，这些表现可能在出现消化道症状之前就已显现。一般而言，IBD 的肠外表现多与 IBD 的活动性一致，可能与 IBD 共同的致病途径有关，因此主要以原发病治疗为主。而 IBD 并发症的发生常常跟疾病的慢性进展有关，诊断及治疗更为复杂，往往需要多学科的团队协作来进行综合性的诊治。下面，我们将详细介绍 IBD 的相关肠外表现及并发症的临床表现、诊断及治疗，以提高临床医师对 IBD 的认识，减少误诊及漏诊。

二、IBD 的肠外表现

IBD 的临床表现复杂多样，包括消化系统表现、全身表现和肠外表现。IBD 的肠外表现很常见，CD 多于 UC，以结肠型 CD 为甚。一种肠外表现的出现往往预示着多种肠外表现的到来，可累及多器官与多系统，对患者的生活质量和心理健康造成巨大影响，甚至威胁生命。

西方国家和亚洲国家 IBD 患者的肠外表现存在显著差异，文献报道不一，但总体上，亚洲国家的肠外表现发生率明显低于西方国家。美国白种人和中国 CD 患者的肠外表现相比，美国白人患者的 CD 肠外表现发生率更高（分别为 40% 和 20%），其中关节炎所占比重分别为 32% 和 4%，肛周脓肿分别为 19% 和 0，瘘管分别占 52% 和 0。

CD 患者的肠外表现发生率较 UC 患者高。国外的研究表明，CD 肠外表现发生率比 UC 更高（分别约为 36.6% 和 15.0%），关节病变在 CD 中更常见（22.4%），PSC 在 UC 中比 CD 更常见，皮肤病变在 UC 中为 3.8%，CD 中为 10.2%。我国报道的 IBD 患者肠外表现发生率较西方国家低，其中，UC 的肠外表现占 1.5%～13.7%，CD 的肠外表现占 11.1%～25%。

本书编者对云南省 IBD 的流行病学研究发现，UC 患者的肠外表现发生率为 9.0%，CD 患者有肠外表现的为 16.5%。总体上，CD 患者发生肠外表现的较 UC 多；在发生肠外表现的 UC 患者中，以骨关节病变者最多（3.6%），其次为皮肤病变（1.4%）和眼部病变（1.4%）；而发生肠外表现的 CD 患者中，口腔病变最多见（6.2%），其次为关节病变和皮肤病变（均为3.1%）。这与我国其他文献的报道是相似的，但低于西方国家。

（一）发病机制

IBD 肠外表现的机制尚不明确，目前存在诸多猜想，如遗传易感性，共有自身抗体和肠黏膜 T 淋巴细胞归巢等。

1. 遗传易感性　84% 的同卵双胞胎、70% 的亲子关系患者的肠外表现具有高度一致性，这可能与基因相关。肠外表现与基因的关系可能源于人类 6 号染色体上的主要组织相容性复合体。CD 中，具有 HLA-A2、HLA-DR1、HLA-DQw5 基因位点的患者更易发生肠外表现；而 UC 中，肠外表现则常与患者的 HLA-DRB1*0103、HLA-DRB*27、HLA-DRB*58 等基因有关。此外，HLA-B8、HLA-DR3 基因表达的 UC 患者比一般人群患 PSC 的风险高 10 倍。

2. 共有自身抗体　PSC 患者的血清和结肠组织中发现了抗结肠黏膜自身抗体，能与胆管上皮发生交叉反应。另外，结肠上皮蛋白和人类原肌球蛋白 5 除在结肠表达以外，还表达于胆道、皮肤、眼睛和关节，这些都是自身免疫常发的靶部位。在伴发肠外表现的 UC 患者体内能检测到 IgG1 特异性自身抗体。另外，IBD 患者中发生的自身免疫反应也受遗传因素的影响。

3. 肠黏膜 T 淋巴细胞归巢　肠黏膜 T 淋巴细胞归巢观点则认为，肠外器官表达的内皮细胞黏附分子——地址素，能特异性招募记忆性或效应性 T 淋巴细胞迁移至靶器官，触发免疫反应，引起免疫效应分子释放，导致靶器官损伤。例如地址素可募集记忆性或效应性 T 淋巴细胞迁移至肝脏，导致淋巴细胞浸润、增殖，引起细胞因子介导的过度的免疫应答，从而引起肝脏的损伤、炎症等。

（二）分类

IBD 的肠外表现按发生机制可分为三类。

第一类与 IBD 肠道炎症活动度直接相关，包括关节炎、口腔阿弗他溃疡、EN、坏疽性脓皮病、虹膜炎等。

第二类与 IBD 肠道炎症活动度相互独立，与自身免疫息息相关，包括强直性脊柱炎（ankylosing sporidylitis，AS）、PSC、原发性胆汁性胆管炎（primary biliary cholangitis，PBC）、干燥综合征、自身免疫性甲状腺疾病及葡萄膜炎等。

第三类与 IBD 肠道炎症活动度关系不明显，可能是代谢或解剖异常所致，包括血栓栓塞、贫血、骨病、生长发育迟缓、胆石症、脂肪肝等。

（三）常见的肠外表现

1. 皮肤表现　IBD 肠外表现普遍性与多样性并存，皮肤是较容易受累的器官，仅次于关节。CD、UC 的皮肤患病率分别为 24.3%、13.9%。IBD 相关性皮肤表现常与肠道炎症活动度相关，但也有少数独立于 IBD 疾病活动度之外。

IBD 相关性皮肤表现可分为五类：①特异性表现；②反应性表现；③其他表现；④营养和吸收不良继发表现；⑤药物治疗继发表现（表 8-1-1）。

IBD 相关性皮肤表现诊断主要依据病史和临床表现，并排外其他一切可能的皮肤疾病。皮肤病理活检有助于非典型病例的诊断。

（1）结节性红斑：是一种皮肤反应性表现，常与感染、结节病、风湿性疾病、IBD、药物、自身免疫性疾病、妊娠、恶性肿瘤相关。该病是 IBD 最常见的肠外皮肤表现，女性多发，CD 患者比 UC 患者多见。①临床表现：结节性红斑典型临床表现为隆起、触痛、红色或紫色的皮下结节，直径约 1～5cm。常累及四肢伸面，胫前多见。皮疹一般持续 3～6 周，具有自限性，可随 IBD 活动度的降低而逐渐好转，有时愈后会遗留色素沉着，无溃疡、瘢痕的形成。IBD 相关性结节性红斑与疾病活动度联系密切，可同时伴有其他肠外表现，如眼、关节等器

表 8-1-1　IBD 肠外皮肤表现的分类

IBD 肠外皮肤表现	

特异性表现
  ● 口面部 IBD
  ● 转移性 CD
反应性表现
  ● 结节性红斑
  ● 坏疽性脓皮病
  ● 增殖性化脓性口炎
  ● Sweet 综合征
  ● 皮肤结节性多动脉炎
	其他表现
	  ● 银屑病
	  ● 获得性大疱性表皮松解症
	  ● 大疱性类天疱疮
	  ● 化脓性汗腺炎
	  ● 线性 IgA 大疱病
	  ● Bowen 病
	  ● 继发性淀粉样变
	营养和吸收不良继发表现
	药物治疗继发表现

官的病变。②诊断：结节性红斑的诊断基于病史和临床表现。通常结节性红斑辨识度高，临床诊断明确，没有进一步活检的必要。③治疗：结节性红斑具有自限性，多以支持治疗为主，包括卧床休息及避免接触皮损区域等。结节性红斑的病程进展与 IBD 的疾病活动度密切相关，因此在进行药物治疗时也主要针对 IBD 本身，通常需要系统性地使用皮质类固醇。对于难治性、复发性的病例，免疫抑制剂（如秋水仙碱、氨苯砜、沙利度胺、AZA 及 MTX 等）与生物制剂（如抗 TNF-α 单抗）有明确的疗效。

（2）坏疽性脓皮病：坏疽性脓皮病是一种病因不明的特发性、溃疡性、非感染性、炎症性皮肤疾病，属于中性粒细胞皮肤病。该病不常见，但病情严重，UC 患者比 CD 患者多见，无性别差异。

坏疽性脓皮病与 IBD 之间的关系尚存在争议。一部分观点认为该病与 IBD 活动度呈正相关，另一部分观点认为该病与 IBD 活动度相互独立。①临床表现：坏疽性脓皮病最初表现为单发或多发的红色斑丘疹或脓疱，随着真皮的坏死将形成中心无菌性化脓性的深凹溃疡，边缘隆起，呈紫蓝色，直径约 2～20cm。该病可发生在包括生殖器在内的身体的任何部位，但以胫前和造口附近最为常见，疾病后期多继发二次感染。②诊断：坏疽性脓皮病的诊断基于病史和临床特征，并排外其他一切可能的皮肤疾病。该病常易出现误诊，活检不具有特异性，但可以为排外其他皮肤疾病提供依据，结果显示真皮层大量中性粒细胞浸润。③治疗：随着病程的进展，坏疽性脓皮病会表现出进行性恶化，因此治疗目标是控制炎症活动、促使皮肤缺损快速愈合。目前认为 IBD 相关性坏疽性脓皮病与非 IBD 患者坏疽性脓皮病的治疗效果一致。治疗过程中应避免外伤，并选择适当布料的衣物。临床治疗中，皮质类固醇和 CsA 是最常用的药物。一线治疗主要使用皮质类固醇，难治性患者可静脉使用他克莫司或 CsA。二线治疗药物包括氨苯砜、AZA、环磷酰胺、MTX、血浆置换等。抗 TNF-α 单抗药物疗效好、起效快，适用于激素治疗无效的患者。IFX 对 CD 患者的坏疽性脓皮病有效。最近的报道称 ADA 治疗坏疽性脓皮病也取得较好疗效。对于造瘘口周围的坏疽性脓皮病，关闭造瘘口有助于疾病治疗。

（3）Sweet 综合征：急性发热性嗜中性皮病，又称 Sweet 综合征，是一种少见的、病因不明的反应性皮肤疾病。最近，Sweet 综合征作为一种 IBD 肠外表现被重新认识，目前尚缺乏发病率和患病率的准确数据，但与结节性红斑和坏疽性脓皮病相比，发病较少。该病以

30～50岁为高发年龄,以女性、结肠受累、合并其他肠外表现的患者多见,CD患者比UC患者多见。

皮疹与IBD活动度之间可能存在紧密联系。①临床表现:IBD相关性Sweet综合征的典型表现为触痛、红色的炎性结节或丘疹,病变也可能表现为囊泡、大疱或脓疱,多发生在上肢、面部和颈部,可伴有发热症状,关节痛、头痛、乏力也时有发生。皮肤是IBD相关性Sweet综合征最早累及的器官,随着病情的发展,其他组织器官如肺、肌肉、关节、肝、肾、眼也会发生病变。②诊断:IBD相关性Sweet综合征的诊断依据病史及临床表现,并排外其他一切可能的皮肤疾病。实验室检查:①血细胞计数结果显示白细胞增多、嗜中性粒细胞增多;②CRP、血沉上升,活检可见弥散性嗜中性粒细胞浸润。组织病理学的主要特征是嗜中性粒细胞浸润于网状真皮层,真皮层水肿,同时伴有表皮层海绵状改变、囊泡形成。③治疗:系统性使用皮质类固醇治疗Sweet综合征有效。耐药或反复复发的患者应考虑联合使用免疫抑制剂、抗TNF-α单抗。

(4)生物制剂治疗诱发皮肤炎症:近年来,生物制剂如IFX、ADA、赛妥珠单抗(certoli-zumab,CTZ)等被越来越多的用于治疗IBD,极大地改善了IBD患者的生活质量,但生物制剂的安全问题同样不可忽视。接近22%使用生物制剂治疗的IBD患者出现皮肤表现。皮肤病变可见于使用任意种类生物制剂治疗的患者,女性更为多见。

生物制剂治疗诱发的皮肤炎症与IBD活动度并不相关。①临床表现:依据患者的皮肤症状、临床特征和相关危险因素,研究认为这些皮肤表现多是由生物制剂治疗引起的湿疹样和银屑病样病变。湿疹样病变可发生于任何部位,银屑病样病变多发生于头皮和肢体曲侧。这些皮肤反应常出现在生物制剂第一次皮下注射后24～48小时之内,通常表现为注射部位轻微的红肿和刺激引起的烧灼感或瘙痒感,更有甚者表现为瘀青、疼痛和肿胀。②诊断:诊断依据病史、临床表现及皮肤活检,并排外其他一切可能的皮肤疾病。③治疗:生物制剂诱发皮肤炎症的治疗需与皮肤科医师进行协商。大于40%的IBD患者在皮肤症状出现后停用了相关药物,但是否需要停药应根据下列因素进行评估:皮损的严重程度,受累面积,停药后IBD的恶化程度及是否存在其他的治疗方法,对患者生活质量的影响等。约25%的患者更换其他类型的生物制剂后皮肤症状消退。对于轻度皮肤损害患者,可考虑更换同类药物,甚至继续原药物治疗。

2.深静脉血栓(DVT) 1936年,Bargen医生等人报道了多例UC合并动静脉血栓的案例。在1 500名UC患者中,有18例患者发生致死性的动静脉血栓,除此以外,对非血栓死因的UC患者进行尸检,于腹腔静脉丛、肺、脾、肾等部位发现了微血栓。Bargen医生等人认为,血栓事件作为UC的并发症,尽管十分罕见,但由于可造成十分严重的后果,值得医师重视。IBD患者的静脉血栓风险为健康人的3倍,2014年加拿大胃肠病学会发布的《IBD患者深静脉血栓诊治共识》中正式指出,IBD患者血栓风险可升高至健康人的3倍,因此血栓预防应作为IBD患者治疗内容中不可忽视的环节。由于血栓包括静脉系统及动脉系统血栓,而二者在形成机制上有所不同,本部分主要围绕静脉血栓展开,动脉血栓的研究也会有所涉及。

(1)流行病学:DVT以双下肢深静脉多见,除此外可累及的静脉包括门静脉、肝静脉、下腔静脉、肾静脉、肠系膜静脉和颅内静脉等,其中双下肢DVT形成可继发PE。

IBD患者的DVT以及PE风险较健康人有所升高,年血栓发生率为9.81～45.6/10 000。

IBD 合并静脉血栓栓塞的死亡风险大大增加，在术后 IBD 患者中，合并静脉血栓栓塞的死亡风险是无静脉血栓栓塞患者的 2.5 倍。IBD 患者的血栓风险相较于健康人升高 2～3 倍，这一结果已经作为普遍接受的结论纳入了《IBD 患者 DVT 诊治的共识》中。同时，IBD 患者的疾病分型、性别、年龄均可能伴有不同程度增高的血栓风险，且不同部位的血栓其发生的风险也不尽相同。

（2）发病机制：Virchow 三联症描述了血栓形成的三个条件：高凝状态、内皮损伤及静脉淤血。在与 IBD 相关的具体临床情境中，炎症活动度、血小板增多、手术、吸烟、糖皮质激素使用、抗磷脂抗体阳性以及高同型半胱氨酸血症可促进血液的高凝状态形成；炎症、静脉置管可加重内皮损伤；脱水、制动会促进静脉淤血的形成。有研究发现，约 61% 的健康人存在至少一个血栓事件高危因素，而 IBD 患者则高达 93%。为何 IBD 患者的血栓风险会升高，目前尚无确切机制，但的确有许多研究发现 IBD 患者在凝血与抗凝两个相互平衡过程中的某些环节存在异常。IBD 合并血栓的病理生理机制至少涉及以下几类的一种：血小板功能异常、凝血功能亢进、抗凝功能削弱以及其他增加凝血的病理生理因素。

（3）辅助检查：IBD 患者血栓风险的筛查目前尚无统一的规范指南建议，2012 年美国胸科医师协会发布的《DVT 筛查指南》中提供了详尽的筛查流程，IBD 患者同样适用于这一套流程。

1）DVT 风险评级：患者的 DVT 风险评级对后续实验室或影像学检查方式的选用有一定的指导价值。对 DVT 风险进行结构化评级的工具较多，较常用、发展较成熟的是 Wells 评分。Wells 评分综合了症状、体征以及血栓危险因素多个维度，将个体 DVT 风险划分为低、中、高三个等级（表 8-1-2），各等级对应的血栓风险分别为 5%、17% 和 53%。

表 8-1-2　Wells 深静脉血栓评分

	Wells 评分
● 轻、重度瘫痪或近期骨折导致远端下肢石膏固定	（1分）
● 3 天以内卧床不起或 4 周以内经历大型手术	（1分）
● 沿深静脉走行的局部压痛	（1分）
● 全下肢水肿	（1分）
● 小腿较健侧（胫骨结节下端 10cm 测量）周径增加大于 3cm	（1分）
● 出现症状的下肢存在严重凹陷性水肿	（1分）
● 浅静脉侧支循环（非静脉曲张）	（1分）
● 深静脉血栓病史	（1分）
● 与下肢深静脉血栓相近或类似的诊断	（−2分）
● 6 个月内肿瘤诊治	（1分）

注：总分为各项之和。临床评价深静脉血栓可能性分级：低：≤0分，中：1～2分，高：≥3分

2）D- 二聚体：D- 二聚体是交联纤维蛋白的降解体，在急性静脉血栓的患者中通常是升高的，具有较高的灵敏度。但 D- 二聚体升高不具有特异性，在许多和血栓性疾病无关的情况下也可出现，例如肿瘤、高龄、感染、妊娠、手术、炎症状态等。由于其灵敏度较高，因此 D- 二聚体若未高出正常范围，则基本可排除静脉血栓的诊断。在多数住院、炎症活动期、手术患者中，D- 二聚体都是升高的，但因其特异性较低，因此阳性的 D- 二聚体筛查结果并不

能确诊静脉血栓，必须结合进一步的筛查试验。D- 二聚体的有效性还受试验本身假阳性率的影响。在多种 D- 二聚体的筛查试验中，ELISA 法测定的 D- 二聚体结果是灵敏度最高的，为 94%，而全血 D- 二聚体测定的灵敏度较弱，为 83%；但后者的特异性相对更高，为 71%，前者的特异性为 53%。

3）静脉超声：静脉超声是确诊 DVT 最常用的影像学检查。近端静脉加压超声检测中，加压下无法彻底压缩的静脉被认为是近端静脉血栓的诊断方式。若检出近端静脉血栓，则需要考虑治疗；若远端静脉血栓为阳性，由于其发展为 PE 的几率较低，可暂时不进行治疗，但远端静脉血栓可移行为近端血栓，因此在初次静脉血栓评估的 5～7 天后应重复血栓风险评估、D- 二聚体和静脉超声检查，综合近端和远端静脉的全下肢静脉超声可以更为彻底的筛查静脉血栓。若检查结果为阴性，则在短期内无需重复。

4）其他血液筛查：主要包括遗传性血栓形成倾向的筛查。多个研究发现，IBD 患者血栓形成倾向的发生率并不显著高于非 IBD 患者。就遗传性的促凝因素而言，IBD 与非 IBD 患者并无显著的检出差异，因此可以认为 IBD 患者中遗传性促凝障碍发生率极低，没有进行筛查的必要。

5）其他影像检查：CT 静脉造影可单独用于筛查 DVT，但临床中则多用于联合诊断 PE。MRI 静脉成像的使用率较低，但其价值与静脉超声相近。总体而言，CT 静脉造影和 MRI 静脉成像作为血栓诊断的使用，其有效性的证据级别较低，而发生肠系膜血栓的患者常出现腹痛等非特异性的临床表现，因此易误诊。尽管肠系膜血栓致死率较 PE 低，但可导致门脉高压、肠坏死而切除等事件，因此在腹痛的患者中使用 CT 等方式排查血栓性疾病也十分有必要。

血栓风险分级、D- 二聚体及静脉超声等几种筛查方法联合使用，可以相互提高各自的有效性。通常首先使用 Wells 等评分工具对患者的血栓风险进行评级，对低血栓风险的患者，首先推荐 D- 二聚体检测，其次为近端静脉超声，全双下肢静脉超声为最后选择；若 D- 二聚体为阴性，则无需进行任何检查，若为阳性，再首选近端静脉超声，其次选择远端或双下肢静脉超声；当患者血栓风险为中等时，D- 二聚体依然为首选，而近端静脉超声和双下肢静脉超声不再有优先顺序；对于高血栓风险的患者，推荐直接进行静脉超声检查，无需 D- 二聚体检测。若血栓风险评级未开展，那么在怀疑发生血栓的患者中首选近端静脉超声或全下肢静脉超声，D- 二聚体不作为首要推荐。若近端静脉超声阴性，则应 1 周后随访，接受第二次近端静脉超声或 D- 二聚体测试，或直接进行全下肢静脉超声。

简而言之，血栓筛查以血栓风险评级、D- 二聚体和深静脉超声为主要手段，其中血栓风险评级和 D- 二聚体是最主要的初步筛查手段，若 IBD 患者出现 D- 二聚体升高，则推荐进一步进行超声筛查下肢 DVT。

由于炎症等原因可导致 IBD 患者的 D- 二聚体非特异性升高，故其在血栓诊断中的价值有所降低。IBD 患者无症状性血栓发生率的高低并无定论，但超声并不能增加无症状性静脉血栓的检出率，因此虽然静脉超声作为 IBD 患者血栓常规筛查的地位十分重要，但其价值仍然有限，应根据症状、体征而进行临床评估，除外下肢深静脉等，应关注 IBD 患者中内脏静脉血栓的发生可能，在出现症状（如腹痛等）的患者中，腹部 CT 有助于确诊。

（4）治疗：血栓的治疗主要包括药物治疗、溶栓治疗、手术取栓及静脉滤器植入。具体可参考《中华医学会 DVT 形成的诊断和治疗指南》，本部分内容主要关注 IBD 患者合并血栓治疗时需要注意的事项。在确诊血栓的 IBD 患者中,由于血栓的发生可能与疾病活动性有关,也可能存在其他血栓相关因素,因此在不同的临床情况下,治疗的策略有所不同。

对于 IBD 缓解期发生的初次血栓事件,若不存在其他血栓危险因素,建议长期使用抗血栓治疗,定期随访评估,包括患者 IBD 控制情况、出血风险以及用药意愿等。在停止抗血栓治疗后,5 年复发率为 33%,血栓复发风险是非 IBD 患者的 2.5 倍,因此,持续抗血栓治疗很有必要。但需要指出的是,当血栓为孤立的远端下肢 DVT 时,由于其复发风险较低,因此推荐抗血栓治疗 3 个月即可。一些研究发现,约 25% 的 IBD 患者在发生血栓时存在至少一项危险因素,包括近期手术、创伤、口服激素、静脉置管等。与不存在血栓危险因素相比,存在与 IBD 无关的血栓危险因素时,血栓复发风险更低,推荐预防性抗血栓治疗至少 3 个月,且在危险因素解除后至少持续 1 个月抗血栓治疗,而不需要持续抗血栓治疗。类似地,IBD 活动期也可视作血栓的可逆危险因素,因此对于 IBD 活动期发生的初次血栓事件,推荐持续抗血栓治疗直至疾病达到临床缓解至少 3 个月。

上述策略对于有症状的内脏血栓(门静脉、肠系膜静脉、脾静脉血栓)同样适用。若患者为意外诊断的无症状性内脏血栓,不推荐抗血栓治疗;若血栓范围广或呈进展性,则应考虑抗血栓治疗。

IBD 患者的血栓风险增加,导致了由血栓事件导致的死亡风险增加。目前对 IBD 患者的血栓预防措施推荐仅限于部分高危患者,如住院、手术、疾病活动期等,而血栓预防由于其经济花费、操作不便等原因可能较难普遍开展。对于发生血栓的 IBD 患者,通常要求血栓治疗持续至少一段时间,而非在血栓症状缓解或检测不出后立刻停止。IBD 患者的血栓风险增加是一个既定的结论,目前针对 IBD 患者中血栓相关治疗、预防的临床证据较少,临床工作对血栓事件重视不足,因此在临床实践中,应结合现有循证医学证据和患者个案情况,增强对 IBD 患者中并发血栓事件的防范意识。

(5)预防:有研究发现,无症状性静脉血栓发生率是有症状性静脉血栓的 3 倍。由于血栓事件会提高 IBD 患者死亡风险,而抗血栓治疗可显著降低住院患者中静脉血栓的发生率,因此在血栓筛查阴性的 IBD 患者中实施预防性抗血栓治疗是有必要的。2014 年《加拿大 IBD 与静脉血栓防治共识意见》中提出,IBD 患者的血栓风险是健康人的 3 倍,住院期间的血栓绝对风险相对院外更高,中至重度疾病活动期是引发血栓的危险因素,处于疾病活动期的住院 IBD 患者血栓风险是非住院 IBD 患者的 6 倍。由此,加拿大胃肠病学会提出,应对 IBD 患者进行预防性抗血栓治疗。

1)住院患者:对未出现严重出血的中度至重度住院 IBD 患者,推荐预防性抗血栓治疗,可考虑选用的药物包括低分子肝素、低剂量普通肝素和磺达肝癸钠。本推荐中所指住院 IBD 患者还包括并非由于 IBD 病情控制需要而住院的患者。在 IBD 住院患者中,即使处于疾病缓解期,其血栓风险仍较非 IBD 的住院患者上升 1.7 倍;住院 IBD 患者,即使处于疾病缓解期,其血栓的绝对风险仍为疾病活动期非住院 IBD 患者的 3 倍。相较于疾病缓解期的院外 IBD 患者,这一风险差异可高达 20 倍。当 IBD 患者住院指征为确诊、非手术检查(如肠镜)时,可放宽抗血栓治疗的指征。

对于 IBD 患者预防性抗血栓治疗的一个担忧在于如何控制患者的出血风险。对于 IBD 病情相关的消化道出血,在不严重的情况下仍然推荐使用预防性抗血栓治疗。预防性抗血栓并没有显著引发或加重出血倾向的证据,可推荐消化道出血的住院 IBD 患者使用。当出现出血加重的可能时，则应更换为机械预防，并且当出血有所缓解时，应由机械预防改为继续药物抗血栓治疗。

由于青少年 IBD 患者（18 岁以下）的血栓发生率相较于成年患者低，因此若无既往静脉血栓病史，对于活动期住院的青少年 IBD 患者，不推荐使用预防性抗血栓治疗。

2）手术患者：在住院 IBD 患者中，经历腹部 / 盆腔手术的是药物预防性抗血栓治疗的重点对象。在手术患者中，IBD 患者血栓风险是非 IBD 患者的 2 倍，而在 IBD 患者中，UC 的手术相关血栓风险尤其高；肠道切除的 IBD 患者血栓风险是肿瘤患者的 7 倍，围术期 UC 患者的血栓发生率为 6%，CD 患者为 3%。在所有 IBD 患者中，若合并任意血栓高危因素如肿瘤、静脉血栓家族史等，则推荐在药物抗血栓治疗的基础上加用机械预防。对于手术的 IBD 患者，预防性抗血栓应持续至术后 4 周。除外肠道相关手术，接受剖宫产的 IBD 患者也推荐预防性抗血栓治疗。妊娠的 IBD 患者相较于其他妊娠妇女的血栓风险更高，在围生期的血栓风险可升高 3～8 倍。当妊娠合并 UC 疾病活动期，血栓风险可高达 25 倍。在美国，IBD 患者接受剖宫产的几率更高，这使得这一人群的血栓风险进一步上升。因此在剖宫产术后，除非出现产后出血，否则推荐抗血栓治疗持续至出院；若患者存在血栓病史，则抗血栓治疗应持续至术后 6 周。

3）院外预防：长期预防性抗血栓治疗尚无明确推荐，17%～66% 的血栓事件发生于院外，提示常规预防性抗血栓的人群或应延伸至特定院外患者。目前尚无充分证据支持对所有 IBD 患者进行常规院外预防性抗血栓治疗，但对存在静脉血栓既往史的患者，有研究发现疾病活动期是血栓复发的一个促进因素，在这一人群中预防性抗血栓治疗可将血栓复发风险降低 60% 且不会导致严重出血。因此，应考虑开展院外抗血栓治疗，特别是对处于 IBD 疾病活动期的患者而言，十分有帮助。但是由于花费较高，在院外预防性抗血栓治疗可能较难顺利进行。当 IBD 患者合并既往静脉血栓时存在手术等促进因素，其血栓的复发率较低，因此不推荐在院外抗血栓。与具有血栓既往史的患者不同的是，对无既往血栓病史的非住院 IBD 患者，虽然研究发现院外患者疾病活动期的血栓风险可升高 16 倍，但其基础发生率非常低，在这一部分患者中进行预防性抗血栓，可能导致医疗资源浪费。美国胸科医师协会的《深静脉血栓预防指南》中也指出，对于恶性肿瘤患者，若无其他血栓高危因素，在院外期间可不进行预防性抗血栓治疗。相较于恶性肿瘤患者，IBD 患者血栓风险更低，因此 IBD 患者若仅处于疾病活动期，而无其他血栓危险因素如住院、既往静脉血栓史等，则不需要常规预防性抗血栓治疗。

3. 关节病变　IBD 最常见的肠外表现是关节病变，包括外周关节病和轴向关节病，两者均属于脊柱关节病，发病率为 4%～23%。IBD 相关性外周关节病多见于 CD 女性患者，而 IBD 相关性轴向关节病在 CD 和 UC 中患病率相等，且没有性别差异。

（1）外周关节病：IBD 相关性外周关节病是一类炎症性关节病，患病率为 5%～20%，在 CD 和 UC 中分别为 10%～20%、5%～14%，在伴有结肠病变的 CD 患者中尤为常见。关节症状多同时或晚于肠道症状出现，也有早于肠道症状出现的病例。IBD 相关性外周关节病不同于银屑病性关节炎和其他炎症性关节炎，通常无关节的侵袭、破坏。

1）分型：根据临床表现和病程，可将 IBD 相关性外周关节病分为 I 型和 II 型。I 型：I 型 IBD 相关性外周关节病，也称少关节型 IBD 相关性外周关节病，是少关节（<5 个）、大关节病变型，多发生在下肢负重大关节。临床具有急性、非对称性、自限性的特点，病程一般不

超过 10 周，与肠道炎症活动相关。可合并结节性红斑和葡萄膜炎，与 HLA-B27、B35、DR103 相关。Ⅱ型：Ⅱ型 IBD 相关性外周关节病，也称多关节型 IBD 相关性外周关节病，是多关节（≥5 个）、小关节病变型，多发生在上肢。临床具有慢性、对称性、持续性的特点，病程可达数月至数年，与肠道炎症活动相互独立。可合并葡萄膜炎，与 HLA-B4 相关。

2）诊断：IBD 相关性外周关节病的诊断主要依据关节疼痛、肿胀的临床表现，并排外其他一切可能的关节病，如骨关节炎、类风湿关节炎、结缔组织相关性关节病等，也应警惕糖皮质激素相关骨坏死及英利昔相关性狼疮综合征等。

3）治疗：对于外周关节病，Ⅰ型强调 IBD 的基础治疗，即通过药物和手术积极控制 IBD 的疾病活动度。在 IBD 病情得到控制的 8～10 周后，关节症状也随之消失，并且无关节损害和畸变。Ⅱ型主张物理治疗和止痛治疗。药物治疗可选择短期使用非甾体抗炎制剂（NSAIDs）、柳氮磺吡啶、局部注射糖皮质激素治疗等。其中最特异的药物是柳氮磺吡啶，可用于持续性的外周关节病治疗。柳氮磺吡啶效果不佳的患者可考虑使用 MTX，系统性使用糖皮质激素可改善症状，重症患者可局部注射糖皮质激素。

（2）轴向关节病：IBD 相关性轴向关节病包括骶髂关节炎和强直性脊柱炎（ankylosing sporidylitis，AS）。

1）IBD 相关性骶髂关节炎：IBD 相关性骶髂关节炎在 CD、UC 的患病率分别为 16.2% 和 8.1%，临床表现为盆骨疼痛，活动加重。有数据显示，50% 的 CD 患者伴有无症状性骶髂关节炎。IBD 相关性骶髂关节炎的诊断基于临床表现，以及 MRI 和放射影像学。

2）IBD 相关性 AS：IBD 相关性 AS 在 CD、UC 的患病率分别为 6% 和 2%，该病多发于青年，男性多于女性，与 IBD 活动度相互独立。临床表现为炎性背痛（夜间痛、休息痛，活动减轻）、晨僵、脊柱弯曲受限，疾病后期出现胸部扩张受限，查体可见腰椎前凸消失。AS 诊断的金标准是 MRI，可见典型的"竹节样脊柱"。

3）治疗：轴向关节病的治疗强调强化物理治疗及使用 NSAIDs。物理治疗包括深呼吸、脊柱运动、游泳等，可有效保持脊柱的灵活性并防止脊柱畸变。骶髂关节炎通常无症状，以物理治疗为主。NSAIDs 的用药过程中应权衡有效性与安全性的相关问题，尽量避免长期使用。对 NSAIDs 不耐受或耐药的 AS 患者，抗 TNF-α 单抗是首选治疗药物。IFX 和 ADA 治疗 AS 的有效性和安全性已被很多研究证实。柳氮磺吡啶、MTX、AZA 治疗效果有限。

4. 骨代谢异常　骨质疏松是一种以骨密度减少、骨微结构破坏及骨脆性增加为特征的骨病。IBD 患者患代谢性骨病的几率较健康人群大大增加，20%～50% 的 IBD 患者同时伴有骨密度减少和骨质疏松。骨密度减少是慢性炎症性疾病的典型表现之一，除 IBD 以外，还可见于风湿性关节炎、银屑病、AS、SLE、多发性硬化、寻常型天疱疮等。骨质疏松与免疫系统的激活，急、慢性炎症的类别密切相关。

（1）病因：IBD 相关性代谢性骨病的发生是系统炎症作用于骨骼、维生素 D 吸收不良、糖皮质激素过度使用的综合效应。致病危险因素还包括广泛性小肠病变或小肠切除、年龄、吸烟、缺乏锻炼和营养不良。同时，骨质疏松会导致骨折等不良事件的发生，因此应重视骨质疏松患者并及时予以治疗。

1）炎症：骨代谢异常受到多种因素的影响，其中，炎症的作用最为重要。在初发型且未使用糖皮质激素治疗的 IBD 患者中检测到了患者的骨密度降低。机体在炎症刺激下会产生大量与骨质吸收增加、骨质形成减少有关的细胞因子，如骨保护蛋白、核因子 NF-κB 受体活化因子配体（RANKL）/ 核因子 NF-κB 受体活化因子（RANK）。OPG/RANKL/RANK 是破骨细胞生物学和骨代谢的关键调节因子，在破骨细胞生成、活化、发育、激活、成熟过程中起着决定性作用。另外还有多种促炎细胞因子参与破骨细胞的激活，如 IL-1、IL-6、IL-11、IL-15、IL-17、TNF-α。

2）吸烟：多年以来，吸烟都被认为是导致骨密度降低和骨折的危险因素。尽管已经有很多学说解释了吸烟者与非吸烟者在骨密度含量方面的差异，但吸烟与骨质疏松之间的关系尚未完全明确。吸烟的量和持续时间都是吸烟影响骨骼的变量。吸烟与维生素 D 的减少有关。同时，吸烟能影响胃肠道对钙的吸收。

3）糖皮质激素：糖皮质激素广泛应用于抗感染治疗，如风湿性关节炎、SLE、哮喘和 IBD。糖皮质激素暴露是药物引发代谢性骨病最常见的病因，超过 50% 的患者在确诊后的 5 年间都暴露于糖皮质激素系统性治疗。糖皮质激素系统性治疗是 IBD 患者发生骨密度降低和骨质疏松的危险因素，甚至可使 IBD 患者发生代谢性骨病的几率上升 2 倍。

糖皮质激素暴露打破了成骨细胞与破骨细胞在骨代谢方面的动态平衡。糖皮质激素暴露作用于骨代谢的一个重要机制是导致成骨细胞功能障碍。糖皮质激素能抑制干细胞向成骨细胞分化，同时诱导成骨细胞凋亡，减少骨基质的分泌和新生骨的形成。

糖皮质激素还能减少肠道对钙的吸收、抑制肾脏对钙的重吸收，间接刺激甲状旁腺激素的增加，这些变化能进一步增加破骨细胞的数量、刺激骨的再吸收。

糖皮质激素暴露导致骨折的相关危险因素定义如下：①年龄大于 65 岁；②糖皮质激素剂量累积；③骨质疏松家族史；④低钙摄入；⑤女性；⑥低体重；⑦低骨密度。

4）维生素 D：维生素 D 通过与维生素 D 受体结合发挥生物学效应。许多组织细胞和免疫细胞均表达维生素 D 受体，这些细胞含有一种能将维生素 D 转化为其活性代谢产物的酶。因此，维生素 D 能通过抑制树突状细胞的成熟来影响固有免疫，以及通过减少 IFN-γ、IL-17 和 IL-21 来影响适应性免疫。

维生素 D 缺乏在 IBD 患者中很常见。导致维生素 D 缺乏的病因包括低日照、维生素 D 摄入不足、缺乏锻炼以及一些全身性疾病。维生素 D 缺乏能使钙减少，继发甲状旁腺功能亢进，刺激破骨细胞生成，增加骨的再吸收，导致骨质疏松。

（2）临床表现：IBD 相关性代谢性骨病的典型临床表现是疼痛、脊柱变形和易发生骨折。但病变早期，许多患者常无明显的自觉症状，多数在骨折发生后经 X 线或骨密度检查才发现骨质疏松的存在。

（3）诊断：IBD 相关性代谢性骨病的诊断依据病史、临床表现、影像学检查和骨密度测定。骨密度测定在骨质疏松诊断中意义重大，双能 X 线吸收法的测定值是目前全世界公认的诊断骨质疏松症的金标准。T 值 =（测定值 - 同性别同种族正常成人骨峰值）/ 正常成人骨密度标准差，当患者 T 值 <-2.5 时诊断成立。《美国胃肠病学会指南》推荐将双能 X 线吸收法用于满足下列条件之一的 IBD 患者：①既往有脊椎骨折的病史；②绝经后妇女；③大于 50 岁的男性；④长期使用糖皮质激素治疗；⑤性功能减退。腹部 CT 也有助于腰椎骨密度的准确测量。

（4）治疗：IBD 相关性代谢性骨病的治疗包括钙剂、维生素 D、磷酸盐、雌激素及其类似物、甲状旁腺素、日照等。

1）钙剂与维生素 D：正在使用糖皮质激素治疗或有骨密度减少的患者应当每天补充

500～1 000mg 的钙剂和 800～1 000IU 的维生素 D,从而改善低骨密度状态。

2）磷酸盐:二磷酸盐能增加 IBD 患者的骨密度,骨折患者需要使用二磷酸盐治疗。在绝经后妇女、激素治疗引起的骨质疏松患者中,二磷酸盐具有明确的预防骨折的作用,但在年轻的、绝经前期的患者中,预防骨折作用还未被证实。

3）雌激素及其类似物:雌激素替代疗法在绝经后妇女患者中有明显的副作用,但适用于睾丸激素降低的男性患者。

4）其他:等张收缩训练和戒烟对 IBD 相关性代谢性骨病患者的治疗和预防有效。

5. 眼部病变 IBD 患者中,眼部疾病发病率约为 4%～12%,在 CD 中比 UC 中多见,一般发生在 IBD 确诊后,继发于治疗或肠道疾病本身,多伴有其他肠外表现,如关节病变。前葡萄膜炎和表层巩膜炎是 IBD 患者最常见的眼部疾病。巩膜炎、中葡萄膜炎、后葡萄膜炎较少,发病率不足 1%,但若不及时治疗将会导致永久性的视觉损伤,预后差。

（1）IBD 相关性眼部疾病分型:IBD 相关性眼部疾病分为原发型、继发型、偶发型。

1）原发型眼部疾病:表现为活动性炎症反应,肠道炎症活动的好转与眼部疾病的缓解有关。最常见的原发型眼部疾病包括急性、慢性前葡萄膜炎,表层巩膜炎和巩膜炎。较罕见的原发型眼部疾病包括边缘性角膜炎、中葡萄膜炎、视网膜炎、脉络膜炎、视神经炎和视网膜血管炎。

2）继发型疾病:大多继发于原发型眼部疾病或由 IBD 治疗引发。

3）偶发型眼部疾病:与 IBD 的关系并不十分确定,但研究发现其在 IBD 患者中的发病率高于普通人群,如结膜炎。

（2）IBD 相关性眼部疾病举例

1）表层巩膜炎:是一种巩膜和结膜的炎症性疾病,在 IBD 患者中的发病率为 29%,可发生于眼单侧或双侧,女性多见,病情进展与肠道炎症活动密切相关。临床表现为巩膜、结膜无痛性充血,伴有瘙痒、灼热感,偶见球结膜水肿或眼睑水肿,无视力受损,抗感染治疗后症状能得到缓解。表层巩膜的血管在去氧肾上腺素的作用下会收缩变白,据此与巩膜炎进行鉴别。（注:2.5% 的去氧肾上腺素仅能使结膜血管收缩变白,而 10% 的去氧肾上腺素能使结膜血管和表层巩膜血管均收缩变白）

2）巩膜炎:一种慢性、痛性、潜在致盲性的炎症性疾病,在 IBD 患者中的发病率为 18%,其特征是组织的水肿和炎细胞的浸润,分为前巩膜炎和后巩膜炎。①前巩膜炎:典型表现为剧烈疼痛、触痛以及特征性的青紫色病灶。巩膜血管在去氧肾上腺素的作用下不会收缩变白。反复发作的前巩膜炎会使巩膜变薄,极少数情况下甚至穿孔。②后巩膜炎:表现出不同程度的疼痛、视网膜脉络膜褶皱、睫状体脉络膜积液、闭角型青光眼、渗出性视网膜脱离。眼部超声能显示弥散性增厚的脉络膜和巩膜,以及特异性的"T"形征象代表眼筋膜囊渗出液形成的无回声区。荧光素血管造影可揭示渗出性视网膜脱离形成的点状区域。③葡萄膜炎:分为前葡萄膜炎、中葡萄膜炎以及后葡萄膜炎和全葡萄膜炎。前葡萄膜炎是一种慢性、非肉芽肿性炎,常累及双眼,炎症主要在前房,HLA-B27 阳性的 IBD 患者更易患葡萄膜炎,尤其是累及单眼的急性前葡萄膜炎,而 HLA-B27 阴性的 IBD 患者更易患累及双眼的慢性前葡萄膜炎;中葡萄膜炎的炎症主要在玻璃体,在 IBD 患者中的发病率为 10%;后葡萄膜炎的炎症主要在视网膜和脉络膜,在 IBD 患者中很罕见,均呈现出由脉络膜炎向球后视神经炎发展的特点。葡萄膜炎病情进展与肠道炎症活动相互独立,在 IBD 患者中的发病率为 5%～10%。临床表现为眼睛疼痛、视力模糊、畏光以及头痛。诊断方面，肉眼检查时，葡萄膜炎与表层巩膜炎看上去十分相似，但如果葡萄膜炎未及时使用糖皮质激素治疗，会导致失明。裂隙灯检查有助于葡萄膜炎的诊断，并鉴别前、后葡萄膜炎。

（3）IBD 相关性眼部疾病治疗：治疗的基本原则是积极治疗原发病，控制 IBD 疾病活动度。症状严重的患者可局部、眼周或系统性使用糖皮质激素治疗。糖皮质激素无效或不耐受时，可改用免疫抑制剂或抗 TNF-α 单抗行系统性治疗。出现白内障等病症时，手术治疗更为有效。

6. 心脏疾病 心脏疾病发生的病因包括肥胖、2 型糖尿病、遗传、环境、饮食和生活方式等。除此之外，炎症在心脏疾病的发病过程中发挥着重要作用，例如动脉粥样硬化性心脏病。机体长时间处于炎症状态下会导致：①血小板聚集和内皮功能障碍，促进了动脉粥样硬化和心血管疾病的发展。②IBD 患者凝血系统功能下调，当动脉粥样硬化斑块破裂时，斑块暴露于血液中，继而血栓形成，导致急性冠脉综合征。③IBD 患者肠道黏膜受损，一些肠道微生物及其产物能进入血液循环，通过激活免疫细胞和内皮细胞引起全身反应。

（1）IBD 与动脉改变：IBD 患者的颈动脉、股动脉和肌肉动脉硬度增加。IBD 患者血液中炎症介质增多，如 IL-1 和 TNF-α，增强了白细胞向血管内渗透的能力，引发血管平滑肌细胞表型的改变，释放基质金属蛋白酶分解弹性蛋白和胶原蛋白，生产血管硬化片段，甚至在慢性炎症条件下，血管平滑肌细胞表型的改变使成骨细胞标记物表达，导致磷酸盐的吸收、磷灰石的产生、内钙离子的含量增加，最终血管弹性降低。相关远期研究还证实了抗TNF-α 抗体能改善 IBD 患者的动脉硬度。

另外，IBD 患者中前体内皮细胞数量显著减少，凋亡前体内皮细胞数量显著增加。内皮功能障碍的原因之一是血管平滑肌细胞增生及其导致的胶原蛋白的生成增多，应将 IBD 患者的内皮功能作为一项检测指标。抗 TNF-α 抗体用于 CD 患者被发现能改善内皮功能，但在 UC 患者中未观察到明显效果。

（2）IBD 与心血管疾病：IBD 患者发生心血管疾病的风险高于一般人群。在去除潜在混杂因素（如性别、年龄、高血压、糖尿病）后，发现 IBD 与急性心肌梗死的发生关联密切。IBD 患者患心脏疾病风险上升，女性风险相对更高。需要指出的是，虽然在 IBD 的影响下心脏疾病患病率有所上升，但 IBD 患者心脏病相关死亡率却无明显改变。

IBD 状态下，全身炎症细胞因子水平升高能引起内皮依赖性动脉扩张，从而促进动脉粥样硬化进程。事实上，动脉粥样硬化越来越被认为是一种全身慢性炎症性疾病，而这一病理过程还伴随动脉壁多种免疫细胞的浸润。CRP 是预测心血管疾病的主要标志之一，IBD 患者中能检测到 CRP 水平上升。其他细胞因子如 TNF-α、VEGF、IL-6 也有一定促进患者心血管疾病的作用。

（3）肠道微生态与 IBD 相关性心脏疾病：除了内源性炎症介质以外，最近肠道微生态在 IBD 相关性心脏疾病发病机制中发挥的作用，引起了研究者们的广泛关注。IBD 患者肠道黏膜屏障的受损能促进肠道微生物代谢产物的迁移，如脂多糖，因此 IBD 患者中检测到的 LPS 水平上升与疾病活动度有关。LPS 在可以诱导炎症细胞因子前体的表达，导致血管内皮的损伤和泡沫细胞的形成，加速动脉硬化的进程。

炎症细胞中 Toll 样受体高表达，如 TLR2 和 TLR4，这些分子参与调节由 LPS 或其他毒性代谢产物触发的损伤性信号通路。同时，在动脉粥样硬化斑块中能检测到高浓度的 TLR2

和 TLR4，IBD 患者单核细胞 TLR2 表达量比一般人群高。分离 IBD 患者的单核细胞发现，TLR2 受体激动剂能导致 TNF-α 的生成和释放增加。TLR4 多态性与 IBD 有关，但仍需继续深入研究来证实。除此之外，还观察到 IBD 患者的血同型半胱氨酸水平大大提升，而同型半胱氨酸能诱发氧化应激，导致内皮功能障碍，是粥样斑块形成的一个主要危险因素。

（4）治疗：对于 IBD 相关性心脏疾病患者，需要积极治疗 IBD，控制疾病活动度，并请心血管专家会诊，根据明确的方案进行。

7. 肺部表现　支气管 - 肺疾病在 IBD 肠外表现中很少见，缺乏相关患病数据。呼吸系统的任何部位都可能发生 IBD 肠外表现，其中以大气道最为多见。20%～50% 的 IBD 患者有潜在性间质性肺疾病。即使没有呼吸道症状，IBD 患者肺功能检查通常显示异常，包括支气管高反应性、通气障碍、呼吸道分泌物淋巴球增多，以及组织学、影像学异常。有报道称 IBD 与慢性阻塞性肺疾病有关。IBD 相关性肺部疾病见表 8-1-3。

表 8-1-3　IBD 相关性肺部疾病

部位	病理	临床表现	检查
喉、声门、气管	炎症狭窄	喘鸣、声嘶、咳嗽	支气管镜、活检
支气管	慢性支气管炎（包括非特异性炎、肉芽肿性炎）、支气管扩张	咳嗽、咳痰	支气管镜、活检、高分辨率 CT
细支气管	肉芽肿性炎	呼吸困难、咳嗽、支气管黏液、喘息	支气管镜、活检、高分辨率 CT
肺间质	普通型间质性肺炎、机化性肺炎、淋巴细胞间质性肺炎、脱屑性间质性肺炎、嗜酸细胞性间质性肺炎、肉芽肿性间质性肺疾病	呼吸困难、发热、急性呼吸衰竭、胸痛	高分辨率 CT、肺活检

感染或药物使用（如氨基水杨酸类、MTX、巯嘌呤类、生物制剂）都会导致实质性肺疾病。不应忽视正在使用激素、免疫抑制剂或生物制剂治疗的 IBD 患者出现的呼吸道症状，这往往是严重性机会性感染的开始。

（1）药物诱发性肺疾病：IBD 患者中最常见的肺部疾病是药物诱发性肺疾病，多数由 5- 氨基水杨酸或 MTX 引起。5- 氨基水杨酸可诱发多种类型的间质性肺疾病，临床表现包括呼吸困难、发热、胸痛及咳嗽，约二分之一的患者，可在外周血中发现嗜酸性粒细胞升高；MTX 可诱发严重的过敏性肺炎和肺纤维化；抗 TNF 制剂可引起肉芽肿性炎和结节病。

（2）支气管 - 肺疾病：IBD 相关性支气管 - 肺疾病具有诸多临床表现，大多数患者首先出现肺部症状。

1）气道疾病：气道最容易发生炎症，包括声门以下至小气道的任何部位，以支气管炎最常见。气道炎症与消化道炎症相似。持续的气道炎症会导致气道狭窄、不可逆的气道损伤，继发慢性支气管炎、支气管扩张、闭塞性细支气管炎等，以上疾病常出现在结肠手术以后。

2）肺间质疾病：肺间质的结构错综复杂，使得间质性肺疾病易于发生。肉芽肿性间质性肺疾病可见于 CD 患者中，类似实性结节。关于 CD 伴随结节病的文献报道很多，表明两者之间存在一定的关联，这或许与两者共享易感基因有关。此外，亦常有其他类型肺间质疾病发生于 IBD 患者，包括非特异性间质性肺炎、普通型间质性肺炎、机化性肺炎、淋巴细胞间质性肺炎、脱屑性间质性肺炎、嗜酸细胞性间质性肺炎以及过敏性间质性肺炎。大多数 IBD 患者肺间质疾病的进程与肠道炎症活动度或其他肠外表现相平行，最常见的是机化性肺炎，多继发于其他炎症性疾病，如风湿性关节炎。间质性肺疾病的诊断依赖于临床表现、高分辨率 CT、支气管肺泡灌洗，乃至肺活检。

（3）治疗：IBD 相关性肺部疾病的治疗与疾病表现形式有关，但一般情况下，使用糖皮质激素治疗均对其有效，包括局部雾化和系统性用药。感染、化脓发生时，需要联合使用抗生素。

8. 贫血 贫血是 IBD 最常见的并发症之一，在 CD 和 UC 患者中的发病率分别为 20.5% 和 23.6%。贫血在 IBD 患者的治疗管理中常被忽视，很大程度上增加了患者的入院频率，降低了患者的生活质量，如身体健康、心理状态、认知功能的受损。

（1）发病机制：骨髓是一个充满活力的造血器官，每秒能产生 $(2 \sim 3) \times 10^6$ 个红细胞。红细胞携带血红蛋白，生存周期为 75~150 天。肾脏分泌促红细胞生成素，调节红细胞的水平和活性。当红细胞的生成与破坏不相匹配时，导致了贫血的发生。

贫血在 IBD 中的发病机制很复杂，是多因素作用的结果，缺铁是最主要的病因，其他原因还包括维生素 B_{12} 和叶酸的缺乏、促炎细胞因子的作用、溶血、药物治疗及其副作用（如骨髓抑制）。

IBD 相关性贫血的发生同时与疾病活动度有关，肠道炎症活动可能触发血液流失和慢性贫血。

（2）分类：IBD 相关性贫血常见缺铁性贫血（iron deficiency anemia，IDA）和慢性病贫血（anemia of chronic disease，ACD），以及巨幼细胞性贫血、溶血性贫血等。

（3）临床表现：IBD 相关性贫血临床表现为乏力、头痛、晕厥、气促、心悸。既往认为只有当血红蛋白低于正常值时才会出现明显症状，但一些慢性贫血患者可能因自身适应低血红蛋白血症而无症状出现。

（4）诊断

1）定义：贫血是一种常见的临床症状，其特点为人体外周血红细胞容量减少并低于正常范围下限，临床上常以血红蛋白浓度表示贫血的严重程度，见表 8-1-4。

表 8-1-4 贫血阈值※

人群	血红蛋白		血细胞比容
	[g/dl]	[mmol/dl]	[%]
半岁~5 岁儿童	11.0	6.83	33
5 岁~11 岁儿童	11.5	7.14	34
12 岁~13 岁儿童	12.0	7.45	36
非妊娠期女性	12.0	7.45	36
妊娠期女性	11.0	6.83	33
男性	13.0	8.07	39

※注：以上数值来源于世界卫生组织定义的贫血标准

2）实验室检查：IBD 相关性贫血的实验室检查包括全血细胞计数、血清铁、C- 反应蛋白。缓解期或轻、中度患者，每 6~12 个月检查一次；活动期患者则需至少每 3 个月检查一次。巨幼细胞性贫血患者至少每年检查一次血清维生素 B_{12} 和叶酸水平。

IBD 相关性贫血不仅仅只是生化指标的异常，还是 IBD 严重的并发症，需重视其早期诊断、治疗和预防。

（5）IDA：铁是合成红细胞的重要原料，也是维持生长发育、细胞功能的许多酶的活性成分，当铁丢失量大于铁摄入量时，处于负平衡状态。

1）发病机制：正常情况下，人体每日铁丢失量为 1～2mg，可以通过正常饮食补充。厌食在 IBD 患者中很常见，这会影响人体从食物中获取铁元素。同时，肠道慢性失血丢失的铁也远超过食物摄入的铁。CD 中，当病变累及十二指肠和空肠上段时，铁的吸收也将受到影响。CD 中以铁吸收率下降为主，而 UC 中以肠道黏膜溃疡出血丢失铁为主。

2）诊断：IBD 相关性 IDA 的诊断依赖于疾病炎症程度的划分。当患者缺乏疾病活动期的临床、内镜、生化证据时，IBD 相关性 IDA 的诊断标准为血清铁小于 30μg/L；当患者具有疾病活动期的表现时，血清铁大于 100μg/L 也仍需考虑 IBD 相关性 IDA 的可能。

（6）ACD：IBD 相关性 ACD 是住院患者最常见的贫血类型。

1）发病机制：IBD 相关性 ACD 通常与慢性感染、免疫介导的慢性炎症、恶性肿瘤有关。免疫细胞因子 TNF-α、IFN-γ 和急性时相蛋白可能参与 ACD 发病过程。

传统的 ACD 包括了所有由慢性疾病导致的贫血。既往的观点认为，炎症同时对 EPO 以及骨髓的红细胞生成具有抑制效应，但近年来发现炎症还能影响铁代谢。处于炎症疾病活动期患者体内的多种细胞因子可上调肝脏产生铁调素的过程，从而通过减少铁蛋白来抑制铁从巨噬细胞向网织红细胞的转运，继而降低转铁蛋白饱和度，抑制铁向红细胞的运输，造成机体功能性缺铁的状态，使红细胞生成减少。炎症细胞因子能减少 EPO 的产生，抑制红细胞生成。铁调素的增加能减少十二指肠对铁的吸收。综合以上机制导致 ACD 的发生，同时伴发功能性缺铁，这在肿瘤、IBD、风湿性疾病以及其他疾病中都比较常见。功能性缺铁是指一种铁储备量正常或增加、巨噬细胞铁转运减少、血浆转铁蛋白饱和度下降、骨髓铁生物利用度受限的状态，能导致红细胞生成减少。

2）诊断：IBD 相关性 ACD 的诊断标准：①患者具有疾病炎症活动期的临床或生化证据；②血清铁大于 100μg/L 且转铁蛋白饱和度小于 20%。当血清铁水平位于 30～100μg/L 之间，可认为患者同时患有 IDA 和 ACD。

（7）治疗

1）积极治疗原发病：IBD 相关性贫血的发生、发展与 IBD 本身密切相关，治疗原则是针对原发病本身进行基础治疗。

2）补铁：IBD 相关性贫血的治疗以补充铁剂为主，治疗目标是使血清铁恢复到 50μg/L 或使血红蛋白达到正常水平，并继续补铁治疗 4 周以补充铁储存量，即转铁蛋白饱和度 >30%。

口服补铁：口服铁剂种类多，如硫酸亚铁、葡萄糖酸亚铁、富马酸亚铁、右旋糖酐铁等。口服铁剂一般为 Fe^{2+} 或 Fe^{3+} 化合物，价格便宜，但无注射铁剂迅速、有效。铁在十二指肠处的每日最大限度吸收量为 10～20mg，大剂量口服铁剂的临床疗效存在疑问。小剂量口服铁剂，如以 10～15mg/d 的剂量治疗 IBD 相关性贫血，有明确疗效。为使血清铁恢复到 50μg/L，需要持续治疗 5 个月。由于铁的吸收率低（超过 90% 的铁摄入不易被吸收），口服补铁常发生胃肠道不良反应，如恶心、腹泻、胃糜烂、肠道铁质沉着症等。

静脉补铁：静脉补铁较口服补铁迅速、有效、安全，不良反应发生率低，因此得到广泛使用，包括右旋糖酐铁、蔗糖铁、葡萄糖酸铁、纳米氧化铁等。静脉补铁适应证如下：①铁缺乏患者不能耐受或口服补铁反应迟钝；②严重贫血患者（血红蛋白水平 <10g/dl）；③IBD 处于活动期。

其他：在 IBD 相关性贫血的治疗过程中，必要时可使用红细胞生成素、生物素甚至输血治疗。

9. 肝胆胰损害　详见本章第十三节 IBD 的肝胆胰损害。

三、IBD 的并发症

除了以上可能出现的肠外表现外，IBD 患者还可能出现各种并发症。并发症的出现常常意味着病情复杂，早期诊断、早期治疗肠道并发症对疾病的转归至关重要，而且需要 IBD 专科医师、胃肠外科医师和痔瘘科医师等多学科团队的密切协助。

关于 IBD 的并发症，美国的一项基于人群的队列研究示，CD 患者的狭窄和穿孔并发症发生率在病程 90 天、1 年、5 年和 20 年分别为 18.6%、22%、33.7% 和 50.8%，在有并发症的患者中，有 76.6% 于 6 个月内行手术治疗。英国的一项研究显示，约 27% 的 CD 患者在诊断时有狭窄或穿孔的并发症。大多数亚洲的研究均提示，亚洲国家的 IBD 患者病变程度更轻，并发症发生率和手术率均较西方国家低。如马来西亚一项全国范围的研究，UC 的临床过程比西方国家侵袭性小，并发症发生率较低，并发巨结肠的占 2.5%，大出血的占 8.5%，这与亚洲其他国家是一致的。

我国对 IBD 患者的大部分研究结果表明，我国 IBD 患者的肠外表现和并发症发生率均明显低于西方国家。Wang 等综合了大部分国内对 IBD 的研究得出，UC 并发症的发生率约为 0.6%~9.6%，CD 并发症的发生率约为 26.0%~50.8%，CD 的并发症发生率比 UC 更高，UC 并发症主要为消化道出血，而 CD 的常见并发症为消化道出血，其次为消化道梗阻。亚洲国家 IBD 并发肠癌的风险也较西方国家低，随着病程的延长，UC 并发肠癌的几率增加。

本书编者对云南省 IBD 的流行病学研究显示，3 225 例 UC 患者，有 4.1% 发生并发症，其中以并发消化道大出血者最多（1.6%），其次为并发肠梗阻（1.4%），癌变（0.4%），TM（0.3%）和穿孔（0.1%）。194 例 CD 患者，有 24.2% 发生并发症，其中以肠梗阻最多（15.0%），其次为瘘管形成（3.6%）和肠穿孔（3.1%）。CD 患者并发症的发生率高于 UC 患者。总体上，云南省 IBD 并发症及结肠癌的发生率均较西方国家低。

总之，明确了解 IBD 患者的并发症，对判断病情的炎症程度，确定药物治疗方案及手术的选择非常重要。因此，本部分我们将详细阐述 UC 和 CD 并发症的表现及治疗措施。

（一）UC 的并发症

1. 中毒性巨结肠（TM）　TM 是暴发型或重症 UC 患者最严重的并发症之一，在重症 UC 患者中发生率约为 5%。常见的诱发因素包括：低钾血症、低镁血症、SBE、抗胆碱能药物或阿片类制剂的使用。TM 发生时，结肠病变广泛，累及肌层与肠肌神经丛，导致肠壁张力减退，呈阶段性麻痹，因而结肠蠕动消失，肠内积聚大量内容物和气体，结肠急性扩张，肠壁变薄，一般以横结肠为甚，乙状结肠次之。

（1）临床表现：TM 的临床表现为病情急剧恶化，毒血症明显，水电解质平衡紊乱，伴鼓肠、腹胀、腹部压痛、反跳痛，肠鸣音减弱或消失。血常规示白细胞增多，X 线腹平片示结肠扩大，结肠袋消失等。TM 预后差，易引起急性肠穿孔并发多器官功能衰竭。

（2）诊断：TM 的诊断标准如下：①体温 >38.6℃；②心率 >120 次 / 分；③血白细胞 >10.5×

10^9/L；④贫血；⑤ X 线腹平片示结肠扩张（直径 > 6cm）。上述标准满足任意 3 项，外加脱水、神志改变、电解质紊乱、低血压中任意一项:，即可诊断。

（3）治疗

1）一般治疗：主要包括去除诱因，流质饮食（病情严重者应禁食让结肠休息），防治感染，静脉液体、输血、输白蛋白等对症支持治疗。

2）减压治疗：主要包括胃肠减压、肛管排气、改变体位等。

3）内科治疗：主要包括：① UC 的内科基础治疗（详见 IBD 治疗章节）；②早期、广谱应用抗生素，防治感染，减少败血症的发生；③静脉使用激素治疗，推荐氢化可的松 100mg 静注，每 6～8h 一次，或持续静脉滴注。

4）外科治疗：经过 48～72 小时内科积极治疗后，若症状无明显改善，或患者出现持续发热、全身中毒症状、大量便血和血容量持续下降，以及有肠穿孔体征等应立即进行外科干预，如回肠及结肠造口术、结肠全切除或次全切除 + 回肠造口术、全结肠直肠切除 + 末端回肠造口术、重建性结肠直肠切除加回肠贮袋 - 肛管吻合术加回肠袢式造口术。

2. 肠穿孔

（1）临床表现：TM 发展到一定程度时常继发肠穿孔，发生率为 1.8% 左右，好发于盲肠。UC 并发肠穿孔早期常表现为恶心、呕吐、腹胀、便秘等，缺乏特异性。随着病情的发展，肠内容物流入腹腔，引起腹腔感染，患者出现剧烈腹痛，呈刀割样疼痛或烧灼痛。肠穿孔进行性加重后会引起弥散性腹膜炎，甚至发生休克和多器官功能衰竭。X 线腹平片示膈下游离气体。

（2）诊断：UC 并发肠穿孔的诊断标准如下：①剧烈的腹痛，腹膜刺激征（全腹压痛、反跳痛、肌紧张）；② X 线腹平片示膈下游离气体或其他影像学检查发现肠穿孔征象，或手术中发现肠内容物外溢至腹腔。

（3）治疗：UC 并发肠穿孔的治疗以外科手术为主，常用手术方式如下：①单纯结肠穿孔修补术；②穿孔肠段造瘘术；③穿孔肠段切除并吻合术；④穿孔肠段切除吻合、小肠预防性造瘘术；⑤穿孔肠段切除、远端封闭、近端造口术。

3. 消化道出血

（1）临床表现：当 UC 溃疡病变累及肠道血管时，可发生消化道出血，甚至大出血，发生率约 1.1%～4.0%。UC 并发消化道出血常表现为血便或暗红色大便，急性大量失血时会出现头昏、心慌、心悸、乏力、四肢厥冷、血压偏低等症状，严重者呈休克状态。值得注意的是在急性大量失血早期时，血红蛋白、红细胞计数与血细胞比容可无明显变化。

（2）诊断：UC 并发消化道大出血的诊断标准如下：24 小时内大量出血并伴有血压下降（≤90/60mmHg）和心率增快（≥120 次 / 分）。

（3）治疗：UC 并发消化道出血的治疗原则如下：①密切监测患者的生命体征，观察血便情况，定期复查血常规与血尿素氮，必要时行中心静脉压测定；②积极补充血容量，建立静脉通道，必要时输血治疗；③强化 UC 的基础治疗（详见 IBD 治疗章节），积极抗炎以达到止血的目的；④必要时内镜下止血治疗或紧急手术。

4. 肠梗阻　UC 并发肠梗阻少见，发生率远低于 CD。UC 患者在慢性炎症长时间的作用下，会出现肠壁上皮细胞外基质沉积、肠间质细胞过度增殖及肠道肌层过度生长，引起肠壁纤维化，进而导致肠壁顺应性下降、肠腔狭窄，增加肠梗阻的风险。

（1）临床表现：UC 病史明确，并发肠梗阻的出现与疾病炎性活动有关，多为梗阻性肠梗阻，临床症状为阵发性腹痛，伴恶心、呕吐、腹胀及肛门停止排气排便等。体查：腹部膨隆且多不对称，可见肠型及蠕动波；早期无压痛或轻度压痛，随病情发展出现明显压痛，梗阻肠袢较固定时可扪及压痛性包块；腹腔液增多或肠绞窄者可有腹膜刺激征或移动性浊音；肠梗阻发展至肠绞窄、肠麻痹前均表现肠鸣音亢进，并可闻及气过水声或金属音。

（2）诊断：UC 并发肠梗阻的诊断标准如下：①有发作性的腹痛、腹胀、恶心或呕吐等肠梗阻的临床表现；②结肠镜或 X 线钡灌肠示肠腔持续性缩窄，若检查不能确诊时，可行腹腔镜探查以明确诊断。

（3）治疗

1）基础治疗：包括禁食及胃肠减压，纠正水电解质紊乱及酸碱平衡失调，防治感染及毒血症。

2）病因治疗：积极治疗原发病，控制 UC 炎症活动度（详见 IBD 的治疗章节）。

3）手术治疗：单纯性肠梗阻可先行非手术治疗，经非手术治疗病情不见好转或病情加重，或反复频繁发作，严重影响患者生活质量时，均应考虑手术治疗；绞窄性和完全性肠梗阻则应施行手术治疗。

5. 癌变（详见本章第三节 IBD 与癌变）

（1）临床表现：临床表现为贫血、腹痛、腹泻或便秘、大便形状改变、便血、体重下降、发热、低蛋白血症，并有癌胚抗原升高、大便潜血实验阳性。另外，UC-CRC 患者的临床症状与肿瘤部位密切相关，肿瘤位于回盲部、升结肠和横结肠的患者以贫血为主，而肿瘤位于降结肠，乙状结肠和直肠的患者，则更容易出现便血、腹泻或便秘。

UC-CRC 发病年龄较散发性 CRC 更加年轻，平均约 43 岁，并且 UC 患者"炎症 - 不典型增生 - 癌变"过程比一般人群"腺瘤 - 腺癌"进展更为迅速，平均病程为 16.3 年。随着 UC 病情的发展，可伴有 CRC 的发生，称之为结肠炎相关性 CRC。CRC 的发生与 UC 反复发作导致的肠道慢性炎症环境联系密切，UC-CRC 的发病率是散发性 CRC 的 4～10 倍，占 UC 患者死亡原因的 10%～15%，因此，认识 UC-CRC 并对 UC 患者定期随访十分重要。

（2）诊断：内镜和病理检查是诊断 UC-CRC 的主要手段，定期进行内镜检查并通过活检发现异型增生性病变。

（3）治疗：（详见本章第三节 IBD 与癌变）

（二）CD 的并发症

1. 结肠狭窄和肠梗阻

（1）临床表现：结肠狭窄和肠梗阻为最常见的 CD 并发症。肠梗阻主要由肠道狭窄所致。肠腔狭窄可分为炎性狭窄和纤维性狭窄，后者为修复过程中大量纤维组织形成瘢痕引起，少数由于脓肿或粘连包块压迫引起。肠梗阻开始可能为不完全性梗阻，经保守治疗可迅速缓解，可反复出现，最终出现完全性肠梗阻。

（2）诊断：肠梗阻的诊断仍然主要靠痛、吐、胀、闭的临床症状来诊断。急性肠梗阻表现为恶心、呕吐、腹胀及肛门停止排气排便。X 线片仍是诊断肠梗阻比较直接的手段。但是要明确诊断结肠和远端回肠狭窄的性质需要依靠结肠镜检查，并且结肠镜能够取组织标本进行病理学诊断，因为有 3.5% 的结肠狭窄合并异型增生或癌变。当内镜无法通过病变时，需要采用可以互补的影像学技术来鉴定狭窄病变。

对于小肠梗阻方面，X 线片可能发现梗阻，但是不能发现病因，因此需要辅以 US、MRI 或 CT 等额外的诊断性检查。所有技术在发现狭窄病变上都优于传统钡剂检查。CTE 和 MRE 诊断各种小肠病变敏感性和特异性均较高。在适合手术的肠梗阻患者中，US 有助于发现小肠狭窄中的狭窄以上肠段扩张。对于经验丰富的操作者，当以外科手术为参考标准时，US 的敏感性为 79%，特异性为 92%。

鉴别肠梗阻是由炎症性狭窄还是由纤维硬化性狭窄导致的对治疗方式的选择至关重要，但迄今为止，还未全面验证已有技术的诊断价值。依据肠壁厚、肠壁增强、木梳征和有增大的淋巴结，CT 扫描能够发现狭窄处的疾病活动性。最新的数据表明，使用 MRI 强化增加百分比能够鉴别轻、中度和重度纤维化，敏感性为 0.94，特异性为 0.89。而对比增强 US 在确定狭窄处疾病活动性方面可能也是有价值的。

（3）治疗：（详见本章第六节 CD 并肠道狭窄的诊疗）由于炎症性或纤维性病变引起的急性肠梗阻应先行保守治疗。在炎症活动期应考虑静脉使用激素。多数患者会发作多次不完全性肠梗阻，可以通过减少食物的摄入量和（或）增强药物治疗而缓解，仅在极少数完全性肠梗阻或怀疑肠管缺血的情况下才需要急诊手术。对于内科药物治疗无效的部分肠梗阻患者，通常在改善患者状况后择期手术。治疗由纤维狭窄所致的肠梗阻视病变部位和范围行肠段切除术或 SP，短段狭窄肠管（一般指 <4cm）可行 EBD。

2. 瘘管

（1）临床表现：瘘管可包括肛周瘘管、肠皮瘘及各种内瘘。CD 病变侵及肌层及浆膜层，如进一步发展，可与另一小肠肠段、结肠或邻近的内脏粘连穿透，形成内瘘，如瘘管通向膀胱及阴道，则尿道及阴道中排出肠内容物。肠瘘管可无症状或大量的腹泻（取决于消化道中的流通量）。瘘管可向外延伸至皮肤，称为外瘘。瘘管往往发生于术后吻合口，也可能发生于无手术患者，常在肛门周围，偶尔在鼠蹊部或腰部出现。外瘘说明有广泛的肠周围炎，常被认为是手术治疗指征。

另外，40%～60% 的 CD 患者会出现肛周病变，其中约 30% 为肛瘘，23% 为复杂性肛瘘或多发性瘘管，治疗较困难，且愈合后复发率高，严重影响患者的生活质量。

（2）诊断：腹部瘘管最好根据其解剖结构进行分类，先表述病变来源肠段，后表述非病变靶器官（如回肠-结肠，结肠-膀胱，肠-肠系膜）。肠皮瘘最好根据漏出液体的量进行分类（少：<200ml/d；中：200～500ml/d；多：>500ml/d）。CD 肛瘘分类暂无共识，临床实践中多分为简单型和复杂型。

影像学方面，US、CT 和 MRI 可以较准确地评估穿透性并发症（即瘘管、脓肿）。一项系统评价提示，以外科手术作为瘘管性病变的参考标准时，US 的敏感性和特异性分别为 74% 和 95%，CT 分别为 79% 和 97%，MRI 分别为 76% 和 96%。尽管在临床实践中因为 CT 准确性高且广泛普及，故怀疑腹腔脓肿或瘘管较深时，通常优先行 CT 检查。

推荐盆腔增强 MRI 作为 CD 肛瘘的首选评估手段（EL2），除外直肠狭窄的病例亦可选择 EUS 检查（EL2）。结合麻醉下探查（EUA）可提高两者的特异性和敏感性（EL1），不推荐做瘘管造影（EL3）。如果发现肛周瘘管，在麻醉下由有经验外科医生进行探查是诊断金标准。

（3）治疗：瘘管的处理是一个复杂的难题，应由内外科密切配合进行个体化处理。无症状肠内瘘患者不应是手术的绝对适应证（经 MRI 或 CTE 偶然发现）。对于有临床症状的穿透性（瘘管性）病变，应早考虑手术治疗。CD 穿透性病变早期阶段应考虑手术治疗。对病变肠段和邻近器官之间形成瘘管而出现明显临床症状的患者,药物治疗无应答的风险更高。肠 - 泌尿瘘、瘘合并肠狭窄和(或)脓肿以及肠瘘导致腹泻和(或)吸收障碍的患者均强烈建议进行手术。对于成功经皮穿刺引流的腹腔脓肿患者,数个临床病例研究支持延迟择期切除术。

漏出液 > 500ml/d 的肠皮瘘具有手术适应证;漏出液 < 200ml/d 的肠皮瘘需充分考虑手术风险,但必须在术前留出足够的时间改善营养和控制感染。无症状的瘘不需要外科干预。

有症状的简单肛瘘需要治疗,挂线引流联合应用抗生素(甲硝唑联合(或)环丙沙星)为优选治疗策略。对抗生素治疗无效的复发性难治性简单型肛瘘,硫嘌呤类药物或抗 TNF 药物(生物制剂)可作为二线治疗。复杂型肛瘘推荐行外科切开引流后挂线。挂线移除时间取决于后续治疗方案。

瘘管治疗见第六章第四节 CD 的药物治疗、第八章第一节 IBD 的肠外表现及并发症和第七章 IBD 的外科治疗。

3．腹腔脓肿

(1)临床表现:CD 并发的腹腔脓肿定义为腹壁、腹膜腔以及腹膜后脓肿,主要是由于腹腔内瘘继发感染形成的。腹腔脓肿是 CD 的严重并发症之一,CD 合并腹腔脓肿的累积发病率在 10%～30% 左右。好发部位多在相当于末段回肠的右下腹,其次是肝、脾曲部位。临床表现为发热和腹痛,可出现具有压痛的腹部包块。

(2)诊断:CD 患者出现腹痛、发热、腹部包块,伴白细胞增高,CT、MRI、B 超有助诊断,脓液培养多为革兰阴性菌,应用 CTE 诊断具有较高诊断符合率,能够清楚显示患者的肠壁病变以及腹腔脓肿情况。

(3)治疗:对于活动期的 CD,药物治疗是一线疗法。初始治疗包括抗生素和(或)经皮脓肿引流,但对于较大的脓肿,尤其是大于 5cm 的脓肿,仅用抗生素很难消退,往往需要尽早行经皮穿刺引流。对保守治疗无效而发展为脓毒症的患者则需要行急诊手术治疗。但是如果因感染并发症需进行手术治疗者,发生吻合口瘘、脓肿复发或形成瘘道的风险会明显增加。因此在这种情况下可考虑行二期手术:一期行病变肠段切除、脓肿引流和肠造口;二期再行肠段吻合。

4．消化道出血

(1)临床表现:约 40% 的 CD 患者可发生不同程度的消化道出血,上下消化道均可出血,以结肠病变所致便血较为多见。隐匿性慢性出血多于显性出血,多数患者仅表现为粪便隐血阳性,大量黑便或便血及危及生命的消化道大出血少见。

(2)诊断:消化道大出血指短时间内血红蛋白浓度至少下降 2g/dl;24h 内至少输注红细胞悬液 2 单位(1 单位 =200ml)(至少满足其中 1 项)。依据此定义,国外报道 CD 并发下消化道大出血的发生率约 1.2%～4.0%,国内报道其发生率略高,约 5.3%～5.6%。可因黏膜大片糜烂、深溃疡累及血管损伤而致出血。内镜检查对明确诊断有重要价值,在病情许可的情况下,应尽早行内镜检查。放射性核素扫描敏感性高,可检出出血量为 0.1ml/min 的病灶。腹部血管造影检查见造影剂外溢有助于定位出血部位,并进行栓塞或注入血管升压素治疗,但出血速度小于 0.5ml/min 时假阴性率高。

(3)治疗:应先通过消化内镜和介入,排除其他原因所致的消化道出血,同时可进行止血治疗。如果这些方法均无效或无法实施,应进行手术干预。

5. 肠穿孔

(1) 临床表现：CD 发生肠穿孔是较少见的，因为受累肠管的浆膜面往往与邻近的结构粘连，故 CD 合并消化道穿孔的临床表现主要取决于穿孔后产生腹膜炎的严重程度及患者的反应。部分消化道穿孔患者穿孔较小并很快被邻近黏膜、组织、食物残渣及纤维成分等堵塞，未能形成弥散性腹膜炎，所以症状不明显。急性穿孔可表现为临床表现为急性腹痛、频繁呕吐及弥散性腹膜炎，一般均需要外科手术，因此早期诊断尤为重要。据统计，我国 CD 患者肠穿孔的发生率为 0.8%，低于日本的 2.9%～10.5%，与西方国家的 1.0%～2.0% 相似。

(2) 诊断：如果 CD 患者出现腹痛加重或者发热原因不明，需警惕是否有穿孔的情况出现。立位腹部 X 线片及超声检查对消化道穿孔的诊断有重要的帮助，但是早期消化道穿孔由于腹腔游离气体及液体量较少，常不易发现而导致漏诊。CT 作为一种无创性的检查，密度分辨率高且较便捷，尤其是对于慢性穿孔的患者，可行薄层扫描增加其准确性及特异性。

(3) 治疗：开放性穿孔合并腹膜炎需急诊手术治疗。需急诊手术的 CD 患者应在诱导麻醉前进行液体和电解质复苏，以确保充分的组织氧合。具体的手术治疗可见第七章 IBD 的外科治疗。

6. 癌变

(1) 临床表现：病史较长的 CD 患者，如经积极治疗后，腹泻、腹痛等临床表现仍不缓解，或出现肠瘘等情况，需考虑是否存在癌变的可能。CD 癌变发生率较正常人群高，西方国家报道为 1%～3%。长期活动的患者，病变部位的肠段发生癌变的风险大。CD 患者患小肠癌的危险高于正常人群 100 倍，但由于正常人群中小肠癌很少见，所以 CD 小肠癌变的绝对危险还是相当低的。CD 患者的 CRC 年发生率是万分之五，与同年龄阶段的普通人群相比，肿瘤发生的风险增加了 2～3 倍。有证据表明，当病变范围较大时，其癌变的危险性较高。炎症后假性息肉被认为会增加发生 CRC 的风险，而且炎症被认为是促进结直肠肿瘤发展的危险因素。

(2) 诊断：首先，对于结肠狭窄性病变，必须先排除癌变可能。最主要是在内镜下评估患者异型增生的程度。患者 CD 异型增生被定义为局限于基底膜内未侵犯固有层的瘤变上皮。所有患者，无论首次确诊的病变范围是多少，均应在首发症状 8 年以内做肠镜检查，在整个结直肠多点活检以评估显微镜下炎症的范围。尽管缺乏高质量的证据支持，仍建议结直肠受累范围超过 1/3 的 CD 患者在第一次肠镜检查后的 1～2 年内要做随访调查，之后每隔 1～3 年随访一次。

同时，为了克服内镜诊断技术的不足，2010 年美国胃肠病学会推荐在 IBD 患者结肠镜检查时进行随机活检，具体方法是每隔 10cm 在结肠肠腔的四个象限分别活检至少 1 块（全结肠至少 32 块），以检出异型增生。该方法虽然在一定程度上提高了病变的检出率，但不可避免地带来大量不必要的活检，不仅效率低下，而且耗费卫生资源。近年来，内镜技术发展迅速，高分辨率内镜、染色内镜、图像增强内镜和 ME 的应用日益增多，可以大大提高我们识别 IBD 癌前病变的能力。

(3) 治疗：对于癌变的患者需手术切除病变肠段（具体治疗详见本章第三节 IBD 与癌变）。

（曹 倩 罗 娟）

参 考 文 献

1. 缪佳蓉. 云南省炎症性肠病流行病学特征, 环境及复发因素的研究 [D]. 昆明医科大学, 2015.

2. Harbord M, Annese V, Vavricka SR, et al. The First European Evidence-based Consensus on Extra-intestinal Manifestations in Inflammatory Bowel Disease[J]. Journal of Crohn's & colitis, 2016, 10（3）：239-254.

3. Bates SM, Greer IA, Middeldorp S, Veenstra DL, Prabulos AM, Vandvik PO. VTE, thrombophilia, antithrombotic therapy, and pregnancy: Antithrombotic Therapy and Prevention of Thrombosis, 9th ed: American College of Chest Physicians Evidence-Based Clinical Practice Guidelines[J]. Chest. 2012, 141（2 Suppl）：e691S-736S.

4. Kahn SR, Lim W, Dunn AS, Cushman M, Dentali F, Akl EA, et al. Prevention of VTE in nonsurgical patients: Antithrombotic Therapy and Prevention of Thrombosis, 9th ed: American College of Chest Physicians Evidence-Based Clinical Practice Guidelines[J]. Chest. 2012, 141（2 Suppl）：e195S-226S.

5. Kearon C, Akl EA, Comerota AJ, Prandoni P, Bounameaux H, Goldhaber SZ, et al. Antithrombotic therapy for VTE disease: Antithrombotic Therapy and Prevention of Thrombosis, 9th ed: American College of Chest Physicians Evidence-Based Clinical Practice Guidelines[J]. Chest. 2012, 141（2 Suppl）：e419S-94S.

6. Nguyen GC, Bernstein CN, Bitton A, et al. Consensus statements on the risk, prevention, and treatment of venous thromboembolism in inflammatory bowel disease: Canadian Association of Gastroenterology[J]. Gastroenterology. 2014, 146（3）：835-48. e6.

第二节　IBD 与生育

IBD 的发病率在世界范围有持续增高趋势, 以发达国家较高; 在美国有 20 万～40 万患者, 其中每年约有 3 万病例为初次诊断。在年龄上, CD 的发病高峰年龄为 20～30 岁, UC 的发病高峰年龄为 30～40 岁。少数研究结果显示, UC 和 CD 在 60～70 岁存在第二个发病小高峰, 其中第一个发病高峰年龄正好为生育的高峰年龄; 约 1/2 的患者初诊年龄 <35 岁, 1/4 的患者在诊断为 IBD 后面临首次生育问题。因此我们将在下面分别介绍 IBD 与生育相关的问题。

一、男性生育的相关问题

IBD 主要影响年轻人, 因此生育相关问题在 IBD 患者的管理中非常重要。目前对 IBD 女性患者生育力问题关注的较多, 对男性患者关注较少。研究发现急性炎症、营养不良、饮酒、吸烟、药物、手术都可能影响男性患者生育力。如 IPAA, 直肠切开手术可能与性功能障碍相关。在 IBD 相关用药中, 柳氮磺吡啶可逆性地降低男性生育力。本章节将详细论述 IBD 男性患者生育相关的问题。

（一）男性患者的生育能力

IBD 男性患者不育问题比正常人群普遍。不育定义为育龄夫妇同居一年, 未采取任何避孕措施而未能妊娠。在男性 IBD 患者中不育症的精确发生率很难确定, 非手术治疗的男性 CD 患者生育率下降 18%～50%, 但是生殖能力无明显差异。有研究发现, 男性 CD 患者及 UC 患者与健康人群的受孕几率无明显差异, IBD 患者和对照人群之间的性生活频率也无显著差异,但男性 CD 患者的子女数量显著低于男性 UC 患者和一般人群,后两者之间无显著差异。也有研究发现,在诊断 CD 之前,患者生育的小孩数目与正常对照组无差异,但是确诊 CD 以后,无论用或不用柳氮磺吡啶或激素治疗,这些患者生育小孩数量均低于正常对照组,因此 CD 患者生育率确实是降低的,但究竟是由于 IBD 疾病本身引起的还是由于 IBD 患者有意节育而引起的尚难定论。最主要的原因可能还是由于患者担心将疾病遗传给后代或者是自主决定限制家庭规模而不是由于疾病本身造成的。另外,虽然 IBD 疾病本身不影响男性患者生育力,但治疗疾病的药物、手术、疾病导致的营养不良、心理状态可能引起男性不育,包括性功能障碍。

(二)腹部手术对生育能力的影响

由于 IBD 疾病的特点,约 70%～90% 的 CD 患者在病程中需要手术干预,25%～35% 的 UC 患者由于并发症或者症状难以控制而需要接受手术治疗。某些患者在药物治疗失败、有恶变风险、出现肠梗阻或者 TM 时需要手术治疗,特别是 CD 患者出现肛周脓肿、瘘管、狭窄等并发症时往往需要手术治疗。治疗肛瘘可以是挂线、瘘管切除术等小型手术,也可能是瘘管闭合手术、直肠切除术和粪便流转术等。目前,UC 患者最常见的手术是结直肠切除术并 IPAA,小肠切除术是 CD 患者最常施行的手术,手术往往在男性 IBD 患者性活动最频繁的年龄段进行。结直肠切除 IPAA 术与男性患者性功能障碍相关,术后性功能失调可能是由于手术损伤副交感神经和交感神经所致,但有时候是由于术后解剖学改变、纤维化形成或者患者心理因素造成。

勃起功能障碍(Erectile dysfunction,ED)、不射精症、逆行性射精等性功能障碍是引起男性不育的重要病因。约 12% 的男性 UC 患者在 IPAA 术后发生射精功能障碍,25.7% 的男性 IBD 患者会发生 ED 和逆行性射精。大多数研究证实男性 IBD 患者行 IPAA 治疗术后性功能障碍的发生率很低,同时有多数病例报道也证实西地那非可明显改善性功能障碍情况。但是考虑到仍有部分 ED 的患者对药物无应答,同时还有一小部分患者术后出现射精功能障碍,因此建议术前将精子储存在精子库中。

除了 IPAA,IBD 患者还有其他手术方式,但是关于术后生育力或者性功能障碍的数据很有限。不同手术方式对性功能的影响,可能更多是外科手术对身体状况的影响,而不是对盆腔神经的损伤。回直肠造口保留了直肠,避免了广泛盆腔切开以及可能造成性功能障碍的风险,但是会增加直肠残端癌变的风险。结肠切除并回肠直肠吻合术具备良好预后的条件是:需要选择适当的患者,具有良好的直肠扩张条件和对于储袋炎的复发、癌前病变的发生进行精确的内镜和组织学监测,以便进行及时的干预。

(三)药物对生育能力的影响

临床上多种药物均可引起 ED。普通人群中需药物干预的阳痿患者中,25% 是由药物导致的,但是 IBD 治疗用药本身并不常引起 ED。在 IBD 治疗用药中,MTX 与阳痿关系最密切。有病例报道显示,因柳氮磺吡啶引起的阳痿,换用奥沙拉秦后症状即随之缓解。其他 IBD 常用治疗药物包括 AZA、6-MP、英夫利西单抗、ADA 等,目前并无报道这些药物与ED 相关。虽然 IBD 治疗用药较少引起 ED,但是临床医生需要慎重考虑其他用药是否与 IBD 患者的 ED 相关。如 IBD 患者经常应用的抗抑郁、抗焦虑药,对性功能可能有不利影响。

表 8-2-1 概括了 IBD 治疗用药对男性患者生育力及其配偶妊娠结局的影响,并且标注备孕前推荐停用的药物。

表 8-2-1 IBD 治疗用药对男性生育力的影响

药物	不育症	妊娠并发症	推荐级别
柳氮磺吡啶	可逆的	一项研究	转换其他 5-ASA
美沙拉秦	一项研究	无报道	病情稳定时可停用
糖皮质激素	无	无报道	短期应用
巯嘌呤类	无	有争议的	不推荐
甲氨蝶呤	不明确	无报道	出现勃起功能障碍时停用
环孢素	无	无报道	不推荐
英夫利西	不明确	无报道	不推荐

1. 氨基水杨酸类　氨基水杨酸类药物主要包括柳氮磺吡啶和 5- 氨基水杨酸制剂,应用于 IBD 的初始治疗和长期维持缓解治疗,这类药物具有抗炎作用。Levi 等在 1979 年最先报道 4 例与柳氮磺吡啶相关的男性患者不育,停药后 4 例患者均成功使配偶受孕。随后的研究显示,该药可引起超过 80% 的男性患者出现可逆性的、非剂量依赖性的精子质量和数量异常。柳氮磺吡啶含有两种成分:5-ASA 和磺胺吡啶,其中磺胺吡啶的代谢物可引起精子异常、成熟障碍、产生氧化应激。柳氮磺吡啶对精子的不良作用在停药后完全可逆,患者转换不含磺胺吡啶的 5-ASA 药物(如美沙拉秦)治疗后可恢复精子数量和生育力。

亦有关于美沙拉秦致年轻男性 UC 患者出现少精子症的病例报道,停用美沙拉秦后精子质量接近正常并且使配偶受孕,重新开始美沙拉秦治疗后精子再次出现异常。但是只有病情稳定的患者才可以停用美沙拉秦,较低的疾病活动度本身可能有利于停用美沙拉秦患者精子结果的改善。

有研究报道服用柳氮磺吡啶的男性患者其子代发生先天畸形的风险增加,但是 IBD 女性患者暴露于 5-ASAs(包括柳氮磺吡啶)药物后不良妊娠结局(包括先天畸形、死胎、自然流产、早产、低出生体重儿)的风险无显著增加。因此,根据目前的证据,推荐备孕期间的男性患者停用柳氮磺吡啶,但不包括不含磺胺吡啶成分的 5-ASA 类药物。

2. 激素　关于糖皮质激素治疗对 IBD 男性患者生育力影响的研究数据有限。一项研究发现,暴露于糖皮质激素的雄性小鼠,尽管精子数量和活动度没有改变,但生育力出现可逆性下降。在一项纳入 5 例男性的研究中发现,内源性激素的增加可能与 74 天后精液浓度降低有关。与此相反,在另一项纳入 70 例男性 CD 患者和与之年龄匹配的对照组的研究中,发现应用类固醇激素和男性生育力之间没有相关性。由于目前数据不充分,关于糖皮质激素对 IBD 男性患者生育力的影响尚没有准确的结论。

3. 免疫抑制剂

(1)巯嘌呤类:AZA 和它的活性代谢产物 6-MP 被广泛应用于 IBD 的治疗。在对口服 AZA 的 IBD 男性患者的研究中,没有发现精子结果异常。在男性肾移植者的调查中发现,长期使用 CsA、AZA 和糖皮质激素对于男性生育力无明显影响,现认为妊娠期间父亲巯嘌呤暴露与先天性畸形不相关,故备孕期间不推荐改变服用 6-MP 男性患者常规的治疗。总而言之,巯嘌呤类药物不会恶化精子质量。但基于一些研究发现,父亲暴露于巯嘌呤类药物与增加的妊娠并发症风险相关,因此尽管使用巯嘌呤类药物对生育力无影响,依然建议医生应告知患者存在增加先天缺陷和妊娠并发症风险的可能性。

（2）CsA/ 他克莫司：CsA 是一种用来治疗重症 IBD 的钙调神经蛋白抑制剂，它能够快速发挥作用，阻止 T 细胞亚群的克隆扩增。他克莫司是另一种钙调神经蛋白抑制剂，主要应用于器官移植患者。两者化学结构不同，他克莫司是大环内酯，CsA 是环状多肽，但是它们的作用方式相同。

一项研究发现，雄性小鼠暴露于 CsA，可导致精子异常、少精子症、精子活动度降低、睾丸重量减少、睾酮浓度降低。另一项关于小鼠的研究发现，CsA 通过直接损害精原细胞发展、影响支持细胞功能等对精子形成毒性作用。对人体的小型研究没有发现 CsA 应用和男性不育间具有相关性，也没有关于其配偶发生不良妊娠事件的报道。

（3）MTX：MTX 是免疫抑制剂二线药物，主要用于治疗对 AZA 或者 6-MP 抵抗或者不能耐受的患者。MTX 的聚谷氨酸代谢物通过抑制二氢叶酸还原酶、细胞因子和类花生酸合成来发挥作用。

MTX 对女性具有致畸作用，被美国 FDA 划分为 X 级别，即妊娠期间禁止服用，但缺乏 MTX 对于男性患者生育力影响的数据。研究发现，动物暴露于 MTX 后对精子形成、精母细胞、支持细胞和间质细胞均有影响。MTX 的抗叶酸机制是导致 DNA 合成率降低，抑制细胞增生，可能引起可逆性的精子减少症。

目前没有男性暴露于 MTX 导致不良妊娠结局的报道。最近，一项前瞻性观察性队列研究发现，113 例妊娠期间丈夫接受低剂量 MTX 治疗的妊娠妇女，出现自发性流产或胎儿出现先天性缺陷的风险没有增加，分娩的孕龄和胎儿出生体重没有显著变化。考虑到这些结果，我们认为在父亲不可避免接受 MTX 治疗时可不用推迟生育计划。

然而，MTX 的活性代谢产物在停药后可以停留在细胞或组织内数个月。另外，MTX 可能与 ED 相关。目前仍推荐 IBD 男性患者备孕前至少停用 3～4 个月 MTX。

4. 生物制剂（抗 TNF-α 单抗）　IFX、ADA、CTZ 均为抗 TNF-α 单克隆抗体。IFX 含有 75% 的人源 IgG 和 25% 的鼠源抗体，ADA 和 CTZ 完全是人源抗体。这些生物制剂用于治疗 CD，IFX 也被用于治疗 UC 和瘘管型 CD。

抗 TNF-α 单抗对男性生育力影响的研究报道甚少。研究最多的生物制剂是 IFX，研究发现其对于雄性动物生育力没有不良影响，对 IBD 患者 IFX 输注一周后患者精液体积显著增加，精子活动度有降低的趋势，但是更多的研究认为抗 TNF-α 制剂对于睾丸功能和男性生育力是安全的，而且男性备孕前的抗 TNF-α 单抗制剂暴露不引起胚胎毒性作用。因此，男性患者备孕时可以继续抗 TNF-α 单抗治疗。

5. 沙利度胺　沙利度胺具有免疫抑制和免疫调节作用，通过稳定溶酶体膜、抑制中性粒细胞趋化发挥抗炎作用，多用于难治性 CD 的治疗。女性妊娠期间服用可造成胎儿畸形，但对男性生育力影响的研究甚少。

动物研究中，精子活动度、数量及浓度不受沙利度胺的影响。一项针对人类免疫缺陷病毒（human immunodeficiency virus，HIV）患者的沙利度胺双盲安慰剂对照的研究发现，口服沙利度胺 100mg/d 维持 8 周，第 4 周及第 8 周在血清和精液中均可检测到沙利度胺，两者具有相关性。由于沙利度胺暴露导致出生缺陷的阈剂量未知，建议男性 IBD 患者服用沙利度胺时采取避孕措施。

6. 抗生素　对于 IBD 合并感染，常用的抗生素有喹诺酮类和头孢类。在一项关于抗生素影响精子活动度的动物研究中发现，与阿莫西林和克拉维酸联合使用，相比头孢他啶对精子活动度有很大影响,剂量为 50mg/(kg·d)时精子活动度下降 83.79%。在动物实验中发现,不同剂量硫酸头孢匹罗对生育力和繁殖力没有影响,文献中未见左氧氟沙星对男性生育力影响的报道。由于目前研究数据有限,关于抗生素对 IBD 男性患者生育力的影响尚没有准确的结论。

(四)其他引起男性不育的因素

评估 IBD 男性患者的生育力时还需要考虑除药物之外的其他可能影响因素,包括疾病活动度、吸烟、饮酒及低营养状态及心理因素等。

1. 疾病活动度　疾病活动可能影响男性生殖和性功能。存在于男性泌尿生殖道内的包括 TNF 在内的促炎因子可能导致细胞因子介导的抗生育作用。另外,炎症与升高的活性氧和氧化应激水平相关,两者都对男性生育力有负性效应。缓解期或者轻度活动期的男性 IBD 患者,性功能障碍发病率与正常人接近,但重症 IBD 患者发病率较高。因此,推荐备孕期男性患者控制疾病活动度。

2. 营养状态　IBD 男性患者营养不良的状况可能引起不育。70% 的 CD 患者存在睾丸功能减低,这可能与锌缺乏相关。目前,没有较多研究探讨营养状态对 IBD 患者生育力影响的研究,但是男性患者良好的营养状态对于备孕非常重要。

3. 饮酒　研究表明饮酒对 IBD 病程发展有不良影响,酒精可能诱发或加重。另外,既往的研究发现饮酒可以降低精子质量和男性生育力。因此,酒精是造成 IBD 男性患者不育的一个可能因素。

4. 吸烟　吸烟是目前研究的最多的与 IBD 相关的环境因素。已经观察到吸烟对于 UC 和 CD 具有不同的效应,它是 UC 的保护因素,却会增加 CD 的风险。这些效应的具体机制尚不明确,有研究显示可能与尼古丁和氧化应激的作用有关系。

尽管吸烟对于 UC 是保护因素,但是吸烟本身会损害授精能力。香烟燃烧产生的许多化学物质可能对男性生殖细胞产生危害,来自烟雾的毒素可以降低精子线粒体活并损害染色质结构。因此,吸烟是一个降低精子各项指标的重要危险因素,戒烟对于男性精子质量和生育力具有正面影响。

5. 心理因素

研究发现,与正常人相比,IBD 患者诊断后较诊断前子代出生率低。除了心理因素影响生育力外,可能是患者担心无法纠正的不良妊娠结局或者将疾病遗传给后代,所以自愿减少子女数量。因此,患者需要得到关于 IBD 患者生育和妊娠结局准确的信息来帮助他们做出决定。

抑郁与 ED 关系密切,抑郁可加重已有的 ED。一个最近对 153 名男性 IBD 患者的研究发现,抑郁是引起性功能障碍的最重要因素,ED 病情与 IBD 疾病活动度呈正相关。缓解期或轻度活动期的 IBD 男性患者,ED 发生率与正常对照人群相似,但是中重度活动期 IBD 患者的 ED 发生率明显增加。综上所述,对于有性功能障碍的男性 IBD 患者,评估肠道炎症活动度以及抑郁情绪都是很重要的,二者同时出现时,都需要治疗。

6. 筛查前列腺癌　即使前列腺癌风险与 IBD 没有明确联系,但是男性 UC 患者可能有更高的风险发展成前列腺癌。男性 IBD 患者结直肠切除术后则无法行直肠指诊和直肠超声检查,所以筛查前列腺癌是有挑战的。对于这部分患者,筛查局限于血清前列腺特异性抗原(PSA)水平。如果 PSA 水平较之前异常升高,则需要进一步行超声前列腺检测及组织活检。

二、女性生育的相关问题

（一）生育能力

首先，我们建议生育期的 IBD 患者，尤其是育龄期的女性患者，应在整个孕期及产后进行妊娠咨询，可以改善妊娠结局。一项对 145 名女性的调查发现：1/4 的患者为避免胎儿受到药物的影响而中止治疗；1/3 的患者认为治疗 IBD 的药物会对胎儿有害；1/2 的患者担心不孕；3/4 患者担心后代会遗传该病。因此 IBD 患者出现生育率低的原因，有部分在于对妊娠的错误认识及恐惧心理，有相当高比例的女性患者不愿意生小孩，这提示有必要对 IBD 患者进行更好的教育。

没有证据证明，UC 及缓解期的 CD 会影响生育；但是活动期的 CD 可能会导致生育力的下降，因此，建议尽量控制 CD 的病情。药物方面，尚未发现治疗 IBD 的药物影响女性生育能力。

许多的研究已经表明，对于未做过腹部或盆腔手术的患者，其生育能力基本不受影响，而盆腔手术甚至腹部手术都有可能增加女性患者不孕的风险。回肠肛门储袋手术将比药物治疗增加 2～3 倍的不孕率，不过经腹腔镜进行的 IPAA 可能比开腹手术的风险小。

（二）IBD 的活动度对妊娠的影响

IBD 患者中早产儿（<37 周妊娠）、低体重儿（<2 500g）、先天畸形及剖宫产的发生率要高于正常人群，但是不良结局主要受疾病活动度影响。活动期 UC 患者出现早产和低体重儿的风险是正常女性的 2.72 倍和 2.10 倍，而活动期 CD 患者为 2.66 倍和 3.3 倍。IBD 还可能增加妊娠妇女血栓栓塞和营养不良的风险，并且活动期 CD 出现死胎的风险高于正常人 5 倍。

在疾病活动期妊娠，对母亲也有一定风险。活动期 UC 患者的风险与缓解期的 UC 患者相比为 55%：29%，而 CD 为 46%：23%，在妊娠期或者产后期 IBD 活动期持续时间也较长。同时，IBD 患者妊娠期间出现 DVT 的风险增加，尤其是活动期的 UC 患者。虽然目前没有足够的研究能够给生育期妇女最佳的疾病管理，但是一般来说，在妊娠前需达到停用激素后仍能维持缓解期至少 3 个月。

因此妊娠前对疾病活动度的评估非常重要。疾病缓解最主要的一个指标是黏膜愈合。但是临床表现与内镜表现常常不一致，所以在评估是否适宜妊娠的时候，推荐进行内镜检查。

（三）妊娠对于 IBD 的影响

需要注意的是，如果妊娠时 IBD 病情处于缓解期，那么女性患者病情复发的风险是与未妊娠时相同。也就是说，处于 IBD 缓解期的时候妊娠，大概有 1/3 的患者会出现复发；处于活动期的时候妊娠，有 2/3 的 UC 患者可能会复发。而往往病情的复发主要发生在孕前六个月，甚至可能导致病情持续活动。因此，强烈建议患者在疾病处于缓解期的时候妊娠。

目前关于妊娠对于 IBD 病程进展的影响看法不一。有人认为，妊娠对 IBD 病程进展几乎没有影响。也有研究发现，CD 患者妊娠后疾病的复发率有所下降，同时，妊娠可能会减少 CD 患者手术干预的几率。另外，与未生产过的妇女相比，曾经有过妊娠经历的患者需要手术的比例较低，并且手术间隔较长。这些改变可能与妊娠对免疫系统有所影响有关。

（四）如何选择生产方式

生产方式需由多学科讨论决定，但是最主要是听从产科医生的建议。如果有活动性的肛周病变或者直肠病变的患者,经阴道分娩可能会加重肛周病变,建议实行剖宫产。同时有研究表明,不管是否为 CD 患者,有肛周病变的患者经阴道分娩后出现Ⅳ度会阴撕裂的风险会增加 10 倍。虽然有些临床医师认为所有的 CD 患者均需要行剖宫产术,也有人认为对于轻度活动或者静止期的患者可以经阴道分娩,但是都没有足够的研究数据来支持。但是为了防止病变累及肛门,产科医师应该避免使用外阴切开术。

另外,曾行 IPAA 或者回肠直肠吻合术的患者,需要实行剖宫产术,但是可以因人而异。这主要是因为曾行 IPAA 术的患者可能存在大便失禁,因此需要保护肛门括约肌和盆底功能的完整。

对于剖宫产后的 IBD 患者,2015 年《多伦多妊娠期肠病管理共识意见》还推荐在住院期间使用抗凝剂,这主要是因为孕期妇女出现 DVT 的风险比较高,特别是疾病活动期的时候。

(五)妊娠期的手术

IBD 患者孕期的手术适应证与未妊娠时是一样的,如肠梗阻、穿孔、出血及脓肿形成。对于病情重度活动的患者,疾病持续活动的风险对胎儿的影响甚至大于手术干预。当然,孕期进行手术存在一定的风险,如孕期前三个月的 UC 手术可能导致流产,孕期后三个月内的手术可能导致早产。而妊娠患者可选择的手术方式包括全结肠切除术、部分结肠切除术、节段性肠道切除术、回肠造口术。一般来说,为了减少手术后的并发症,可优先选择临时的回肠造瘘术。

(六)妊娠期的药物治疗

大量研究证实,妊娠期 IBD 患者的最大危险因素为疾病的活动度,如果不积极地进行治疗可能会带来妊娠的不良后果。根据美国食品药物管理局(FDA)对妊娠期药物使用安全性分级,除了 MTX 及沙利度胺外,大多数治疗 IBD 的药物是安全的。同时,可以参考 2017年《ECCO 指南》对于常用药物的推荐(表 8-2-2)。

表 8-2-2 妊娠期和哺乳期治疗 IBD 的常用药物推荐

药物	妊娠期	哺乳期	FDA 分级
美沙拉秦	低风险	低风险	B
柳氮磺吡啶	低风险	低风险	B
糖皮质激素	低风险	低风险,建议服用 4 小时后再哺乳	C
巯嘌呤类	低风险,仅限 6-MP 的数据	低风险	D
抗 TNF 制剂	低风险,建议维持缓解后在妊娠后的 24 周时停用	可能低风险,有限数据	B
甲氨蝶呤	禁忌	禁忌	X
沙利度胺	禁忌	禁忌	X
甲硝唑	避免在第一孕期使用	避免	B
环丙沙星	避免在第一孕期使用	避免	C

1. 氨基水杨酸制剂 氨基水杨酸制剂不会增加妊娠期妇女流产、异位妊娠的风险,但是可能会出现早产儿、死胎和低出生体重儿等妊娠期不良事件,但这些不良事件可能与疾病活动有关。使用含有邻苯二甲酸二丁酯的 5-ASA 制剂(亚沙可,美国)会导致体内邻苯二

甲酸二丁酯的浓度升高，在动物实验中发现会导致雄性泌尿系统的畸形，也可能导致性早熟，所以建议育龄期妇女改用其他类型的 5- 氨基水杨酸。美沙拉秦灌肠和栓剂对于妊娠期妇女也较为安全。另外，柳氮磺吡啶有致神经管缺陷、唇腭等畸形发生的风险，但可以补充大剂量的叶酸（2mg/d）来预防。

2. 糖皮质激素　目前普遍认为妊娠期使用激素是安全的。所有的激素都会通过胎盘进入胎儿体内，但是很快被胎盘 11- 羟基类固醇脱氢酶分解为活性更低的代谢产物，因此胎儿体内的浓度很低，尤其是短效的泼尼松、泼尼松龙、甲泼尼龙等比长效的倍他米松能更有效的被胎盘分解，从而在胎儿体内的浓度更低。少数的早期研究发现，在妊娠期前 3 个月接受过激素治疗可能导致胎儿腭裂，然而在更多的对服用激素的妊娠妇女的研究中未发现胎儿出现腭裂的情况，但是也有个案报告发现在妊娠晚期使用激素会导致新生儿肾上腺功能抑制。总体来说，妊娠期间使用激素是相对安全的，但为避免潜在的胎儿腭裂风险，妊娠期使用激素应尽可能避开前 3 个月，且尽可能采用副作用较小的药物。

3. 免疫抑制剂

（1）巯嘌呤类：巯嘌呤类为妊娠 D 类药物，主要机制是干扰核酸的合成以导致染色体的破坏。现有的临床资料提示，妊娠期间使用 AZA 不会增加妊娠不良事件的发生风险。AZA 和 6-MP 可能导致的不良事件包括自发性流产、早产、低出生体重儿等，但是这可能与疾病的活动相关。更多的研究发现与未服用过这些药物的妊娠期 IBD 患者相比，服用巯嘌呤类药物并不会增加出现这些不良后果的风险。与使用单一药物维持缓解相比，母亲使用巯嘌呤类药物与抗 TNF 药物联合治疗后的幼儿在 9～12 个月时出现感染的风险要更大，因此在妊娠期使用巯嘌呤类药物单种药物维持缓解更为合理。但是由于巯嘌呤类药物起效缓慢，同时会增加骨髓抑制和胰腺炎的风险，故不应该在妊娠期间再开始使用巯嘌呤类药物。

（2）CsA/ 他克莫司：CsA 是一种钙调节神经磷酸酶抑制剂，通常作为对于传统治疗方案不敏感的暴发性 UC 的挽救性治疗，以避免结肠切除。但是 CsA 为妊娠 C 类药物，可通过胎盘屏障。目前尚无 CsA 致畸的报道，但已有致早产、胎儿低体重的报道。同时有研究显示，妊娠期间使用 CsA 会增加妊娠期糖尿病、妊娠期高血压、先兆子痫、早产儿及低体重儿的风险。在使用 CsA 以降低结肠切除的几率时，必须充分考虑 CsA 的潜在风险。

他克莫司作用机制与 CsA 类似，常用于伴有瘘管形成的 CD 和难治型 UC 患者。有个别案例报道妊娠妇女使用他克莫司没有发现致畸的副作用，但是也有研究发现他克莫司可能有致突变作用，3% 的新生儿可出现先天畸形，产前使用他克莫司，可以导致新生儿出现高钾血症和肾损害。与 CsA 相比，他克莫司导致妇女出现妊娠期高血压的风险较低，但是新生儿高血糖的风险有所增加。

（3）MTX：MTX 属于 X 类药物，有明确致畸作用，在妊娠妇女中禁止使用。虽然也有使用 MTX 后可以正常妊娠的案例报道，但是使用 MTX 可能导致流产、发育迟缓、病态妊娠和先天畸形。因此，需接受 MTX 治疗的患者应及时采取避孕措施，因 MTX 半衰期较长，如考虑妊娠的患者，应在计划妊娠前至少 6 个月停药；对于男性患者而言，MTX 有可逆性精子减少的作用，应在计划妊娠前至少 3 个月停药。如果用药期间不小心妊娠，那么应考虑终止妊娠。

4. 生物制剂　近年来，随着生物工程技术的迅猛发展，不断出现许多新型的生物制剂并应用于临床，多用于免疫抑制剂治疗无效或者激素依赖的 IBD 患者。常见的生物制剂包括：英夫利西单抗（IFX）、ADA、CTZ、那他珠单抗。IFX 和 ADA 为妊娠 B 类药物，在妊娠中晚期均可通过胎盘。研究表明与未使用抗 -TNF 制剂的妊娠期 IBD 妇女相比，使用抗 -TNF 制剂不会增加早产、先天畸形等妊娠不良后果的风险，但新生儿在出生后的 6 个月内体内可检测到 IFX 含量，并可能会增加其感染风险。因此，在妊娠晚期 24～26 周时应考虑停用 IFX 和 ADA。CTZ 是一种聚二醇修饰后的抗 TNF-αIg G1Fab′ 片段，可在妊娠早期通过胎盘，属于妊娠 B 类药物。有研究显示 CTZ 的胎盘通过率是各类生物制剂中最低的，在新生儿的血清及脐血中浓度不足 2mcg/ml，几乎可以忽略不计，其原因可能是与 Fc 段缺失有关。那他珠单抗是人 IgG4 的单克隆抗体，可通过整合素 α4 抑制白细胞的黏附，为妊娠 C 类药物，现已被 FDA 批准用于 CD 的治疗，但是临床实际应用规模还非常局限，其应用于妊娠期妇女安全性的数据大部分是来自于对多发性硬化症妇女治疗效果的临床试验，目前仍未有对其增加早产、先天畸形等妊娠不良后果的报道。现今尚不明确其在妊娠期使用是否安全，故推荐接受那他珠单抗治疗的 IBD 患者采取避孕措施或在妊娠前 3 个月停药。

5. 沙利度胺　沙利度胺亦属于 X 类药物，有明确致畸作用，在妊娠妇女中禁止使用。沙利度胺可能会导致胎儿重要器官的畸形，如肢体、耳朵、眼睛、神经管缺陷等，新生儿的死亡率可以达到 40%。畸形学信息专家组织（OTIS）推荐为降低出生缺陷发生率，应在计划妊娠前至少 1 月停用沙利度胺。

6. 抗生素　喹诺酮类和甲硝唑是 IBD 患者最常用的抗生素，在妊娠的前 3 个月，应用喹诺酮类药物不会增加不良妊娠结果的几率，而甲硝唑的应用则存在争议。有研究表明，妊娠前 3 个月，妇女使用甲硝唑会增加新生儿唇裂的风险；而最近的 Meta 分析和系统回顾则并未发现其有增加新生儿先天性畸形的风险。阿莫西林克拉维酸可以安全应用于妊娠期妇女，利福昔明已在动物实验中被证实会增加先天畸形的风险。

（七）IBD 治疗药物对哺乳的影响

有研究表明，哺乳并不会导致疾病复发，反而可能是一个保护因素，但哺乳期停止用药会导致疾病的复发。另外，母乳喂养可能会降低后代早期患 IBD 的几率。因此，建议使用氨基水杨酸制剂、激素、巯嘌呤类、抗 TNF 制剂的患者在哺乳期不需要停药。具体用药参考考表 8-2-3。

大部分 IBD 治疗药物在母乳中均可少量检出，其中 5-ASA 和柳氮磺吡啶 SASP 哺乳是安全的，仅有个别案例报道过 5-ASA 可以引起幼儿暂时性腹泻，但总体而言这类药物在哺乳期使用是安全的。

激素在母乳中的含量很低，对新生儿影响小。大剂量的糖皮质激素可能会导致暂时性的母乳缺乏。低剂量的糖皮质激素会在乳汁内有少量的分泌，小于母体血药浓度的 1%。建议若服用激素剂量超过 20mg/d，可在服用激素 4 小时后哺乳，以减少乳汁中的药物浓度。

AZA 在母乳中的含量也很低，大多数的 6-MP 主要在服用后的 4 小时内在母乳中被检测到，所以应该在这段时间之外进行哺乳。同时，未发现母乳喂养的新生儿体内含有 AZA 的代谢产物。

关于生物制剂，使用 IFX 的患者，哺乳是安全的，即使有少量的 IFX 分泌到乳汁中，也可被新生儿消化酶降解。ADA 在乳汁中的含量不足血清中的 1%，对新生儿免疫系统的影响可以忽略，因此也被认为是安全的。关于 CTZ 哺乳的问题尚缺乏足够的研究证据，但目前认为 CTZ 不影响新生儿哺乳。尽管目前临床数据较少，但是由于其在母乳中含量较少以及其本身分子结构的特性,抗整合素抗体相对安全。

MTX 和沙利度胺有强烈致畸作用,属于哺乳禁忌。CsA 致畸作用尚不明确,故治疗期间不宜哺乳。

表 8-2-3　哺乳期 IBD 妇女的用药

药物种类	药物名称	母乳中药物浓度及安全性问题	母乳喂养建议
氨基水杨酸制剂	美沙拉秦 柳氮磺吡啶 巴柳氮	乳汁中含量极少,个别患者可能出现腹泻	安全
抗生素	甲硝唑	口服或静脉注射都会分泌到乳汁中,可能会诱导突变(尚无哺乳导致突变的数据)	禁用
	环丙沙星	乳汁中有分泌,应警惕其导致的腹泻和念珠菌病	较为安全,应在服药后3~4小时以后进行喂养
	阿莫西林克拉维酸	乳汁中有分泌,应警惕其导致的腹泻和皮疹	安全
	利福昔明	很难被分泌到乳汁中	应避免使用
糖皮质激素	泼尼松	母乳中含量与服用剂量相关	安全
	泼尼松龙	推荐高剂量方案,每日大于 20mg,应在服药后3~4小时之后再行哺乳	安全
	布地奈德	母乳中含量低	安全
免疫调节剂	环孢素	乳汁中药物含量变化较大,但在母乳中血药浓度小于母体的2%	可能是安全的,但需要监测幼儿血药水平
	甲氨蝶呤	小剂量使用时乳汁中含量较低	禁止大剂量使用
	巯嘌呤类药物(AZA、6-MP)	乳汁中含量极低	安全
	他克莫司	乳汁中含量极低	安全(但数据有限),需要监测幼儿血药水平
生物制剂	ADA	母乳中血药浓度低于母体血药浓度的1%,在注射后1~6天内浓度最高	安全
	赛妥珠单抗	乳汁中含量极低,注射后 0.5~2 天内浓度最高	安全
	英夫利西单抗	母乳中血药浓度低于母体血药浓度的0.5%,在注射后1~4天内浓度最高	安全
	那他珠单抗	乳汁中含量极低	安全
	维多珠单抗	未知	安全

（朱良如　罗　娟）

参 考 文 献

1. Nguyen GC, Bernstein CN, Bitton A, et al. Consensus statements on the risk, prevention, and treatment of venous thromboembolism in inflammatory bowel disease: Canadian Association of Gastroenterology. Gastroenterology. 2014, 146(3): 835-848.

2. Uma Mahadevan, Ryan A. McConnell, Christina Chambers. Drug Safety and Risk of Adverse Outcomes for

Pregnant Patients with Inflammatory Bowel Diseases[J]. Gastroenterology. 2017，152（2）：451-462.

3. C. J. van der Woude，S. Ardizzone，M. B. Bengtson，et al. The Second European Evidenced-Based Consensus on Reproduction and Pregnancy in Inflammatory Bowel Disease[J]. Journal of Crohn's and Colitis，2015，1-18.

4. Geoffrey C. Nguyen，Cynthia H. Seow，Cynthia Maxwell，et al. The Toronto Consensus Statements for the Management of Inflammatory Bowel Disease in Pregnancy[J]. Gastroenterology 2016，50：734-757.

第三节　IBD与癌变

一、IBD癌变风险及危险因素评估

IBD引起的炎症相关性（结直肠癌）CRC是长病程IBD患者最严重的并发症。IBD患者CRC的发生率与同年龄阶段的普通人群相比，CD的CRC发生风险增加了2～3倍，UC的CRC发生风险增加了4～10倍。IBD患者癌变的危险因素包括病程、结肠炎症范围、程度，诊断时的年龄、CRC家族史及PSC，认识这些危险因素能够判断患者的预后并明确哪些患者需要内镜监测及强化治疗。

（一）病程与癌变的关系

目前认为，长病程IBD患者发生CRC的危险性更高。早前一项大型荟萃分析显示，UC的患病率为3.7%，全结肠炎患者中CRC的患病率则为5.4%。UC患者罹患CRC的危险度在起病后10年为2%，20年为8%，30年为18%；CD患者若病变累及结肠范围达到三分之一，则癌变风险与UC相似。但近年研究提示，IBD患者的CRC患病率较以前明显降低，我国一项多中心研究表明UC的患病率为0.87%，10年病程发展后的相关CRC的累积风险为1.15%，20年累积发病率为3.56%，30年的累积发病率为14.36%。IBD患者的CRC发病风险在近年呈下降趋势，可能与针对性的结肠镜监测随访、难治性IBD患者早期手术切除干预及5-ASA等药物的应用有效控制黏膜炎症有关。

（二）病变范围、程度与癌变的关系

病变范围是UC患者发生CRC的高危因素，广泛型或全结肠型UC癌变的风险最高，为正常人群的15倍；左半结肠炎癌变风险较低，为正常人群的2.8倍；直肠型UC患者的CRC发病风险与普通人群相似。IBD患者病变部位与肿瘤发生关系的强度依次为全结肠、左半结肠、直肠型和非结肠型CD。有研究表明，UC患者病变局限于左半结肠与病变位于全结肠相比，前者患癌较后者约晚10年，但是随着病程进展，左半结肠型UC的患者的患癌风险逐渐接近于广泛结肠型UC的患者。因此，对于病程较长的左半结肠型及全结肠炎的UC患者应定期做随访监测，而对于直肠型UC患者因其癌变率和普通人群相似，在初次肠镜检查并行活组织检查后若无异型增生及癌变，可无需进行肠镜监测。但内镜下的病变范围与组织学病变范围有一定出入，即内镜下不可见的病变在活检后可发现有异常，故病变范围应以组织病理学为准。

反复炎症是IBD相关CRC发生的基础，炎症程度亦是IBD患者癌变的另一个重要的危险因素，目前相关研究均显示炎症的严重程度与CRC的发生呈正相关，即炎症的严重程度越重，癌变风险越大。

（三）发病年龄与癌变的关系

年龄是 IBD 患者癌变的一个独立的危险因素，IBD 患者的癌变风险与发病年龄呈负相关，即起始诊断年龄越小，发生癌变的风险越大。相关研究显示，15 岁以前诊断 IBD 的患者其 CRC 累积危险度为 40%，15～39 岁年龄段诊断的患者其累积危险度为 25%。早期诊断为 IBD 的患者其癌变的危险度明显升高，分析其原因可能为年幼发病炎性反应更重，免疫防御系统弱有关。

（四）CRC 家族史与癌变的关系

CRC 家族史与 IBD 患者患 CRC 风险增加相关。约 10% 的 IBD 相关 CRC 患者有 CRC 家族史，一级亲属有散发性 CRC 家族史的 IBD 患者，其 CRC 发生危险性将会增加 2 倍，若一级亲属确诊 CRC 的年龄小于 50 岁，其 CRC 发生危险性将增加到 9 倍。

（五）IBD 患者伴发 PSC 与癌变的关系

PSC 是一种慢性胆汁淤积性肝胆疾病，与 IBD 密切相关，有很多 IBD 患者伴发有 PSC，在 PSC 患者中 IBD 的发病率可高达 90%，且这部分患者中男性居多，疾病诊断年龄约 30～40 岁。PSC 是 UC 癌变的重要危险因素，相关研究发现 UC 合并 PSC 的患者，异型增生及结直肠肿瘤的发病风险是 UC 未合并 PSC 患者的 4.79 倍，是普通人群的 10 倍。有研究指出 UC 合并 PSC 的患者症状持续 10 年后发生 CRC 的风险为 9%，20 年后为 31%，25 年后为 50%，而不合并 PSC 的 UC 患者，相应时间段发生 CRC 的风险分别为 2%、5% 和 10%。鉴于 UC 合并 PSC 患者更易进展为 CRC，因此对 UC 患者建议筛查和监测有无合并 PSC；所有未诊断为 UC 的 PSC 患者需要行诊断性内镜检查和活检以明确是否伴有临床症状不明显的结肠炎；对于 UC 合并 PSC 的患者应每年进行结肠镜监测预防癌变。

PSC 是 UC 患者发生 CRC 的独立危险因素，现已得到共识，但是 PSC 是否会增加 CD 患者的 CRC 发生率，目前研究结果还不统一。在 CD 合并 PSC 的患者中，结肠肿瘤均发生在近端结肠，通常不累及小肠，考虑其相关因素之一是由于该部位致癌的次级胆汁酸浓度最高所致，总之 CD 合并 PSC 患者发生结肠肿瘤的风险比 UC 合并 PSC 的患者低。对于合并有 PSC 的 IBD 患者，无论有无肠道症状，均应该行全面系统的结肠镜检查并进行活组织检查排外异型增生及 CRC。

二、IBD 患者的内镜监测

（一）内镜检查的目的

随着病程的延长，IBD 患者肠黏膜发生异型增生的风险增大，而这与其发生 CRC 的危险性增加有关。目前国内外相关研究均推荐对 IBD 患者进行监测，监测内容包括评估患者症状、药物的治疗情况、实验室检查结果和内镜检查，并对患者本人及家族疾病史进行更新。内镜监测的目的是检测出可疑病变的部位及范围，必要时切除可疑的异型增生病变，或是对已经发生的 CRC 进行内镜下切除或外科手术切除，以减少 CRC 的发病率和死亡率为目标。

（二）内镜监测效果

鉴于伦理学要求，现有资料均为回顾性研究，既往的人群研究和病例对照研究表明，结肠镜随访监测可及时发现异型增生病变或早期病变，降低 CRC 的发病率，使患者生存率得到改善。有研究分析了内镜监测人群与非监测人群之间肿瘤级别及生存率之间的差异，结果显示监测组和对照组的五年生存率分别为100%和65%；监测组和对照组因结肠癌及相关疾病五年死亡率分别为0和26%。也有相关报道认为，没有确切的证据证明对广泛性结肠炎病变的患者进行内镜监测能获得更长时间的生存率，但总的来说定期接受内镜监测的患者能够发现早期肿瘤，并有望提高患者生存率。

（三）内镜初筛时间

病程长短是IBD患者发生CRC的主要危险因素之一，目前大多数指南推荐在患者症状出现8年后即开始行常规结肠镜筛查并行活组织检查排除异型增生，预防癌变发生，对左半结肠受累患者可放宽至10～15年。由于病变范围、疾病严重程度也是影响癌变危险性的因素，因此首次内镜筛查亦用于评估病变范围、疾病严重程度并确定是否有必要进行下一步检查和调整治疗方案。

（四）筛查间隔时间

所有UC患者及病变范围累及三分之一结直肠长度的CD患者，在首次肠镜检查后应定期行结肠镜监测，以发现及排除异型增生及早期CRC，而筛查间隔时间需根据患者具体病情来制定：①所有的IBD患者起病8年后均应行结肠镜检查及活组织病理检查，排除异型增生及早期CRC及明确病变范围及程度；②对伴发有PSC的患者，有报道称其发病的25年中异型增生及CRC的累计风险达50%，因此无论这类患者病程长短、疾病是否活动、病变范围及之前监测结果是否正常，都应坚持每年进行内镜监测；③对炎症重度活动的广泛性结肠炎患者应每年进行内镜监测；④对炎症轻、中度活动的广泛结肠炎患者，内镜监测可推迟至2～3年进行；⑤对广泛左半结肠炎的患者在初次结肠镜检查后1～2年行肠镜监测；⑥对炎症病变在直肠且其近端无炎症活动（内镜下及病理）的患者可不需进行肠镜随访监测；⑦对有解剖结构改变如结肠狭窄（病程较长的IBD患者发生肠腔狭窄，提示结肠癌的患病风险增加）、缩短及异型增生的患者应每年进行内镜监测；⑧对炎症后息肉、一级亲属50岁以上结肠癌病史的患者可在2～3年内进行结肠镜监测。

三、结肠镜检查

炎症是IBD患者癌变的基础，中华医学会消化病学分会肿瘤协作组2016年制定的《中国结直肠癌预防共识意见》推荐针对高危人群通过内镜监测并随机活检以发现异型增生及早期癌变。肠镜监测主要在缓解期进行，因为炎症活动时背景黏膜大多存在不同程度的充血、水肿、糜烂、溃疡及瘢痕病变，很难在内镜下活检区分是异型增生还是炎症，从而干扰了异型增生及CRC的检出率。肠镜监测应当包括整个结直肠（包括右半结肠、横结肠、左半结肠、乙状结肠、直肠），常规方法是在白光内镜下进行随机组织活检，并行肿块、息肉样病变、狭窄及炎性改变周围明显不规则黏膜的靶向活检，以确定病变范围和程度，发现上皮细胞的异型增生。此种方法被证实对发现异型增生有80%～90%的敏感度，但该方法费时费力，且仍会遗漏轻微隆起的异型增生病灶。目前常用的窄带成像技术，是利用滤器将白光光谱缩窄为30nm，获得了425nm的蓝光和540nm的绿光，可突出显示黏膜微血管结构而显示腺管细微形态优势不佳，现被普遍用于普通人群的CRC的诊断，优势明显。但对于IBD的患者，因结肠黏膜经历了反复炎症及修复，微血管发生了模糊甚至消失等结构改变，因此NBI对异型增生的诊断无明显优势。近年来高分辨率内镜结合亚甲蓝或靛胭脂的染色内镜的应用能够观察到结肠黏膜结构的微妙变化，更易发现IBD相关性CRC。在临床工作中，选择在临床缓解期的患者进行结肠镜监测，当结肠镜插入至回盲部后，在退镜过程中向结肠黏膜均匀的喷洒 0.03% 的靛胭脂，可清晰的显示结肠黏膜表面结构，当发现可疑病变后再喷洒 0.13% 的靛胭脂来勾勒病变的边界以进一步判断病变的性质，应用放大染色内镜对 IBD 患者进行监测，其 IBD 相关性异型增生的检出率是白光内镜的 1.8 倍，绝对检出率增加 6%，因此目前采用高分辨率的染色内镜是筛查 IBD 相关性 CRC 和癌前病变的金标准。

四、IBD 相关性异型增生与结直肠癌

（一）IBD 相关性异型增生的分级与诊断

目前认为 IBD 患者发生 CRC，经历了从反复炎症使结直肠上皮细胞过度增生发展为异型增生再到癌变的过程，因此 IBD 患者的异型增生是 IBD 相关 CRC 的最可靠的癌前标志。结肠镜监测的最终目的在于检出结肠黏膜是否已经发生了异型增生或早期癌，从而判断患者是否有 CRC 发生高风险。异型增生因内镜下表现及显微镜下病变特点不同而分级不同。以往内镜由于分辨率有限，医师无法观察黏膜细节，遂依靠随机活检来检出异型增生，故多采用异型增生相关性病变或肿物、腺瘤样、非腺瘤样、扁平隆起来描述内镜下异型增生。随着内镜诊断水平的提高，《SCENIC 共识》建议不再使用以上术语，而异型增生根据内镜下表现可分为息肉样、非息肉样和内镜下阴性。息肉样病变指有蒂或无蒂的病变自黏膜突出于肠腔内≥2.5mm。非息肉样病变包括巴黎分型Ⅱa（表浅凸起＜2.5mm）、Ⅱb（平坦型）、Ⅱc（凹陷型）、绒毛样、斑块样、不规则肿块或结节、疣状隆起、狭窄性病变和广基隆起。内镜下不可见的异型增生指内镜检查未发现病变的部位而组织学检查发现的异型增生。显微镜下异型增生的定义为局限于基底膜内、未侵犯固有层的上皮内肿瘤，异型增生提示病变在细胞学及组织结构上存在异型性改变。异型增生可分为三级和二级，前者可分为轻、中、重度，后者可分为低级别异型增生和高级别异型增生，异型增生的发生发展过程多为连续性。上皮内瘤变是世界卫生组织标准中的术语，上皮内瘤变分低级别和高级别，它表述的是病变发生或将会发生瘤变的一种过程状态，意味着病变具有发展为浸润性癌的潜能。不同程度的异型增生发展为癌的风险不同，轻度跟中度异型增生的风险较低，重度异型增生及原位癌的风险较高，所以临床实践中把轻度及中度异型增生归为低级别上皮内瘤变，把重度异形增生及原位癌归为高级别上皮内瘤变。正确的诊断是选择合理治疗的前提，因为不同观察者诊断异型增生存在较大差异，因此对异型增生，国内外指南建议：至少需两位有经验的胃肠病理专家独立阅片后结果一致才能做出诊断。

（二）IBD 相关性异型增生分级发生癌变的风险

异型增生的分级十分重要，因为其发生 CRC 的不同风险，决定着患者治疗方案的选择。一项 UC 伴低级别瘤变患者的队列研究表明，息肉样异型增生内镜切除术后随访 5 年，高级别瘤变或 CRC 的累积发病率为 6.0%；内镜下不可见的病变，5 年进展率为 21.9%；非息肉样异型增生者高级别瘤变或 CRC 的累积发病率达 65.2%，而且非息肉样异型增生较息肉样异型增生更易出现多灶病变并且进展为同时性 CRC。因不同观察者对异型增生的诊断差异较大，因此对异型增生的诊断应谨慎，故推荐两位经验丰富的胃肠病理专家诊断意见一致后方能做出最终的诊断。

（三）IBD 相关性异型增生及 CRC 的处理

1. 内镜下可见异型增生的处理　IBD 相关 CRC 病变的程度不同，采用的治疗方法不同，

内镜下若在炎症区域发现异型增生的息肉并能将其完整切除,切除标本切缘阴性,同时采集病变邻近的平坦组织的活检标本以确认周围黏膜没有异型增生,则不必考虑手术切除结肠,但需要在内镜切除术后进行密切的内镜随访观察,通常建议 3～6 个月复查内镜,因为相关研究显示内镜下息肉样病变切除术后的患者再发异型增生的风险较普通人群增加近 10 倍。对于随访期间发现的低级别瘤变,因其发生 CRC 的风险较高,可考虑行部分结肠切除术;若内镜随访观察未发现结直肠异型增生则可过渡到每年复查内镜。若可切除息肉样异型增生基底部或者周围黏膜存在异型增生,患者应当接受结肠手术切除;对于内镜下可见但不能完整切除的息肉样异型增生,可考虑行全结直肠切除术或行部分结肠切除术。

非息肉样异型增生较息肉样异型增生更易出现多灶病变,更易进展为 CRC,若内镜下发现非息肉样异型增生提示预后欠佳,因此,推荐伴有内镜下不可切除非息肉样异型增生的 IBD 患者,无论其异型增生级别,均需考虑行结肠切除术。而对于内镜下可完整切除的非息肉样异型增生,若无其他肠段的非息肉样异型增生或内镜下不可见的异型增生,可考虑行内镜下切除病变,术后应进行监测,通常为 3～6 个月,监测期间未发现异常病变则可过渡到每年复查内镜。另外对于内镜下已完整切除的病变及行部分肠段切除术后的患者,应继续口服如美沙拉秦、AZA 等药物治疗,预防异型增生和 CRC 的发生。

2. 内镜下不可见异型增生的处理 内镜下不可见的异型增生,指内镜检查未发现病变的部位而行组织学检查发现的异型增生。内镜下不可见的异型增生可能是不易被发现的微小病变,故一旦考虑为内镜下不可见的异型增生,应由一位有经验的 IBD 内镜操作者用高分辨率色素内镜对患者进行重新检查,以排除边界清晰的可切除病变。若重新检查后在内镜下不可见的异型增生肠段发现可见病变,则按内镜下可见异型增生的处理方法来处理;若仍未发现可见病变,则按最初的异型增生级别来处理。内镜下不可见的异型增生,对低级别瘤变发展为高级别瘤变及 CRC 的风险相关研究差异较大。一些研究表明,10 年内风险为 0～3%,而另一些报道风险结果是 35%～54%,故对行结肠切除术的利弊无法进行评估,因此是否行结肠切除或继续内镜下监测,目前尚无统一定论。针对这一类患者,应根据患者的具体病情,经由患者、消化科医师及结直肠外科医师共同讨论后,做出个体化的治疗方案。

对于选择继续内镜下监测随访的低级别瘤变的患者,因其有发展为更高级别瘤变及 CRC 的危险,因此必须继续服用药物以控制炎症及预防病变进展。目前有研究发现,AZA 能明显减少 IBD 患者发生高级别瘤变及 CRC 的风险。对于伴有 PSC 的 IBD 患者,有研究发现熊去氧胆酸不仅可预防 CRC 的发生,并且可降低低级别瘤变继续往高级别瘤变转化的风险。对于高级别瘤变的患者,因其发生 CRC 的风险很高,故推荐行结肠切除术。

3. IBD 相关性 CRC 的处理 传统观点认为 IBD 患者发生 CRC 后需要进行全结直肠切除术,并行 IPAA 术。若无法进行 IPAA,则要实施永久性回肠造瘘术,对患者的生活质量产生巨大影响。如今内镜治疗技术发生了巨大的进步,对于癌灶局限于黏膜层或侵及黏膜下层在 1 000μm(SM1)以内,则淋巴结转移风险较小,多数患者可通过内镜下切除获得治愈,但内镜切除后应定期进行肠镜监测随访,一般为 3～6 个月复查内镜,同时应继续口服药物预防 IBD 异型增生及 CRC。对于癌灶侵及黏膜下层或出现癌灶边界不清及内镜下不可完整切除的患者,手术切除仍为主要治疗方法;若 IBD 患者已发生 CRC 转移,禁行 IPAA,应以节段性结直肠切除或行结直肠切除术加以辅助治疗;对于位于盲肠的 IBD 癌变患者,若回肠及其肠系膜切除过长，则可能导致储袋难以拉至盆腔完成吻合，此时需要行回肠造口术。总之对已发生癌变的 IBD 患者，其手术治疗的方式需根据患者的具体病情做出个体化治疗方案。

五、口服药物预防 IBD 相关性结直肠癌

（一）5-ASA

IBD 患者属于 CRC 的高发人群，黏膜持续炎症使患者发生 CRC 的风险增高，因此控制炎症反应、维持病变缓解，在预防肿瘤发生方面具有重要作用。5-ASA 是治疗 IBD 的一线抗炎药，该药的安全性和患者的耐受性已得到证实。5-ASA 有抑制炎症的作用，从而有望延缓 IBD 患者发展为 CRC。目前大量研究认为，美沙拉秦和柳氮磺吡啶有化学预防异型增生或癌症作用，可减少 IBD 患者癌变风险，5-ASA 起保护作用的平均剂量应 >2.0g/d，并建议患者从诊断起终身服用。

（二）免疫抑制剂和生物制剂

IBD 治疗中常用的免疫抑制剂包括 AZA、6-MP、MTX 及环磷酰胺（CTX）等，免疫抑制剂的应用对控制炎症、维持缓解和黏膜愈合有重要作用。免疫抑制剂及生物制剂可减轻黏膜炎症反应，从而对肠道黏膜癌变发挥化学预防作用。目前多项研究发现 AZA 可明显降低低级别上皮内瘤变、高级别上皮内瘤变及 CRC 的发生，但同时 AZA 等免疫抑制作用可能会增加如血液系统肿瘤等的发生风险。目前尚无 MTX 或抗 TNF 制剂与肠道黏膜癌变的大规模研究。

（三）熊去氧胆酸

合并 PSC 的 IBD 患者，发生 CRC 的危险性将进一步升高。治疗 PSC 的熊去氧胆酸是一种无毒性的亲水胆酸，能竞争性的抑制毒性内源性胆酸在回肠吸收，除了抗胆汁淤积的作用，熊去氧胆酸还能竞争性地取代细胞膜和细胞器上的毒性胆酸分子，从而起到细胞保护与膜稳定作用。目前的一些研究表明，熊去氧胆酸可以防治 IBD 合并 PSC 患者结肠上皮黏膜异型增生和癌变的进展。另有临床研究显示，并未发现它能降低这类患者的结肠黏膜上皮内瘤变和结肠癌的发生率，且熊去氧胆酸是否对未合并 PSC 的 UC 患者同样有预防癌变作用，证据尚不充分，因此该药的预防作用需进一步明确。

（四）其他口服药物

IBD 患者结肠黏膜上皮细胞的 DNA 甲基化和细胞增殖活性均明显增加，因此可能发生细胞动力学变化而发展为 CRC，而目前认为叶酸可维持正常 DNA 甲基化和 DNA 前体的稳态水平，并具有抑制结直肠黏膜上皮细胞的增殖等作用，因此可能对结直肠肿瘤患者有化学预防作用。关于钙制剂对大肠腺瘤（腺癌）的预防研究报道不一，最新研究资料显示，补钙可预防腺瘤再发，而对高危或低危人群无效。其他具有 IBD 相关 CRC 化学预防作用的药物还有类固醇激素、他汀类降脂药、阿司匹林、微生态制剂等，但无确切依据，尚需进一步研究以明确。

IBD 患者 CRC 的发病率较一般人群明显增高，目前相关研究均认为 IBD 病程及病变范围是 CRC 的两个最重要的危险因素，而 CRC 家族史、PSC 也作为 IBD 患者 CRC 的独立危险因素。IBD 患者 CRC 遵循"炎症—异型增生—癌变"的过程，因此在病变早期发现异型增生是预防 CRC 的关键，内镜检查和定期监测是发现 IBD 相关 CRC 的重要手段，IBD 患者

病程中结肠镜的有效监测降低了 CRC 的发病率，但其仍有局限性，近年推荐的高分辨率的染色内镜对筛查 IBD 相关性 CRC 和癌前病变的效果显著。对诊断明确的 IBD 癌前病变及 CRC，可根据患者的具体病情选择合适的治疗方案，另外积极采取的口服药物如美沙拉秦等进行预防，可能会降低 IBD 患者癌变风险。

（刘　艳）

参 考 文 献

1. Magro F，Gionchetti P，Eliakim R，et al. Third European evidence-based consensus on the diagnosis and management of ulcerative colitis Part1：definition diagnosis extra-intestinal manifestations，pregnancy，cancer surveillance，surgery，and ileo-anal Pouch Disorders[J]. J Crohn's Colitis 2017，8：1-39.

2. 中华医学会消化病学分会；中华医学会消化病学分会肿瘤协作组. 中国结直肠癌预防共识意见（2016 年，上海）[J]. 胃肠病学，2016，21（11）：668-686.

第四节　IBD 的机会性感染

一、概述

（一）定义

IBD 的治疗经历了三个时期的演变。20 世纪 50 年代引入糖皮质激素，60 年代开始引入免疫抑制剂，而今已步入生物制剂时代。随着治疗手段的发展和不断规范化，IBD 的治疗效果有了显著的进步，患者的疾病并发症和死亡率明显下降，这些治疗手段无疑都显著促进了治疗的进步。然而以上药物单独或联合治疗会改变患者的免疫状态，从而带来一些相应的风险，特别是增加了机会性感染的风险。机会性感染是指一般情况下对健康人体致病能力有限或无致病能力的微生物，当疾病或治疗因素诱发机体免疫功能低下时，则可致病而引发感染。机会性感染多发生在免疫系统损伤的个体中，导致致病率和致死率增加。IBD 患者是机会性感染的高风险人群，研究显示，10% 的 IBD 患者复发是由感染导致的。我国各类传染病发病率较西方国家相对更高，因此，积极预防、早期诊断并及时控制机会性感染是改善我国 IBD 患者预后的重要前提。

（二）IBD 合并机会性感染的种类

IBD 机会性感染常见病原学包括病毒、细菌、真菌、寄生虫等（表 8-4-1）。

表 8-4-1　IBD 患者合并机会性感染的种类

感染种类	代表性感染原
病毒	疱疹病毒、HBV、HCV、CMV、EBV
细菌	结核分枝杆菌、C.diff、肺炎双球菌、军团菌属、李斯特菌属
真菌	组织胞质菌病、卡氏肺孢子虫、曲霉菌、念珠菌
寄生虫	粪类圆线虫

在机会性感染中，对 CMV 感染、C.diff 感染的研究较多，文献报道 IBD 复发患者中 C.diff 感染率达 5%～19%，而重度 UC 激素抵抗患者发生 CMV 结肠炎比例达 20%～40%。

（三）机会性感染的危险因素

机会性感染的易感因素可以是外源性的（医学治疗、暴露），也可以是内源性固有的（年龄、伴随疾病、营养不良）。目前研究认为，高龄（年龄 > 50 岁）、营养不良、先天性免疫缺陷、合并 HIV 感染者、合并慢性病（糖尿病、肺气肿）及应用激素、免疫抑制剂、抗 TNF-α 治疗是机会性感染的高危因素。其中，年龄是机会性感染的独立危险因子。

1. 免疫抑制剂、生物制剂及激素治疗 由于免疫调节制剂（硫嘌呤类药物、甲氨蝶呤）和生物制剂（IFX 等）的应用，IBD 的治疗能力在过去 10 年中有了革命性的突破。但大量前瞻性研究和个案报道证实，使用免疫调节剂、生物制剂及糖皮质激素的 IBD 患者更容易发生免疫受损从而继发机会性感染。2017 年《ECCO 指南》中指出，应用免疫调节剂、生物制剂及糖皮质激素治疗的 IBD 患者可存在免疫缺陷和机会性感染风险。IBD 患者自身并非免疫功能不全，可能由于以上治疗措施改变了免疫应答反应。10 项 IFX 临床试验研究显示，总的严重感染发生率是 5%，另有 9 项安慰剂对照临床研究系统分析显示 IFX 发生严重感染 OR 值是 2。IBD 患者中不同病原体感染所导致的临床症状各不相同，病原体感染的诱发药物也有所不同。研究显示应用糖皮质激素常与真菌（如念珠菌）、C.diff 感染有关，硫嘌呤类药物常与病毒（主要为 EBV）感染相关，抗 TNF-α 单抗制剂常与真菌和结核分歧杆菌感染相关。糖皮质激素、AZA、抗 TNF-α 单抗制剂能显著增加 IBD 患者机会性感染的风险，而联合应用这些制剂后机会性感染风险增加更为显著。

2. 年龄 高龄是 IBD 患者发生机会性感染及机会性感染相关不良事件的独立危险因素。研究显示，50 岁以上的 IBD 患者，机会感染风险为 24 岁以下患者的 3 倍。

3. 并发症 一些慢性疾病包括肺气肿、糖尿病等是发生机会感染的危险因素。有学者研究证实慢性肺部疾病、饮酒史、器质性脑病和糖尿病这 4 种并发症是类风湿关节炎患者机会性感染的风险因素，同样也是 IBD 患者机会性感染的风险因素。

4. 其他 此外，研究表明致病微生物暴露、营养不良、全肠外营养（TPN）和肠道手术亦是机会性感染的风险因素。

二、病毒性机会感染

（一）IBD 与 CMV

1. 流行病学 CMV 是一种人类疱疹病毒，与其他疱疹病毒相似，在人体原发感染后常表现为潜伏感染，病毒的激活与机体免疫力相关。CMV 分布广泛，感染较为常见，尤以其在发展中国家，其感染率接近 100%。在健康成人中，因无症状通常不会被注意，但对于免疫受损的患者（如 HIV 感染患者、器官移植患者、接受免疫抑制治疗者、新生儿等）来说，CMV 感染可能会危及生命。

IBD 属于自身免疫性疾病，很多患者需接受免疫抑制治疗，使得 IBD 患者成为 CMV 感染的高危人群。据国外报道，IBD 患者的 CMV 感染患病率为 10%～43%，激素难治性患者高达 20%～67%，目前我国尚无大规模 IBD 患者 CMV 感染的流行病学资料。结肠的 CMV 感染通常被认为是潜伏感染的再激活。CMV 在潜伏期定植于单核细胞内，当结肠发生炎症时，单核细胞向结肠聚集。Hommes 等认为，活动期 UC 结肠的富 TNF-α 和干扰素 γ 细胞因子环境，导致了感染 CMV 的单核细胞分化为巨噬细胞，激活潜伏感染的 CMV。由于 TNF-α 和干扰素 γ 在 UC 的表达量倾向高于 CD，有学者认为 UC 和 CD 的 CMV 再激活风险存在差异，但目前仍存在争议。由此可见，CMV肠炎在CD中不常见，其感染率较低。

2. CMV感染的危险因素

（1）激素抵抗：激素抵抗是CMV感染的危险因素之一。CMV感染的IBD患者有70%存在激素抵抗，而无CMV感染的患者仅为34.5%。但是否CMV感染导致了激素抵抗仍是未知。在激素抵抗的UC患者中，CMV感染更常见，且在复发治疗中需要更高剂量的激素。激素抵抗可能与CMV诱导使得T淋巴细胞功能异常、γ-干扰素和TNF-α分泌增加有关。

（2）免疫抑制剂：第3版《ECCO指南》指出，用于IBD的免疫调节制剂，会增加感染的风险，包括糖皮质激素、巯嘌呤类药物、MTX、钙调磷酸酶抑制剂、CsA、抗TNF和其他生物制剂。例如糖皮质激素，若氢化可的松使用每日总剂量超过20mg，连续使用2周即可能增加感染风险。

初次发病的UC患者，其CMV感染率仅为4.5%，提示免疫抑制可能是CMV感染的重要危险因素。激素可抑制T细胞抵御病毒感染的能力，进而诱发CMV感染。Kim等发现IBD患者使用大剂量激素治疗1～2周后，CMV的感染率增加。Minami等研究发现，使用CsA治疗前，患者无CMV感染，治疗1周后，78.2%（18/23）的UC患者出现了CMV活动性感染，且在这些CMV感染的患者中有83.3%（15/18）并发了严重结肠炎，需要手术治疗，提示免疫抑制剂治疗可能增加CMV感染风险。此外，McCurdy等通过回顾性对照研究也发现免疫调节剂（6-MP或MTX）的使用和CMV感染显著相关。

（3）营养不良：CMV感染对于IBD属于机会性感染，当患者出现营养不良时，机体免疫功能亦随之降低，给了病毒感染的机会。IBD患者由于食欲减退、肠道吸收不良、空回肠病变、肠切除等因素影响，易出现营养不良。Yi等研究发现，营养不良（人血白蛋白＜35g/L）与近期CMV感染有关。

3. CMV感染对IBD的影响

（1）CMV与激素抵抗：激素抵抗在IBD表现为激素类药物治疗困难，是IBD治疗的一大难题。目前IBD患者发生激素抵抗的原因尚不明确，但已知激素抵抗可能与病毒介导的宿主免疫功能异常有关。CMV作为IBD患者最常见的感染病毒之一，其病毒载量与激素抵抗相关，当CMV-DNA＞250拷贝/ml时，提示激素抵抗风险。

（2）CMV与IBD复发：Matsuoka等进行了一项临床研究，69名中至重度UC患者每2周采用qPCR技术进行一次CMV再激活检测，8周后有48名患者CMV（+），但这些阳性患者的缓解率、结肠切除术率与阴性患者无显著差异，提示CMV并不影响疾病复发病程。Delvincourt也报道CMV再激活不会改变IBD复发病程，且直接作用CMV治疗的药物亦不影响IBD病程。

（3）疾病的严重程度：CMV可以通过EGFRK, Raf, MEK1/2, ERK1/2信号通路诱导环氧合酶2（COX-2）的表达，进而加重炎症反应。此外，Wada等发现使用更昔洛韦抗病毒治疗14天后，67%的UC患者症状及内镜下获得缓解，可见CMV感染与疾病严重程度有关。

（4）CMV感染与TM：TM是UC的严重并发症之一，临床特征是严重的中毒症状及节段性或全结肠扩张，最明显的扩张部位在横结肠。临床诊断标准为：①发热，体温＞38.6℃；②心动过速，心率＞120次/分；③血白细胞＞10.5×10^9/L；④贫血；⑤腹部X线检查显示结肠扩张（直径＞6cm）；同时伴有以下情况中的任何一项：脱水、意识障碍、电解质紊乱和低血压。IBD 发生 TM 与 CMV 感染相关，且 CMV 感染可显著增加 IBD 患者发生 TM 及外科手术治疗的风险。

4. CMV 感染的诊治

（1）诊断：

1）临床表现：CMV 感染活动期以腹泻为主，患者可出现黏液脓血便、里急后重、下腹痛、发热、体重减轻和食欲减退等。IBD 患者 CMV 结肠炎表现与急性加重期或复发时症状类似，无特异性。

2）实验室诊断：

血清学：① CMV 特异性抗体：正常人感染 CMV 后，CMV-IgG 可长期存在，而病毒转阴后 CMV-IgM 恢复正常，所以 CMV-IgM 阳性或 CMV-IgG 由阴性转为阳性，或 IgG 滴度呈 4 倍以上升高，提示 CMV 活动感染。血清 IgM 和 IgG 在感染 2～4 周后才相继出现，故早期诊断意义不大；需注意的是免疫缺陷或使用免疫抑制剂患者，可能检测不出 CMV 抗体。② CMV pp65 抗原检测：CMV pp65 是一种由 CMV UL83 基因编码的蛋白，在外周血多形核细胞中表达最高，若每 150 000 个白细胞中 CMV 阳性细胞数≥1，提示 CMV 活动性感染。此方法敏感性较低，检测结果受外周血中性粒细胞计数的影响，阴性结果时应进一步取活检组织进行免疫组织化学检查；阳性结果结合内镜下黏膜损伤水平，即可诊断 CMV 相关性肠炎，而无需病理检查。该检查的缺点为较易受主观因素影响，步骤繁杂且所需样本量较大。

病毒培养：病毒培养是确诊 CMV 感染的传统金标准。但传统病毒培养需要较长的周期（1～3 周），技术要求高，临床上很少应用。现有一种快速的 CMV 培养技术，标本经过处理后离心，上清接种人胚成纤维细胞，短暂孵育后用免疫荧光等方法检测 CMV 的早期抗原，24～72 小时能报告结果，敏感性高达 68%～100%，但目前临床较少有开展。

PCR：PCR 敏感性较高，可检测组织中的 CMV-DNA，但不能明确诊断，其中荧光定量 PCR（qPCR），不仅可以准确定量病毒 DNA 的拷贝数，还可以动态监测病毒 DNA 的复制情况。

组织病理学联合免疫组织化学：另一种明确 CMV 感染的检测为活检组织病理镜下观察到 CMV。HE 染色诊断特异性高，但敏感性低，约 37.5% 合并 CMV 感染患者因不能观察到病毒而无法早期诊断；另外 CMV 多存在于黏膜血管周围及溃疡基底部，浅表黏膜活检结果可能并不准确。通过免疫组织化学检测 CMV 抗原，可提高 CMV 检出率。目前，免疫组织化学被普遍认为是诊断 CMV 感染的金标准。建议重度或难治性 IBD 患者常规进行免疫组织化学检查，明确是否存在 CMV 感染，有利于疾病的有效治疗。

2017 年，我国《炎症性肠病合并机会性感染专家共识意见》推荐，结肠黏膜组织 HE 染色阳性伴免疫组织化学阳性，和（或）结肠黏膜组织 CMV-DNA qPCR 阳性作为 CMV 结肠炎的诊断金标准。

（2）治疗：若 IBD 患者出现高热、之前稳定的病情迅速恶化、强化治疗 3 天仍无效果，应该高度警惕 CMV 感染，需适当予以抗病毒治疗。因骨髓抑制、呼吸及神经系统紊乱等潜在副作用，在抗病毒治疗前需慎重考虑利弊。抗病毒治疗结束后，免疫抑制剂可安全使用。

1）抗病毒药物对 IBD 的影响：Delvincourt 等研究发现，进行 CMV（+）抗病毒治疗的 IBD 患者和 CMV（−）患者的住院天数和结肠切除术率无显著差异。在 CMV 潜在感染或再激活的 IBD 患者中，CRP、血红蛋白水平及急性结肠炎临床结局方面，在接受抗病毒治疗和未接受抗病毒治疗患者中均无显著差异，但接受抗病毒治疗患者的住院天数更长。还有研究表明，CMV（+）的 IBD 患者抗病毒治疗后肠炎缓解率为 67%～100%。

2）治疗药物

更昔洛韦：首选治疗药物。显性 CMV 感染患者多出现发热，伴有或不伴有特异性器官损伤如肺、肾脏及肝脏损伤，有较高 pp65 抗原水平（>10 阳性细胞数）或 CMV PCR 水平（>10 拷贝 /ml）。由于口服生物利用率低，所以更昔洛韦需静脉给药。第 3 版欧洲 ECCO《炎症性肠病机会性感染指南》推荐：更昔洛韦 5mg/kg 静脉注射，1 次 /12 小时，治疗疗程≥3 周；如无静脉给药条件，可更换为口服制剂，1g/ 次，3 次 / 日，疗效不确切。治疗过程中应注意观察皮疹、肝功能损害、中性粒细胞数量、血小板减少、贫血和血肌酐升高等不良反应。

对于正在接受免疫抑制剂治疗的患者，第 3 版《ECCO 指南》指出，亚临床或症状轻微患者无需抗病毒治疗或中断免疫抑制剂治疗。对 CMV 系统感染，如脑膜脑炎、肺炎、肝炎等，更昔洛韦及早治疗可改善临床症状，降低死亡率。若患者更昔洛韦治疗无效，则提示更昔洛韦耐药。更昔洛韦耐药一般为 CMV UL97 磷酸转移酶基因突变而引起。

当高度怀疑 CMV 结肠炎时，可将更昔洛韦作为重度 UC 的替代治疗，而不用因等待 CMV 结肠组织实验室检测结果而冒风险，但目前仍存在争议。Kim 等采用更昔洛韦治疗 14 名激素抵抗的中至重度 UC 患者 2 周，其中 11 名患者获得了缓解（11/14）。更昔洛韦不耐受或无反应者，可考虑更换膦甲酸钠。

缬更昔洛韦：此药为口服剂型，又称伐昔洛韦，是更昔洛韦的前体药，口服疗效与静脉注射剂相仿，且患者耐受性较好，仅少数患者出现轻微胃肠道不适，适用于门诊患者。2017 年《ECCO 指南》指出，更昔洛韦静脉治疗 3～5 天后，可更换为缬更昔洛韦继续口服治疗直到 2～3 周疗程结束。

膦甲酸钠：膦甲酸钠一般作为更昔洛韦耐药或不耐受者的替代治疗。由于膦甲酸钠为病毒 DNA 聚合酶抑制剂，不需要 UL97 磷酸化，故对更昔洛韦耐药病毒株有效。成人常用剂量为 2.4g 静脉注射，2 次 / 日，疗程 2～3 周，更昔洛韦抵抗者可调整为 90mg/kg 静脉注射。治疗过程中应密切监测皮肤损害、肝功能异常、白细胞减少等不良反应。膦甲酸钠毒性包括肾功能受损、中枢神经系统副作用、低镁血症、低钙血症、低磷血症及贫血。

（3）预防：目前尚无有效的 CMV 疫苗。虽然有研究显示一些核苷类似物对严重 CMV 感染治疗有效，但其潜在副作用仍未达到标准化学预防标准，故暂无安全有效的预防措施。

（二）IBD 与肝炎病毒感染

1. 乙型肝炎病毒（hepatitis B virus，HBV）感染

（1）患病率与发病率：我国 HBV 感染率高。2006 年《全国人群乙肝血清流行病学调查结果》显示，我国 HBsAg 携带率为 7.18%（1～59 岁人群）。国外研究发现，IBD 患者的 HBV 感染率较普通人群高，HBcAb 与 HBsAg 阳性率为 17% 和 2.3%。韩国研究表明，在纳入研究的 513 名 IBD 患者中，HBsAg 阳性率为 3.7%。此外，2010 年法国一项研究显示，CD 患者（252 名）和 UC 患者（63 名）HBsAg 阳性率分别为 0.79%、1.59%。

（2）免疫抑制剂治疗与 HBV

1）免疫抑制剂对 HBV 感染的影响：IBD 是由多种因素共同作用所导致的自身免疫性疾病。自身免疫功能异常可引起机体自身组织受到攻击和损害。因此，IBD 的主要治疗方法之一就是免疫抑制治疗。目前，IBD 以及相应治疗的免疫抑制剂是否会增加肝炎病毒感

染的风险仍存在争议。糖皮质激素和 TNF-α 单克隆抗体在治疗 HBsAg（+）、HBcAb（+）和 HBV-DNA（-）的 IBD 患者时，诱导了乙型肝炎复发，提示免疫抑制治疗有可能增加了 HBV 再激活风险。

在同样接受免疫抑制治疗的肿瘤及器官移植患者中，HBV 感染的再激活较为常见，发生率取决于免疫抑制剂的种类以及患者 HBV 感染的严重程度。例如，用于血液系统恶性肿瘤治疗的细胞毒性药物，在抑制免疫细胞过程中就容易出现 HBV 感染再激活。有高达 60% 的 HBV 携带者在接受细胞毒性药物治疗后出现了病毒再激活。

免疫抑制剂中的 CsA 是 IBD 的常用药之一。CsA 具有剂量依赖性抑制 HBV 复制的功能，甚至有些研究者联合应用 CsA、干扰素和利巴韦林，有效清除了接受肝移植患者体内的 HBV，可见 CsA 治疗肝炎病毒感染是安全的。

2）HBV 再激活：HBV 再激活定义为既往 HBV-DNA 水平稳定或检测不到，患者 HBV-DNA 复制突然升高，通常伴随着肝功能损伤。对于 HBsAg 携带者，重新进行 HBV-DNA 检测，若结果较基线水平升高 10 倍可确诊为再激活。

研究显示，在 HBsAg（+）的 IBD 患者中，HBV 再激活发生率为 16%～36%。与感染康复或缓解（HBsAg-，HBcAb+）的患者相比，HBsAg（+）患者更易出现 HBV 再激活。

3）HBV 再激活的危险因素：免疫系统在 HBV 病毒复制抑制中发挥关键作用。因此，人们很早就认识到免疫抑制可增加 HBV 再激活风险，但原因尚不清楚。HBV 再激活与长期联合免疫抑制治疗以及未接受预防性抗病毒治疗相关（即 2 种以上免疫抑制剂持续运用超过 3 个月）。目前，已有抗 TNF-α 单克隆抗体联合激素 / 免疫抑制剂治疗发生 HBV 再激活的报道。目前尚无 ADA、CTZ 治疗出现 HBV 再激活的报道。

（3）筛查与疫苗（详见本章第五节）

（4）治疗与防治措施

ECCO 组织以及美国肝病研究学会建议，HBV 携带者与 HBsAg（+）患者，建议在开始免疫抑制治疗前 2 周接受预防性抗病毒治疗，直至停药后 1 年。

对于 IBD 患者，考虑到尽可能不影响免疫抑制剂作用，推荐使用替诺福韦和恩替卡韦，因二者具有较强的抗病毒性且耐药率低，治疗过程中注意监测 HBV-DNA，如 HBV-DNA ＞ 2 000IU/ml，则需继续抗病毒治疗。IBD 患者若在接受免疫抑制治疗过程中新发急性 HBV 感染，除急性肝衰竭外，一般不推荐抗病毒治疗。

1）恩替卡韦：成人 0.5mg/ 次，1 次 / 日，口服恩替卡韦即可有效抑制 HBV-DNA 复制，对拉米夫定耐药突变（YMDD 变异）者，1mg/ 次，1 次 / 日，可有效抑制 HBV-DNA 复制。该药初治患者的 1 年耐药率为 0，但对 YMDD 变异者 1 年耐药率为 5.8%。

2）替诺福韦：富马酸替诺福韦二吡呋酯片，每片剂量 300mg，相当于 245mg 替诺福韦二吡呋酯，是一种核苷酸类反转录酶抑制剂。成人 300mg/ 次，1 次 / 日，疗程 24 周，应答率为 75%。

3）干扰素 α：由于严重不良反应，CD 患者不宜在疾病活动期联合抗病毒治疗，因为干扰素可能会加重 CD 病情，而对 UC 可能无影响。

4）监测随访：IBD 患者免疫抑制治疗期间，很少发生 HBV 激活。HBsAg（-）、HBcAb（+）患者可能存在隐匿性感染，故需动态检测病毒情况。应每 2～3 个月监测一次 HBV-DNA，但不推荐抗病毒治疗，除非 HBV-DNA ＞ 2 000IU/ml。

国内有报道，应用英夫利昔（IFX）治疗的 4 例 HBsAg（+）IBD 患者，在治疗期间 3 例出现 ALT 升高。因此，建议首次确诊 IBD 的同时，应及时对患者进行 HBV 筛查，以避免免疫抑制治疗过程中出现 HBV 活动性感染。

2. HCV 感染

（1）流行病学：我国尚无 IBD 患者合并 HCV 感染的流行病学资料。法国有研究显示，丙型肝炎发病率为 0.86%，而 IBD 患者的血清 HCV 抗体阳性率却高达 5.98%。此外，意大利研究者发现，CD 患者合并 HCV 感染的发病率高于普通人群，且年轻患者发病率显著高于 50 岁以上的患者；UC 患者 HCV 感染的发病率仅为 0.6%，甚至低于普通人群，可能与 CD 患者常需手术治疗以及术中输血机会有关。

（2）诊断与治疗：如患者有输血、血液透析、吸毒或不洁性生活史，结合血清抗体检查，HCV-IgM 和（或）IgG（+）、HCV-RNA（+），可诊断为丙型肝炎。HCV 携带者指的是患者无任何症状，且肝功能检查和肝组织学无异常。

对于合并 HCV 感染的 IBD 患者，HCV 不是免疫抑制治疗的绝对禁忌证，不过有 HCV 活动的风险。目前我国采用的 HCV 主要治疗方法为 PR 方案，即聚乙二醇干扰素 α（peginterferon α，PEG IFN-α）联合利巴韦林。此外，国外还有一些新型直接抗病毒药物（DAA），包括：NS3/4A 蛋白酶抑制剂、NS5B 聚合酶抑制剂、NS5A 抑制剂等，但国内仍在临床试验阶段。

IBD 患者在接受抗 HCV 治疗前，应谨慎考虑抗病毒治疗与 IBD 病情之间的利弊和风险。目前，AZA 对 HCV 的影响尚不明确。AZA 治疗 HCV 感染肝移植术后患者，未检测到病毒复制的增加，提示 AZA 可能不会加重 HCV 感染。

1）干扰素：血清 HCV-RNA（+）伴 ALT 升高者应予以 IFN-α 治疗，联合利巴韦林可提高疗效。IFN-α 3M-5MU 或 PEG IFN-α-2b，每次 1.0～1.5μg/kg，皮下或肌内注射，1 次 / 周，疗程 4～6 个月，如无效则停药，若有效可继续治疗至 1 年。

2）利巴韦林：通常于干扰素治疗结束后，开始口服利巴韦林，800～1 000mg/d。联合治疗期间有少部分病例可能出现溶血性贫血。妊娠妇女禁用，且用药期间和治疗结束后，应在至少 6 个月内采取避孕措施。

3）蛋白酶抑制剂：特拉匹韦、波普瑞韦均为蛋白酶抑制剂，可抑制 P450 3A，后者与 CsA 和他克莫司代谢相关。在正常人群中上述两种药物可显著升高 CsA 和他克莫司的血浓度，导致严重威胁生命的不良反应。

（3）监测随访

干扰素治疗的检测随访：

1）治疗前应检查：①肝肾功能、血常规、血糖、甲状腺功能、尿常规；②病毒学标志，抗 HCV 和 HCV-RNA 水平；③中老年人群应检测心电图、血压。

2）治疗过程中应检查：①治疗后的第 1 个月，每 1～2 周检复查 1 次血常规，随后每月复查一次；②肝肾功能，治疗后 3 个月每月一次，病情改善后每 3 个月一次；③病毒学标志，治疗后每 3 个月复查一次抗 HCV 和 HCV-RNA 水平；④甲状腺功能、血糖和尿常规等指标，每 3 个月复查一次；如治疗前已存在甲状腺功能异常，则应每月检查甲状腺功能；⑤应定期评估精神状态，尤其是对有明显抑郁症和有自杀倾向的患者，应立即停药并密切监护。

（三）IBD 与人类免疫缺陷病毒（HIV）感染

1. 概述　HIV 属于人类反转录病毒。IBD 患者的 HIV 感染率约为 0.1%，与一般人群相比无统计学差异。感染 HIV 的 IBD 患者，复发率可能低于无 HIV 感染的 IBD 患者。TNF-α可能通过激活 NF-κB 通路促进 HIV 病毒复制，在 HIV 感染发病机制中发挥了重要作用。所以，目前认为，英夫利昔和依那西普都不会加重 HIV 感染病情。甚至认为英夫利昔降低了非鸡尾酒疗法治疗患者的 HIV 病毒载量。

2. 诊断和治疗　目前被证实治疗 HIV 感染最有效的方法为高效联合抗反转录病毒治疗（highly active antiretroviral therapy），俗称鸡尾酒疗法。该疗法联合三种或三种以上抗病毒药物，能有效发挥强大的抗病毒作用，可将 HIV-RNA 水平抑制得较低甚至基本测不出。

第 3 版《ECCO 指南》推荐，青少年和成人 IBD 的患者应在免疫调节制剂治疗开始前进行 HIV 检测。免疫调节制剂治疗不一定是 HIV 感染患者的禁忌，应根据 HIV 感染风险以及 IBD 病情严重程度来决定。

若鸡尾酒疗法治疗无效，应考虑终止免疫抑制剂或生物制剂治疗。

（四）IBD 与疱疹病毒感染

1. 单纯疱疹病毒（herpes simplex virus，HSV）

（1）流行病学：HSV 属于疱疹病毒科 a 病毒亚科，有两个血清型，即 HSV-1 和 HSV-2，1 型主要感染口唇，较常见；2 型主要感染生殖器，相对少见。目前关于 IBD 患者 HSV 感染率的流行病学资料较少，有研究显示接受 AZA 治疗的 IBD 患者 HSV 感染率（17.2%）显著高于未接受 AZA 的患者（3.3%）。

（2）临床表现

1）HSV 肠炎：HSV 结肠炎的临床症状不典型，无特异性。患者可出现腹痛、血便、发热、恶心、食欲缺乏、消瘦等。

2）HSV 肠外表现：①皮肤疱疹：多见于皮肤黏膜交界处，如唇缘、口角、鼻周等。疱疹初期表现为局部皮肤发痒、灼热或刺痛，随后水疱呈针头或米粒样成簇出现，相互间不融合，壁薄，液体清亮，短期自行溃破后结痂，脱痂后一般不留瘢痕。②口腔疱疹：常见于口腔黏膜、舌、牙龈或咽部，表现为口腔局部疼痛、拒食、流涎。部分患者可伴发热、颌下及颈淋巴结肿大。③生殖器疱疹：通常由 HSV-2 型感染致病，受累部位常见于生殖器、外阴、股部和臀部，可呈点片状糜烂。有肛交史者可导致疱疹性直肠炎、肛周和直肠脓肿，以及腹股沟淋巴结炎。④眼疱疹：多为单侧感染，表现为单疱性角膜炎、结膜炎，常伴患侧眼睑疱疹、水肿、耳前淋巴结肿大。反复发作可导致角膜溃疡，甚至穿孔。

（3）诊断和治疗：HSV 可通过免疫组织化学、组织 PCR 检测诊断。若患者既往无反复口唇或生殖器 HSV 感染，在免疫调节剂治疗前，可不筛查 HSV。如患者在免疫抑制治疗期间发生严重的 HSV 感染，应终止免疫调节剂治疗并进行抗病毒治疗，直至症状改善。局部黏膜及皮肤感染，可口服阿昔洛韦（伐昔洛韦或泛昔洛韦）治疗；广泛性感染则应选择静脉注射阿昔洛韦。

1）阿昔洛韦：阿昔洛韦是一种合成的嘌呤核苷类似物，通过抑制病毒 DNA 聚合酶而抑制病毒的复制。生殖器疱疹初治以及皮肤黏膜疱疹，口服 200mg/ 次，5 次 / 日，疗程为 10 日；或 400mg/ 次，3 次 / 日，疗程为 5 日。复发患者，口服 200mg/8h，疗程 6 个月，必要时可加至 5 次 / 日。

2）伐昔洛韦：伐昔洛韦是阿昔洛韦的左旋缬氨酰酯，属于鸟嘌呤类似物抗病毒药物，口服后经肝脏转化为阿昔洛韦，其安全性和治疗有效性与阿昔洛韦相似，但生物利用度更高，是阿昔洛韦的 3～5 倍。单纯疱疹：0.3g/ 次，2 次 / 日，连续 7 日，总用量 4.2g（最小用量 1.8g，疗程为 3 日）。生殖器疱疹：0.3g/ 次，2 次 / 日，连续 5～10 日。

3）泛昔洛韦：泛昔洛韦是喷昔洛韦的前体，在肠壁和肝脏经酶转化为喷昔洛韦，口服吸收好，生物利用度高。口服泛昔洛韦生物利用度约为 70%，静脉滴注（10mg/kg）时血药浓度峰值约为口服剂量（250mg）的 6 倍。食物可影响药物吸收，但不影响最终的血药浓度。

2. 水痘 - 带状疱疹病毒（varicella-zoster virus, VZV）

（1）概述：VZV 是一种嗜神经组织的疱疹病毒，原发感染为水痘，继发感染激活潜伏在感觉神经节内的 VZV 而引起带状疱疹。接受免疫抑制剂治疗的 UC 和 CD 患者，VZV 的感染率分别比普通人群高 1.21 倍和 1.61 倍。其中，接受 6-MP 治疗的 IBD 患者，VZV 感染率为 2.2%。在 IBD 儿童和青少年中，未进行水痘免疫的情况十分多见。

水痘在接受免疫抑制剂治疗的 IBD 患者中通常更为严重和危险，可能出现肝炎、肺炎、脑炎、DIC 等。感染 VZV 的 IBD 可能是致命性的。同样，带状疱疹在 IBD 患者中也趋于更重，且带状疱疹后神经痛的发生风险更高。有研究表明，并发带状疱疹的 IBD 患者中有 78% 正在接受免疫抑制剂治疗，提示免疫抑制治疗是 IBD 患者 VZV 感染的危险因素。

（2）诊断与治疗：VZV 只有一个血清型，采用病毒分离培养即可确诊。此外，还可通过疱疹底基部涂片进行免疫荧光试验或 PCR 扩增疱疹 VZV-DNA。

处于 VZV 活动感染期的 IBD 患者不能进行免疫抑制剂治疗，应先治疗 VZV。推荐口服阿昔洛韦（伐昔洛韦或泛昔洛韦）治疗。若患者在免疫抑制剂治疗期间出现了 VZV 感染，应立即抗病毒治疗，病情严重的患者，应根据病情终止免疫抑制剂治疗。当疱疹结痂且无发热时，可再次应用免疫抑制剂。

1）阿昔洛韦：①针剂：成年人、3 个月内婴儿及 12 岁以上儿童：5mg/kg，3 次 / 日；3 个月～12 岁儿童：250mg/m² 体表面积，3 次 / 日，至少 5 日。②片剂：成年人每次 800mg，5 次 / 日，白天每 4 小时一次。

2）伐昔洛韦：成年人每次 1 000mg，3 次 / 日。

3）泛昔洛韦：成年人每次 250mg，3 次 / 日。

（3）防治措施：①疫苗接种（详见本章第五节）；②暴露后预防：带状疱疹病毒免疫球蛋白（VZIG）。

注射水痘 - 带状疱疹免疫球蛋白或高效价 VZV 抗体制品，可在一定程度上短期阻止接触者 VZV 的感染以及疾病的发展，但不可用于抗 VZV 治疗。

（五）IBD 与人乳头状病毒感染

1. 概述　人乳头瘤病毒（human papillomavirus, HPV）是一种乳头瘤空泡病毒 A 属的球形 DNA 病毒，可导致人体皮肤黏膜寻常疣、生殖器疣（尖锐湿疣）以及宫颈肿瘤。Shah 等研究显示，IBD 患者 HPV 感染率为 8.8%。

IBD 可能增加患者患 HPV 相关宫颈疾病的风险。相比于正常人群，约 53% 的 CD 患者有发展为宫颈癌的风险。有专家推测，由于 IBD 免疫抑制剂治疗过程中，机体对 HPV 的清除可被抑制，故宫颈肿瘤的风险增加。接受免疫抑制剂治疗的 IBD 患者可能出现 HPV 再激活。此外 IBD 患者 HPV 相关宫颈巴氏涂片异常的发生率较正常人群高。因此，免疫抑制剂以及有免疫抑制作用的生物制剂（抗 TNF-α 单抗）可能增加 IBD 患者 HPV 持续感染并最终导致宫颈癌的风险。

2. 诊断与治疗　HPV 感染可通过检测血清 HPV 特异性抗体诊断。其优点是原理明确，操作相对简单；缺点是由于机体对 HPV 产生抗体有一定迟滞性，故对 HPV 潜伏期感染者或无免疫应答者可能出现漏诊。此外，还可通过 PCR 检测 HPV-DNA，但由于样本间交叉污染可致假阳性率高。

目前尚无有效治疗 HPV 感染的抗病毒药物。HPV 相关性肿瘤可采用手术切除及物理疗法等，但复发率高。对于皮肤感染的患者，停用免疫抑制剂可能会使感染得到一定控制，但终止免疫抑制剂治疗可能会加重 IBD 病情，因此需慎重考虑利弊。

美国妇产科学会（ACOG）指南推荐，21 岁以上的女性，无论有无性生活，都应筛查 HPV，并行疫苗接种。HPV 疫苗在中国已经上市，但尚未普及，建议接受免疫抑制剂治疗的 IBD 女性患者仍需定期行宫颈癌筛查。

（六）IBD 与 EBV 感染

1. 概述　EBV 又称人类疱疹病毒 4 型，主要感染口咽部的上皮细胞和 B 淋巴细胞。感染后常无临床症状，与 CMV 相似，均为条件致病病毒。EBV-DNA 在 IBD 患者结肠黏膜组织中的检出率较正常人群高，且 UC 大于 CD。此外，组织 PCR 检测发现，UC 患者的 EBV 感染率比 CD 患者高。TH2 介导的细胞因子可以促进 EBV 感染 B 细胞，而 UC 以 TH2 表型为主，CD 以 TH1 表型为主，由此可解释两者之间感染率的不同。

2. EBV 对 IBD 的影响　EBV 感染可能加重 IBD 病情。EBV 是条件致病性病毒，由于免疫抑制治疗使得 IBD 合并机会性感染的风险增加。目前已有 IBD 患者在免疫抑制治疗期间感染 EBV 致死的报道，其中有一例使用 AZA 治疗的 CD 患者，合并 EBV 感染后，使用大剂量糖皮质激素、免疫球蛋白、血液滤过等治疗均无效。甚至有报道指出英夫利西治疗的 CD 患者并发罕见嗜血细胞综合征与 EBV 感染有关。

对于 IBD 患者，EBV 感染可能引起消化道黏膜损伤。此外，有研究显示，儿童 IBD 患者中，EBV 的血清阳性率约为 40%。EBV 感染可引发脑膜炎、全血细胞减少及巨噬细胞活化综合征，在儿童患者治疗方案确定时应注意。

3. 免疫抑制剂与 EBV 感染　目前，普遍认为免疫抑制剂可能增加 IBD 患者的 EBV 感染风险。第 3 版《ECCO 指南》推荐，由于 EBV 感染在免疫抑制患者中可引发危重疾病，故 IBD 患者在接受免疫抑制治疗前需筛查 EBV 感染情况。

4. EBV、IBD 及淋巴瘤的关系　IBD 患者的 EBV 相关淋巴瘤是免疫抑制剂所致的细胞免疫功能失调与 EBV 感染所致的淋巴细胞异常增殖共同作用的结果。合并淋巴瘤的 IBD 患者中，有约 19% 的 EBV 检测呈阳性。然而，IBD 病程本身与淋巴瘤的发生并不相关。

5. 筛查和诊断　EBV 分离培养困难，一般用血清学方法辅助诊断。有条件的实验室可用核酸杂交和 PCR 等方法检测细胞内 EBV 基因组及其表达产物。若血清中检测出 EBV-IgG，可诊断为 EBV 近期感染。既往血清学阴性的 EBV 感染患者，若出现 EBV-DNA 水平升高，则提示有发生淋巴增生性疾病的风险。

6. 治疗　在 IBD 患者中，如患者出现腹泻加重、发热、咽炎和颈淋巴结肿大等，需鉴别是 EBV 感染累及胃肠道还是 IBD 自身的病情加重。如为 EBV 所致的病情加重，需减量免疫抑制剂，同时进行抗病毒治疗。而阿昔洛韦、更昔洛韦的抗 EBV 感染作用有限，且对 EBV 潜伏性感染无效。CD20 单抗（美罗华）可作为骨髓抑制后治疗"多克隆 EBV 阳性的 B 细胞不典型增生"的一线药物。

预防措施包括EBV疫苗以及注射免疫球蛋白。目前已有两种疫苗面世，一种为同时表达EBVgp320和HBsAg的痘苗疫苗，另一种是提纯病毒gp320膜蛋白疫苗。在免疫抑制剂治疗期间，若出现严重EBV感染，应停止免疫抑制治疗并进行抗病毒治疗。若出现EBV引起的淋巴细胞增殖性疾病，抗病毒药物无效，可选择利妥昔单抗治疗，同时停用免疫抑制剂。

三、细菌性机会感染

当引起机会性感染的病原体为细菌时，称为细菌性机会感染。在IBD患者中，发生细菌性机会感染的比率较低，但对于免疫系统功能下降的个体，饮食、药物、维生素D和细菌感染等因素可能影响或促成高风险人群向IBD的初发或造成病情的进一步发展。其中细菌感染在促成IBD的发展和加重疾病程度方面是一个关键因素。

（一）细菌性机会感染的影响因素

1. 肠道上皮屏障与细菌感染　肠道上皮屏障能够把肠腔和肠壁深层隔离开来。肠上皮细胞屏障由吸收细胞，杯状细胞，内分泌细胞和潘氏细胞四种特殊的细胞组成，这些细胞可以感知肠腔内容物，阻止病原菌的入侵。肠道屏障的另一种重要的结构是肠道常驻微生物群落，肠道正常微生物群可以通过与病原菌之间的相互竞争来减少感染的发生。入侵的病原微生物在诱发炎症的过程中起着重要的作用，IBD患者在使用抗菌药物的过程中破坏了肠道菌群平衡，这就可能导致肠道上皮屏障抵御细菌入侵及组织的抗炎、修复的能力下降。

2. 抗菌药物治疗　在肠道菌群微生态失衡的情况下，潜在有害菌的数量就有可能增加，进而促进炎症的发生。因此，肠道的微生态平衡对IBD的发生发展都有着重要作用，维持肠道菌群微生物的平衡也就显得十分重要。然而在IBD患者的治疗过程中，抗菌药物的使用，存在打破这种平衡的风险，抗菌药物改变了肠道菌群组成，对IBD的发生、发展都有一定的影响。研究表明，UC和CD患者使用抗生素治疗是有效的，且口服效果较好。有Meta分析支持抗生素能有效诱导IBD缓解，尤其是UC患者。在评估抗生素治疗儿童难治性UC的疗效方面，发现抗生素（阿莫西林、甲硝唑和多西环素）的治疗在儿童UC患者中的诱导缓解率可达47%。一项系统评价表明，抗菌药物虽能诱导CD和UC患者缓解，但目前还没有足够的证据支持使用某种或某几种特定的抗生素对疾病治疗有效。

3. 生物制剂与细菌性机会感染　生物制剂，如抗肿瘤坏死因子类药物，是治疗很多慢性炎症性疾病的重要药物，但机会性感染是影响生物制剂使用的主要问题。在接受生物制剂治疗前，患者若存在感染的高危因素，则应通过接种疫苗来预防，并在使用生物制剂治疗的过程中密切监控早期感染的征象。当发生严重感染时，在患者病情允许的情况下应暂停生物制剂的治疗，直到确定感染的病原体并且感染得到一定的控制后，再考虑继续生物制剂的治疗。一些常见的与生物制剂治疗相关的机会性感染致病菌总结见表8-4-2。

表8-4-2　生物制剂治疗常见的细菌性机会感染

病原菌/疾病	临床表现	检测、诊断
结核分枝杆菌（结核）	咳嗽、体重下降、疲倦、发热、盗汗、胸痛、呼吸困难、咯血、厌食等	CXR, TST, IGRA
C.diff感染	一般表现：腹泻、发热、恶心呕吐、腹痛、白细胞增多等；严重表现：暴发性结肠炎，中毒性巨结肠	粪便检测：培养、EIA鉴别毒素A和B，PCR检测产毒素的DNA

续表

病原菌 / 疾病	临床表现	检测、诊断
肺炎球菌（肺炎、脑膜炎）	肺炎：非特异发热，咳铁锈色痰 脑膜炎：发热、白细胞增多、颈部僵硬、精神心理状态改变	肺炎：痰培养、血培养、尿液链球菌抗原检测 脑膜炎：腰椎穿刺、血培养、尿液链球菌抗原检测
嗜肺军团菌（军团菌病、庞蒂亚克热）	庞蒂亚克热：发热、头痛、肌痛 军团菌病：严重肺炎引起发热、咳嗽	尿液抗原检测、直接荧光抗体染色、PCR
李斯特菌（李斯特菌病）	轻微的肠道症状（如腹泻）、发热、肌痛、败血症、脑膜炎	血液、脑脊液培养
沙门菌（沙门菌肠炎）	伤寒热、腹泻、腹痛、菌血症、脑膜炎	血液培养、尿液培养、粪便培养
诺卡菌（诺卡菌病）	类似结核的感染引起的发热、咳嗽和胸痛；中枢神经系统受累：头痛、昏睡、思维混乱、癫痫或突发神经系统损伤疾病；皮肤感染：溃疡、脓皮病、蜂窝织炎、结节、皮下脓肿	痰液或感染物进行改良抗酸染色法或感染组织培养

注：CXR：胸部 X 线片（chest x-ray）；TST：结核菌素试验（tuberculin skin test）；IGRA：干扰素释放试验（interferon-gamma release assay）；EIA：酶免疫测定（enzyme immunoassay）；PCR：聚合酶链式反应（polymerase chain reaction）

（二）细菌性机会感染的常见类型

1. 肺炎球菌

（1）概述：肺炎链球菌又称肺炎球菌，是一类有荚膜的革兰阳性细菌，是最常见的引起社区获得性肺炎的细菌，约占社区获得性肺炎的半数。肺炎球菌感染的危险因素包括高龄（64 岁以上）、慢性疾病和长期使用免疫抑制剂等，因此，IBD 患者是肺炎球菌感染的高危人群。虽然有病例报告指出，侵袭性的肺炎球菌感染与患者使用 IFX 存在关联，但对于 IBD 患者并没有特定的一种药与肺炎球菌感染存在直接关联。脾功能减退可能是 IBD 患者细菌性机会感染的另一机制，脾功能减退会增加荚膜型细菌（包括肺炎球菌、嗜血杆菌和奈瑟氏菌）产生难以抵抗的暴发性感染的风险。丹麦一项关于 IBD 人群发生侵袭性肺炎球菌感染的全国性调查，通过对比确诊前后的感染率，发现 IBD 患者发生侵袭性肺炎球菌感染的几率有明显增加，在确诊 IBD 后的第一年里，CD 患者的风险增加最为显著。

（2）识别诊断：肺炎球菌感染的诊断主要依靠血液、脑脊液与痰液的培养。尿液中链球菌抗原的检测；血象检查，可见中性粒细胞比例增高；X 线影像早期可见肺纹理增粗，或受累肺段、肺叶稍模糊。随病情进展，表现为大片炎症浸润阴影或实变影。在消散期，随着炎症病灶的吸收，可见片状区域吸收较快而呈现"假空洞"征。根据典型症状与体征，结合 X 线胸片检查容易做出初步诊断。

（3）治疗与预防

1）治疗：当 IBD 患者合并细菌感染时，在患者病情允许的情况下应考虑暂停使用免疫抑制剂，并根据抗生素耐药情况和当地的流行病学选用敏感抗生素治疗。如果患者存在链球菌感染的高危因素，那么在检查结果出来之前，就应开始经验性的治疗。美国传染病协会（the Infectious Disease Society of America, IDSA）推荐，在怀疑肺炎球菌肺炎时，使用喹诺酮类（吉米沙星320mg/d、莫西沙星400mg/d或左氧氟沙星750mg/d，每日一次）或β-内酰胺类（一线药物：阿莫西林1g，每日三次；阿莫西林-克拉维酸2g，每日两次；头孢曲松1g，每日一次。其他可选药物：头孢泊肟200mg，每日两次或头孢呋辛500mg，每日两次）加用大环内酯类（阿奇霉素首次剂量500mg，以后250mg/d，疗程为4日或克拉霉素250mg，每日三次）。在药敏结果出来前，经验性肺炎球菌脑膜炎的治疗应结合万古霉素（15～20mg/kg，每12小时一次，静脉注射，疗程为10～14日）和第三、四代头孢菌素（头孢噻肟、头孢曲松或头孢吡肟2g，每12小时一次，静脉注射）使用。在所有肺炎球菌性脑膜炎病例中可以进行激素辅助性的治疗，即地塞米松10mg/6小时，静脉注射，疗程为4日。

2）预防：对于特殊的高风险人群，推荐采用接种疫苗来进行预防。23价多糖疫苗（the 23-valent-polysaccharide vaccine，PPSV23）和13价综合疫苗（13-valent conjugate vaccines，PCV13）都被批准用于侵袭性肺炎球菌感染的预防。对于免疫功能不全的患者，因为有接种疫苗后抗体下降的可能，因此需要在5年后再次接种。免疫实践咨询委员会（The Advisory Committee on Immunization Practices，ACIP）2012年指南推荐，对于存在免疫功能低下的成年人（≥19岁）应首先接种PCV13，至少8周后再进行PPSV23接种；对于之前接种过PPSV23的人群应至少一年后再接种PCV13。Anti-TNF治疗可能会减弱肺炎球菌疫苗的功效，因此疫苗的接种一般建议在开始anti-TNF治疗前的2～3周进行。

2. 嗜肺军团菌

（1）概述：嗜肺军团菌是一种胞内革兰阴性需氧菌。它广泛存在于水生环境中，包括地表水、泥土、受污染的地热湖泊或溪流、空调设备、加湿器等。嗜肺军团菌是引起医院获得性和社区获得性肺炎的主要致病菌之一。军团菌感染的患者有两种不同的表现，即军团菌病和庞蒂亚克热。军团菌病是由军团菌感染引起的一种严重的多系统受累的肺炎，临床上军团菌病与肺炎球菌性肺炎的鉴别较困难；庞蒂亚克热是嗜肺军团菌感染的一种较温和的表现，具体表现为类似流感样症状，包括发热、头疼、肌肉痛等，一般能在3～5天内好转，属自限性疾病。军团菌感染的危险因素有高龄、男性、吸烟、慢性肺部疾病者、糖尿病、终末期肾病、激素治疗等。除激素治疗外，使用免疫抑制剂或抗TNF-α单抗的IBD患者也是发生军团菌感染的高风险人群。

（2）识别诊断：当使用免疫抑制剂的IBD患者出现肺炎的症状和体征时，应该考虑军团菌感染，高度怀疑时可经验性使用能覆盖军团菌的抗菌药物。军团菌的诊断检验方法包括尿液抗原检测、直接荧光抗体染色试验以及PCR。少数情况也使用间接荧光抗体和酶联免疫吸附法测定军团菌抗体，通过痰液和下呼吸道分泌物进行军团菌培养以确诊军团菌病。

（3）治疗与预防：当出现军团菌感染时，在患者病情允许的情况下停用免疫调节剂和生物制剂，感染得到控制后再考虑继续使用。对于较轻的军团菌感染，推荐使用喹诺酮类，如左氧氟沙星，口服，750mg/d，每日一次，疗程为5日。使用免疫抑制剂的患者，若出现严重的军团菌病表现（严重肺炎引起发热、咳嗽）时，治疗时间应延长至21日。大环内酯类抗生素（如阿奇霉素）针对军团菌感染治疗效果也较好，治疗方案为首次剂量为1g，以后500mg/d，持续治疗7～10日。

3. 沙门菌感染

（1）概述：沙门菌属是一类需氧性革兰阴性杆菌。肠道沙门菌感染常引起沙门菌病，属食源性疾病。旅行、食用生卵类或未煮熟的肉类是沙门菌感染的常见危险因素。沙门菌感染常引起胃肠炎、伤寒热、菌血症、败血症或脑膜炎等。当使用免疫抑制剂的患者出现腹泻、发热和腹部绞痛时应考虑沙门菌病。值得注意的是，使用免疫抑制剂的患者在没有胃肠炎表现的情况下也会出现沙门菌菌血症，其死亡率高于其他类似的感染。

（2）识别诊断：诊断沙门菌感染通常选取血液、尿液或粪便标本，从中检测出沙门菌即可确诊。

（3）治疗与预防：若患者确诊为沙门菌感染，应暂停生物制剂治疗直至控制感染。治疗沙门菌感染的抗菌药物包括环丙沙星（500mg，口服，每日两次）或左氧氟沙星（500mg，口服，每日一次），甲氧苄啶/磺胺甲噁唑（160mg/800mg，口服，每日两次），阿莫西林（500mg，口服，每日三次），三代头孢，如头孢曲松钠（1～2g，静脉滴注，每日一次）或头孢噻肟（2g，静脉滴注，每8小时一次），疗程为14日。一般情况下，上述用药方案均能有效控制沙门菌感染。治疗时，应根据当地的抗生素耐药性选用敏感抗生素，对用药方案进行适当调整。另外，加强对患者的教育，做好预防感染的宣传，如正确的烹调生鸡蛋、避免食用未经高温灭菌的牛奶和肉类、牡蛎、家禽等，也能预防沙门菌感染。目前，除了有预防伤寒热的疫苗外，暂无应用于沙门菌感染的疫苗。

4. 李斯特菌感染

（1）概述：李斯特菌又称单核球增多性李斯特菌、李氏菌，属革兰阳性需氧杆状胞内菌，是李斯特菌病的病原体。李斯特菌病多为食源性疾病，常偶发或大规模爆发。常见的李斯特菌传染源为未经灭菌的奶制品、不清洁的蔬菜和方便食品、经预处理过的肉类（热狗、冷盘）以及腌制的海产品等。感染李斯特菌的高危人群主要有新生儿、妊娠妇女、老人及免疫功能不全者，如使用免疫调节剂的患者、脏器移植患者和获得性免疫缺陷综合征（AIDS）患者等。IBD 患者，尤其是使用糖皮质激素和生物制剂的患者，被认为是李斯特菌感染的高风险人群。

一份来自 FDA 报告显示，2009～2011 年，平均每年李斯特菌的发病率为 0.29/10 万，病死率达 21%，大多数的病例发生在高龄组（65 岁以上）和妊娠妇女组。无症状的带菌者约占健康人群的 1%～5%。2011 年 FDA 发文提醒，正在接受生物制剂治疗的患者要警惕李斯特菌感染。

（2）识别诊断：一般情况下，李斯特菌感染表现为轻度的胃肠道炎症，如腹泻、发热和肌痛等。此外，李斯特菌感染还会引起其他的一些临床表现，如腹腔脏器脓肿、腹膜炎、骨髓炎、心内膜炎、肺部胸膜感染及绒毛膜羊膜炎等。妊娠妇女感染李斯特菌后可能会出现流感样疾病且有流产的风险。对于正在接受生物制剂和使用免疫抑制剂治疗的患者，感染李斯特菌后多表现为侵袭性感染，且在感染后易引起败血症和（或）脑膜炎。李斯特菌感染的诊断常通过血液和脑脊液中的病原体培养来进行，但是培养结果阴性并不能完全排除李斯特菌感染。

（3）治疗与预防：治疗李斯特菌感染的一线用药为氨苄西林（2g，每4小时一次，静脉注射）和青霉素（400 万个单位，每4小时一次，静脉注射）。目前，在青霉素治疗的基础上加用氨基糖苷类加强治疗的方案还存有争议。对青霉素过敏的患者可以选用甲氧苄啶/磺胺甲噁唑（以甲氧苄啶计算，10～20mg/（kg•d），每6～12 小时一次，静脉注射）。对于使用免疫抑制剂的患者，在治疗的3～6 周应预防菌血症出现，4～8 周应预防中枢神经系统感染。目前推荐的是，正在接受生物制剂治疗的患者合并李斯特菌感染时应暂停使用生物制剂治疗，直至感染得到控制后再开始生物制剂治疗。一般情况下，重新开始使用生物制剂治疗的时机因人而异，在进行个体化治疗时要权衡治疗的利弊。

为防止李斯特菌感染，要加强患者教育，注意食品加工的方法与饮食卫生，避免进食未经高温处理的奶制品、肉类及家禽。妊娠妇女应避免食用凉菜、未经高温处理的奶制品、熟肉制品和冷冻海鲜等。

5. 诺卡菌感染

（1）概述：诺卡菌属是一类细丝状的革兰阳性需氧菌，有较弱的抗酸性，可以通过呼吸道、胃肠道直接造成人体感染。使用免疫抑制剂的患者感染诺卡菌的风险较高。

（2）识别诊断：诺卡菌可以呈现出类似结核分枝杆菌感染的肺部侵袭性感染表现。表现为发热、咳嗽、胸痛等。若通过血行播散到中枢神经系统，则会出现头痛、昏睡、精神错乱、癫痫或神经系统疾病的表现。皮肤的诺卡菌感染一般是由皮肤外伤或穿透性伤引起，常表现为溃疡、脓皮病、蜂窝织炎、结节和皮下脓肿等。可以通过改良抗酸染色法对痰液等进行诺卡菌检测以及对感染组织进行细菌培养来诊断诺卡菌感染。

（3）治疗与预防：一线治疗诺卡菌方案为甲氧苄啶/磺胺甲噁唑（以氧苄啶的成分计算，15mg/(kg·d)，分为 2～4 次静脉注射）加阿米卡星（7.5mg/kg，每 2 小时一次，静脉注射）。若患者对磺胺类药物过敏，在病情允许的情况下进行脱敏治疗，也可以选择亚胺培南（500mg，每 6 小时一次，静脉注射）加阿米卡星（7.5mg/kg，每 12 小时一次，静脉注射）。若一线治疗方案无效，可以使用复方抗菌药物治疗。免疫功能不全和中枢神经系统感染的患者应选用甲氧苄啶/磺胺甲噁唑（按甲氧苄啶的成分计算，15mg/(kg·d)，分 2～4 次，静脉注射）加亚胺培南（500mg，每 6 小时一次，静脉注射）疗程 3～6 周，之后换为口服甲氧苄啶/磺胺甲噁唑（按甲氧苄啶的成分计算，10mg/(kg·d)，分 2～3 服用），疗程不少于 12 周；用药过程中需密切监视患者情况。若确诊诺卡菌感染应暂停生物制剂治疗，在感染控制住后可重新开始生物制剂治疗。

（三）结核分枝杆菌感染

1. 结核病与 IBD

（1）流行病学：结核病是慢性传染性疾病，是全球关注的焦点之一，我国结核病年发病例数为 131 万，占全球的 14.3%，位居全球第二位。潜伏结核感染（latent tuberculosis infection, LTBI）定义为被结核分枝杆菌抗原刺激的持续免疫应答状态，而缺乏临床活动性结核的证据。LTBI 具有发展为活动性结核病的风险，LTBI 者一生中发展为结核患者的几率约为 5%～10%。

（2）IBD 患者感染结核分枝杆菌的危险因素：细菌、宿主及环境因素都可影响 LTBI 发展为活动性结核病的进程，其中，目前较为明确也最为重要的因素是宿主的免疫状态。此外，生物制剂、长期应用激素、免疫抑制剂、营养不良均为感染结核或发生 LTBI 激活的危险因素。

1）生物制剂：生物制剂治疗（如抗 TNF-α 单抗）的应用可致 LTBI 再激活，增加结核感染机会。FDA 数据显示，1998～2001 年登记的 14 700 例使用 IFX 的患者，其中 70 例（包括 IBD、类风湿关节炎）并发结核感染，显著高于文献报道的 IFX 引起的其他机会感染的发生率。尽管在使用抗 TNF 制剂前进行了 LTBI 的筛查，用药后仍会有少数 IBD 患者（约 1.65%）感染结核，且更易发生肺外结核，患者多表现为发热、CRP 升高以及更低的抗酸杆菌阳性率。因此,在进行抗 TNF 制剂治疗前必需筛查患者体内有无急性结核感染或 LTBI 的存在,在感染控制之前不能进行生物制剂治疗。

2)激素:使用≥15mg/d 泼尼松或相当剂量的其他激素,若治疗时间超过 1 个月,可增加 LTBI 活动的风险。

3)免疫抑制剂:治疗 IBD 的免疫抑制剂主要有嘌呤类药物(AZA 与 6-MP)、MTX 及 CsA。在应用免疫抑制剂对 IBD 患者进行治疗时,AZA≥2mg/(kg·d)、6-MP≥1mg/(kg·d)、MTX≥25mg/w 为 LTBI 的高危因素。单独使用嘌呤类药物可增加 LTBI 再活动风险,且嘌呤类药物与糖皮质激素及生物制剂联合应用比单独应用更易出现 LTBI 再激活。

2. IBD 合并 LTBI

(1)潜伏性结核的筛查:对存在结核感染及 LTBI 再激活高危因素的 IBD 患者进行结核筛查和有效的防治,是避免免疫抑制治疗后结核复发或加重的重要手段。目前 LTBI 的诊断缺乏"金标准",LTBI 的诊断应根据当地流行状况和各国的共识意见,结合病史、胸部 X 线片、结核菌素皮肤测试、γ- 干扰素释放试验(interferon-gamma release assays,IGRAs)等进行综合分析。可能暴露于结核病患者的人群包括:与确诊的活动性肺结核患者密切接触、迁移自结核流行地区、居住在有结核感染高危人群的地区或机构等。

LTBI 的筛查主要是结核菌素皮肤试验(TST 和 PPD)和 IGRAs(包括 QFT 和 T-SPOT),但两种方法均无法区分 LTBI 和活动性结核,且检测结果的判断需考虑年龄、免疫状态、结核高发(低发)地区等特征。PPD 检测结果由于受卡介苗(BCG)接种的影响及与非结核分枝杆菌抗原存在交叉反应,应以皮试硬结≥10mm 判为阳性,有条件的单位可进一步完善 IGRAs 检测。对于免疫抑制宿主,如 HIV 感染者、服用等同剂量泼尼松≥15mg/d 并持续大于 1 个月或使用抗 -TNF 制剂的患者,皮试硬结直径≥5mm 即可认定为阳性。此外,在患者随访过程中如发生结核菌素测试转换,即在 2 年期间增加了 10mm 及以上(无关年龄),均认为存在 LTBI。IGRAs 常作为结核菌素皮肤测试的补充试验,尤其适用于接种过 BCG 的人群。IGRAs 检测结果不受 BCG 接种的影响,IGRAs 对有 BCG 接种史、活动性肺结核接触者、高危医务人员及儿童肺结核的诊断价值优于 TST,T-SPOT 阴性可以基本排除 LTBI。IGRAs 在结核低负担、中高收入国家可能具有更高的应用价值。由于 IGRAs 技术条件要求较高,价格昂贵,世界卫生组织强烈建议在低中等收入国家中不应以 IGRAs 取代 TST 作为筛查结核的手段。鉴于我国在结核防治问题上存在自身特点——属于结核高负担、中低收入国家,但对结核病控制的投入力度非常大(如卡介苗接种、广覆盖的随访体系及经费投入等),中华医学会结核病学分会建议 PPD 试验和 IGRAs 均可作为我国 LTBI 的筛查手段,对 PPD 试验阳性者可进一步采用 IGRAs 协助确认。对自身免疫性疾病患者在接受糖皮质激素或抗 TNF 制剂治疗前,应单用 IGRAs 或联合使用 PPD 试验筛查 LTBI。综上所述,对于拟应用免疫抑制治疗的 IBD 患者需常规进行结核筛查,检测方法首选 IGRAs 或 IGRAs 联合 PPD 试验。

从高危群组中找出个体进行 LTBI 针对性诊疗思路如图 8-4-1 所示:

(2)IBD 合并 LTBI 的防治

1)预防性抗结核治疗:诊断为 LTBI 的患者,在进行抗 TNF 制剂、糖皮质激素(相当于泼尼松≥15mg/d)治疗前,应以 1~2 种结核杀菌药治疗 3 周,且在抗 TNF 制剂及糖皮质激素治疗过程中继续使用该抗结核治疗方案 6 个月。

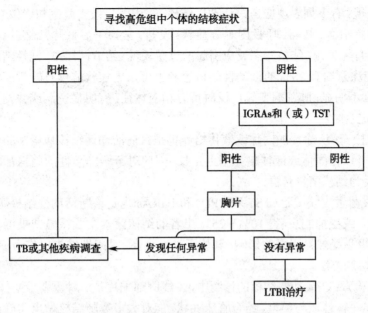

图 8-4-1 LTBI 针对性诊疗思路

针对 LTBI 及结核感染的高危因素,世界卫生组织和 2017 年《ECCO 指南》提出:对拟使用抗 TNF 制剂的 LTBI 患者、陈旧性结核病患者以及 PPD 皮试阳性且使用泼尼松 15mg/d 超过 1 个月的患者,应进行预防性抗结核治疗。使用异烟肼(300mg/d)6~9 个月可显著降低活动性结核的发生,保护作用为 60%~90%,服用异烟肼(300mg/d)9 个月的保护作用优于 6 个月。联合用药的疗效及副作用目前尚无统一定论,异烟肼联合吡嗪酰胺更易发生毒副作用,不应作为 LTBI 的预防用药方案。利福喷汀(900mg/w)+ 异烟肼(900mg/w)联合使用 3 个月与单用异烟肼(300mg/d)9 个月进行对比,利福喷汀 + 异烟肼方案更具有预防保护作用,并可明显降低药物毒副作用。综上所述,对 IBD 患者行预防性抗结核建议采用以下方案:异烟肼 0.3g/d、利福平 0.45g/d,连续用药 6 个月;或异烟肼 0.9g/w、利福喷汀 0.9g/w,连续用药 3~6 个月。

抗结核治疗中需监测药物毒副作用,报道显示异烟肼相关的肝损伤发生率约为 0.15%,其发生率及肝脏损伤程度与药物剂量及血药浓度无关,当转氨酶升高超过正常值上限 3 倍并出现肝炎或黄疸症状或转氨酶升高超过正常值上限 5 倍时,应停止或调整预防性抗结核治疗方案。

2)开始生物制剂治疗的时机:抗 TNF 制剂可使 LTBI 再激活的几率增加,且病情较普通人更严重,因此,LTBI 患者在开始抗 TNF 治疗之前应该先进行抗结核治疗。LTBI 患者至少抗结核 3 周后才能使用抗 TNF 制剂,近 3 个月内应用活疫苗者不宜进行抗 TNF 制剂治疗。在使用抗 TNF 制剂过程中需定期通过临床表现、胸部 X 线片、有条件者同时采用 IGRAs 监测结核活动情况,建议每 8~16 周随访一次。

3. IBD 合并活动性结核病

(1)活动性结核的筛查与诊断:活动性结核病需结合既往结核病史、结核接触史、有无结核中毒症状、实验室检查、胸部影像学资料等进行综合判断。

1) 临床表现：有下列表现应考虑活动性结核，需进一步做实验室和影像学检查。咳嗽、咳痰≥3周，伴有咯血、胸痛、呼吸困难等症状；发热（常为午后低热）、盗汗、乏力、食欲降低、体重减轻、月经失调；结核变态反应引起的过敏表现（结节性红斑、泡性结膜炎及结核风湿症等）。但应注意约有20%的活动性结核患者也可以无症状或仅有轻微症状。患肺结核时，肺部体征常不明显，肺部病变较广泛时可有相应体征，有明显空洞或并发支气管扩张时可闻及中小水泡音。

2) 实验室检查：痰涂片加固体或液体培养仍是目前活动性结核病诊断的标准方法。由于非结核菌也可以在固体或液体培养基上生长，因此对于培养阳性的菌株都要进行菌种鉴定，以确定是否为结核菌复合群。

此外，结核菌素皮肤试验（TST和PPD）和IGRAs也是诊断活动性结核病的重要手段。对于免疫力低下或受抑制患者，10%～25%患者的结核菌素皮肤试验结果可呈阴性。结核菌素皮肤试验极易受外界因素的影响，其假阳性率很高，且阳性结果仅作为参考，临床上还需要联合其他检测方法。

3) 影像学检查：在活动性结核的诊断中，X线胸部平片是一种重要诊断技术，可确定肺部病变的部位范围、性质与类型，结合临床症状，能对大多数肺结核做出明确诊断。肺结核胸部X线表现可有如下特点：①多发生在肺上叶尖后段、肺下叶背段及后基底段；②病变可局限可侵犯多肺段；③X线影像可呈多形态表现（即同时呈现渗出、增殖、纤维和干酪性病变），也可伴有钙化；④易合并空洞；⑤可伴有支气管播散灶；⑥可伴胸腔积液、胸膜增厚与粘连；⑦呈球形病灶时（结核球）直径多<3cm，周围可有卫星病灶，内侧端可有引流支气管征；⑧病变吸收慢（<1个月变化较小）。

随着CT设备的改进和技术的成熟，CT扫描具有更高的密度分辨率，减少重叠影像，肺组织结构和病变细节能被更清晰地显示。CT扫描不仅能够检出隐蔽部位和隐藏在病灶中的小空洞，还可清晰显示空洞内部、洞壁及空洞周围的征象。此外，CT扫描可准确发现纵隔和肺门肿大的淋巴结及胸腔少量积液。CT扫描具有较高的分辨率和特异性，可以尽早对肺结核做出诊断，特别是对于痰涂片阴性的患者。胸部CT扫描对如下情况有补充性诊断价值：①发现胸内隐匿部位病变，包括气管、支气管内的病变；②早期发现肺内粟粒阴影；③诊断有困难的肿块阴影、空洞、孤立结节和浸润阴影的鉴别诊断；④了解肺门、纵隔淋巴结肿大情况，鉴别纵隔淋巴结结核与肿瘤；⑤少量胸腔积液、包裹积液、叶间积液和其他胸膜病变的检出；⑥囊肿与实体肿块的鉴别。

MRI仍在不断研究中，就胸内结核病变而言，其分辨力尚不及CT，所以临床应用较少，但MRI对纵隔淋巴结结核的应用价值可相当于增强CT。

4) 内镜及组织病理学：绝大部分ITB继发于肺结核，好发于回盲部，内镜下最具特征的表现为环形溃疡，溃疡之间的黏膜存在炎症表现，溃疡周围黏膜稍隆起，底有黄白苔，可见溃疡与增殖性病变共存。ITB的病理特征有肠淋巴结或肠壁干酪样坏死、黏膜下层闭缩或变窄，大部分ITB患者可见干酪样坏死。显微镜下见到干酪样坏死或找到抗酸杆菌是ITB的确诊依据，但临床中ITB常常与CD难以鉴别。ITB与CD均为肠道慢性肉芽肿性疾病，两者在临床特征、内镜及病理特征方面均有类似表现，临床误诊率达50%～70%。因此，IBD患者合并结核分枝杆菌感染时，更增加了内镜及病理的诊断和鉴别诊断难度，需综合实验室检查及胸部影像学检查明确诊断。

（2）IBD 合并活动性结核的防治

1）立即停用生物制剂、激素及免疫抑制剂：一旦诊断为活动性结核，应立即开始规范的抗结核治疗，并停用抗 TNF 制剂和免疫抑制剂（如嘌呤类、MTX），糖皮质激素是否继续应用或减量则需权衡利弊，或与专科医师讨论后决定。

2）规范抗结核治疗的用药方案：目前尚无针对免疫抑制宿主的抗结核方案及疗程的规范及指南，建议转至结核专科医院或在结核专科医生指导下用药，亦可参照世界卫生组织及我国《结核病防治指南》的建议进行治疗。即对初治肺结核患者给予 2HRZE/4HR 方案（H＝异烟肼、R＝利福平、Z＝吡嗪酰胺、E＝乙胺丁醇、S＝链霉素），抗结核治疗疗程共 6 个月（强化期 2 个月，巩固期 4 个月，每日 1 次）；复治肺结核患者给予 2HRZES/6HRE 方案，疗程共 9 个月（强化期 2 个月，巩固期 6 个月，每日 1 次）；结核性胸膜炎则给予 2HRZE/10HRE 方案，疗程共 12 个月（强化期 2 个月，巩固期 10 个月，每日 1 次）。鉴于 IBD 合并活动性结核患者多属于免疫抑制宿主合并结核机会感染，推荐给予 12 个月的 2HRZE/10HRE 抗结核治疗方案。

3）恢复生物制剂及免疫抑制剂治疗的时机：参照世界胃肠学大会（World Congress of Gastroenterology，WCOG）《关于 IBD 患者生物制剂应用的伦敦共识》建议在规范抗结核治疗 2～3 个月后，若患者结核相关指标（临床表现、胸部 X 线片、IGRAs）得到改善，可恢复使用生物制剂。对于何时可以重新恢复免疫抑制剂治疗，目前尚无研究数据支持，需综合考虑 IBD 及结核疾病状况而定，也可参考生物制剂的推荐意见。

（四）IBD 合并 *C.diff* 感染

1. 流行病学　难辨梭状芽孢杆菌（*C.diff*）广泛分布于自然界，是一种革兰阳性厌氧芽孢杆菌，通常经过粪口途径传播，是医院感染的主要致病菌之一。

（1）成人与新生儿的带菌率：多数婴幼儿在出生后早期几个月内即成为 *C.diff* 的携带者。其中，73% 婴儿在 3 个月大时开始无症状定植；3% 或更少的儿童在 3 岁左右成为该菌的携带者。*C.diff* 为新生儿肠道中正常菌群，在健康成人中出现频率较低。

（2）IBD 患者与健康人群感染率的区别：IBD 患者的 *C.diff* 感染率显著高于健康人群，处于疾病活动期的 IBD 患者的 *C.diff* 感染率显著高于缓解期患者。初发型 IBD 患者的 *C.diff* 感染率高于非初发型患者，结肠受累者的 *C.diff* 感染率亦显著高于非结肠受累者，提示活动期及结肠受累的 IBD 患者可能更易感染 *C.diff*。Razik 及同事根据 2010～2013 年复发性 *C.diff* 感染数据库的记录，进行回顾性病例对照研究，将复发性 *C.diff* 感染的 IBD 患者，与 IBD 患者和仅有一次复发性 *C.diff* 感染患者进行比较。研究显示，在 503 例复发性 *C.diff* 阳性患者中，22% 患有 IBD（其中 CD 占 49%；UC 占 51%）；患有复发性 *C.diff* 感染的 IBD 患者比非 IBD 患者更年轻（平均年龄，39 岁 vs 64 岁），并且他们更有可能使用类固醇激素（39.1% vs 12%）和免疫抑制剂（42.7% vs 13.2%），亦更有可能曾有肠切除史（28.2% vs 11.5%）。此外，IBD 患者复发性 *C.diff* 感染率高于非 IBD 患者（32% vs 24%）。IBD 患者中复发性感染最明显的预测因子为近期接受抗生素治疗，其次为使用 5-ASAs、类固醇激素、免疫抑制剂和近期住院治疗。

2. 危险因素　IBD 是 *C.diff* 感染的独立危险因素。目前认为，IBD 发生 *C.diff* 感染的主要危险因素包括：用药史（抗生素、皮质激素等）、长期住院、高龄及免疫力低下等。

（1）用药史：研究显示，约 1/5 的抗生素相关性腹泻是由 *C.diff* 感染引起的，几乎所有抗生素的应用均可使 *C.diff* 感染风险增加，尤其是碳青霉烯类和新一代喹诺酮类抗生素。长期使用抗生素可导致菌群失调，耐药的 *C.diff* 被药物选择后大量繁殖，从而导致抗生素相关性腹泻。Jodorkovsky 等研究显示，61% 的 UC 患者长期使用抗生素后感染了 *C.diff*。另一个对照研究显示，57.2% 的 UC 合并 *C.diff* 感染者在发病前 6 个月曾接受过抗生素治疗。IBD 患者常接受抗生素治疗，因此增加了合并 *C.diff* 感染的风险。用于治疗 IBD 的糖皮质激素、免疫抑制剂（如 AZA、MTX）、抗肿瘤坏死因子（TNF-α）单抗等均可增加 *C.diff* 感染风险。长期应用糖皮质激素、免疫抑制剂等的 IBD 患者，患 *C.diff* 感染的风险显著增加。与其他免疫抑制剂及生物制剂相比，无关应用剂量或时间，糖皮质激素可使 *C.diff* 感染风险增加 3 倍。

长期应用免疫抑制剂也可增加 IBD 患者 *C.diff* 感染的风险。Schneeweiss 等关于 UC 的队列研究表明，皮质醇与免疫调节剂合用，可导致 *C.diff* 感染风险增加 3 倍，而单独使用皮质醇则增加 2.5 倍。其他免疫抑制剂如 IFX 亦可使相关的严重感染风险增加。而长期应用生物制剂并不明显增加 IBD 患者的 *C.diff* 感染风险。因此，IBD 患者出现病情复发或治疗效果不佳时，要考虑是否发生 *C.diff* 感染，推荐进行 *C.diff* 检查。

（2）长期住院：*C.diff* 往往感染 IBD 住院患者，并在体内定植。*C.diff* 感染风险随住院日的增加而增加，住院 1～2 周的患者，*C.diff* 定植率约为 13%，而住院 4 周以上的患者，其 *C.diff* 定植率可达到 50%。

（3）其他危险因素：*C.diff* 容易感染高龄、免疫力低下的 IBD 患者。研究显示，年龄大于 65 岁的 IBD 患者，其 *C.diff* 感染风险增加，且年龄每增长 1 岁，医疗获得性 *C.diff* 感染的风险增加 2%。

3. 诊断

（1）临床表现：IBD 大多起病缓慢，仅少数急性发病。病程多呈慢性经过且多表现为发作期与缓解期交替。IBD 患者合并 *C.diff* 感染后，临床表现差异极大。有些人仅成为无症状携带者或者仅有轻微腹泻；有些人甚至会表现为暴发性巨结肠。同时，IBD 的原发病也可能出现不同程度恶化，可从原来的缓解状态突然复发。*C.diff* 感染的主要临床表现是腹泻、腹痛。单纯 *C.diff* 感染患者腹泻常表现为水样便，可伴有发热、下腹绞痛、粪便白细胞增多等结肠炎症状，而 IBD 合并 *C.diff* 感染患者以血便或黏液便多见，且多有恶臭味，常伴发热、畏寒、呕吐、脱水、白细胞升高等症状。极少数患者粪便中甚至可检出斑块样假膜，且伴假膜形成者比无假膜者更易出现发热。

（2）内镜下表现：50% 的单纯 *C.diff* 感染患者，内镜下可见假膜形成，但在 IBD 合并梭菌感染者中却少见。因假膜检出率较低，故内镜不做常规检查，但可用于评估疾病活跃度及排除导致腹泻的继发因素。

（3）*C.diff* 的实验室检测：明确诊断梭菌感染对于优化患者管理、控制传染源以及流行病学监测至关重要。因此，临床上需要快速而准确地检测 *C.diff* 感染。检测方法包括乳胶凝集法、酶联免疫法（ELISA 法）、细胞毒素中和试验（CTN）、聚合酶链反应（PCR）技术和粪便培养等。

1）粪便培养：是诊断 *C.diff* 感染的常用方法之一。环丝氨酸 - 头孢西丁 - 果糖琼脂培养基是最早用于从粪便标本中分离 *C.diff* 的选择性培养基。该培养基可以避免其他厌氧菌的混入和其他细菌的感染。进一步研究表明，在环丝氨酸 - 头孢西丁 - 果糖琼脂培养基中加入牛磺酸胆酸盐可增加 *C.diff* 芽孢的分离率。*C.diff* 在厌氧环境中培养 48 小时后生长为黄色毛边样粗糙菌落。*C.diff* 感染最大的特点是产生臭气，如果培养后的细菌有此特点，则可能是产生毒素的 *C.diff* 和不产生毒素的梭菌。通过粪便培养可辨别 *C.diff* 的感染，但费时费力且特异性低，且不能区分产毒株和非产毒株。此外，C.diff 是厌氧菌，细菌培养难度大，易受培养条件影响（如标本在空气中放置过久，操作时间过长；培养基比例不当；培养时间过短等）易获得假阴性结果。因此，粪便培养目前常用于 C.diff 分子流行病学和药敏试验，不推荐作为临床常规应用。

2）乳胶凝集试验：主要是检测 C.diff 产生的谷氨酸脱氢酶（GDH）抗原。GDH 是一种存在于 C.diff 细胞壁的抗原性蛋白，为 C.diff 产毒株和非产毒株的共同抗原。其检测方法简便快速、灵敏度较高。与粪便培养相比，GDH 有很高的灵敏度和阴性预告值（>90%）。但因其他微生物也能产生 GDH，因此 GDH 阳性仅表明微生物感染，特异性低，可作为一种有效的筛查试验。

3）酶联免疫法（ELISA）：原理是使用多克隆抗体或单克隆抗体识别 C.diff 产生的特定毒素 A 和 B。目前已有 TechLab ToxA/BⅡ、Meridian Premier、TechLab ToxA/B Quik Chek、Remel Xpect、Meridian Immunocard 等多种商品化试剂盒投入使用。最初的 ELISA 检测主要针对 C.diff 毒素 A，但是由于 3% 的 C.diff 毒素 A 为阴性，仅进行毒素 A 检测不能准确证明感染 C.diff，现多采用毒素 A 和 B 同时检测的 ELISA 方法。ELISA 检测的优点在于特异性高，能分辨产毒株和非产毒株，检测周期短，一般数小时即可得出检测结果。然而，ELISA 检测缺乏敏感性，易受粪便留取到检测的时间长短和保存温度的影响，目前常用于初步筛查 C.diff 感染。

4）细胞毒性试验（CCTA）：CCTA 被认为是实验室对于 C.diff 感染检测的金标准。该方法将粪便滤液与 Veor 或者 HepGZ 细胞一起孵育，分别加入和不加入抗毒素 A/B 的中和抗体。诱导 48h 后，显微镜观察 48h 细胞病变效应（细胞凋亡），而加入抗毒素抗体能够有效阻止这种细胞病变。CTAA 可检测低至 10pg 的毒素，是目前检测毒素 B 灵敏度最高（94%～100%）的检测方法，其特异性可达 99%。然而 CTAA 对技术要求相当高，且要 48～72h 才能得到检测结果，限制了其临床应用。

5）产毒素培养（TC）：TC 用于检测粪便中产毒素 C.diff 感染。TC 试验阳性说明患者腹泻且具有传染性。但 TC 试验操作复杂且判定结果需要有经验的专业技术人员，故不适宜作为临床常规检验。

6）聚合酶链反应（PCR）：该技术利用特异性引物检测 C.diff 毒素 A/B 基因，平均灵敏度为 90%，特异度为 96%，是目前检测 C.diff 毒素 A 最灵敏的快速检测方法。

7）环介导等温扩增（LAMP）：LAMP 技术针对靶基因设计特异性引物，通过高活性的链置换 DNA 聚合酶进行恒温（63～67℃）扩增反应。该技术操作简便、耗时短，可通过显色试剂肉眼判定结果，适用于基层医院及小型实验室进行检测。

8）多方法联合检测：由于上述实验室检测方法各自存在局限性，有学者提出联合应用 2～3 种检测方法，以提高 C.diff 检测的特异性和灵敏度。例如：首先对患者进行 GDH 初筛，然后用 CCTA 进一步确证，或者对患者进行 GDH 初筛后对阳性标本进行两种不同的方法检测毒素 A/B 等。

此外，扫描试验、免疫卡片法等临床检验方法也应用于 C.diff 感染的检测，但是仍需其他特定的方法确诊 C.diff 感染。

4. 治疗与预防

（1）治疗：IBD 合并 C.diff 感染尚无标准的治疗方案。ACG 指南指出，所有 IBD 患者，发生严重结肠炎,应先对 *C.diff* 感染进行经验性治疗,等其检测结果出来后再决定是否要针对 IBD 加重而治疗。

1) 基础治疗:IBD 患者一旦确诊感染 *C.diff*,应停用相关抗生素,积极对症治疗,如纠正水电解质紊乱及低蛋白血症等,同时慎用抑制消化道蠕动的药物。对于 IBD 合并 *C.diff* 感染者,免疫抑制剂的使用需权衡利弊,IBD 患者使用 AZA 可增加患 *C.diff* 感染的风险。欧洲一项多中心回顾研究提示:12% 接受抗生素及免疫抑制剂治疗的活动期 IBD 患者合并 *C.diff* 感染,最终增加死亡、结肠切除、住院、TM、肠道穿孔、缺血性休克以及呼吸衰竭的风险。但如果对患者仅给予抗生素,不合并免疫抑制剂,不增加上述风险。如果合并使用免疫抑制剂超过一种,则进一步增加了上述风险。对于 IBD 合并 *C.diff* 感染的患者是否使用免疫抑制剂,建议酌情考虑,权衡免疫抑制剂治疗效果和增加 *C.diff* 感染风险导致不良后果的利弊。对于 IBD 患者使用激素是否会增加 *C.diff* 感染的风险,目前仅有少量病例报道,尚无明显证据证明激素使用可增加 *C.diff* 感染。

2) 万古霉素和甲硝唑治疗:IBD 患者感染 *C.diff* 的治疗,可参考非 IBD 患者 *C.diff* 的治疗方案,选用甲硝唑和万古霉素。甲硝唑作为 *C.diff* 感染的首选治疗,即使是二次复发感染,使用甲硝唑治疗仍有明显效果。甲硝唑的用量一般为 200～250mg,4 次 / 日或 400～500mg,3 次 / 日,疗程为 10～14 日。万古霉素对于复发型 *C.diff* 感染或甲硝唑无效的 *C.diff* 感染有效。对于重症 *C.diff* 感染或甲硝唑治疗后症状加重的患者,建议早期使用万古霉素。急性 *C.diff* 感染万古霉素建议每 6h 口服 125mg,等效于静脉 500mg,4 次 / 日。为了防止 *C.diff* 感染复发,建议对万古霉素逐渐减量或间断用药,具体用法为每 3 日给药 125～500mg,持续 2～3 周。其他抗生素如硝唑尼特、利福昔明也可用于复发型 *C.diff* 感染。替吉环素是一种具有较好粪便渗透性的、通过静脉给药的抗生素,对于严重、复杂、复发型 *C.diff* 感染有效。一项Ⅲ期临床试验显示,口服非达霉素(200mg,2 次 / 日,10 日)对于轻、中度 *C.diff* 感染有效,同时相对于万古霉素治疗较少复发。

3) 外科治疗:重症以及复杂的 IBD 合并 *C.diff* 感染患者,应考虑外科手术的可能。当出现以下临床症状时需要尽早安排手术:低血压需要应用血管活性药物;败血症或器官(如:肾、肺)功能衰竭表现;意识状态改变;外周血白细胞计数≥50×10^9/L;乳酸≥5mmol/L;或药物治疗 5 日无明显改善的患者。

此外,益生菌治疗和 FMT 也用于 IBD 合并 *C.diff* 感染的治疗。国外研究显示,FMT 对于 *C.diff* 感染治疗有效甚至优于传统甲硝唑、万古霉素药物治疗。我国学者在此也做了大量研究初步证实了这个结果,但其治疗疗效尚需大样本研究证实。

(2) 预防

1) 卫生教育:手卫生和接触隔离是防控 *C.diff* 感染的有效措施。*C.diff* 传播媒介众多,其中手传播是重要的途径。通过手套或手卫生防护,是防止院内感染的重要手段。美国指南建议医护人员和探视者均应使用一次性隔离衣和手套,对于患者和周围环境尽量使用一次性用品。对于需要重复使用的物品要经过严格的反复消毒。由于酒精不能杀灭 *C.diff* 芽孢,应使用洗手液和流动水洗手。我国有研究通过对 5 种不同手卫生方法清除手上 *C.diff* 的效果进行比较,发现普通肥皂液对于 *C.diff* 的清除效果最好,其次依次为抗菌肥皂液、季铵盐消毒湿巾、流动水、含醇快速手消毒液六步洗手法。此外,如果发现有确诊或疑似 *C.diff* 感染的患者,建议进行隔离,防止院内扩大感染。

2）对抗生素的综合管理：从药房到住院部应谨慎开具和使用抗生素。包括降低抗生素使用频度、缩短抗生素使用疗程、限制抗菌药物联合使用和尽量避免使用容易引发 *C.diff* 感染的抗菌类药物，尤其是碳青霉烯类和新一代喹诺酮类抗生素。因 IBD 患病而长期需要服用抗生素的患者，一旦出现腹泻症状，需及时检测 *C.diff* 感染情况，必要时停用抗生素，积极对症治疗。对首次诊断 *C.diff* 感染的 IBD 患者实行万古霉素 6 周减量治疗。

四、IBD 与寄生虫、真菌感染

虽然 IBD 的病因并不明确，但目前学者们多倾向于认为 IBD 的发生、发展与机体对肠道菌群炎症反应有关，其中亦有遗传因素及环境因素参与。

根据卫生学说，IBD 的发病率与发达国家卫生条件有较大关系，随着生活条件及卫生环境的改善，机体对各类感染源的暴露缺失，减少了免疫系统受外界调节刺激的机会，因此增加了免疫疾病的发生风险。亚洲与欧洲相比，发病率仍然较低，但却在迅速增长，其中生活方式的改变是最主要的影响因素。

较好的卫生环境意味着暴露于外界感染源的机会减少。如儿童期接触寄生虫机会的缺失使机体更倾向于罹患过敏及免疫疾病。因此，感染或许能够激活针对这些疾病的保护性反应，如何认识并利用这些保护性反应并应用于 IBD 及其他免疫疾病的治疗，亟待进一步的研究。

（一）寄生虫

寄生虫是一种可以从宿主中获取食物的有机体，它们可通过粪 - 口途径、皮肤接触、血液等对机体造成感染。一些数据表明，钩虫等许多寄生虫不仅可诱导机体产生寄生虫特异性的免疫反应，也可调节机体的免疫系统。多种单细胞动物和蠕虫与许多免疫反应介导的肠道反应有关，包括乳糜泻、IBD（包括 UC 和 CD）和 IBS。

1. 寄生虫应用于 IBD 的治疗进展　世界范围内寄生虫感染多发的国家，其过敏及自身免疫性疾病发病率也较低。相反，在那些寄生虫的感染得到良好控制的国家，哮喘、1 型糖尿病、IBD 等自身免疫病的发生率较高。有多项研究表明，活体寄生虫的感染，或仅仅暴露于蠕虫的部分成分，便可下调病原体的促炎或过敏反应。在很多国家，研究者们考虑将蠕虫幼虫感染作为一种炎症性、免疫性疾病的治疗手段。一些研究也表明，蠕虫可抑制特殊免疫反应，其在感染宿主长期的过程中，可与宿主协同进化。肠道 IBD 发病率的增加与蠕虫感染率降低有关系，但具体的机制尚不明确。钩虫感染能够降低对麸质的敏感性，用来治疗乳糜泻。刚地弓形虫感染与 CD、蠕虫感染与 IBD 的发展有关。

（1）寄生虫与 IBD 的治疗：目前，对于寄生虫调节人体免疫反应并对 IBD 患者提供保护性作用的机制研究较多，这些研究对寄生虫通过先天及获得性免疫等途径调节宿主的免疫系统作用机制进行了阐述。

目前，关于利用猪鞭虫虫卵（可使人体发生自限性感染）和美洲钩虫幼虫治疗免疫相关性疾病方面的研究较多。在一个随机双盲试验中，发现应用猪鞭虫虫卵可改善多个 IBD 患者的临床评分，证明寄生虫对 IBD 的缓解程度与寄生虫不同的感染成分以及特异感染环境有关。虽然寄生虫治疗方面的研究已经能够提供很多有用的数据，但仍需要更多的针对寄生虫及其相关分子与特异性致病反应的实验研究。

（2）寄生虫源性分子作为治疗方法的安全性：虽然寄生虫感染对于 IBD 的发生、发展可能有保护作用，但是以活体寄生虫对患者进行治疗，仍然有许多显而易见的劣势。寄生虫持续的感染和（或）寄生虫的异位入侵至其他组织等情况，均为活体寄生虫治疗的并发症。尽管寄生虫可能对 IBD 的治疗有效，但利用活体寄生虫及寄生虫的定植等过程仍存在较大风险。另外，肠道寄生虫可以影响胃肠道生理状态，如某些特定线虫的感染可以增强肠蠕动，导致杯状细胞增生及使黏膜分泌增加等。同时，肠道寄生虫或许可以改变胃肠道的动力，引起如腹泻、腹痛、肠痉挛等症状。此外，以活体寄生虫感染作为治疗的方法对于一些患者在心理上也是难以接受的。

综上，识别和分离能够起到保护作用的寄生虫源性免疫调节分子或许可以成为治疗 IBD 和其他免疫疾病的新方法。以寄生虫的提取物进行 IBD 的治疗，可能起到与活体寄生虫同样的保护性效果，甚至可以使用不同种类寄生虫的不同提取物，以获得明确的缓解效果。与活体寄生虫相比较，分离的寄生虫蛋白作为治疗方法更稳定、更有效、更有可行性和操控性。

然而，如何应用寄生虫治疗 IBD，具体的剂量、剂型、副作用及并发症，目前尚无系统详尽的研究及描述。而且有证据表明，合并细菌感染的 IBD 患者，寄生虫的定植可能会加重病情，该结果已在非感染结肠炎动物模型中得到证实。因此，还需要有更多的关于肠道寄生虫调节宿主免疫反应相关机制的研究，从而提出更有效、更安全的基于寄生虫的治疗方法。

2. IBD 合并寄生虫感染

（1）IBD 患者中寄生虫感染的流行病学：过去几十年，发达国家的寄生虫感染率已有所下降。根据世界卫生组织公布的数据，我国蠕虫感染率小于 1/3，非洲地区感染率最高，大于 2/3。全年龄段均可感染蠕虫。目前，暂无 IBD 合并寄生虫感染的流行病学较为详细的研究。

（2）IBD 患者合并寄生虫感染的常见种类：肠类圆线虫是一种小肠圆线虫，是常见的 IBD 患者合并的寄生虫感染种类之一。肠类圆线虫多见于热带地区，如亚洲东南部、拉丁美洲、撒哈拉地区及许多欧洲国家。许多报道均提示了圆线虫的感染能够对 IBD 患者起到治疗作用，但是具体的机制尚不清楚。矛盾的是该寄生虫又能够机会性致 IBD 发病，尤其以 UC 多见，故其防治很重要。

弓形虫在 IBD 患者中也较常见。弓形虫感染可致 IBD 患者小肠坏死，甚至导致患者死亡。在控制弓形虫感染方面，巨噬细胞迁移抑制因子是一种很重要的调节剂。粪 - 口途径感染的弓形虫，可以通过巨噬细胞迁移抑制因子调节机体免疫反应。

3. 鉴别诊断　某些寄生虫感染本身可导致结肠炎，患者可出现腹痛、腹泻、便秘、腹部包块甚至脓血便等症状。肠类圆线虫能够机会性导致 IBD，而 IBD 尤其是 UC 合并该寄生虫感染又能够缓解症状，鉴别由寄生虫感染引起的肠道炎症、IBD 引起的肠道症状、IBD 合并寄生虫感染的发生及诊断明确后是否需要治疗，如何治疗，在临床诊治中应根据患者感染寄生虫的种类、肠道炎症程度，进行个体化考量和综合性分析。

（1）采样及时机：判断 IBD 是否合并寄生虫感染，建议对患者的粪便、肠液、肠上皮组织、食品、血液等进行检测，并将临床经验性用药前、后的检测结果进行比较。

（2）检查方法的选择：肠道寄生虫感染有多种检测方式。血液学检测（白细胞、CRP、血沉等）的敏感性较好，但特异性较差；显微镜可观察寄生虫体及虫卵，或者吉姆萨染色、免疫组织化学等；免疫学检测可检测血中寄生虫抗体；遗传学检测：PCR 法可检测寄生虫相关成分。在新鲜粪便、肠上皮组织中，显微镜下观察到寄生虫体及虫卵即可确诊。

4. 防治　肠道寄生虫感染,多通过粪-口途径传播。通过对食物、餐具进行清洁及有效消毒即可阻断传播途径。

寄生虫感染主要给予口服驱虫药进行治疗。阿苯达唑是苯并咪唑类药中驱虫谱较广、杀虫作用最强的一种,特点为高效低毒。临床可用于鞭虫、钩虫、蛲虫、蛔虫、绦虫、粪线虫及各种囊虫病等的治疗。阿苯达唑在体内迅速代谢为亚砜类或砜类,抑制寄生虫对葡萄糖的吸收,导致虫体内糖原耗竭或抑制虫体延胡索酸还原酶系,阻碍 ATP 的产生,致使寄生虫无法存活或繁殖。阿苯达唑与甲苯达唑相似,可引起虫体细胞胞质微管变性后,与微管蛋白结合,造成细胞内运输堵塞,致使高尔基复合体内分泌的颗粒聚积,胞质逐渐溶解,终使细胞完全变性,最终导致虫体死亡。该药物还有完全杀死钩虫卵和鞭虫卵及部分杀死蛔虫卵、绦虫及囊尾蚴的作用。

用药方法为口服。针对钩虫、蛔虫、蛲虫、鞭虫,剂量为 0.4g,顿服。治疗囊虫病:每天 15～20mg/kg,分 2 次服用,10 日为 1 个疗程,停药 15～20 日后,可进行第 2 疗程治疗,一般需 2～3 疗程,必要时可重复治疗。对于其他寄生虫如粪类圆线虫等,每天服 0.4g,连服 6 日,必要时重复给药 1 次。治疗中需注意 2 岁以下小儿及妊娠妇女禁用,蛋白尿、化脓性或弥散性皮炎、癫痫等患者以及哺乳妇女不宜应用,少数患者服药后可能在 3～10 日始出现驱虫效果。

目前对寄生虫的感染认识尚不充分,对 IBD 合并寄生虫感染的诊治经验不足,尤其是目前研究表明寄生虫感染能够有效缓解 IBD 临床症状及控制炎症反应。那么,对于 IBD 合并肠寄生虫感染,是否需要治疗干预,应该如何干预、如何调控及利用寄生虫对 IBD 患者病情的影响,具体用药方法、力度及副作用,均有待于系统研究。

（二）真菌

在遗传学上,IBD 的发生涉及异常的胃肠道免疫系统,即对胃肠道微生物比较敏感的人类个体在环境因素的影响下,针对胃肠道微生物的非正常免疫系统被激活,这一事实已得到公认。在过去十几年间,高通量测序技术和生物信息学使正常人和 IBD 患者微生物组群的变化评估成为可能。随着技术手段的提高,IBD 研究中的真菌研究被大大强化,从而关于其在 IBD 中发病机制所起作用的讨论也日益增多。

1. 种类　关于肠道真菌的描述和报道较少。目前有一批基于不同的分子生物学技术结合生物信息学分析手段的研究,结果指出,肠道真菌多样性十分显著,共有六大类,110 个种和 133 个属。这六大类真菌分别是青霉菌（penicillium）、念珠菌、曲霉菌、面包酵母菌、隐球菌和马拉色菌。从多样性角度来说,有 13 个不同种的青霉菌是多样性最丰富的肠道真菌,其次是有 12 个种的念珠菌,曲霉菌和面包酵母菌都各有 5 个不同的种。在不同研究中,各种真菌的检出频次,以白念珠菌和面包酵母菌为最高,其次是热带念珠菌和地霉菌,然后是近平滑假丝酵母菌、马拉色菌属和产黄青霉菌。毋庸置疑,白念珠菌是最普遍的真菌病原体,也是人肠道中丰度最高的真菌。

肠道黏膜相关真菌虽仅占肠道真菌中的小部分,但其能表达更多的生物学信息,并直接影响宿主的免疫应答,发挥的作用不容小觑,特别是白念珠菌在 IBD 患者的肠道中丰度极高,CD 患者肠道内易发现一些真菌种属（如白念珠菌）。CD 患者的炎性肠黏膜和非炎性肠黏膜区域真菌的丰度和多样性都不一样,白念珠菌更倾向于出现在炎性肠黏膜中。在 IBD 患者中,最常见的是念珠菌感染,尤其是白念珠菌,其次为组织胞质菌、球孢子菌、曲霉菌等。

2. 识别及诊断

（1）危险因素识别：白念珠菌是肠道正常菌群之一，在 IBD 患者中，肠道炎症本身即可提高真菌的致病性。当机体营养不良、合并 COPD、严重肝肾疾病、粒细胞缺乏症、恶性肿瘤恶病质状态，长期使用抗生素、肾上腺皮质激素、化疗药物、免疫抑制剂、生物制剂、放疗、接触致病菌或流行疫区、近期多次住院、营养不良等，均会增加机会感染的风险，而且，高龄是 UC 患者发生机会感染及其相关不良事件的独立危险因素。

（2）识别诊断

1）危险因素：在 IBD 治疗过程中，尤其在应用激素、免疫抑制剂及生物制剂之后，诱导缓解或维持缓解无效，或者初始治疗有效，之后症状持续不缓解或加重、黏膜损伤程度增加等情况和（或）肠道外如口腔、阴道、呼吸道、皮肤等相应组织器官出现感染征象，应考虑各种机会感染的可能，此时应行相关病原体筛查。

2）检查方法：应在问诊、查体、实验室检查的基础上，在 48 小时之内进行直肠、乙状结肠镜检查，并进行常规筛查（CMV、*C.diff*、EBV、HBV 及各种病毒、结核分枝杆菌等），同时对患者进行腹部平片、腹部 CT 等检查。

判断 IBD 是否合并真菌感染，建议对患者的血液、粪便、肠液、肠上皮组织等进行检测，并在临床经验用药前后，对检查结果进行比对。判断肠道是否存在真菌感染的检测方法较多，如血液学检测（白细胞、CRP、血沉等）；在显微镜下观察真菌菌体及菌丝，或者特殊染色、免疫组织化学等。须注意的是，粪检及真菌培养对该病的诊断有一定价值，但由于肠道正常真菌的存在，就给本病的诊断及识别带来一定的困难，不能单纯依靠镜检或培养阳性来确定是否有真菌的感染，须结合其他的试验结果分析判断。

另外，在 CD 患者的黏膜上发现 ASCA，这提示着这些患者存在针对真菌的异常免疫反应。其他识别真菌细胞壁成分的抗体还包括抗乙糖苷昆布糖抗体（anti-laminaribioside，ALCA）、抗乙糖苷壳糖抗体（anti-chitobioside antibodies，ACCA），这两个抗体都与 CD 相关，且血清学滴度与疾病的严重程度相关。对 CD 患者这几种抗体进行检测，或可对真菌感染及病情程度评估提供一定的参考。

3. 鉴别诊断　IBD 合并真菌感染，应该与单纯肠道真菌感染引起的肠炎、单纯寄生虫、病毒等其他微生物引起的肠炎、IBD 合并细菌（*C.diff*）、寄生虫、病毒（包括 CMV、EBV、VZV、HBV、流感病毒等）、结核分枝杆菌、寄生虫等其他机会感染相鉴别。另外，尚应与治疗过程中诱导缓解或维持缓解失败相鉴别。活组织检查及染色、免疫组织化学、血清学、免疫学检查有助于鉴别诊断。

4. 治疗　目前对于真菌感染的防治策略，包括对所有高危患者的预防性治疗、对可能感染的患者进行经验性治疗、对疑似感染病例的抢先治疗以及确诊后的治疗。

除针对患者本身 IBD 病情进行治疗外，对真菌感染的治疗有如下多种药物，主要包括两性霉素 B 及其含脂制剂、氟胞嘧啶、吡咯类、棘白菌素类药物及制霉菌素。若 IBD 患者在应用激素、免疫抑制剂及生物制剂的过程中出现真菌感染，因死亡率高，所以除口腔或阴道念珠菌感染外，均推荐停止免疫调节剂治疗，且不推荐再次使用；若确需再次使用，需与专科医生进行讨论。推荐口服伏立康唑 200mg，每 12 小时一次。但曾有个别病例，虽有真菌存在，但真菌处于静止期，且不对机体产生影响，此时应根据个体化治疗原则权衡利弊，对激素、抗生素、免疫抑制剂、生物制剂等酌情继续应用或减停。

近年来，FMT 在 *C.diff* 感染性肠炎的患者中得到了成功运用，这也为 IBD 患者的治疗提供了一条可能的思路，并已有专家正尝试将 FMT 运用于 IBD 患者的治疗过程中。但目前 FMT 的临床应用仍处于探索阶段，疗效有待更多临床证据的支持，尚未见 FMT 用于 IBD 患者合并重度真菌感染的治疗。

IBD 患者合并真菌感染的治疗具体用药方案如下：

（1）两性霉素 B 及其含脂制剂：两性霉素 B 为多烯类抗真菌药，通过与真菌细胞膜上的甾醇相结合，改变细胞膜的通透性，导致细胞内重要物质渗漏，使真菌细胞死亡。

现有品种为两性霉素 B 去氧胆酸盐和 3 种含脂制剂：两性霉素 B 脂质复合体（ABLC）、两性霉素 B 胆固醇复合体（ABCD）和两性霉素 B 脂质体（L-AmB）。①两性霉素 B 含脂制剂可使与输注相关的不良反应和肾毒性明显减少，在肝、脾、肺等组织中浓度增加，肾组织浓度降低。②两性霉素 B 去氧胆酸盐适用于下列真菌所致侵袭性真菌感染的治疗：隐球菌病、芽生菌病、播散性念珠菌病、球孢子菌病、组织胞质菌病，由毛霉属、根霉属、犁头霉属、内孢霉属和蛙粪霉属等所致的毛霉病，由申克孢子丝菌引起的孢子丝菌病，曲霉所致的曲霉病、暗色真菌病等。本药尚可作为美洲利什曼原虫病的替代治疗药物。两性霉素 B 含脂制剂适用于不能耐受有效剂量的两性霉素 B 去氧胆酸盐以及两性霉素 B 去氧胆酸盐治疗无效的侵袭性真菌病患者。

两性霉素 B 毒性大，不良反应多，可致肾功能损害、肝毒性、低钾血症、血液系统毒性等，但有时是某些致命性侵袭性真菌病唯一疗效比较肯定的治疗药物，因此必须从拯救生命的效益和可能发生的不良反应两方面权衡考虑是否选用本药。用药期间应定期测定肾功能、肝功能、血电解质、周围血象、心电图等，以求尽早发现异常，及时处理。同时，应避免联合应用其他肾毒性药物。出现肾功能损害时，根据其损害程度减量给药或暂停用药。对于原有肾功能减退或两性霉素 B 治疗过程中出现严重肾功能损害或其他不良反应，不能耐受两性霉素 B（去氧胆酸盐）治疗者，可考虑选用两性霉素 B 含脂制剂。给药前可给予解热镇痛药或抗组胺药或小剂量地塞米松静脉推注，以减少发热、寒战、头痛等全身反应。如果治疗中断 7 天以上，需重新自小剂量（0.25mg/kg）开始用药，逐渐递增剂量。

（2）氟胞嘧啶：氟胞嘧啶在真菌细胞内代谢为氟尿嘧啶，替代尿嘧啶进入真菌的 RNA，抑制 DNA 和 RNA 的合成，从而导致真菌死亡。对新型隐球菌、念珠菌属具有良好抗菌作用，但非白念珠菌对该药的敏感性较白念珠菌差。

该药适用于敏感新型隐球菌、念珠菌属所致严重感染的治疗。单独应用时易引起真菌耐药，通常与两性霉素 B 联合应用。用药期间应定期检查周围血象、尿常规及肝、肾功能。本品属妊娠期用药 C 类。妊娠妇女如确有应用指征，仔细权衡利弊后决定是否应用。

（3）吡咯类：吡咯类包括咪唑类和三唑类，具有广谱抗真菌作用，咪唑类药物常用者有酮康唑、咪康唑及克霉唑等，主要为局部用药。三唑类中已上市品种有氟康唑、伊曲康唑、伏立康唑和泊沙康唑，主要用于治疗侵袭性真菌病。

氟康唑适用于念珠菌病（克柔念珠菌除外）、新型隐球菌病以及隐球菌脑膜炎经两性霉素 B 联合氟胞嘧啶初治后的维持治疗，亦可作为芽生菌病的选用药。①酮康唑主要用于念珠菌病、芽生菌病、球孢子菌病、组胞质菌病、暗色真菌病和副球孢子菌病。但由于本药的肝毒性，近年临床应用日趋减少，以皮肤局部应用为主。②伊曲康唑适用于怀疑真菌感染患者的经验治疗，以及不能耐受两性霉素 B 或两性霉素 B 治疗无效的曲霉病，现较少用于侵袭性真菌病的治疗。③伏立康唑主要用于侵袭性曲霉病，不能耐受其他药物或经其他药物治疗无效的赛多孢菌属和镰孢霉属所致的严重感染。④泊沙康唑用于预防侵袭性曲霉病和念珠菌病，伊曲康唑或氟康唑治疗无效者。此外，本品在体外对毛霉属、根霉属等接合菌具良好抗菌活性。

在应用中应注意的是本类药物禁止与西沙必利、阿司咪唑、特非那定和三唑仑合用，因可导致严重心律失常。本类药物有肝毒性，以酮康唑较为多见。表现为一过性肝酶升高，偶可出现严重肝毒性，包括肝衰竭和死亡，在治疗过程中应严密观察临床征象及监测肝功能，一旦出现临床症状或肝功能持续异常，须立即停止治疗。

（4）棘白菌素类：棘白菌素类抗真菌药物能抑制许多丝状真菌和念珠菌细胞壁成分 β-（1,3）-D- 葡聚糖的合成，使真菌细胞溶解。该类药物对烟曲霉、黄曲霉、土曲霉和黑曲霉具良好抗真菌活性，对白念珠菌等多数念珠菌属具高度抗真菌活性，但对近平滑念珠菌作用较弱。新型隐球菌对本品天然耐药。目前国内已上市的棘白菌素类抗真菌药有卡泊芬净和米卡芬净。

该类药物适用于成人和儿童（3 个月及以上）的念珠菌、难治性或不能耐受其他抗真菌药治疗（如两性霉素 B 去氧胆酸盐、两性霉素 B 含脂制剂和（或）伊曲康唑）的侵袭性曲霉病、发热经广谱抗菌药治疗无效疑为真菌感染患者的经验治疗。

在 IBD 治疗中，因卡泊芬净与 CsA 合用可导致血清转氨酶升高，除非利大于弊，否则不宜使用。应用米卡芬净可能发生血管内溶血和血红蛋白尿，此时应充分权衡利弊决定是否继续用药。

（5）制霉菌素：为多烯类抗真菌药，体外抗菌活性与两性霉素 B 相仿。本品口服后胃肠道不吸收，可用于治疗念珠菌，口服或肛门用药可治疗 IBD 合并念珠菌感染。

5. 预防及筛查　真菌是肠道正常菌群，在 IBD 的治疗过程中，应用激素及免疫抑制剂等都会增加机会感染的风险。其中肾上腺皮质激素，如泼尼松的日剂量超过 20mg、疗程超过 2 周及停药 3 个月内，正在使用有效剂量的 6MP/AZA、MTX、钙调神经蛋白抑制剂、英夫利西单抗、ADA 或 CTZ 等治疗过程或停药 3 个月内、严重蛋白 - 热量不足型营养不良等，均可明显增加机会感染风险。所有治疗 IBD 的免疫抑制剂单独使用亦可提高机会感染的风险，使用一种或一种以上免疫抑制剂均会使机会感染风险增加约 14 倍，该风险与免疫抑制剂类型和剂量无关。这些治疗 IBD 的药物均可导致机体免疫功能降低或肠道菌群失调，使真菌乘虚而入，大量繁殖，侵袭组织而易引起肠道真菌感染，但研究表明抗整合素抗体并不增加机会致病风险。

虽然 IBD 患者合并真菌感染可引起较严重甚至致命的后果，但目前仍不推荐常规筛查各种真菌。当治疗过程中诱导缓解或维持缓解无效时，应考虑到合并真菌等机会感染的可能。

五、机会性感染的预防

IBD 患者由于疾病的自身特点以及免疫抑制剂的使用，成为机会性感染的高危人群。当 IBD 患者遭受机会性感染时，可导致其原发疾病复发或病情突然恶化。IBD 患者合并机会性感染，存在诊断困难、发病率和死亡率高的特点，给临床医师的工作带来了巨大挑战。临床医师在 IBD 患者出现不能用已知原因解释的病情变化时，应考虑到合并机会性感染的可能,早期诊断及合理治疗将有利于患者的预后。IBD 患者出现重度机会感染的发病率为 3%,显著增加了患者死亡率,因此早期预防机会性感染的发生比控制机会性感染更重要。

（一）从高危因素入手预防机会性感染

1. 营养不良 营养不良可降低机体免疫功能,促进感染的发生。IBD 患者由于食欲减退、肠道吸收不良、手术治疗（空回肠病变或切除）、药物干扰等因素,更易出现营养不良,且 CD 患者中体重降低、营养不良、生长发育迟缓更为常见。因此在 IBD 诊断和应用免疫抑制剂及外科手术前,应评估患者体质量指数和营养评分,对于营养不良、机体消耗量大的患者及时给予营养支持,改善患者机体免疫功能,防止机会性感染发生。

2. 高龄 年龄是 IBD 患者发生机会性感染的独立危险因素,因此,对于 50 岁以上的 IBD 人群更要慎重应用免疫抑制剂,特别是抗 TNF 制剂。

（二）预防性应用药物防止机会性感染

对于一些易于出现机会感染的 IBD 患者,是否需要在应用免疫抑制剂和生物制剂前进行预防性用药,从而达到降低机会感染的几率,目前尚缺乏统一共识。研究显示,对于潜伏性结核感染 IBD 患者,给予异烟肼 6～9 个月治疗可以降低活动性结核发生率,其中使用异烟肼 9 个月,可达到 90% 的保护性,而 6 个月用药可达到 60%～80% 的保护性。由于抗 TNF 制剂可诱导潜伏结核菌转为活动性,因此,对于可疑或潜伏的结核感染患者,抗 TNF 制剂最好在抗结核治疗结束后应用,或至少在抗结核治疗 2 个月后应用。

此外,针对预防 HBV 和 HCV 的感染,第 3 版《ECCO 指南》对于应用糖皮质激素、免疫调节剂和抗 TNF 制剂药物者,都做出了明确预防推荐意见,HBV 携带者应用糖皮质激素、免疫调节剂和抗 TNF 制剂前 2 周,建议给予抗病毒治疗,并一直将抗病毒治疗延续到停药（糖皮质激素、免疫调节剂和抗 TNF 制剂）后 1 年,而 HCV 感染患者则不建议在使用免疫调节剂前预防用药。

（三）疫苗及筛查

IBD 患者由于应用免疫抑制剂治疗成为免疫损伤个体,因此需考虑对这部分人群应用机会感染病原体的疫苗（详见本章第五节）。在实际临床工作中只有少部分患者会发生机会性感染,然而一旦发生将给患者的治疗和康复带来众多困难,因此,临床医师在给 IBD 患者开始免疫抑制剂治疗前,应全面、严格地筛查可能感染的因素,充分认识到现存的风险因素,包括免疫调节剂、年龄、营养状况、合并疾病等。除此之外,需检测患者病原体免疫状态,询问常规疫苗的接种情况,在适当的时机选取合适的检查方法进行筛查和监测。此外,还应详细询问病史,进行全面的体格检查、完善的实验室及影像学诊断检查,密切随访正在进行免疫抑制剂治疗的患者。目前,虽然已经报道了大量的 IBD 患者机会性感染的临床试验和科学研究,但仍缺少一个规范、完整、标准的测试体系来评估 IBD 患者的免疫抑制程度,因此未来的研究应更加重视和关注能够预测机会性感染发生的生物标记物,协助临床医师进行更好地监测和预防。

（梁 洁 李 惠 曲 波 夏蜀娴 石梦琳）

参 考 文 献

1. Sands BE, Cuffari C, Katz J, et al. Guidelines for immunizations in patients with inflammatory bowel disease[J]. Inflamm Bowel Dis, 2004, 10（5）: 677-692.

2. Haileyesus Getahun, Alberto Matteelli, Ibrahim Abubakar, et al. Management of latent Mycobacterium tuberculosis infection: WHO guidelines for low tuberculosis burden countries Eur Respir J, 2015, 46: 1563-1576.

3. Byun JM, Lee CK, Rhee SY, et al. Risks for opportunistic tuberculosis infection in a cohort of 873 patients with inflammatory bowel disease receiving a tumor necrosis factor-α inhibitor. Scand J Gastroenterol. 2015, 50(3): 312-320.

4. Issa M, Ananthakrishnan AN, Binion DG. Clostridium difficile and inflammatory bowel disease. Inflamm Bowel Dis, 2008, 14: 1432-1442.

5. Rao K, Higgins PD. Epidemiology, Diagnosis, and Management of Clostridium difficile Infection in Patients with Inflammatory Bowel Disease. Inflamm Bowel Dis, 2016, 22: 1744-1754.

6. Ananthakrishnan AN, McGinley EL, Binion DG. Excess hospitalisation burden associated with Clostridium difficile in patients with inflammatory bowel disease. Gut, 2008, 57: 205-210.

7. Dickson I. IBD: Parasites promote protective microbiota. Nat Rev Gastroenterol Hepatol. 2016, 13(6): 316.

8. Wang LJ, Cao Y, Shi HN. Helminth infections and intestinal inflammation. World J Gastroenterol. 2008, 14(33): 5125-5132.

9. Sartor RB, Wu GD. Roles for Intestinal Bacteria, Viruses, and Fungi in Pathogenesis of Inflammatory Bowel Diseases and Therapeutic Approaches. Gastroenterology. 2017, 152(2): 327-339.

10. RahierJF, Magro F, Abreu C, et al. Second European evidence-based consensus on the prevention, diagnosis and management of opportunistic infections in inflammatory bowel disease[J]. J Crohn's Colitis, 2014, 8(6): 443-468.

11. Dave M, Purohit T, Razonable R, et al. Opportunistic infections due to inflammatory bowel disease therapy[J]. Inflamm Bowel Dis, 2014, 20: 196-212.

12. Hommes DW, Sterringa G, van Deventer SJ, et al. The pathogenicity of cytomegalovirus in inflammatory bowel disease: a systematic review and evidence-based recommendations for future research. Inflamm Bowel Dis, 2004, 10(3): 245-250.

13. Kim YS, Kim YH, Kim JS, et al. Long-term outcomes of cytomegalovirus reactivation in patients with moderate to severe ulcerative colitis: a multicenter study. Gut Liver, 2014, 8(6): 643-647.

14. Minami M, Ohta M, Ohkura T, et al. Cytomegalovirus infection in severe ulcerative colitis patients undergoing continuous intravenous cyclosporine treatment in Japan. World J Gastroenterol, 2007, 13(5): 754-760.

15. McCurdy JD, Loftus EV Jr, Tremaine WJ, et al. Cytomegalovirus infection of the ileoanal pouch: clinical characteristics and outcomes. Inflamm Bowel Dis, 2013, 19(11): 2394-2399.

16. Matsuoka K, Iwao Y, Mori T, et al. Cytomegalovirus is frequently reactivated and disappears without antiviral agents in ulcerative colitis patients. Am J Gastroenterol, 2007, 102(2): 331-337.

17. Delvincourt M, Lopez A, Pillet S, et al. The impact of cytomegalovirus reactivation and its treatment on the course of inflammatory bowel disease. Aliment Pharmacol Ther, 2014, 39(7): 712-720.

18. Wada Y, Matsui T, Matake H, et al. Intractable ulcerative colitis caused by cytomegalovirus infection: a prospective study on prevalence, diagnosis, and treatment. Dis Colon Rectum, 2003, 46(10 Suppl): S59-65.

19. Kandiel A, Lashner B. Cytomegalovirus colitis complicating inflammatory bowel disease. Am J Gastroenterol, 2006, 101(12): 2857-2865.

20. Kim YS, Kim YH, Kim JS, et al. The prevalence and efficacy of ganciclovir on steroid-refractory ulcerative colitis with cytomegalovirus infection: a prospective multicenter study. J Clin Gastroenterol, 2012, 6(1): 51-56.

21. Tolentino YF, Fogaca HS, Zaltman C, et al. Hepatitis B virus prevalence and transmission risk factors in inflammatory bowel disease patients at Clementino Fraga Filho university hospital. World J Gastroenterol, 2008, 14(20): 3201-3206.

22. Kim ES, Cho KB, Park KS, et al. Prevalence of hepatitis-B viral markers in patients with inflammatory bowel disease in a hepatitis-B-endemic area: inadequate protective antibody levels in young patients. J Clin Gastroenterol, 2014, 48(6): 553-558.

23. Chevaux JB, Nani A, Oussalah A, et al. Prevalence of hepatitis B and C and risk factors for nonvaccination in inflammatory bowel disease patients in Northeast France. Inflamm Bowel Dis, 2010, 16(6): 916-924.

24. Loras C, Gisbert JP, Mínguez M, et al. Liver dysfunction related to hepatitis B and C in patients with inflammatory bowel disease treated with immunosuppressive therapy. Gut, 2010, 59(10): 1340-1346.

25. Chevaux JB, Bigard MA, Bensenane M, et al. Inflammatory bowel disease and hepatitis B and C. Gastroenterol Clin Biol, 2009, 33(12): 1082-1093.

26. Biancone L, Pavia M, Del Vecchio Blanco G, et al. Hepatitis B and C virus infection in Crohn's disease. Inflamm Bowel Dis, 2001, 7(4): 287-294.

27. Harsh P, Gupta V, Kedia S, et al. Prevalence of hepatitis B, hepatitis C and human immunodeficiency viral infections in patients with inflammatory bowel disease in north India. Intest Res, 2017, 15(1): 97-102.

28. Chatzinasiou F, Polymeros D, Panagiotou M, et al. Generalized Pyoderma Gangrenosum Associated with Ulcerative Colitis: Successful Treatment with Infliximab and Azathioprine. Acta Dermatovenerol Croat, 2016, 24(1): 83-85.

29. Wasan SK, Zullow S, Berg A, Cheifetz AS, et al. Herpes Zoster Vaccine Response in Inflammatory Bowel Disease Patients on Low-dose Immunosuppression. Inflamm Bowel Dis, 2016, 22(6): 1391-1396.

30. Shah SB, Pickham D, Araya H, et al. Prevalence of Anal Dysplasia in Patients With Inflammatory Bowel Disease. Clin Gastroenterol Hepatol, 2015, 13(11): 1955-1961.e1.

31. Gordon J, Ramaswami A, Beuttler M, et al. EBV Status and Thiopurine Use in Pediatric IBD. J Pediatr Gastroenterol Nutr, 2016, 62(5): 711-714.

32. N'guyen Y, Andreoletti L, Patey M, et al. Fatal Epstein-Barr virus primo infection in a 25-year-old man treated with azathioprine for Crohn's disease. J Clin Microbiol, 2009, 47(4): 1252-1254.

33. Sultan K, Korelitz BI, Present D, et al. Prognosis of lymphoma in patients following treatment with 6-mercaptopurine/azathioprine for inflammatory bowel disease. Inflamm Bowel Dis, 2012, 18(10): 1855-1858.

34. Vos AC, Bakkal N, Minnee RC, et al. Risk of malignant lymphoma in patients with inflammatory bowel diseases: a Dutch nationwide study. Inflamm Bowel Dis, 2011, 17(9): 1837-1845.

35. Keane J, Gershon S, Wise RP, Mirabile-Levens E, Kasznica J, Schwieterman WD, Siegel JN, Braun MM. Tuberculosis associated with infliximab, a tumor necrosis factor alpha-neutralizing agent. N Engl J Med, 2001, 345(15): 1098-1104.

36. Jauregui-Amezaga A, Turon F, Ordás I, Gallego M, Feu F, Ricart E, Panés J. Risk of developing tuberculosis under anti-TNF treatment despite latent infection screening. J Crohns Colitis, 2013, 7(3): 208-212.

37. Carmona L, Gomez-Reino JJ, Rodriguez-Valverde V, Montero D, Pascual-Gomez E, Mola EM, et al. Effectiveness of recommendations to prevent reactivation of latent tuberculosis infection in patients treated with tumor necrosis factor antagonists. Arthritis Rheum, 2005, 52: 1766-1772.

38. Razik R, Rumman A, Bahreini Z, et al. Recurrence of Clostridium difficile Infection in Patients with Inflammatory Bowel Disease: The RECIDIVISM Study. Am J Gastroenterol, 2016, 111: 1141-1146.

39. Jodorkovsky D, Young Y, Abreu MT. Clinical outcomes of patients with ulcerative colitis and co-existing Clostridium difficile infection. Dig Dis Sci, 2010, 55: 415-420.

40. Sonnenberg A. Similar geographic variations of mortality and hospitalization associated with IBD and Clostridium difficile colitis. Inflamm Bowel Dis, 2010, 16: 487-493.

41. Schneeweiss S, Korzenik J, Solomon DH, et al. Infliximab and other immunomodulating drugs in patients with inflammatory bowel disease and the risk of serious bacterial infections. Aliment Pharmacol Ther, 2009, 30: 253-264.

42. Osterman MT, Lichtenstein GR. Current and Future Anti-TNF Therapy for Inflammatory Bowel Disease. Curr Treat Options Gastroenterol, 2007, 10: 195-207.

43. Zhang F, Luo W, Shi Y, et al. Should we standardize the 1,700-year-old fecal microbiota transplantation? Am J Gastroenterol, 2012, 107: 1755.

第五节 IBD 与疫苗接种

一、疫苗接种对 IBD 的影响及意义

IBD 患者由于自身特殊的免疫功能状态,使用的疫苗亦具有特殊性。首先,IBD 患者是机会性感染的高风险人群,长期疾病过程使患者营养状况下降,病程中使用糖皮质激素、免疫抑制剂和生物制剂可严重抑制患者的免疫力,增加病毒机会性感染的发生率,加重病情,使得全身疾病复杂化。其次,IBD 的发病出现年轻化趋势,尤其是 CD 患者发生于青少年时期,正处于疫苗接种期,有部分研究显示疫苗接种可影响 IBD 发病。因此探讨疫苗接种与 IBD 的关系,具有重要的临床意义。

副黏液病毒例如麻疹病毒或针对这些病毒的疫苗可能导致 IBD 的假说,至今仍存在争议。初期研究发现,接种过麻疹疫苗的患者,其 IBD 发病风险增加 2~3 倍,随后一些病例对照研究却未能得到同样的结果。Manitoba 等的一项研究显示,麻疹病毒、流行性腮腺炎病毒或者风疹病毒感染(无论是自然感染还是疫苗接种)与 CD 或者 UC 发病风险均无关。麻疹病毒和流行性腮腺炎病毒的血清学阳性率在对照组、CD 和 UC 患者中并无差异,风疹病毒血清学阳性还具有保护作用。因此,对于新就诊的 IBD 患者,应检查病原体的免疫状态,在疾病早期建议尽早接种。

中国有接近一亿人群携带 HBV,使用糖皮质激素、免疫抑制剂和生物制剂,可能引起 HBV 的再激活。国外的多项报道使用糖皮质激素和 AZA 的患者出现 HBV 再激活,导致肝衰竭发生。IFX 导致 IBD 患者 HBV 再激活也有相关报告。同样的,激素和免疫抑制剂也可能会影响丙型肝炎的病程。Loras 等的研究显示糖皮质激素可能导致丙型肝炎病毒(hepatitis C virus, HCV)大量复制,并出现肝脏损伤。Brunasso 等回顾性分析 153 例因类风湿关节炎

使用 IFX 的 HCV 感染者，发现仅 1 例有明确证据支持 HCV 患者肝脏病情恶化。其他研究认为，抗 TNF 制剂治疗对合并 HCV 感染的 IBD 患者的安全性尚可接受。

二、疫苗接种的种类和时机

疫苗是将病原微生物及其代谢产物，经过人工减毒、灭活或利用基因工程等方法制成的用于预防传染病的主动免疫制剂，它保留了病原刺激人体免疫应答（体液、细胞），但不具伤害力，是预防感染的一种重要途径。疫苗一般可分为灭活疫苗、减毒活疫苗、组分疫苗、重组基因工程疫苗等。常用的灭活疫苗有流行性感冒裂解疫苗、甲肝灭活疫苗等。常用的减毒活疫苗包括卡介苗、麻疹腮腺炎风疹联合减毒活疫苗、甲肝减毒活疫苗、水痘减毒活疫苗、口服脊髓灰质炎减毒活疫苗等。减毒活疫苗在 IBD 患者正在应用免疫抑制剂治疗时是禁忌接种的。IBD 患者应用激素、免疫抑制剂及生物制剂治疗后，成为免疫力受损个体，此时需考虑应用机会性感染病原体的疫苗。如果应用免疫抑制药物期间需要接种减毒活疫苗，建议停用糖皮质激素 1 个月，停用免疫抑制剂 3 个月以上。如果在免疫抑制剂应用前需要接种减毒活疫苗，则应推迟使用免疫抑制剂至少 3 周。所有 IBD 患者均应进行 HBV 定性或定量检测，HBsAg、HBV-DNA 表达量也应该被量化。常用的疫苗接种推荐方案如下：

（一）HBV 疫苗

IBD 患者如果 HBV 血清学阴性（抗 HBs 和抗 HBc 均阴性），可接受 IBD 药物治疗，同时建议 HBV 疫苗，即重组（酵母）乙型肝炎疫苗，并且最好在诊断 IBD 时接种。HBV 疫苗接种程序：双倍剂量接种和（或）再接种程序可能更好，即初次全程接种 3 针（0/1/2 月）40μg 重组乙型肝炎疫苗，接种最后 1 针后 1~3 个月内复查抗 HBs 水平，抗 HBs<100IU/L 者再重复 1 次上述 3 针疫苗治疗。2 次接种总应答率为 57%~79%。第 3 版《ECCO 指南》也有推荐初次接种失败后再接种 3 针。关于 HBV 疫苗接种后的筛查和补种，有文献和指南建议处于免疫抑制状态者接种 HBV 疫苗后，每 6~12 个月筛查抗 HBs 水平，抗 HBs<10IU/L 者应补种 1 针，但针对 IBD 患者尚无相关推荐。

关于接种时间，短程（0/1/2 个月）可使免疫抑制状态者尽快获得免疫保护，长程（0/1/6 个月）可使最终的抗体效价更高，但却增加了延迟免疫反应者的 HBV 感染风险。4 针接种（0/1/2/6 个月）可能会提高应答，但还需在 IBD 患者中进一步研究。关于 IBD 患者有效保护的抗体效价，抗 HBs>10IU/L 被认为是有效保护。然而，对于高风险人群，如处于免疫抑制状态者和慢性疾病者（包括 IBD 患者），抗 HBs>100IU/L 被认为是有效的血清学保护。

（二）肺炎球菌疫苗

营养状况差、免疫力低下是 IBD 患者的常见状况，也是细菌感染的高危人群，病程中使用糖皮质激素、免疫抑制剂和生物制剂可加重肺部感染，导致致死性的重症肺炎。据文献报道，肺炎双球菌可致约 25% 长期服用免疫抑制剂的患者出现致死性感染。2017 年我国《IBD 机会性感染共识》建议 IBD 患者可酌情接种肺炎球菌疫苗。PPSV23 和 PCV13 都被批准用于预防侵袭性肺炎球菌感染。对于免疫功能不全的患者，接种疫苗后因为有抗体下降的可能，因此需要在 5 年后再次接种疫苗。免疫实践咨询委员会（The Advisory Committee on Immunization Practices，ACIP）2012 年指南推荐，对于存在免疫功能低下的成年人（≥19 岁）应首先接种 PCV13，至少 8 周后再进行 PPSV23 接种；对于之前接种过 PPSV23 的人群应至少一年后再进行 PCV13 的接种。Anti-TNF 治疗可能会减弱肺炎球菌疫苗的功效，因此疫苗的接种时间一般建议在开始 anti-TNF 治疗前的 2～3 周。

（三）VZV 疫苗

美国儿科学会建议所有儿童应在 1～12 岁接种水痘疫苗，13 岁以上的人群如没有免疫接种证据应补种。对于 IBD 患者，在询问病史时应仔细询问是否有 VZV 感染史以及疫苗接种史。对病史不清的患者，应检测血清 VZV-IgG。一般建议血清 VZV-IgG 阴性的患者应至少提前 3 周完成 2 针水痘疫苗接种，再进行免疫抑制剂治疗。VZV 疫苗为减毒疫苗，因此，正在接受免疫抑制剂治疗的 IBD 患者，应避免使用该疫苗接种，或停用免疫抑制剂，在治疗终止至少 1 个月后再进行疫苗接种。VZV-IgG 阴性的患者在与 VZV 感染者接触后，应接受高剂量 VZV-IgG 注射预防。接种方案采用皮下注射。疫苗复溶后立即使用，30 分钟内尚未用完必须废弃。接种后应监护 30 分钟，同时准备相应的医学处理，以防出现罕见的病态反应。

（四）其他疫苗

其他疫苗如大肠埃希菌疫苗，临床报道其对一部分肠炎可能起到预防作用，但其有效性和安全性尚处于研究阶段。HAV 疫苗为灭活疫苗，HAV 疫苗接种对儿童及青少年 IBD 患者是安全有效的。关于流感疫苗，IBD 患者患流感的风险明显增多，每年接种三价灭活流感疫苗是预防 IBD 患者流感的有效措施之一，但不推荐使用活疫苗。HPV 疫苗，该疫苗具有很高的免疫原性及安全性，因其为灭活疫苗，对于免疫功能低下的 IBD 患者用于预防 HPV 感染是安全有效的。麻腮风疫苗为减毒活疫苗，所以不宜在免疫抑制状态患者中应用，也不宜用于即将开始（6 周内）应用免疫抑制剂治疗的 IBD 患者。对于病情稳定的 IBD 患者，若存在传染的高风险时，至少要在停用免疫抑制剂 3 个月后才能开始接种。

三、激素和免疫抑制剂运用后病毒感染的处理

CMV 感染是影响 IBD 临床表现和治疗的重要因素。文献报道 IBD 患者 CMV 血清 IgG 阳性率较高。IBD 患者感染 CMV 的疾病形式表现不一，20%～40% 的重度 UC 和（或）糖皮质激素抵抗的 UC 患者，CMV 活动性感染率增高，而 CD 患者很少合并 CMV 疾病，文献报道比例 <5%。外周血 CMV-DNA qPCR 检测阳性 >1 200 拷贝 /ml 者，可考虑行抗病毒治疗。结肠镜检查发现广泛黏膜脱失、深凿样溃疡、纵行溃疡、鹅卵石样改变及不规则溃疡等特殊内镜表现，可提示 CMV 结肠炎，应取材进行病理及免疫组织化学检查，若发现 CMV 包涵体，则明确诊断为 CMV 感染。

发生糖皮质激素抵抗的重度 UC 患者，若合并 CMV 结肠炎，建议及时给予抗病毒治疗。联合应用免疫抑制剂的患者是否停药，需权衡利弊，酌情减停。有证据表明，对于难治性 UC，CMV 感染作为隐蔽因素可加重病情，而抗病毒治疗后临床缓解率达 67%～100%，病死率可由 71% 下降至 14.5%～17.6%。第 3 版《ECCO 指南》推荐，糖皮质激素抵抗的重度 UC 患者合并 CMV 结肠炎时，应给予抗病毒治疗，同时建议停用免疫抑制剂。但停用糖皮质激素或免疫抑制剂可能会加重 UC 病情，故是否停药或酌情减停，应个体化评估后决定。

IBD 合并 CMV 结肠炎患者抗病毒治疗的疗程建议为 3～6 周。治疗的主要药物是更昔洛韦和膦甲酸钠，其中更昔洛韦用法为 5mg/kg（2 次 / 日）静脉滴注，疗程一般不少于 3 周。缬更昔洛韦是更昔洛韦的前体药物，口服生物利用度较好，吸收后经磷酸化变为三磷酸更昔洛韦，疗效和更昔洛韦相当，常规剂量为 900mg（2 次 / 日），可作为口服维持治疗。膦甲

酸钠的疗效与更昔洛韦相当,用法为 180mg/(kg•d)静脉滴注,分 2～3 次给药,疗程一般不少于 3 周。

接受巯嘌呤治疗的 IBD 患者有发生淋巴瘤的风险,部分可能与 EBV 感染相关。当使用免疫抑制剂的 IBD 患者出现疑似 EBV 感染,须密切监测血常规、外周血涂片、肝功能和 EBV 血清学指标。EBV-DNA 虽然缺乏明确的标准值,且特异性不高,但若 EBV 血清学原本阴性的患者出现 EBV-DNA 升高,即提示有发生淋巴增生性疾病的危险,首要治疗是减量或停用免疫抑制剂。停用免疫抑制剂后,EBV 相关的淋巴细胞增生性疾病通常可自发缓解。IBD 患者出现活动性 EBV 感染时抗病毒治疗(阿昔洛韦,更昔洛韦)疗效欠佳,而出现 EBV 相关淋巴增殖性疾病时,抗病毒治疗无效。首要的治疗是减少或者停止使用免疫抑制剂,有助于 EBV 相关的淋巴细胞增生性疾病自发缓解。如果停用免疫抑制剂后疾病未缓解或加重,对 CD20 阳性的 B 细胞淋巴瘤者可以考虑使用利妥昔单克隆抗体。另外,EBV 感染要高度警惕发生巨噬细胞活化综合征(MAS)和噬血淋巴组织增生症(HLH)。一旦发生 EBV 感染合并 MAS/HLH 或 EBV 相关淋巴增生性疾病,应该与血液科医师密切协作、共同应对,制订合理的诊疗策略。

HBsAg 阳性的 IBD 患者,HBV 再激活率为 16%～36%,再激活风险与长期(>3 个月)联合(≥3 种)应用免疫抑制剂和未接受预防性抗病毒治疗有关。因此,拟进行免疫抑制剂治疗的 HBsAg 阳性 IBD 患者,不论 HBV DNA 水平如何,均需预防性使用核苷(酸)类药物抗病毒治疗,抗病毒治疗应在糖皮质激素、免疫抑制剂治疗前 1～2 周开始,持续至免疫抑制治疗停止后至少 12 个月。拉米夫定是 IBD 患者最常用的预防性抗病毒药物,但其 1 年和 5 年耐药率分别为 30% 和 70%,长期抗 TNF 制剂治疗可致耐药率进一步升高,故目前拉米夫定仅推荐用于短期治疗。对于 IBD 患者,应尽量避免因抗病毒治疗而影响免疫抑制剂的应用,故推荐使用耐药率较低且强效抗病毒的替诺福韦和恩替卡韦。HBV DNA > 2 000IU/ml 的慢性乙型肝炎患者发展为肝硬化和肝癌的风险显著增加,所以上述患者还需继续抗病毒治疗,治疗终点同普通乙型肝炎人群。

HCV 不是免疫抑制治疗的绝对禁忌证,但可能增加 HCV 再次活动的风险,故需密切监测。抗 HCV 治疗的常用药物 IFN 是否会加重 IBD 病情尚不肯定,需要充分考虑抗 HCV 治疗加重 IBD 病情的风险性,以及药物间的相互作用,推荐直接抗病毒药物(DAA)进行抗 HCV 治疗。

(牛俊坤)

参 考 文 献

1. 中华医学会消化病学分会炎症性肠病学组. 炎症性肠病合并机会性感染专家共识意见 [J]. 中华消化杂志,2017,37(4):303-316.

2. Harbord M, Eliakim R, Bettenworth D, et al. Third European Evidence-based Consensus on Diagnosis and Management of Ulcerative Colitis. Part 2: Current Management[J]. Journal of Crohn's & Colitis, 2017, 11(7): 769-784.

3. Rahier J F, Ben-Horin S, Chowers Y, et al. European evidence-based Consensus on the prevention, diagnosis and management of opportunistic infections in inflammatory bowel disease.[J]. Journal of Crohn's & Colitis, 2009, 3(2): 47-91.

4. Andrisani G, Armuzzi A, Marzo M, et al. What is the best way to manage screening for infections and vaccination of inflammatory bowel disease patients?[J]. World Journal of Gastrointestinal Pharmacology and Therapeutics, 2016, 7(3): 387.

第六节　CD 并肠道狭窄的诊疗

一、流行病学

CD 是一种病因不清的慢性肉芽肿性透壁性炎症, 可发生于全消化道, 好发于回肠末段及邻近的结肠, 以腹痛、腹泻、内外瘘、肠道狭窄及肛周病变为主要临床特征。肠壁纤维化是 CD 肠腔狭窄的主要机制, 但至今尚无确切疗效的抗肠壁纤维化药物, 故 CD 肠道狭窄带来的高手术率及致残率, 使 CD 患者生存质量受到严重影响。若 CD 病程超过 10 年, 有近 1/3 的患者出现肠腔狭窄, 狭窄最常发生于回盲部及手术吻合口, 近年来, CD 并肠腔狭窄治疗的研究涉及药物、内镜、外科手术, 以期针对不同患者, 制订最佳治疗方案。

在一项我国的 CD 并肠道狭窄的流行病学调查研究中发现, 我国南方地区 CD 并狭窄的发生率达 16.3%, 并且随着疾病病程的延长, 其狭窄发生率逐步增高, 已经逐渐成为严重威胁 CD 患者生活质量乃至生命的严重并发症之一。

研究表明, 根据 CD 患者不同年龄阶段及病变部位, 其肠道狭窄的发生率不尽相同, 其中, A3(年龄 >40 岁)合并狭窄发生率在各年龄段分类中最高, 达到 20.7%, L4(单独累及上消化道型)患者合并狭窄几率在不同病变部位的分类中最高, 达到 41.7%。由此可见, 针对不同年龄及病变部位, CD 合并肠道狭窄的发生率不同, 应尽早识别肠道狭窄高危人群, 积极干预, 预防狭窄发生。

二、危害性

反复发生的肠道炎症及逐步加重的肠道狭窄, 患者可能出现焦虑、抑郁等精神症状, 从而加重病情, 降低患者的劳动能力, 形成恶性循环。少数可出现肠梗阻、肠坏死、急性腹膜炎、脓毒血症、感染性休克甚至死亡等严重并发症, 造成严重的社会及经济负担。

三、机制

(一)细胞外基质

CD 合并狭窄的肠道病理变化主要为全层肠壁受累, 肠壁全层增厚, 病理组织学表现为肠壁黏膜下大量平滑肌细胞增生, 同时伴大量胶原沉积。产生的大量胶原在固有肌层间延伸扩张, 弥散浸润, 最终形成了较正常情况下明显增厚的病变肌层, 导致肠壁增厚, 肠腔相对性狭窄形成。大量沉积的胶原是构成细胞外基质的最主要成分, 具有很多亚型。正常肠道中主要的亚型为 I 型、III 型和 V 型胶原, 正常情况下胶原分布和含量正常, 使肠壁维持在一个正常厚度, 不会出现肠壁胶原的增多与扩张弥散。而 CD 患者狭窄肠道处胶原总量明显增加, 其中 III 型和 V 型胶原的相对量也增加。这些亚型尤其在修复组织中含量很高, 并且 III 型胶原在增多的同时, 还具有收缩倾向, 从而使肠壁瘢痕收缩, 并进一步导致了肠腔狭窄的形成。除此之外, 其他细胞外基质也参与了纤维化的形成, 如纤连蛋白, 可促进细胞基质之间的相互作用,从而有助于成纤维细胞与细胞外基质的联系。

正如上述,细胞外基质在肠壁纤维化过程中扮演了极为重要的核心角色,大量研究证实 IBD 的肠壁纤维化主要是由于细胞外基质的沉积和降解失衡,参与降解的是基质金属蛋白酶(MMP),此酶活性受到基质金属蛋白酶抑制剂(TIMP)调控,许多细胞因子通过影响MMP 和 TIMP 的表达来调控细胞外基质的降解;Di Sabatino 发现 CD 狭窄组中 TIMP-1 含量显著高于非狭窄组,MMP-3、MMP-12 含量显著低于非狭窄组。

(二)成纤维细胞

成纤维细胞在 CD 并肠道狭窄的肠壁纤维化发生机制中有重要作用。肠腔狭窄部位的纤维化组织中存在大量成纤维细胞聚积现象。由 CD 肠道狭窄组织中分离出的成纤维细胞具有与其他正常情况下成纤维细胞相比的独特特性:即使在没有外界刺激的情况下,也可以持续生长,并且可表达过量的黏附分子、生长因子及细胞外基质,这些特性都与正常人肠道、UC 肠道甚至 CD 患者非狭窄肠道部位的成纤维细胞有着明显的区别,其中,细胞间黏附分子,在细胞间相互作用中扮演了重要角色,起到重要作用。另外,在这些成纤维细胞中,发现其核转录因子 NF-κB 被过度表达,这种现象反映了这些成纤维细胞可能受到了更强的细胞因子刺激,可能这也是其过度表达、沉积及弥散分布的原因之一。

(三)TGF-β 信号通路

TGF-β 是调节成纤维细胞活性最重要的细胞因子。成纤维细胞本身就可以过度表达TGF-β,从而形成正反馈,在 CD 肠道狭窄病变部位,病理状态下的成纤维细胞在自身过度生长的条件下,进一步过度表达 TGF-β,进而继续刺激病理状态下的成纤维细胞活动的增强,形成恶性循环。反观正常组织愈合过程,是促纤维化与抗纤维化细胞因子相互作用并达到平衡的结果,其中任意一方过度或不足,均无法达到较好的组织愈合结果。TGF-β 具有不同的亚型,其中 TGF-β₁ 是最主要的促纤维化因子,具有明显的促纤维化作用,其过度表达可使组织愈合过程无法在正常条件和时间点终止,从而导致过度纤维化的产生,形成肠壁纤维化及挛缩瘢痕,导致肠壁结构破坏,肠壁增厚,最终致使肠道狭窄形成。

(四)基因

CD 并发肠腔狭窄的情况与基因密切相关,这已由相关手术切除后标本的对比研究所证实。在动物模型的肠壁纤维化和人类病例对照研究中发现,肠壁纤维化是一个动态的、多因素的过程,是由遗传基因和环境因素相互作用以及在不同的遗传多态性条件下共同影响形成的。研究表明,免疫调节蛋白编码基因的变种,促炎和抗炎细胞因子和纤维化因子都可能会影响 CD 肠纤维化的发生与发展。

其中,NOD2、TLR4、ATG16L1 这些基因的变异体可能与 CD 小肠狭窄密切相关,其他一些研究证明,如 IL-23 受体基因、细胞因子趋化因子受体 CX3CR1 受体基因、金属基质蛋白酶 MMP-3 基因等均与 CD 肠腔狭窄相关。其中,最受关注的仍是 NOD2/CARD15 基因,其对于小肠狭窄的 OR 值达 2.53,不仅如此,带有 NOD2 基因变体的 CD 狭窄患者,存在更高的手术几率,并且其手术再发狭窄率也远高于普通患者。IL-23 受体基因直接影响回肠型CD 患者狭窄的发生。

在 micro RNA 领域,同样发现一些 micro RNA 与 CD 并肠腔狭窄相关,如 miRNA-200a以及 miRNA-200b,两者在 CD 狭窄部位明显高表达,提示其可能与狭窄的发生、发展相关,但具体机制尚不清楚。而 miRNA-29b 则在 CD 肠腔狭窄中体现出了保护作用,当我们在体外实验中使用 TGF-β 诱导纤维化时，过表达 miRNA-29b 后可以明显抑制纤维化进程。不仅如此，在 CD 肠腔狭窄患者病变部位中，发现 miRNA-29b 含量明显降低，这或许提示我们 miRNA-29b 可能成为预测 CD 狭窄发生与否的血清学标志物。近期还发现 miRNA-19a/b 在 CD 狭窄患者体内表达量下降，具体情况有待进一步研究。

（五）其他

除了遗传和血清学因素外，最常见的危险因素是临床、环境和内镜参数。诊断年龄小于 40 岁、肛周病变以及在疾病第一次爆发时就需要使用类固醇方能控制疾病，是预测肠道狭窄的最普遍的临床参数。吸烟史是导致 CD 并发肠腔狭窄的另一个独立危险因素，在内镜检查的结果中，小肠黏膜溃疡也是对患者病情恶化的早期预测，先前的阑尾切除术和抗菌抗体的存在也被认为是狭窄的预测因子。

四、诊断

（一）临床表现

临床上，CD 并肠道狭窄可出现腹痛、腹泻、便血、腹部包块、发热、食欲缺乏、呕吐、消瘦等多种临床症状或体征，并可能出现肠梗阻、肠坏死、急性腹膜炎、脓毒血症、感染性休克等并发症。

（二）血清标志物或生物指标

对于病情复杂的 CD 而言，其危险因素包括："年轻时即确诊"，"首次治疗就需要使用类固醇激素"，"肛周病变"，"CRP 明显升高"和"深大的肠道溃疡"。然而，这些因素虽然经常与致残致死相关，但其并不完全与肠道狭窄的发生及存在相关性。

随着 CD 研究的进展，利用稳定的遗传标记物对肠道纤维化进行预测，或许是很有希望的。例如，NOD2 就可以作为评估预测 CD 患者发生肠纤维化几率大小的基因。在 IBD 基因芯片分析的大型项目中，在 1 528 例 CD 中评估了超过 70 个单核苷酸多态性，发现 NOD2 是一个对于预测 CD 肠道狭窄的最强预测因子。此外，JAK2 和 ATG16L1 均与肠狭窄密切相关。

除了基因，在其他研究中发现，微生物肽抗体可能成为 CD 肠道狭窄的生物标志物。例如，研究发现抗酵母菌抗体的存在和儿童及成人 CD 均存在正相关关系，然而，目前不推荐在 CD 患者日常管理中测定抗菌抗体。此外，如胶原蛋白和衍生肽，也被发现其与 CD 肠道狭窄具有一定的相关性。然而，并没有发现任何一种血清标志物可以区分纤维性狭窄与炎性狭窄，其中也包括血沉和 CRP，这两项常见的临床检验指标，可以体现 CD 活动与否（详见第五章第二节 CD 的诊断与鉴别诊断），然而第 3 版的《ECCO 指南》指出因其无法辨别 CD 狭窄类型，所以无法为后续治疗提供帮助。

（三）影像学检查

1. 超声　超声检查因其费用低廉且无辐射，在国外被临床广泛应用于 CD 并肠腔狭窄的诊断和评估，国内开展较少。

在超声下，当肠壁厚度超过 4mm 时，可以判读为 IBD 的改变，肠壁增厚，肠壁僵硬，肠腔狭窄，和肠腔内潴留液体，或在增厚的肠段上方的回声填充循环，上述表现均可在狭窄病变部位出现。因为超声检查没有辐射，故其对于年轻或妊娠的患者是十分安全的，并且目前认为超声检查应该作为评估 CD 患者的第一个检查方式。但是，超声检查是一种基于操

作的技术,其准确性和可靠性与检查者水平密切相关,主观性较大,故推荐经验丰富且在
IBD 方面有一定认识的超声科医师行此检查,以确保检查结果的可信度。

在超声检查 CD 并肠腔狭窄的灵敏度和特异度方面,国外报道提出,其灵敏度达 73%~
96%,特异度达 90%~100%,这是一个不错的结果,提示超声有条件成为 CD 并肠腔狭窄的
诊断利器。

CD 并肠腔狭窄可能由急性炎症引起或是肠道的慢性纤维化变化所导致,即我们所说
的炎性狭窄与纤维性狭窄之分。炎性狭窄主要因急性炎症刺激形成,以肠壁水肿为主要特
点,而纤维性狭窄则是在反复慢性炎症刺激下,细胞外基质及成纤维细胞过度增生,导致肠
壁纤维化形成。炎性狭窄可能会对内科药物治疗产生反应,从而缓解肠腔狭窄,临床症状
逐渐消失,但纤维性狭窄则对内科药物治疗反应欠佳,通常需要手术。最近研究表明,彩色
多普勒成像、谐波成像、全景成像和对比增强超声等新技术提高了超声对狭窄类型判断的
鉴别能力。在 CD 急性炎症中,换言之,在炎性狭窄中,多普勒超声彩色血流中显示的是肠
壁内部超血管化,在这方面,对比增强超声可以更明确地显示不同狭窄类型中肠壁内血管
化的差别。在一项国外研究中,超声弹性成像技术能够区分 CD 肠腔狭窄患者的纤维性狭
窄部位和未受影响的肠道。研究发现在弹性成像下,肠壁组织张力的降低,是小肠纤维化
一个准确的超声下指标。然而,上述超声新进展均需要进一步的临床研究才能得出更为确
切的结论。

2. CTE　即小肠 CT 成像,该技术已逐步成为 CD 患者诊断中不可或缺的影像学资料,
通过口服甘露醇或其他泻剂后,使肠道充满液体,充分扩张肠道,可以更清晰地显示肠壁及
周围组织,用以评估整个消化道相关情况。在判断 CD 方面,CTE 的敏感度及特异度均超
过 95%。

针对 CD 肠道狭窄患者,CTE 可能发现以下情况:肠壁厚度大于 3mm,肠黏膜分层,肠
黏膜强化,肠黏膜下层脂肪沉积,肠系膜淋巴结肿大,肠系膜脂肪混浊及梳状征。

研究提示,在 CD 患者中,肠壁厚度大于 3mm 者占比达 82% 以上,这是 CD 最常见的
CTE 表现。在肠壁增厚基础上,若存在明显肠腔变窄且狭窄上段肠腔明显扩张,则提示狭
窄可能性大。

肠黏膜分层在 CTE 中亦可见到。分为 2 层是指黏膜层的强化以及黏膜下层强化减弱;
黏膜的 3 层强化指的是黏膜层和浆膜层强化明显,黏膜下层强化减弱。黏膜下层强化的减
弱可以是水肿、炎性浸润或者脂肪沉积。相对于均匀一致的肠壁强化,因黏膜水肿而呈分
层强化,更提示疾病处于活动期。

肠黏膜强化在 CD 患者中十分常见,其可能提示 CD 处于活动期,肠黏膜存在明显炎症
活动,而肠黏膜下脂肪沉积则是炎症慢性化的表现,这可能为 CTE 鉴别炎性狭窄与纤维性
狭窄提供一定帮助,但总体而言,CTE 可能判断 CD 以及有无狭窄形成,但其鉴别炎性狭窄
与纤维性狭窄的能力不足。

有报道称肠系膜脂肪混浊及齿梳征是活动期 CD 最特异的 CT 表现。本研究中,肠系膜
脂肪混浊及齿梳征在缓解期、中度及重度活动期 3 组患者中,有统计学差异,提示疾病越严
重越容易出现上述表现,但仍无法鉴别狭窄类型。

3. MRE　即小肠磁共振成像,其检查方法与目的同 CTE 近似,在此不再赘述。MRE
判断 CD 患者肠腔狭窄的标准为:病变部位与邻近正常肠道相比,狭窄 >80%,肠壁厚度超

过 3mm。在以往研究中,已有学者采用 MRE 中的磁共振弥散加权成像(diffusion-weighted imaging, DWI)序列获得定量参数来研究炎性肠壁,认为相比起正常肠壁,病变肠管的信号会明显增强,同时表面扩散系数(apparent diffusion coefficient, ADC)下降,上述情况尤其在疾病活动期时更为明显。DWI 基于水分子的布朗运动,无需注入对比剂,即可得到细胞构成、细胞膜完整性等分子水平的信息,通过测量 ADC 还能得到定量参数。因炎性组织和纤维组织含水量的不同,理论上 DWI 也能用于鉴别 CD 继发肠道狭窄的性质。造成上述改变的病理机制可能是细胞水肿和细胞密集导致细胞外间隙减小,而引起细胞肿胀的原因则包括:细胞构成的改变、微小脓肿形成、灌注增加;引起细胞密度改变的原因则包括:黏膜层和黏膜下层集合的淋巴结细胞、膨胀扩大的淋巴管、过度增殖的神经元和炎性反应形成的肉芽组织。

不仅如此,在判断 CD 并肠腔狭窄类型时,MRE 具有明显优势,CD 继发肠道纤维性狭窄时肠壁的 ADC 值明显低于炎性狭窄,据此可以初步判断狭窄类型,指导后续治疗的选择。结合既往国内外研究结果,以及既往对肝纤维化的研究结论,认为纤维成分对水分子弥散功能的限制作用大于细胞炎性水肿,因此 MRE 中的 DWI 序列能够有助于判定 CD 继发肠道狭窄的性质。其中,T2 信号降低和肠壁增强减弱是纤维性狭窄的特异性表现。

DWI-MRI(弥散加权成像 MRI)和 DCE-MRI(动态对比增强 MRI)在 CD 并肠道狭窄的类型鉴别方面,同手术标本病检相比,体现出了良好的相关性。外国学者使用 MRI 检测纤维化大鼠模型中的肠壁纤维化。在这项研究中,研究人员对两组实验诱导的急性结肠炎及肠道纤维化大鼠,进行了 DWI-MRI 和 T2 加权信号强度比值的测定,发现使用该种方法可以更好地检测肠壁纤维化。然而,迄今为止的 MRI 及 MRE 相关数据仅限于实验研究,需要进一步更大规模的临床研究来优化通过 MRI 或 MRE 判断纤维化狭窄的相关指标,从而提高检出率,并阐明其临床实用性(表 8-6-1)。

表 8-6-1　超声、CTE 及 MRE 的横向对比

	优势	劣势
超声	无辐射,价格低廉,易重复	主观因素过大,无法判断狭窄性质
CTE	特异度及灵敏度均高,诊断价值大	辐射,不易判断狭窄性质
MRE	无辐射,特异度及灵敏度高,能够判断狭窄类型	价格昂贵,体内存在金属者无法检查

4. 内镜检查　内镜检查对 CD 患者的诊断有着毋庸置疑的作用与重要性,其更加直观的视野以及可取病理组织的特点都是内镜检查的独特优势。然而,CD 是一种可以累及全消化道的疾病,当病变发生于小肠时,普通胃肠镜无法检查到该区域,此时小肠镜及 SBCE 则体现出其优势,然而,各种内镜检查方法均存在一定局限性,此处我们进行简单探讨。

(1)普通胃肠镜:这是怀疑 CD 患者的首选检查方法,可以在内镜下直观的观察病变部位、性质,并明确整个上消化道及回肠末端与结直肠情况,并可在病变部位取材活检,这对于明确 CD 诊断有着十分重要的作用。同时,若患者出现 CD 并肠腔狭窄,可在普通内镜下明确观察狭窄部位及程度,更为精确的定位可为后期可能存在的手术治疗提供重要依据。但普通胃肠镜无法明确除回肠末端外的其他小肠情况,狭窄明显时内镜无法通过,故无法评估狭窄长度,这给内镜医师及消化内科医师带来了内镜下治疗的困扰,因为在无法明确狭窄长度情况下,冒险进行 EBD 或支架置入,将会带来较大的出血、穿孔风险,此时仍需结

合 CTE 或 MRE 检查,判断狭窄长度及病变区域是否存在深大溃疡,这些都是普通内镜无法完成的。

（2）小肠镜:对于 CD 患者而言,小肠镜的优势在于不仅可以直观地观察到小肠黏膜及病变部位、性质,同时还可以取材活检。若内镜检查前通过 CTE 或 MRE 发现小肠病变,则应考虑行小肠镜检查。除检查作用外,在可行情况下（具体见后文述）,可于小肠镜下行狭窄肠段球囊扩张或支架置入,从而达到缓解肠腔狭窄的治疗目的。但小肠镜检查价格昂贵,在麻醉及检查过程中均存在一定风险,检查时间长,对操作者技术要求较高,这些都是制约小肠镜发展的重要原因。

（3）SBCE:SBCE 作为一种无痛苦的内镜检查方法,逐渐在国内外兴起,其优势仍体现在对小肠的观察,可以在患者无痛苦的情况下大致明确整个消化道情况,初步判断病变部位及性质,为临床诊断 CD 提供依据。但 SBCE 在 CD 并狭窄的应用中存在较多弊端:首先,SBCE 无法依据检查者要求观察整个消化道全部胃肠黏膜情况,这就可能导致漏诊;其次,当 CD 患者合并肠腔狭窄时,SBCE 可能出现胶囊滞留情况,这就会导致 CD 患者需要接受原本不必要的手术,取出胶囊,而 CD 患者手术治疗后发生瘘的概率远大于普通外科手术患者,故一旦发生胶囊滞留,可能导致较为严重的后果,患者生活质量可能因此明显降低,由此带来的潜在风险是较大的;第三,SBCE 发现病变后,无法行组织活检,在确诊 CD 方面有所缺陷。

总而言之,内镜在 CD 合并肠腔狭窄中的诊断地位十分重要,其直观的视野,组织活检,一定情况下的治疗能力都是内镜的独特优势,在配合其他影像学的基础上,能够为患者的诊断及治疗起到重要作用。我们推荐 CD 患者及可能存在肠腔狭窄的 CD 患者接受普通胃肠镜检查;若 CTE 或 MRE 提示小肠病变且患者可以接受,则推荐行小肠镜检查。因SBCE 存在诸多弊端,在 CD 合并肠腔狭窄的患者中,不推荐 SBCE 检查。

五、治疗

CD 并肠道狭窄的药物治疗是在 CD 治疗基础上的发展。在运用常规 CD 治疗药物基础上,针对不同狭窄类型,有着不同的内科治疗措施与选择,治疗效果不一,在此我们将对临床常用的 CD 并肠道狭窄治疗方法作一梳理,供读者参考。

（一）药物治疗

如同普通 CD 治疗一样,在 CD 并肠道狭窄的药物治疗中,激素、免疫抑制剂、生物制剂仍是我们选择的主力军。但各类药物对肠道狭窄的疗效不一,而且炎性狭窄是药物治疗CD 并肠道狭窄的基础,若为多位纤维性狭窄,使用内科药物治疗效果极差。如前文所述,通过影像学鉴别狭窄类型,对后续的治疗选择有着极其关键的作用和意义,在此我们以炎性狭窄为例,分别对多种内科药物治疗方法进行叙述。

对于 CD 合并肠道狭窄患者,使用药物治疗的前提是狭窄类型为炎性狭窄或以炎性狭窄为主,炎性狭窄与纤维狭窄的判断详见前文所述。在判断狭窄类型的基础上,炎性狭窄患者可以尝试使用药物治疗,缓解炎症反应,从而降低肠壁水肿程度,缓解肠道狭窄。

1. 激素及免疫抑制剂　传统的 CD 并肠道炎性狭窄可以通过口服和静脉注射皮质类固醇治疗,其强大的抗炎作用可以使病变肠壁炎症反应得到一定程度控制,缓解水肿。其中,更多研究集中于内镜下病变部位局部注射激素,然而关于其效果的结论则不一致。国外研究提出，病灶注射激素可能减少再次内镜球囊扩张及手术概率，充分体现了激素的抗炎积极作用；另一项研究的结论则截然相反，研究者认为病灶注射激素的患者，可能会更早地出现消化道症状并需要提前手术治疗时间。随着 AZA、6-MP 等免疫抑制剂的出现，学者发现这些药物在 CD 合并肠道狭窄的患者中，亦是可以选用的。在一项国外研究中提示，若 CD 并肠道狭窄患者未经内镜下扩张治疗时，免疫抑制剂针对 CD 并肠道狭窄的 OR 值为 1.14，没有体现出治疗作用，而在经过内镜扩张治疗后，上述数值变为 0.68，体现出了较为明显的保护作用，能够降低患者再次接受内镜治疗或手术治疗的概率。然而大多数研究仍然认为，即便免疫抑制剂已在 CD 治疗中有了长达近 30 年的运用历史，但依然没有充足证据证明其可以降低 CD 肠腔狭窄的发生率，尤其在阻止炎性狭窄向纤维性狭窄的发展中，免疫抑制剂作用十分有限。

2. 生物制剂　尽管在过去的 20 年中，IBD 药物治疗发展迅速，然而 CD 并肠腔狭窄的发生率没有明显改变，目前被用于 IBD 的各类抗感染治疗在避免和逆转肠纤维化及狭窄的发生方面作用甚微。但一些抗 TNF 抗体（IFX、ADA）治疗 CD 并肠腔狭窄的研究，则得出了相反的结论。在一项前瞻性研究中，36 名治疗前无梗阻症状 CD 患者分为两组，分别使用 IFX（13 人）及 ADA（23 人）治疗（平均治疗时间 23.2±6.8 个月），治疗前后评估患者梗阻症状及小肠超声造影结果，最终有 3 名患者在观察期间出现完全性 / 不全性肠梗阻症状，而小肠超声造影则与治疗前无明显改变；Pelletier AL 等人针对 18 名存在完全性肠梗阻或慢性间歇性腹痛的 CD 患者进行回顾性分析，比较了激素、免疫抑制剂及 IFX 对上述患者的治疗作用，最终提出 IFX 可能对于缓解 CD 引起的肠梗阻症状有效，应在手术前试用 IFX；Gasparetto M 与他的团队针对 44 名儿童 CD 患者进行回顾性分析（2000～2010 年），共 21 人接受 IFX 治疗，其中 7 名儿童存在肠腔狭窄，经 IFX 治疗后，6 名患者的炎性狭窄消失，仅 1 名患者因回肠纤维狭窄接受手术治疗，再次证实了 IFX 对 CD 并肠腔狭窄的疗效。但也需注意，IFX 对不同种类的狭窄疗效不一（炎性狭窄与纤维狭窄）。IFX 的治疗也并非得到一致认同，Uchino M 通过研究提出，若 CD 患者存在肛门直肠狭窄，则无法明确 IFX 的长期疗效。在另一项来自美国的报道中，53 名 CD 患者接受药物治疗，其中 60% 患者肠腔狭窄，11% 患者存在瘘管，28% 存在肠腔狭窄及瘘管，最终，64% 的患者接受了手术治疗，药物治疗效果欠佳。

不少研究逐渐聚焦于免疫抑制剂与生物制剂的联用，这种药物组合方式在控制和缓解 CD 并肠道狭窄方面，明显优于其他任何一种单药治疗方式。研究表明，早期、长疗程使用免疫抑制剂或生物制剂，可以降低远期手术率。

目前的药物治疗方案（激素、免疫抑制剂、生物制剂）可以减轻炎性病变及相关症状，但没有任何一种药物治疗方案可以起到直接的抗纤维化作用，并且不能阻止或逆转肠纤维化和纤维性狭窄的发生与进展。

（二）内镜治疗

1. EBD　近年来，随着内镜技术的不断发展，EBD 在 CD 并肠道狭窄中的应用愈发广泛，技术逐渐成熟，各地区（国家）也针对 CD 并肠道狭窄情况下的内镜治疗推出了一系列指南，在其适应证、并发症及安全性方面做出了一系列说明。第 3 版《ECCO 指南》提出，对于既往存在回盲部 CD 手术史的 CD 复发并吻合口狭窄患者，可选用 EBD 治疗缓解狭窄；对结肠型 CD 患者而言，在肠镜可通过的、短狭窄（狭窄长度小于 4cm）的情况下，可以试用球囊扩张治疗肠腔狭窄,且逐渐成为该种情况下的首选治疗方法;同时,当采用 MRE 或 CTE 明确狭窄长度小于 4cm 时,严重并发症(穿孔、大出血)的发生概率仅有 2%,其安全性得到了保障。2012 年英国国家健康和保健医学研究所(NICE)在 EBD 适应证方面支持《ECCO 指南》,认为单一的、短且直的、肠镜可通过的肠道狭窄可以考虑试用 EBD 治疗,且安全性与 2017 年《ECCO 指南》所述一致。亚洲方面,2013 年日本 IBD 研究协会亦明确了 CD 合并肠腔狭窄时,EBD 治疗的适应证:短而直(≤4cm)且无深溃疡或瘘管的胃肠道良性纤维性狭窄。这样明确的适应证有助于临床及内镜医师选择患者,避免出现严重并发症。对于明确上述狭窄性质,MRE 及 CTE 的重要性不言而喻。常见并发症则包括出血、穿孔、瘘管或脓肿形成及再狭窄的发生,总体而言,把握好适应证的前提下,其并发症发生概率仅为 2% 左右。

从上述指南可见,EBD 已逐渐成为 CD 肠腔狭窄治疗的有效手段,其适应证可总结为单一、短(≤4cm)且不伴有深溃疡或瘘管的良性、纤维性狭窄,术后吻合口狭窄亦可试用 EBD 治疗。在良好判断适应证并且拥有经验丰富、操作娴熟的内镜医师基础上,仅 2% 左右的并发症发生率,确保了其安全性。

2. 内镜下狭窄部位支架植入 自释放金属支架(self-expandable metal stents, SEMS)与生物降解支架(biodegradable stents)在解除 CD 并肠道狭窄方面有一定作用,越来越多的研究证实了其有效性和安全性,研究虽不及 EBD 深入,但此类方法亦不失为一种新的思路。

SEMS 在治疗因良、恶性疾病引发的肠梗阻方面,得到了临床研究的认可。针对 CD 并肠腔狭窄,国内外研究提出,SEMS 可能是针对药物难治性 CD 狭窄、不适宜 EBD 的 CD 狭窄的可选择的内镜治疗方式。但另一些研究认为,SEMS 或许是一种针对 CD 并肠道狭窄有效的治疗方式,却有较高的自发迁移率,而这样的自发迁移,可能与肠穿孔密切相关,带来严重的并发症,导致严重后果的发生。

与 SEMS 相比,生物降解支架的优势在于术后无需再次由内镜取出,同时在生物降解支架方面的研究中,学者们也证实了其在治疗 CD 并肠腔狭窄中的安全性与有效性,但与 SEMS 相仿,生物降解支架同样面临较高的自发迁移率。

同时,支架植入与 EBD 技术相比,研究较少,证据相对缺乏,故支架植入治疗 CD 并肠腔狭窄并无规范统一的治疗指南,其适应证、并发症等并无统一定论,在这样的情况下贸然进行支架植入存在一定风险,且较高的支架自发迁移率可能带来严重后果,这是 CD 患者难以承受的,所以我们认为 SEMS 与生物降解支架的长期疗效尚需进一步观察研究。

(三)外科治疗

手术治疗对 CD 并肠道狭窄患者有着重要的作用,尤其是在肠道狭窄位置或性质无法经内镜下治疗的情况下,手术治疗成为了解决 CD 并肠道纤维性狭窄的唯一办法。尽管使用了适当的药物治疗,但小肠狭窄仍然是 CD 患者死亡的主要原因。

腹腔镜手术可能有助于减少术后粘连形成。然而,与疾病相关的 CD 并发症增加了腹腔镜手术的手术时间、难度及术后并发症发生率。

狭窄成行术在国内外研究中被反复提及,已经逐渐成为 CD 并肠道狭窄患者的可行手术方案之一。这样的手术方式可以最大限度保留足够长度的肠道,维持人体正常需求。在第 3 版《ECCO 指南》提出,对于空、回肠 CD 并肠腔狭窄而言,狭窄长度对于手术难度、成功与否以及术后并发症发生率有着非常重要的影响,狭窄长度 10cm 为传统 SP(Heineke-

Mikulicz 式、Finney 式）的极限长度，不推荐狭窄长度 >10cm 的患者接受传统 SP 治疗。然而，也有少数学者采用了非传统 SP（改良 Finney、Heineke-Mikulicz 与 Finney 联合、改良 Heineke-Mikulicz、Michelassi 等术式）方法，对狭窄长度超过 10cm 的患者进行了外科治疗，取得了良好效果。反之，针对 CD 并肠腔狭窄的患者，不推荐使用 SP 进行治疗。

在并发症方面，国外学者对比了 SP 与非 SP 治疗 CD 并肠道狭窄的结果，发现 SP 组发生术后严重并发症的概率更低，且在 10 年后再次需要手术的概率对比中，SP 组患者也更低。同时他们发现，SP 在保留肠道方面具有明显优势，可以为患者保留更长的肠道，避免了术后短肠综合征的发生。在一些大型 Meta 分析中也指出，SP 与非 SP 传统手术相比，在短期并发症、远期并发症及肠道保留方面，均明显优于非 SP 传统手术。

通过指南及国外研究可以看出，SP 与传统病灶肠段切除相比具有更高的安全性，其短期并发症及远期并发症发生率均明显降低。同时，SP 在保留肠道方面更具优势，避免了短肠综合征对患者带来的困扰。需要注意的是，术前患者评估尤为重要，评估内容应当包括狭窄部位、狭窄长度、手术耐受性、医院外科水平等方面，针对狭窄长度大于 10cm 的 CD 并肠腔狭窄患者，如何选择更优的 SP 术式以及是否应该使用 SP，都应当进一步研究。反观十二指肠及结肠 CD 并肠腔狭窄患者，均不适宜选用 SP。

六、诊治展望

CD 并肠道狭窄已经成为严重威胁 CD 患者生命的严重并发症，在整个病程中，有超过 1/3 的 CD 患者可能出现肠道狭窄的问题。如今，随着影像学技术的不断发展，CD 并肠道狭窄的诊断愈发深入，尤其在判断狭窄部位、长度以及狭窄性质时，MRE 与 CTE 有着十分突出的优势，尤其以 MRE 为代表，在鉴别炎性狭窄与纤维性狭窄方面具有突出能力，而这也是决定后一步治疗选择的重中之重，进一步提高 MRE 对狭窄性质的判断能力是未来影像学发展的重点。

内镜方面，临床运用 EUS 可以观察多种胃肠道病变，可以清晰观察胃肠道黏膜层次，辨别疾病性质、来源等，未来进一步研究 EUS 在 CD 并肠道狭窄中的作用将可能为内镜提供鉴别炎性狭窄与纤维性狭窄的方法，目前已有少量小样本研究提示 EUS 在此方面具体以优势，未来可进一步临床研究论证。

治疗方面，药物治疗仅对炎性狭窄有缓解作用，其中生物制剂的作用最受肯定，但亦有结论相反的研究结果，故需进一步大样本深入研究探索。针对纤维性狭窄，内镜下治疗与手术治疗是最佳选择，严格把握 EBD 及支架植入的适应证，是降低内镜下治疗严重并发症发生率的根本，EBD 已经逐渐成为 CD 并肠道纤维性狭窄的首选治疗措施。当狭窄长度小于 4cm 且无深大溃疡或瘘管时，可以尝试 EBD，而内镜下支架植入暂无系统性指南规范，仍需进一步研究。手术治疗 CD 并肠道狭窄推荐使用 SP，也应严格掌握适应证，当狭窄长度小于 10cm 时，该术式更为安全有效，且在保留肠道长度方面具有特殊优势。

（张峰睿）

参 考 文 献

1. 吴开春，梁洁，冉志华，等. 炎症性肠病诊断与治疗的共识意见（2018 年·北京）[J]. 中国实用内科杂志，2018，38（09）：796-813.

2. The management of Crohn's disease in adults, children and young people. Aliment Pharmacol Ther. 2013, 37（2）: 195-203.

3. Evidence-based clinical practice guidelines for Crohn's disease, integrated with formal consensus of experts in Japan. J Gastroenterol.2013, 48（1）: 31-72.

第七节　儿童 IBD

一、流行病学

（一）发病率及患病率

流行病学资料显示，儿童 IBD 的发病率及患病率在全球呈逐年增高趋势，且 CD 发病率的增长明显高于 UC，北美及英国研究显示，儿童 UC 的发病率为 2.1～4.2/10 万，而儿童 CD 的发病率为 2.5～11.4/10 万，儿童 CD 的患病率约 58/10 万。目前我国尚缺乏大规模的以人群为基础的流行病学调查，最近有关儿童 IBD 发病率的调查数据显示，2010 年与 2000 年相比，上海 0～14 岁儿童 IBD 的发病率从 0.5/10 万升至 6/10 万，增长近 12 倍；此外，发病率在不同地区、种族人群中存在显著差异，具体表现为西方发达国家如北欧、北美的发病率较高，而亚洲、非洲发病率较低，白种人发病率明显高于有色人种。

（二）发病年龄及性别

本病可发生在任何年龄。UC 好发于 30～40 岁人群，而 CD 发病通常早 5～10 年，多在 20～30 岁起病，且有不断向低龄化发展的趋势。多达 25% 的 IBD 在儿童期或青春期开始发病，其中约 15% 的儿童 IBD 在 6 岁以前发病，1% 在 1 岁以前发病。此外，我国大部分资料显示，IBD 的男女发病率无明显差别。

（三）死亡率

IBD 的死亡率并不高，死因主要为感染，尤其是对于连用 2 种或 2 种以上免疫抑制剂的患儿；其次为肿瘤、难以控制的活动性复发、手术等。肿瘤中最常见的为血液系统恶性肿瘤，如 T 淋巴细胞瘤、EBV 相关淋巴瘤等。有研究指出儿童 IBD 死亡率为 0.84%，相比成人无显著差异，但儿童 IBD 癌变的风险较成人增加了三倍，提醒临床医生应对 IBD 癌变风险的升高引起重视，尤其对于早发型 IBD 患者，需要采取一定的预防措施，包括定期结肠镜随访等。

（四）手术率

有研究指出，亚洲成人 CD 自诊断后的累积手术率为 8%，UC 为 1.1%，而关于儿童 IBD 的研究较少，近期研究显示 CD 患儿自诊断后的 1 年手术率为 7%，5 年手术率为 13.7%，10 年手术率为 23.7%，15 年手术率为 28%；其中 48.5% 行回盲切除，23% 行远端回肠切除及右半结肠切除，8.5% 行孤立小肠切除，7% 行肛瘘切除，5.5% 行结肠造口，4% 行全结肠切除或次全结肠切除，3.5% 行 SP；而另一项研究指出，UC 诊断后 1 年结肠切除术累积几率为 4%，10 年时为 17%，共 34% 的患儿接受结肠切除术。以上均提示儿童型 IBD 手术干预率较高，干预时间早。

二、发病机制

目前，IBD 的病因和发病机制未完全明确，但越来越多研究表明遗传、免疫、环境、感染等因素在 IBD 的发病和持续发展中起重要作用。一般来说,成人及儿童 IBD 在遗传、免疫方面病因相似,这意味着存在一些不确定的环境因素使 IBD 患者过早发病。围生期及产后因素、家庭卫生经济情况、被动性吸烟、饮食、阑尾切除术等与儿童 IBD 发病相关。母亲孕期患有呼吸道感染、高血压可增加新生儿 UC 易感性,孕期吸烟或妊娠年龄 >35 岁可增加新生儿 CD 易感性。对于剖宫产,不同研究的结果不一致。丹麦人群研究提示剖宫产增加 IBD 患病风险,而挪威人群研究则提出二者无关;荟萃分析表明产后母乳喂养可抵抗 IBD 发展。研究还发现拥有良好的家庭生活条件和环境卫生的儿童,IBD 的发病风险会增加。关于被动性吸烟,大部分研究提示其可增加儿童患 IBD 的风险,且对 CD 的影响明显大于 UC,具体机制尚未明确,可能与吸烟产生的尼古丁、自由基和一氧化碳等物质相关,它们通过影响肠黏膜层完整性、细胞因子产生、巨噬细胞功能以及微循环来影响 IBD 的发生;相反,也有小型的病例对照研究指出儿童期被动性吸烟对发展成为成人型 UC 有防护作用,其可能的机制是:尼古丁可增加结肠黏膜的血流量以及黏蛋白的合成,降低 IL-8 的表达,减少 TNF-α 的产生,抑制 Th2 功能,进而减轻 UC 患儿的结肠黏膜炎症。另外,饮食结构改变也是 IBD 发病的关键因素,燕麦、麦麸、富含纤维食物摄入减少,而蛋白质、肉类、动物脂肪、乳化剂、高糖食物的摄食增多,一方面通过引起黏膜局部细菌清除障碍,致使细菌黏附并渗透,另一方面引起肠道菌群失调,最终导致黏膜损伤而引发 IBD。

三、临床表现

(一)CD 和 UC 的临床表现

与成人相似,详见成人 IBD 临床表现部分。

(二)未分型 IBD 的临床表现

IBD-U 是一种孤立的慢性全结肠炎,临床表现缺乏 CD 或者 UC 的特征表现,症状比较轻。肠镜表现既不像 CD,也不像 UC。儿童由于缺少明确的表型,6 岁以下患儿大约占 1/5,3 岁以下患儿大约占 1/3。

(三)极早发型 IBD(very early onset inflammatory bowel disease, VEO-IBD)的临床表现

目前定义患儿发病年龄≤6 岁的 IBD 为 VEO-IBD,占儿童 IBD 的 4%~10%,其中发病年龄≤2 岁者,称为婴儿 IBD。VEO-IBD 尤其是婴儿 IBD 多与单基因引起的免疫缺陷有关或由其他肠病引起,例如自身免疫性肠病或嗜酸细胞性胃肠炎,表现出 IBD 样症状。目前引起 VEO-IBD 常见的单基因中有白介素 -10(IL-10)及其受体(IL-10RA、IL-10RB)、NCF2、XIAP、LRBA、TTC7 等基因。在 VEO-IBD 中,白介素 -10 及其受体基因缺陷目前研究最多。

VEO-IBD 与青少年 IBD、成人 IBD 的重要区别之一就是 VEO-IBD 多局限于结肠,而其他类型的 IBD 有小肠侵犯;其次,VEO-IBD 尤其婴儿 IBD 有家族史特点,不少患儿的兄弟姐妹都在婴幼儿期死于类似的疾病。在有近亲婚配习惯的中东地区,VEO-IBD 发病率会更高;再次,许多原发性免疫缺陷病患儿症状出现的都比较早,表现出 VEO-IBD 症状的这些孩子大多在 1 岁之内甚至在出生后第一周发病。Kammermeier 等调查了 62 例婴儿 IBD 发现,发病时间平均为 3 个月(四分位距 1~11 个月)。

VEO-IBD 多以慢性腹泻起病,每天腹泻数十次。与其他 IBD 相比,VEO-IBD 更容易

表现出血便伴有黏液，肠道溃疡非常严重，大多伴有重度糜烂等病变。例如 IL-10 及其受体基因缺陷引起的 VEO-IBD，表现出严重的结肠炎与肛周脓肿、肛瘘、肛裂、肛周皮赘。此外 VEO-IBD 还有其他临床表现，例如反复口腔溃疡、湿疹、中耳炎及反复呼吸道感染等。这些患儿常有严重营养不良，无论体重别、年龄 Z 指数，还是身高别、年龄 Z 指数，都明显落后于同期儿童。VEO-IBD 的死亡率较高，在 IL-10 受体基因缺陷的 VEO-IBD 中，死亡率高达 20% 以上，非常凶险。

四、辅助检查

营养评估

儿童 IBD 的治疗中需要重视疾病和治疗对患儿的生长发育、骨骼健康和心理方面的影响。儿童 IBD 的高发病年龄正为生长发育的关键时期，由于 IBD 患者常常伴有摄入不足、吸收不良、丢失增多、能量需求增加、炎症因子生成增多等现象，因此生长障碍在 IBD 患儿尤其是 CD 患儿中更为常见。

1. IBD 患儿营养风险筛查工具　营养风险特指现存或潜在的营养和代谢状况所导致的疾病，或手术后出现相关不利于临床结局的风险。营养不良是由于能量和（或）蛋白质摄入不足，导致营养状况不佳或不能维持正常的生长发育。通过营养风险筛查和评估，可以评定住院患者是否具有营养风险、营养不良的程度、是否需要进行营养支持及对患者预后的影响。2017 年《ESPEN 关于 IBD 临床营养指南》中指出，IBD 患者在诊断时及诊断后应常规进行营养风险筛查。目前尚无儿童 IBD 疾病特异性营养风险筛查工具，现有的儿科常见营养风险筛查工具主要有 4 种：

2. 儿童营养风险评分　2000 年法国学者 Sermet-Gaudelus 等定制了一项简易儿科营养风险评估工具（simple pediatric nutritional risk score，PNRS），需要在 1 月龄以上儿童入院 48 小时内完成，通过对人体测量、饮食摄入、有无影响进食的症状存在（如疼痛、呼吸困难和抑郁）等进行评估，将各项评估结果相加，得出 0～5 分营养风险评分。总评分 0 分、1～2 分以及 3～5 分者分别为低、中、重度营养风险。尽管这种综合评估方法较为全面，但在实际临床工作中费时费力，未能很好被推广。2007 年加拿大学者对其进行改良，提出儿科主管全面营养风险评估方法（儿童营养风险评分），该方法对年龄 >1 月的住院患儿近期体格指标变化、饮食改变、消化道症状以及潜在疾病和既往疾病影响等进行多方面评估，分为营养良好、轻、中度营养不良和重度营养不良。但其他研究发现这种方法虽然有非常高的特异性（100%），但敏感性低（仅 15%），而且需要回顾大量既往史，操作复杂耗时亦未能在实际临床工作中广泛推广。

3. 儿科营养不良评估筛查工具　由 2008 年英国学者 McCarthy 等人提出，包括身高体重测量评价，疾病状况评分及膳食的摄入及变化情况三个部分。综合评分 0～1 分为低风险，2～3 分为中度风险，4～5 分为高风险。该方法兼顾 NRS2002 和世界卫生组织儿童生长标准，同时把疾病因素对营养不良风险的影响作为主要影响因素，但较为繁琐，且在筛查个体的营养风险程度不敏感，并且没有对因疼痛导致的饮食摄入减少做研究及评估，儿科营养不良评估筛查工具中并不包含对临床结局的评估。

4. 儿科 Yorkhill 营养不良评估　由英国约克郡皇家医院为患病儿童制定的营养不良评分工具，基于欧洲临床营养和代谢学会推荐的营养筛查指南发展而来，主要适用于 1～16 岁儿童。包括 BMI、近期体重丢失情况、营养摄入改变和预计当前疾病对营养状况影响等 4 个部分的评估。每个部分最高 2 分,总分 1 分为中度营养不良,≥2 分为高度风险。与其他筛查方法相比,儿科 Yorkhill 营养不良评估有很好的临床可信度和适用性,敏感性及特异性占优,不足之处在于没有考虑到潜在疾病及药物影响因素。

5. 营养风险及发育不良筛查工具 是荷兰学者 Hulst 等在 2010 年制定提出的,包括主观临床评估、疾病风险度、营养摄入情况以及体重丢失等 4 个方面的评估。前两项由儿科医护人员评估,后两项与父母或监护人讨论。0 分为低风险,1~3 分为中风险,4~5 分为高风险。该工具操作简便,通过简单测量及问诊即可完成评估,灵敏度高,更适用于儿科,可较好地预测住院患儿的临床结局,但缺点是主观临床评估这一项需要有经验的专业人员来进行,而且儿童疾病种类和疾病严重程度评分标准需完善。

目前尚无 IBD 特异性营养风险筛查工具。2012 年 A.E.Wiskin 等人对儿童 IBD 患者进行营养风险筛查工具的一致性和有效性比较,结果表明儿科营养不良评估筛查工具、营养风险及发育不良筛查工具和 PNRS 的筛查结果一致性较好,但营养风险筛查工具的筛查结果与人体测量学结果没有很好的一致性。由于该研究样本量较小,仅纳入 46 例 IBD 患儿,因此对于这 4 种营养风险筛查工具在 IBD 患儿中的应用价值需要进一步的研究。此外,国外针对儿童的营养风险筛查工具是否适用于中国儿童,怎样来优化出适合中国 IBD 患儿的营养风险筛查工具,需要更多大规模的多中心研究。

6. IBD 患儿营养状况评估 营养状况评估是对患儿的营养调查结果进行综合分析并做出判断的过程。评价内容包括膳食调查、病史分析、体格检查、人体测量和相关实验室检查等手段。

(1) 膳食调查:了解患儿摄入的质和量以估算能量、蛋白质和微量营养素的摄入。通常采用回顾记录法和称重法,根据调查目的和实际条件选择单一或混合的方法,通常需要有经验的营养师参与。

(2) 病史分析:了解患儿是否存在急、慢性疾病和用药情况来评价疾病的严重程度。询问患儿出生史、喂养史、手术史及食物过敏史等。

(3) 体格检查:观察患儿的一般情况,体型消瘦还是肥胖,有无皮肤黏膜改变,有无贫血貌、肝脾肿大、水肿,有无营养素缺乏引起的体征。

(4) 体格测量:体格测量是获取客观数据最有效的方法。测量指标包括体重、身高(长)、头围、胸围、肱三头肌皮褶厚度及上臂中围等。3 岁以下婴幼儿的生长监测应将年龄的体重、年龄的身长和年龄的头围作为常规监测指标;3~18 岁儿童的常规监测指标为年龄的身高和年龄的体重。儿科患者机体营养状况对生长速度非常敏感,采用生长曲线图来评估非常有必要。目前国际上常用世界卫生组织的 0~5 岁生长参考标准或者 CDC 的 2~20 岁 BMI 等标准,国内建议采用 2005 年中国九大城市体格发育参考值。对营养不良和超重肥胖风险监测,建议采用 BMI 生长曲线作为参考。相比较而言,世界卫生组织标准和 CDC 标准更为合理和有可比性。

常用的评价方法有百分位法、均值离差法、中位数百分比法以及 Z 值评分法等。通常将 $\bar{x}\pm2s$ 或第 3~97 百分位(P)之间视为正常范围,也可以等级表示评价结果(需与参数比较),常用五分等级划分法(表 8-7-1)。

表 8-7-1　生长水平评价的等级划分界值点

等级划分	均值离差法	百分位数法	Z 值
下（异常）	$\bar{x}-2s$	$<P_3$	<-2
中下	$\bar{x}-(1-2)s$	P3～P25	$-2～-1$
中	$\bar{x}\pm 1s$	P25～P75	$-1～+1$
中上	$\bar{x}+(1-2)s$	P75～P97	$+1～+2$
上（异常）	$\bar{x}+2s$	$>P97$	$>+2$

（5）营养相关实验室检查

1）血浆（清）蛋白测定：常用的指标有白蛋白、前白蛋白和维生素 A 结合蛋白。持续白蛋白血症是判断营养不良的可靠指标之一，但白蛋白的半衰期为 20～25 日，14 日左右血中才会出现变化，而前白蛋白和维生素 A 结合蛋白的半衰期短，对体内蛋白质储备评价敏感性高。此外甲状腺素运载蛋白、纤维连接蛋白、转铁蛋白、瘦素、氨基酸谱氮平衡、血清游离氨基酸浓度、尿 3- 甲基组氨酸尿羟脯氨酸、肌酐、身高指数和血红蛋白指标等也可用于蛋白质营养状况的评价。

2）免疫指标测定：长期蛋白质 - 能量营养不良时，可表现为血清免疫球蛋白（IgA、IgG、IgM）和外周血淋巴细胞计数下降，迟发性皮肤过敏试验反应低下等。

3）其他营养素指标：如血清总胆固醇、血清总甘油三酯、游离脂肪酸和磷脂。

4）微量元素：报道显示，几乎所有微量元素的缺乏在 CD 儿童都存在。血清 Zn 并不精确反映机体锌缺乏，因为 95% 以上的锌分布在细胞内，血清锌水平有赖于白蛋白的携带。血清锌浓度降低见于 CD 和 UC，IBD 患者肠黏膜活检标本锌含量明显降低。锌缺乏导致生长迟缓、恶心、细胞免疫受损、性腺体功能减退、肢端型皮炎等。2017 年《ESPEN 成人 IBD 营养指南》支持在 IBD 患者出现铁缺乏时予以补充铁剂。

5）维生素：①维生素 B9/ 叶酸、维生素 B12：选择使用柳氮磺吡啶和 MTX 的 IBD 患者，应当给予补充维生素 B_9 和叶酸。当 CD 患者末端回肠切除 >20cm，无论是否有回盲瓣，都应当补充维生素 B_{12}。②维生素 D：骨矿化是判断 IBD 儿童生长情况的重要考量因素。世界卫生组织定义骨密度降低为骨矿物质和基质损失 Z 评分 >1SD，骨质疏松症为骨矿物质和基质损失 Z 评分 >2SD 以下。CD 对骨密度的影响较 UC 明显，骨矿物质密度降低见于儿童 CD 诊断时、治疗 2 年后及长病程成年患者。早期营养治疗或免疫抑制剂药物替代激素治疗可能降低 IBD 骨质疏松症的发病率。③其他维生素如维生素 A、维生素 E：维生素 A 的水平可由血清维生素 A 和维生素 A 结合蛋白 RBP 浓度反映。通过检测血清 α- 维生素 E 浓度和血清中 α- 维生素 E 和总脂质比值来评估维生素 E 水平。在脂肪吸收不良的情况下，需要补充维生素 E 制剂以预防缺乏。④性成熟评估：青春期的启动及生长速度的增加、身体组成的变化、体力活动及女孩的月经周期，都会影响到正常营养的需求。尽管存在个体差异，女孩的快速生长期一般发生在 10～12 岁，男孩大概要推后 2 年。通常使用性成熟度评级或 Tanner 分期来评估青春期成熟程度。5 个 Tanner 分期里，第一阶段对应青春前期的生长发育，第 2～5 个阶段代表着青春期。月经初潮往往发生于乳房及阴毛发育后的 2～3 年，这常常处于乳房发育的第 4 阶段（平均年龄 12.4 岁）。女性第二性征的发育在种族上有差异，但是第二性征的成熟时间在不同种族间大致相同。

其他实验室检查项目、粪便检查、尿液检查、内镜检查、影像检查、病理诊断及分子诊断等与成人 IBD 相同,详见成人 IBD 的辅助检查。

五、分型

(一) CD 的分型

1. CD 的分型　儿童 CD 分型采用 CD 的蒙特利尔分型,同成人 CD 分型无区别,详见成人 CD 分型。

2. CD 临床严重程度分型　目前临床常用儿童 PCDAI 预估病情程度、活动程度及评价疗效,是主观症状观察、体格检查、生长参数以及试验室检测的客观指标,经过了儿童 IBD 疾病管理及研究的验证与公认,按活动指数分数分为不活动、轻度、中(重)度。不活动:0～10 分;轻度:11～30 分;中(重)度:≥31 分。同时,加权儿童 CD 活动指数(wPCDAI)也越来越多地被临床应用,且有效性和可行性更好,与原来的 PCDAI 相比减少了身高速率、腹部体检及血细胞比容这 3 项,并重新分配了评分标准,活动指数 <12.5 为缓解;12.5～40 为轻度,40～57.5 为中度,>57.5 为重度。

(二) UC 的分型

儿童 UC 分型与成人 UC 分型无区别,详见成人 UC 的蒙特利尔分型。

(三) 未分型 IBD(IBDU)

若患儿在经过完整的检查和临床判断后已诊断为 IBD,但因病变局限在结肠,不能鉴别 UC 和 CD,这些患儿可以诊断为 IBDU。患儿伴 CD 或 UC 的高度不典型表现或 CD 及 UC 表现混杂的病例,应优先归类于 IBDU。

六、疾病活动程度评估

(一) 儿童 CD 疾病活动指数评估

1. 临床疾病活动指数评分(表 8-7-2、表 8-7-3)

表 8-7-2　儿童 CD 活动指数(PCDAI)

项目		评分
腹痛	无	0
	轻度,不影响日常生活	5
	中/重度、夜间加重、影响日常生活	10
便次/日	0～1 次稀便,无血便	0
	≤2 次带少许血的糊状便或 2～5 次水样便	5
	≥6 次水样便或肉眼血便或夜间腹泻	10
一般情况	好,活动不受限	0
	稍差,偶尔活动受限	5
	非常差,活动受限	10
体重	体重增长	0
	体重较正常轻≤10%	5
	体重较正常轻≥10%	10

续表

项目			评分
诊断时身高 * 或身高速率 **	诊断时身高低于相应年龄正常 1 个百分位之内或身高生长速率在 −1 个标准差之内		0
	诊断时身高低于相应年龄正常 1~2 个百分位或身高生长速率在 −1~−2 个标准差		5
	诊断时身高低于相应年龄正常 2 个百分位之上或身高生长速率在 −2 个标准差以下		10
腹部	无压痛无肿块		0
	压痛或者无压痛肿块		5
	压痛、肌卫、明确的肿块		10
肛旁疾病	无、无症状皮赘		0
	1~2 个无痛性瘘管、无窦道、无压痛		5
	活动性瘘管、窦道、压痛、脓肿		10
肠外疾病 ***	无		0
	1 个表现		5
	≥2 个表现		10
血细胞比容 (%)	男 / 女（<10 岁）	≥33	0
	女（11~19 岁）	≥34	
	男（11~15 岁）	≥35	
	男（15~19 岁）	≥37	
	男 / 女（<10 岁）	28~32	2.5
	女（11~19 岁）	29~33	
	男（11~15 岁）	30~34	
	男（15~19 岁）	32~36	
	男 / 女（<10 岁）	<28	5
	女（11~19 岁）	<29	
	男（11~15 岁）	<30	
	男（15~19 岁）	<32	
血沉（mm/h）	<20		0
	20~50		2.5
	>50		5
白蛋白（g/L）	≥35		0
	25~35		5
	≤25		10

　* 身高：与按年龄计算身高比较；** 身高生长速率：以 cm/ 年表示，需要超过 6-12 月的测量方可得到可靠的身高速率，与正常相比标准差；*** 肠外表现：一周体温 >38.5 超过 3 天、关节炎、葡萄膜炎、皮肤结节性红斑或皮肤坏疽；活动指数 0~10 分：不活动；活动指数 11~30 分：轻度；活动指数 >30 分：中（重）度

表 8-7-3　加权的儿童 CD 活动指数（wPCDAI）

临床表现	评分标准	评分
腹痛	0＝无	
	10＝轻度：短、不影响活动	
	20＝中（重）度：每天、持续时间长、影响活动、夜眠	
功能、一般状况	0＝好，活动不受限制	
	10＝低于平均水平，偶尔难以维持该年龄应有的活动	
	20＝很差，活动经常受限	
大便次数（每天）	0＝0～1，液体，无血	
	7.5＝≥两次带少量血的半固体或 2～5 次液体	
	15＝大量血便或≥6 次液体或夜间腹泻	
血沉	0＝<20mm/h	
	7.5＝20～50mm/h	
	15＝>50mm/h	
白蛋白	0＝≥3.5g/dl	
	10＝3.1～3.4g/dl	
	20＝≤3.0g/dl	
体重	0＝体重增加或体重自然稳定/下降	
	5＝非自然体重稳定、体重减轻 1%～9%	
	10＝体重减轻≥10%	
肛周病变	0＝无或无症状皮赘	
	7.5＝非活动性瘘管、无分泌物窦道、无压痛	
	15＝活动性瘘管、窦道、压痛、脓肿	
肠道外表现（发热：过去一周有 3 天体温≥38.5℃、明确的关节炎、葡萄膜炎、结节性红斑、坏疽）	0＝无	
	10＝1 或多个	

注：缓解：<12.5，轻度：12.5～40，中度：>40～57.5，重度：>57.5

2. 内镜下疾病活动指数评估

（1）内镜分级：目前胃镜和结肠镜治疗 IBD 强调黏膜愈合，因此，内镜观察与评分对成人疾病的随访十分重要。儿童 CD 内镜下评分仍然应用成人的研究提出的内镜评分方法，简化的 CD 内镜严重度指标，包括溃疡的大小、病变的累及范围及有无狭窄。

（2）SBCE：随着近些年 SBCE 的不断广泛应用，CD 的小肠黏膜病变可得到观察，目前也主要参考成人肠 SBCE 检查的评分指数。根据小肠绒毛水肿、溃疡和狭窄等参数评分。

（二）UC 疾病活动指数评估

1. UC 临床疾病活动指数评估　儿童 UC 活动指数（pediatric ulcerative colitis activity index，PUCAI）为临床评价指标，是美国 2004 年 CD 及 UC 基金会上推荐的一种无创的评价儿童 UC 活动性的指数（表 8-7-4）。PUCAI 被美国食品和药物管理局确认为可应用于临床试验、研究终点等疾病状况监测的指标，也是北美小儿胃肠营养肝病学会推荐用于 UC 健康管理的方法。研究证实 PUCAI 与结肠镜下改变评估的方法，与全球医师评价标准（PGA）判断疾病的严重程度有很好的一致性，能有效并可靠地预测疾病的发展，也是临床上评估 UC 常规应用的一种工具。PUCAI 不包括镜下改变，减少了患儿及家属对反复结肠镜检查依从性差的限制,适用于治疗前和治疗后多次反复的病情评估,但 IFX 治疗患儿不能通过 PUCAI 反映 IFX 的低水平状态。

表 8-7-4 小儿 UC 活动指数

项目	分数
腹部疼痛	
无腹痛	0
腹痛可以忍受	5
腹痛不能忍受	10
直肠出血	
无直肠出血	0
仅少量的,在不到 50% 粪便中有	10
大多数的粪便有少量出血	20
大量,大于粪便的 50%	30
粪便形状	
成形	0
部分成形	10
完全不成形	20
24h 粪便次数（次）	
0～2	0
3～5	5
6～8	10
＞8	15
夜间排便（任何事件引起觉醒）	
没有	0
有	10
活动耐量	
无活动限制	0
活动受限	5
严重限制活动	10

注:PUCAI 总分:0～85;疾病缓解:＜10 分;轻度活动:10～34 分;中度活动:35～64 分;疾病重度活动:＞65 分。重新评估时 PUCAI 改变超过 20 分时有临床意义

2. UC 内镜下疾病活动指数评估 儿童 UC 的内镜分级与成人相似,但儿童内镜的评价不被常规推荐,仅推荐在治疗前的诊断及临床评价疾病有争议时使用,或用于疾病的缓解无证据显示黏膜愈合时。

七、诊断

IBD 的确诊需综合病史、体格检查、实验室检查、内镜以及影像学检查,并严格排除肠道感染、过敏性疾病或原发性免疫缺陷病。另外,完整的 IBD 诊断应包括疾病的临床类型、病变范围、严重程度、病情分期及肠外表现和并发症。目前国内已有成人版本《炎症性肠病诊断与治疗的共识意见》(2018 年,北京),但尚无儿童 IBD 诊疗的共识意见,故 PIBD 的诊

断主要参考国外的共识,波尔图标准是目前国际上较为常用的 PIBD 诊断标准,与成人 IBD 诊断相似,详见成人 IBD 的诊断。

八、鉴别诊断

详见第五章成人 IBD 的鉴别诊断部分。

九、治疗

(一)治疗目标与原则

与成人相比,儿童期 IBD 对生长发育和心理健康成长有特殊需求。在治疗方面,目前主要有营养支持、药物、外科以及心理治疗等,但鉴于药物治疗和医学管理的长期性和复杂性,目前国内尚没有形成儿童治疗相关的共识或指南。2012 年 9 月,欧洲克罗恩病和结肠炎组织联合欧洲儿童胃肠、肝病和营养学会(ESPGHAN)共同发布了《儿童 UC 医学管理指南》;2014 年 10 月,两家学会组织又共同发布了《儿童 CD 医学管理指南》。儿童 IBD 的治疗目标是减轻疾病症状、促进生长发育、改善生活质量和降低药物毒性,而理想的治疗目标是达到黏膜愈合。

(二)CD 的治疗(图 8-7-1)

1. 营养治疗　EEN 是诱导活动期 CD 缓解的一线治疗方案,但对重度全结肠型 CD 及孤立性口腔或肛周病变疗效不明确;PEN 联合其他药物用于 CD 患儿的维持缓解,但 PEN 不单独用于维持缓解治疗。

EEN 治疗的持续时间约 6~8 周,如果治疗 2 周无明显临床效果,则需考虑其他替代治疗;目前还没有 EEN 治疗结束后如何逐步引入正常饮食的建议,一般是每 2~3 日,在奶粉的减量同时增加普通食物的摄入,持续约 2~3 周。

对于 EEN 的蛋白来源,建议使用整蛋白配方,除非有牛奶蛋白过敏等其他疾病需求才改用要素配方;非要素、半要素及要素配方的治疗效果相当。首先考虑经口摄入非要素配方,只有在无法达到足够的热量摄入(大约是每日正常热量需要的 120%)时再考虑鼻饲喂养,但需权衡生活质量。

2. 药物治疗

(1)生物制剂:无论在诱导还是维持缓解阶段,抗肿瘤坏死因子 -α(TNF-α)都是目前药物治疗中比较有效的。TNF-α 单抗主要有 3 种,IFX、ADA 及 CTZ,均被证实对治疗儿童 CD 有效,但目前国内批准用于儿童 CD 治疗的只有 IFX。抗 TNF-α 用于慢性活动性肠腔型 CD 的诱导和维持缓解治疗,以及作为激素耐药的活动性 CD 的诱导缓解治疗;对于有预后不良高风险因素(如结肠部位深溃疡、足量诱导治疗效果不佳、病变广泛、显著生长发育迟缓、严重骨质疏松、起病时有狭窄和透壁性病变、严重肛周病变)的 CD 患儿,抗 TNF-α 作为首选诱导和维持缓解治疗,有肛周瘘管的患儿同时建议给予适当的抗生素和外科干预(如瘘 / 脓肿切开或挂线引流);对合并有严重肠外表现者(如重度关节炎、坏疽性脓皮病等),应早期使用抗 TNF-α 治疗。

TNF-α 单抗药物的推荐使用剂量如下:①注射用 IFX 剂量(静脉滴注):诱导缓解剂量为 5mg/kg,分别在 0、2 和 6 周给予 1 次。维持缓解剂量为 5mg/kg,每 8 周给予 1 次;如无反应或药物浓度低可加量至 10mg/kg,或者每 4 周使用 1 次;如药物谷浓度超过 8~10μg/ml 或已

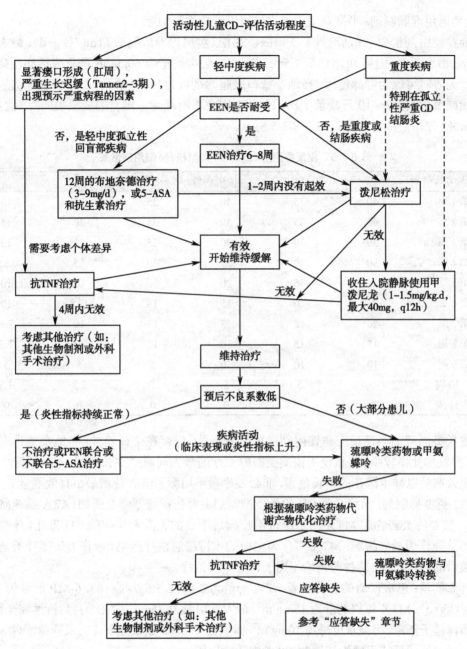

图 8-7-1　儿童 CD 的治疗流程图

达到缓解，可考虑减少剂量。②注射用 ADA 剂量（皮下注射）：诱导缓解首次给予 2.4mg/kg（最大 160mg），第 2 周再给予 1 次 1.2mg/kg（最大 80mg），之后每隔 1 周皮下注射 1 次，剂量为 0.6mg/kg（最大 40mg）；或者按照体重考虑下述方案，即治疗时间间隔不变，40kg 以下的患儿分别给予 80～40～20mg/ 次，40kg 以上的给予 160～80～40mg/ 次，如无反应或药物浓度低可每周使用 1 次。

（2）皮质类固醇：皮质类固醇制剂用于非 EEN 治疗的中重度活动性儿童 CD 的诱导缓解治疗；对于轻、中度回盲部 CD，推荐用布地奈德替代全身激素治疗，对于结肠远端轻度病变,可考虑用灌肠制剂;不推荐皮质类固醇用于维持缓解治疗。

推荐使用剂量如下:活动性 CD 口服泼尼松(泼尼松龙或等效)1mg/(kg•d),最大剂量为 40mg/d,如疗效不佳,可增加至 1.5mg/(kg•d),最大剂量为 60mg/d;严重或活动性病变口服治疗无效时可改为静脉使用;布地奈德口服起始剂量为 9mg(最大 12mg),诱导缓解 4 周后开始减量,每隔 7～10 日减量 1 次,10～12 周内逐渐减量。推荐的皮质类固醇(泼尼松 / 泼尼松龙)使用及减量剂量表如表 8-7-5 所示。

表 8-7-5 皮质类固醇(泼尼松 / 泼尼松龙)使用剂量表

周期	使用剂量 /(mg•d⁻¹)					
第 1 周	40	35	30	35	20	15
第 2 周	40	35	30	35	20	15
第 3 周	30	30	30	25	20	15
第 4 周	30	30	25	20	15	12.5
第 5 周	25	25	20	20	15	10
第 6 周	25	20	15	15	12.5	10
第 7 周	20	15	15	15	10	7.5
第 8 周	15	15	15	10	7.5	7.5
第 9 周	10	10	10	5	5	5
第 10 周	5	5	5	5	2.5	2.5
第 11 周	0	0	0	0	0	0

皮质类固醇的不良反应与使用剂量和时间有关,但存在个体差异;布地奈德也有不良反应,但发生几率较少;儿童使用皮质类固醇治疗的最大问题是生长迟缓,建议晨起一次性口服全天剂量以减少潜在的生长危害,非必要尽量不用激素或者使用最小有效剂量。

(3)免疫抑制剂:治疗儿童 CD 的免疫抑制剂主要包括巯嘌呤类药物(AZA 或 6-MP)和 MTX。巯嘌呤类药物和 MTX 用于维持治疗预后不良的无激素缓解的 CD 患儿,巯嘌呤类药物不单独作为诱导缓解;MTX 可作为主要的维持缓解治疗药物,或作为巯嘌呤类药物治疗失败后的替代药物;两种药物均不用于诱导缓解治疗。

儿童剂量:正常代谢的患儿推荐 AZA 剂量为 2.0～2.5mg/(kg•d),6-MP 剂量为 1.0～1.5mg/(kg•d);MTX 每周剂量为 15mg/m²,最大使用量为 25mg,如几个月后持续完全缓解,炎性指标趋于正常,可减量至每周 10mg/m²,最大为 15mg。建议皮下注射或静脉注射 MTX,如疾病活动性较低或已经维持缓解,可考虑改为口服。

(4)抗生素:抗生素(如甲硝唑或环丙沙星)主要用于肛周瘘管的治疗;对于比较严重的肛周瘘管,应联合其他治疗;对于伴有小的腹腔脓肿而没有瘘管和未使用免疫抑制剂治疗的患儿,可考虑单用抗生素或联合手术治疗;不推荐使用抗分枝杆菌抗生素及长期使用抗生素。儿童推荐剂量:甲硝唑 10～20mg/(kg•d),环丙沙星 20mg/(kg•d)。对轻、中度的儿童 CD 可考虑用阿奇霉素和利福昔明诱导缓解。

(5)沙利度胺:沙利度胺对难治性或合并瘘管的 CD 有效。青少年口服剂量为 50mg/d,儿童为 1.5～2mg/(kg•d)。如选用沙利度胺作为维持治疗药物须严格选择合适的 CD 患儿,因为该药具有致畸性和很多潜在的副作用。在治疗达到一定的累积剂量(有研究报道为

>28g）后，会出现不可逆转性神经炎，所以必须告知患儿及家长密切注意有无出现麻木感和感觉异常等。建议服用沙利度胺的儿童每 6 个月进行一次详细的神经肌肉和心理检查，一旦确定发生周围神经炎或出现眩晕、多梦、焦虑、幻觉等需停药，且在治疗期间必须严格避孕。复旦大学附属儿科医院消化科 2006 年首次将沙利度胺应用于治疗一名 12 岁合并有脾脏结核的 CD 患儿并获得成功，之后在临床上相继治疗几十例激素不敏感、激素依赖或合并结核感染的 IBD 患儿，发现其临床效果显著，不良反应小，相关文献发表在《World Journal of Gastroenterology》及《中华儿科杂志》等。与生物制剂相比，沙利度胺具有价格低廉、口服给药方便且适用于合并结核感染者等优点。

（6）5-氨基水杨酸（5-ASA）类：5-氨基水杨酸药物分为偶氮化合物（如柳氮磺吡啶）、美沙拉秦缓释片（如彼得斯安）、美沙拉秦肠溶片（如莎尔福，为 pH 6 或 7 依赖制剂）；偶氮化合物主要作用于结肠，缓释制剂作用于十二指肠以下肠段，pH 依赖制剂作用于末端回肠以下肠段。5-ASA 用于轻度的 CD 患儿。对轻度结肠炎症的儿童可使用 5-ASA 诱导缓解，柳氮磺胺嘧啶较其他 5-ASA 药物诱导缓解结肠病变的 CD 效果好，但对于小肠病变无差异。儿童 CD 口服 5-ASA 剂量为 50～80mg/（kg·d），最大用量至 4g/d。5-ASA 不能诱导黏膜愈合，因此 5-ASA 也仅作为辅助治疗。

5-ASA 的罕见不良反应包括间质性肾炎、肺炎及心包炎。长期服用 5-ASA 者，建议每 3～6 个月检查血尿常规及血肌酐，每 12 个月检查叶酸水平。

（7）益生菌：仅用于辅助治疗，不作为维持缓解治疗。和标准维持治疗相比，益生菌不能明显降低疾病的复发风险。

3. **手术治疗及术后的维持治疗**　儿童 CD 外科手术分为三大类：①回盲肠切除达到缓解；②处理瘘肠狭窄等并发症；③难以控制的结肠炎而行结肠次全切除，或难以控制的小肠炎（回肠炎/空肠炎）而行部分小肠切除。

外科手术不能治愈 CD，主要适用于：①活动性病变局限于一段肠段，且最优化的内科治疗仍然不能控制疾病活动；②青春前期或青春期 CD 患儿的骨龄在 6～12 个月内持续下降，且已经给予最优化的药物和营养治疗。

手术前的检查及注意事项包括：①术前进行详细完全的全身及肠道检查，有利于确定最佳的手术方案、尽可能减少肠段切除的长度以及减少手术并发症的发生；检查包括详尽的病史、体格检查、结肠镜、影像学以及合并感染和营养状况的筛查等。②术前应使用最低剂量的激素以免手术并发症的发生；术前 4～6 周及术后 1～2 周内应避免使用抗 TNF-α 单抗药物；术前应纠正贫血及营养状况调整到最佳。

儿童 CD 外科手术的方式的选择：①对药物治疗无效且局限的小肠或结肠 CD，采用局部肠段切除术；②小肠有多个狭窄肠段的患儿，考虑采用 SP；③尽量避免广泛的小肠切除，以免发生短肠综合征；④病变在结肠的患儿，应首先行结肠次全切除和回肠造瘘术，如果没有明显的肛周病变，之后可以再行回肠直肠吻合术。

术后的内科治疗应根据症状、血液炎性指标及内镜检查结果来调整，粪便生物学标志物检测有助于判断内镜检查的时机。维持缓解药物首选硫嘌呤类，其次可选择 PEN 或抗 TNF-α 抗体。手术后是否需维持治疗，应根据术前治疗及疾病复发风险评估后决定。手术后缓解的患儿，如果有病情进展或预后可能不良，可考虑使用抗 TNF 药物维持治疗。如对免疫抑制剂不耐受或禁忌，特别是同时有营养不良的 CD 儿童，手术后选用 EN 维持治疗

6～9个月,再行结肠镜检查来指导后续治疗。手术治疗后复发的相关因素主要有:年幼起病、吸烟、病程长、小肠或回肠结肠病变、肠穿孔、NOD2/CARD15突变、切除肠段病理检查发现肉芽肿等。

（三）UC的治疗（图8-7-2）

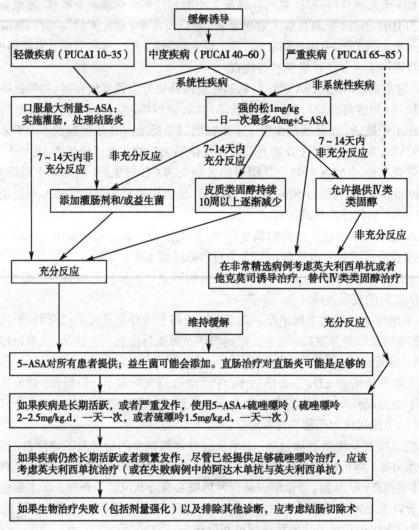

图8-7-2 儿童UC的治疗流程图

1. 药物治疗

（1）5-氨基水杨酸类（口服和直肠给药）:口服5-ASA是轻到中度UC的诱导缓解和维持治疗的一线方案,单一直肠给药治疗可能对轻到中度直肠炎有效。对于累及广泛的UC,5-ASA灌肠制剂需与口服制剂一起用于诱导缓解治疗。相对于直肠给药糖皮质激素,优先考虑使用直肠给药5-氨基水杨酸治疗;如果口服美沙拉秦2周内无反应,需考虑加用直肠给药或口服糖皮质激素;除非不耐受,否则需长期维持5-ASA。

儿童剂量:口服美沙拉秦剂量为60～80mg/(kg·d),最大用量为4.8g/d;直肠给药剂量为25mg/(kg·d),最大为1g/d;口服柳氮磺吡啶剂量为40～70mg/(kg·d),最大为4g/d;

（2）皮质类固醇：糖皮质激素对于儿童UC的诱导缓解是有效的，主要用于伴有全身症状的中度UC、没有全身症状的重度UC以及5-氨基水杨酸治疗没有能够完全缓解的UC，有全身症状的重度UC需要使用静脉糖皮质激素治疗。为减少抑制体格生长的副作用，建议晨起一次性口服全天所有剂量。

儿童剂量：泼尼松/泼尼松龙的剂量为1mg/（kg·d），最大剂量为40mg/d。

激素无应答或激素依赖或14～16周内激素不能完全减停，可通过升级巯嘌呤或IFX药物等维持缓解治疗以及增加直肠给药来避免激素依赖。如果药物治疗方案仍不能解决，需考虑结肠切除术。

在大部分无症状UC的激素诱导缓解治疗中，无需加用抑酸药物，除非存在上消化道疾病或同时使用非甾体抗炎药。UC儿童的激素相关并发症比较多，如骨质疏松、青光眼、白内障等。

儿童UC在激素减量前需评估使用效果；激素减量见表8-7-6。

表8-7-6　皮质类固醇（泼尼松/泼尼松龙）使用剂量表

周期	使用剂量/(mg·d⁻¹)								
第1周	60	50	45	40	35	30	25	20	15
第2周	50	40	40	40	35	30	25	20	15
第3周	40	40	40	30	30	30	25	20	15
第4周	35	35	35	30	30	25	20	15	12.5
第5周	30	30	30	25	25	20	20	15	10
第6周	25	25	25	25	20	15	15	12.5	10
第7周	20	20	20	20	15	15	15	10	7.5
第8周	15	15	15	15	10	10	10	7.5	7.5
第9周	10	10	10	10	10	10	5	5	5
第10周	5	5	5	5	5	5	5	2.5	2.5
第11周	0	0	0	0	0	0	0	0	0

（3）抗生素及益生菌：在儿童UC的诱导缓解及维持阶段，均无需常规抗生素或益生菌治疗，益生菌可以考虑作为轻症患儿标准治疗以外的辅助治疗，但对于严重免疫缺陷或有静脉内置管的UC患儿，应限制使用益生菌。

（4）免疫抑制剂：巯嘌呤药物（AZA或6-MP）用于5-氨基水杨酸不耐受或频繁复发（1年内复发2～3次）或激素依赖的UC患儿的维持缓解治疗，也用于激素诱导缓解后的维持缓解治疗，但是对UC的诱导缓解无效。在维持缓解阶段，考虑到有效性及安全性，一般建议用于5-氨基水杨酸耐药或存在发生严重的结肠炎症风险的UC患儿。巯嘌呤药物起效一般需要10～14周。甲氨蝶呤可用于很少一部分无应答或巯嘌呤不耐受且无其他治疗选择的患儿。

儿童剂量：AZA的剂量为2.5mg/（kg·d），6-MP的剂量为1.5mg/（kg·d）；甲氨蝶呤为13～15mg/（m²·w）。

临床使用巯嘌呤类药物治疗儿童UC时需注意：①TPMT酶活性或基因型测定，有助于发现存在早期严重骨髓抑制风险的UC患者；②酶活性低下或携带杂合子基因的UC患儿需要减量使用，携带纯合子基因或酶活力极低的患儿需禁用；③ TPMT 酶活性正常的患儿也有发生骨髓抑制的风险，所以需要定期监测全血细胞计数及肝功能；④如果发生明显的骨髓抑制或胰腺炎，需要停用巯嘌呤药物；⑤白细胞减少后再使用巯嘌呤药物需要减少剂量，并且需要提前再次检测 TPMT 酶活性或基因型及其代谢产物浓度，并充分评估风险与效益；⑥如果出现急性流感样和胃肠道不良反应，可考虑将 AZA 和巯嘌呤药物互换；⑦巯嘌呤药物维持缓解后继续使用 5- 氨基水杨酸药物是有益的；⑧门诊患儿在过渡到巯嘌呤药物之前，可以考虑口服他克莫司（FK-506）。

使用巯嘌呤类药物发生的不良反应主要包括：①剂量依赖的不良反应：主要为发热、皮疹、胰腺炎、关节痛、恶心呕吐和腹泻；②剂量依赖的毒性反应：主要有白细胞减少、血小板减少、感染和肝炎。使用免疫抑制剂之前 6 周内不能接种活疫苗，使用后灭活疫苗接种也应慎重。

（5）生物制剂：IFX 可以用于病情持续活动或激素依赖、不能用 5-ASA 及巯嘌呤药物控制的 UC 患儿，也可以用于激素不耐受的患儿，先使用 4～8 个月的 IFX，之后过渡到巯嘌呤药物；

IFX 是目前儿童 UC 的一线生物制剂，用量需个体化，一般为 5mg/kg，在第 0、2、6 周共三次诱导，之后每 8 周 1 次，维持缓解。

ADA 仅用于那些对 IFX 无反应或不耐受的患儿；一般初始剂量为 $100mg/m^2$，最大使用量为 160mg，2 周后减为 $50mg/m^2$，最大使用量为 80mg，以后每隔一周给予 $25mg/m^2$，最大量为 40mg。用量需个体化。

临床使用 IFX 治疗儿童 UC 时需注意：如果不能维持缓解，需要检测血液药物浓度及抗体滴度。出现抗体的情况下，药物浓度不能检测出提示失应答，需要增加剂量或者更换为其他药物；药物浓度正常提示原始无应答，失应答时应考虑增加剂量（增加至 10mg/kg 或缩短两次用药间隔时间至 4～6 周）。

IFX 的不良反应主要有输液反应和过敏反应，少见的包括严重感染、脱髓鞘病变、皮疹和淋巴瘤。

2. 外科手术治疗 对最大量使用 5-ASA、AZA 和抗 TNF 治疗却仍有活动或发现存在结肠发育异常的活动性或激素依赖的 UC 患儿，应考虑选择性的结肠切除术。总体而言，重建性直肠结肠切除术（IAA 或者 IPAA）是首选治疗方案。在儿童患者中，腹腔镜手术有较低的并发症发生率和较好的外观。在实施结肠切除术前，疾病必须进行彻底的再评估，包括反复的结肠镜检查及排除其他诱发症状的原因。目前分阶段手术（第一阶段先回肠造瘘、结肠切除，第二阶段再关造瘘口）是最常用的手术方式。

（四）IBD 的其他治疗措施

1. FMT 随着高通量测序技术在微生态领域的应用及进展，肠道菌群与多种疾病发生发展的关系成为当前的研究热点。Gevers 等的研究表明，新发 IBD 患儿肠道肠杆菌科、Pasteurellacaea、韦荣球菌科、梭杆菌科的丰度增加，丹毒丝菌目、拟杆菌目及梭菌目的丰度降低。研究中观察到的菌群失调可能是 IBD 的疾病表现，也可能是参与 IBD 的发病，或至少是加重黏膜炎症的因素。FMT 指从健康捐赠者粪便中分离功能菌群将其移植至患者消化道，从而重新恢复肠道正常菌群的多样性、调节菌群失衡的微生态疗法。通过 FMT 重建 IBD 患者正常的肠道微环境，为治疗 IBD 提供了新思路。

2. 造血干细胞移植　在单基因突变导致的原发免疫缺陷综合征中，造血干细胞治疗是被认可的可治愈性方案。对于单基因突变的 VEO-IBD 而言，其中部分导致免疫缺陷的致病性单基因突变，通过同种异体造血干细胞移植，同样有潜在的治愈可能。目前已有文献报道了采取同种异体造血干细胞移植治疗 IL10/IL10R、IL21/IL21R、LRBA、FOXP3、XIPA、CYBB、IKBKG、TTC7A 基因缺陷，疗效不尽相同。

十、预后

UC 患者的预后取决于疾病的类型、并发症的有无以及治疗条件。对儿童患者的长期观察表明：约有 10% 的患儿在首次发作后可获得长期的缓解，但仍有 20% 的患儿反复发作；有 50% 的患儿长期存在较轻微的症状，而 20% 的患儿持续存在较重的症状。全结肠炎患者的手术几率高。与成人患者不同，约有 1/3 的直肠、乙状结肠炎患儿，其病变范围在初发的 5 年之内向近端蔓延，观察表明只有约 20% 的儿童患者生活质量不受影响。由于 UC 的结肠癌变率较高，故对儿童患者应进行严格的长期随访观察。UC 患儿 10 年后的结肠癌危险性逐年上升，故对病程 10 年以上的患儿，每 6～12 个月需行纤维结肠镜检查与活组织检查。

小儿 CD 预后较差，反复缓解与加剧交替进行是本病特点，多数患儿需要手术治疗。回肠型较单纯结肠型预后更差，其手术率、复发率及再手术率高，死亡率高。死亡原因多见于复发、脓肿、穿孔和严重营养不良。其中，儿童 CD 预后不良的高风险因素主要包括结肠部位深溃疡、足量诱导治疗效果不佳、病变广泛、显著生长发育迟缓（身高 z 评分 <-2.5）、严重骨质疏松、起病时有狭窄和透壁性病变（B2、B3 型）以及严重肛周病变。高风险因素越多，病情越严重，预后越差。一些专家共识建议，有以上高风险因素的 CD 患儿最好尽早使用免疫调节剂、生物制剂或进行适当的外科手术切除。

（黄　瑛）

参 考 文 献

1. Harbord M，Annese V，Vavricka SR，et al. The First European Evidence-based Consensus on Extra-intestinal Manifestations in Inflammatory Bowel Disease[J].Journal of Crohn's & colitis，2016，10（3）：239-254.

2. Benchimol EI，Bernstein CN，Bitton A，et al. Trends in Epidemiology of Pediatric Inflammatory Bowel Disease in Canada：Distributed Network Analysis of Multiple Population-Based Provincial Health Administrative Databases. The American Journal of Gastroenterology. 2017.[Epub ahead of print].

3. Rinawi F，Assa A，Eliakim R，et al. Risk of Colectomy in Patients with pediatric-onset Ulcerative Colitis. Journal of Pediatric Gastroenterology and Nutrition.2017.[Epub ahead of print].

4. Rinawi F，Assa A，Hartman C，et al. Incidence of Bowel Surgery and Associated Risk Factors in Pediatric-Onset Crohn's Disease. Inflammatory Bowel Diseases. 2016，22（12）：2917-2923.

5. IBD Working Group of the European Society for Paediatric Gastroenterology，Hepatology and Nutrition. Inflammatory bowel disease in children and adolescents: recommendations for diagnosis--the Porto criteria. J Pediatr Gastroenterol Nutr. 2005，41（1）：1-7.

6. Rosen MJ，Dhawan A，Saeed SA. Inflammatory Bowel Diseasein Children and Adolescents. JAMA Pediatr. 2015，169（11）：1053-1060.

7. 中华医学会儿科学分会消化学组儿童炎症性肠病协作组. 儿童炎症性肠病诊断规范共识意见. 中国实

用儿科杂志. 2010，25（4）：263-266.

8. D'Arcangelo G，Aloi M. Inflammatory Bowel Disease-Unclassified in Children：Diagnosis and Pharmacological Management. Paediatr Drugs. 2017，19（2）：113-120.

9. Snapper SB. Very-Early-OnsetInflammatory Bowel Disease. Gastroenterol Hepatol（N Y）. 2015，11（8）：554-556.

10. Huang ZH，Peng KY，Li XQ，et al. Mutations in interleukin-10 receptor and clinical phenotypes in patients with very early onset inflammatory bowel disease：A Chinese VEO-IBD Collaboration Group survey [J]. Inflamm Bowel Dis.2017，23（4）：578-590

11. Sermet-Gaudelus I，Poisson-Salomon AS，Colomb V，et al. Simple pediatric nutritional risk score to identify children at risk of malnutrition. Am J Clin Nutr. 2000，72（1）：64-70.

12. McCarthy H，McNulty H，Dixon M et al. Screening for nutrition risk in children：the validation of a new tool. J Hum Nutr Diet. 2008，21：395-396.

13. Wiskin AE，Owens DR，Comelius VR，et al. Paediatric nutrition risk scores in clinical practice：children with inflammatory bowel disease. J Hum Nutr Diet. 2012，25（4）：319-322.

14. 何冰洁，付四毛，谢广清. 住院儿童营养风险筛查及营养评估的研究进展. 国际儿科学杂志. 2014，41（5）：515-518.

15. 中华医学会儿科学分会儿童保健学组. 中国儿童体格生长评价建议. 中华儿科杂志. 2015，53（12）：887-892.

16. Forbes A，Escher J，Hébuterne X，et al. ESPEN guideline：Clinical nutrition in inflammatory bowel disease. Clin Nutr. 2017，36（2）：321-347.

17. Daperno M，Castiglione F，de Ridder L，et al. Results of the 2nd part Scientific Workshop of the ECCO. II：Measures and markers of prediction to achieve，detect，and monitor intestinal healing in inflammatory bowel disease. J Crohn's Colitis. 2011，5（5）：484-498.

18. Levine A，Koletzko S，Turner D，et al. The ESPGHAN revised Porto criteria for the diagnosis of inflammatory bowel disease in children and adolescents. J Pediatr Gastroenterol Nutr. 2014；58（6）：795-806.

19. Iwańczak BM，Nienartowicz E，Krzesiek E，et al. Assessment of Magnetic Resonance Enterography in the Diagnosis of Small Bowel Diseases in Children with Crohn's Disease，Adv Clin Exp Med. 2016，25（1）：111-115.

20. Morani AC，Smith EA，Ganeshan D，et al. Diffusion-Weighted MRI in Pediatri Inflammatory Bowel Disease. AJR Am J Roentgenol. 2015，204（6）：1269-1277.

21. Levine A，Koletzko S，Turner D，et al. ESPGHAN revised Porto criteria for the diagnosis of inflammatory bowel disease in children and adolescents. J Pediatr Gastroenterol Nutr. 2014，58（6）：795-806.

22. De Bie CI，Buderus S，Sandhu BK，et al. Diagnostic workup of paediatric patients with inflammatory bowel disease in Europe：results of a 5-year audit of the EUROKIDS registry. J Pediatr Gastroenterol Nutr. 2012，54（3）：374-380.

23. 罗优优，陈洁. 欧洲儿科科胃肠病学、肝病学和营养协会儿童及青少年炎症性肠病诊断的改良波尔图标准（2014年版）. 中华儿科杂志. 2016，10（54）：728-732.

24. Ruemmele FM，Veres G，Kolho KL，et al. Consensusguidelines of ECCO/ESPGHAN on the medicalmanagement of pediatric Crohn's disease. J Crohns Colitis. 2014，8（10）：1179-1207.

25. Amil-Dias J, Kolacek S, Turner D, et al. SurgicalManagement of Crohn Disease in Children-Guidelines from the Paediatric IBD Porto Group of ESPGHAN. J Pediatr Gastroenterol Nutr. 2017, 64（5）: 818-835.

26. Turner D, Levine A, Escher JC, et al. Management of Pediatric Ulcerative Colitis: joint ECCO and ESPGHAN Evidence-based Consensus Guidelines. J Pediatr Gastroenterol Nutr. 2012, , 55（3）: 340-361.

27. Fischer M, Kao D, Kelly C, et al. Fecal Microbiota Transplantation is Safe and Efficacious for Recurrent or Refractory Clostridium difficile Infection in Patients with Inflammatory Bowel Disease. Inflamm Bowel Dis. 2016, 22（10）: 2402-2409.

第八节 老年 IBD 患者的特殊诊治问题

一、概述

老年 IBD 是指起病于 60 岁以上以及部分年轻时发病，病程延续至 60 岁以上的 IBD。随着 IBD 发病率的增加以及老年人群的增长，老年 IBD 的数量不断增多，约有 25%～35% 的 IBD 患者超过 60 岁，这其中有大约 15% 在较晚年龄阶段确诊，有 20% 的 IBD 患者在年轻时确诊，病情迁延至老年阶段。

老年 IBD，可呈现出疾病表型、疾病进展、对药物治疗反应的特殊性以及老年患者并发症和合并用药等诸多问题。本篇参考第 3 版《ECCO 指南》对老年人 IBD 制定的共识进行探讨，旨在为临床工作提供些许帮助，并为进一步认识老年人 IBD 提供理论基础。

二、发病率及危险因素

1. 发病率 IBD 发病率的增加在老年人群中同样存在，尤其是 UC 的发病率。UC 的发病率在 60 岁以上群体中普遍高于 CD。对于 UC，中青年发病率和老年人群发病率相仿，而老年 CD 发病率的增速要比中青年人群低。

2. 性别 一项队列研究显示，在更年期前发病的 CD 患者中，女性发病率更高，更年期之后男女发病比例相同。对于 65 岁以上的人群来说，UC 的发病率男性是女性的 2 倍，但 CD 男女间发病率相似。

3. 肥胖 肥胖与 CD 发病率之间的关系呈 U 形曲线。在一项评估老年人的研究中，55 岁以上的 CD 患者，其肥胖比例高于 UC 患者。

4. 家族史 对于家族史，尚未有很多数据。在 EPIMAD 研究中，CD 和 UC 中有家族史的比例随着年龄降低，只有 7% 的超过 60 岁的 CD 患者有家族史。

5. 其他 对于阑尾炎、缺乏膳食纤维和运动等是已经确定的危险因素，暂无专门针对老年 CD 患者的数据，其他推定的与童年期相关的危险因素尚未证明相关。

总之，许多 IBD 的危险因素几乎都是在对年轻人群的研究中决定的，年龄作为危险因素的影响从年轻人延续到老年人，说明老年起病的 IBD 患者与年轻组具有相似的潜在病因。

三、临床表现

老年 UC 患者的临床表现与一般成人相似，但部分可能会出现非典型症状，如发热、体重减轻等全身症状在老年人中较少出现。老年 UC 的病变最常波及左侧结肠，广泛结肠病变和孤立性直肠炎比其他年龄阶段的 UC 相应减少。一项研究指出，在 60 岁以上的 UC 患者中，疾病累及直肠者占 42%，而小于 60 岁的 UC 患者中病变累及直肠者占 33%。

老年人的 CD 临床特点和年轻人间差别不大。但是，老年人的 CD 更容易被漏诊，这可能由于老年 CD 患者鉴别诊断范围较广泛所致。老年患者患病时应该尤其注意排除恶性肿瘤、感染性疾病、缺血性肠炎、显微镜下结肠炎、憩室病相关性节段性结肠炎及使用非甾体抗炎药物诱发的结肠炎等。对于 64～85 岁的 CD 患者，其确诊的平均时间为 6.4 年，而 20～61 岁 CD 患者确诊为 CD 的平均时间为 2.4 年。与 UC 类似，在老年 CD 患者中，较之小肠和回结肠疾病，结肠 CD 更为常见，其疾病的严重程度也较轻，肠瘘和肠管狭窄的发生率也较低，因此，患者常出现血便，而腹痛症状表现不典型。与 UC 不同，老年人的 CD 有"衰减"趋势，也就是说在患了 CD 约 10 年后，复发的风险明显降低。

四、感染与疫苗接种

IBD 老年患者更易发生感染，特别是口服皮质醇激素的老年患者，高龄是多种细菌感染的危险因素。接受 TNF 抑制剂治疗的 65 岁以上 IBD 患者，与年轻患者或同年龄未接受此治疗的患者相比，出现严重感染和死亡的比例更高。接受巯嘌呤类药物治疗的患者出现病毒感染的风险增加，因此建议老年患者使用疫苗来预防感染。ECCO 针对老年人 IBD 的推荐意见如下：①老年人 VZV 感染的风险升高，因此血清反应阴性的 IBD 患者应该在使用免疫抑制剂前使用疫苗接种；②肺炎球菌和流感病毒感染在 65 岁以上的患者中有更高的发病率和死亡率，因此应通过接种相应的疫苗进行预防；③应至少接种一次肺炎球菌疫苗，5 年后再次接种，同时应每年进行流感疫苗注射接种。

五、治疗

一般来说，老年 IBD 患者的治疗方法与年轻患者大致相似。老年 IBD 患者的治疗亦包含药物和外科手术。IBD 的治疗原则为诱导并维持症状的缓解，阻止疾病进程和治疗过程中的并发症，同时提高患者的生活质量。治疗方案的选择要考虑多个方面，包括疾病的严重程度、病变部位和范围、疾病类型（炎性、穿透性、狭窄性）、肠外表现、其他疾病、其他药物的使用情况和患者的顺应性等。

但是，与年轻患者相比，老年人 IBD 的治疗更为复杂，其中可能影响治疗的因素很多，包括与年龄相关的体内药物代谢动力学改变、之前所患多种基础疾病、多重用药和潜在药物之间的相互作用或者药物使用禁忌证等。另外与年龄相关的器官功能下降也会影响药物的代谢和清除。大量数据都表明，与年轻患者相比，在老年 IBD 患者中长期使用皮质醇激素会增加严重不良事件的发生风险。虽然免疫抑制剂的功效、代谢和毒性在老年患者和年轻患者中没有显著差异，其长期的有效性已通过临床试验确定，但是应用免疫抑制剂可能出现的药物之间相互作用，以及淋巴瘤、非黑素瘤细胞癌和感染的风险增加。因此，在老年 IBD 患者中使用嘌呤类药物，需要深思熟虑与严密监测。使用 TNF 抑制剂进行治疗的老年 IBD 患者与年轻患者相比，严重感染的风险增加。60 岁以上使用 IFX 的 IBD 患者，死亡率高于年轻人群。但治疗前谨慎排除脓毒症，心衰，结核病等疾病后，使用 IFX 还是安全的。虽然研究显示老年人和年轻人有相似的临床缓解率，但也有研究表明老年人有更高的药物无反应率且用药持续时间短停药率高等现状。所以，传统的药物治疗剂量和方案对于老年患者可能要适当调整。

老年 UC 患者对于药物治疗的反应与年轻患者相比差别不大，但是其对药物的反应时间可能更慢。而老年 UC 患者的疾病更易恶化，所以通常给予全身类固醇激素治疗较适合。局部治疗的全身毒性较少，适合老年患者，但是 IBD 的老年患者常常因肛门括约肌作用受损，导致灌肠剂难以保留，所以给予灌肠常常难度较大，栓剂更易于接受，故老年 UC 患者局部治疗首选栓剂。

有研究发现，老年 IBD 与成年 IBD 手术率有所不同。老年 CD 在确诊时有较高的手术风险，约 14% 老年 CD 患者在确诊时需行手术治疗，而长期手术率似乎与成人起病 CD 相似。成年 UC 和老年 UC 在确诊时均不需手术治疗，二者的手术风险无明显差异。老年 IBD 手术治疗的时机往往很难确定。不利于老年 IBD 患者手术的因素包括老年 UC 患者常常伴随多种基础疾病，处理造口袋的能力以及老年患者不愿意进行手术的倾向等。

60 岁以上的 CD 患者经历药物相关副作用的风险是 65 岁以下 CD 患者的 2 倍。严格来说，老年 CD 患者和年轻 CD 患者相比，手术没有差异。但老年 CD 患者的手术风险比年轻人高很多。术后应积极防治肺部及心脏并发症等。

六、其他相关问题

1. 合并感染　老年 IBD 患者更易发生感染，特别是口服皮质醇激素者。高龄是多种细菌感染的危险因素，年龄大于 50 岁是使用免疫制剂引发机会感染的危险因素。接受巯嘌呤类药物治疗的患者出现病毒感染的风险增加，接受 TNF 抑制剂治疗的 65 岁以上 IBD 患者，与年轻患者或同年龄未接受此治疗的患者相比，出现严重感染和死亡的比例更高。Desai 等研究显示，60 岁以上 IBD 患者要求终止 TNF 抑制剂治疗的人数约为年轻患者的 3 倍，其中并发感染是造成停药的一个主要原因。有学者指出 TNF 抑制剂不能与其他类型的生物制剂同时使用，二者同时使用会增加免疫抑制和感染的风险。另外，联合其他药物治疗似乎会增加终止治疗的可能性，故在老年患者治疗时采取联合治疗要慎重。

指南建议老年 IBD 患者可使用相关疫苗来预防感染。第 3 版《ECCO 指南》针对老年人 IBD 的推荐意见如下：老年人感染 VZV 的风险升高，因此血清反应阴性的 IBD 患者应该在使用免疫抑制剂前接种疫苗。肺炎球菌和流感病毒感染这两种在成年人中最为普遍的感染，在 65 岁以上的患者中有更高的发病率和死亡率，因此应通过接种疫苗进行预防。超过 65 岁和（或）使用免疫抑制剂的患者应至少进行一次肺炎球菌疫苗接种，5 年后再次接种。应每年进行流感疫苗注射接种（详见本章第五节）。

2. 合并用药　由于近一半的老年患者有严重的多重用药，且平均每位患者用药多达 6.6 种，所以老年患者的多重用药是需要考虑的又一重要因素。

例如，在开始使用巯嘌呤类药物治疗前应考虑药物的相互作用，因为巯嘌呤类药物可能与患者正在使用的其他药物发生相互作用，与血管紧张素转换酶抑制剂、别嘌醇合用会增加骨髓毒性的风险。对于患有充血性心衰和高血压的患者要避免将血管紧张素转换酶抑制剂和 AZA 合用，否则会导致白细胞减少症和贫血，必须合用时需要注意白细胞减少症和贫血的发生。5-ASA 类药物能诱导和维持 UC 的缓解，控制炎症反应，是治疗轻到中度 UC 的基础药物。有研究发现，5-ASA 可能会与抗结核药物异烟肼和二线抗结核药物乙硫异烟肼发生相互作用，5-ASA 能够减少异烟肼的乙酰化，尤其在有快速乙酰化表型的患者中会明显导致药物在血液中的浓度较高,从而增加药物毒性反应。同时服用5-ASA和乙硫异烟肼的患者也可能会产生多种副作用。因此,对于正在接受抗结核治疗的患者应监控异烟肼中毒症状(如恶心、呕吐、眩晕)的发生,同时规律地检测肝脏功能也是十分重要的。

一般而言,IBD患者发生血栓并发症的风险会增加,而血栓并发症是影响患病死亡率的重要因素。应谨慎使用阿司匹林治疗IBD患者伴随的心血管疾病,但目前尚没有证据表明抗血小板治疗会增加IBD急性发作的强度和频度。

3、胃肠道及胃肠道以外肿瘤

(1)CRC:IBD患者的癌症发生风险较高。在UC和CD患者中,疾病的持续时间和病变范围是发生结肠癌主要的危险因素,其中长期的全结肠炎则是最危险的因素。虽然在老年患者中IBD起病至CRC诊断之间的时间更短,老年起病IBD本身与CRC风险增加并没有明确关系。但是,据文献报道,年龄大于64岁的CD确诊患者患结肠癌风险增加,IBD的诊断年龄越大,容易越早发生CRC。在IBD确诊后,长期带病状态的老年IBD患者尤其需要进行CRC筛查。

(2)胃肠道以外肿瘤:总体来说,在IBD患者中胃肠道以外癌的风险没有显著增加,但是个体癌症发病类型的风险与背景人群和CD、UC患者的风险不同。大量的系统回顾和荟萃分析显示,IBD与黑色素瘤发病的风险增加有关,所以应该告知IBD患者其患黑色素瘤的风险并定期随访。很多研究均显示,乳糜泻患者的上消化道癌症风险增加,UC患者肝胆癌的风险明显增加,但肺癌的风险降低,这可能与吸烟习惯、肠外表现和乳糜泻等有关。研究表明,与一般人群相比,年龄大于64岁确诊CD的患者患小肠癌、非霍奇金淋巴瘤、胰腺癌、内分泌腺癌、肾癌、胃癌和肺癌等恶性肿瘤的风险均有增加,巯嘌呤类药物相关的恶性肿瘤包括淋巴瘤和非黑色素皮肤癌。在Kandiel等研究的一项荟萃分析中,使用AZA和6-MP治疗的IBD患者,患淋巴瘤的风险增加了4倍,主要危险因素包括IBD持续较长时间、延长巯嘌呤类药物的使用时间及较大的年龄,在终止用药后患淋巴瘤的风险可能会减小,而非黑色素皮肤癌在终止巯嘌呤类药物治疗后可能还会继续发展。虽然巯嘌呤药物使得患淋巴瘤的风险增加,但在老年IBD患者中使用巯嘌呤药物不属于绝对禁忌,对于有癌症病史的IBD患者不推荐使用巯嘌呤类药物治疗。对于新诊断的癌症患者,肿瘤专家倾向于终止巯嘌呤类药物的治疗,若继续使用此类药物可能会增加骨髓抑制和感染的风险。Siegel等的另一项荟萃分析表明,接受生物治疗的非霍奇金淋巴瘤患者的基线风险,随年龄增加而增加。因此,在合并上述胃肠外肿瘤的同时,使用免疫抑制剂及生物制剂要慎重,应综合评估。至于5-ASA类药物对合并胃肠道外肿瘤的老年IBD患者的影响,尚没有更多数据提示有无,但仍需慎重用药,密切随访。

4.肾功能不全 大量数据研究表明,由于5-ASA类药物在老年IBD患者体内清除较慢,增加老年IBD患者(尤其是合并心功能衰竭和肾脏功能障碍者)潜在肾毒性的风险,严密的监测尤显重要。肾毒性是老年IBD患者使用5-ASA治疗后出现的一种较少见的特殊反应,近年来,通过世界各地89个监测点对IBD患者使用5-ASA最大和最详细的研究,首次确定了药物引起的肾损伤具有重要遗传倾向,且少数患者可出现严重、不可逆的肾功能损伤,具体遗传倾向有待进一步研究。在实际临床工作中,临床医生应加强对该类患者的密切监测,在老年IBD患者合并肾功能不全时,使用5-ASA类药物应做好用药前的全面评估及用药后的密切监测。诸如老年患者UC直肠型和左半结肠型发病率高,对这类患者合并肾功能不全,可避免全身用药,给予局部用药,减少肾毒性。至于免疫抑制剂及生物制剂,循证医学证据较少,临床医生应该根据患者的实际情况,权衡利弊,谨慎用药。

5. 心功能不全 IBD 与不良心血管事件有关,但与心力衰竭的关系尚不确定。丹麦一队列研究显示 IBD 可增加心力衰竭住院的风险,这种风险与疾病活动相关。使用生物制剂(如抗 TNF-α 单抗)治疗的 IBD 患者可能会出现病死率增高和充血性心衰恶化的风险,但这方面研究数据仍很有限。因此,不建议心功能分级为 III 级或 IV 级的 IBD 患者使用生物制剂,分级为 I 级或 II 级的 IBD 患者需慎用。目前不常规建议将生物制剂用于老年 IBD 患者的治疗。IBD 合并心衰使用生物制剂的风险和益处有待进一步研究。老年 IBD 患者合并心功能不全使用 5-ASA 类药物及免疫抑制剂的相关文献较少,临床工作中应该根据患者的实际情况用药。

虽然老年 IBD 患者从临床表现、诊断、治疗及并发症的预防等方面都表现出与年轻 IBD 患者有所不同,但查阅各类文献发现老年人 IBD 方面的数据资料、临床试验较少,加上这类患者身体情况的特殊性,更是增加了老年 IBD 患者诊断及治疗的困难。老年 IBD 患者用药的选择需要每一位临床医生仔细斟酌,结合患者的实际情况,权衡利弊,有所取舍,尽量做到控制疾病的同时,减少合并用药引起的不良事件的发生。

(刘阳成　缪佳蓉)

参 考 文 献

Sturm G,Maaser C,Mendall M,European Crohn's and Colitis Organisation Topical Review on IBD in the Elderly. J Crohn's Colitis 2016 Oct 20.

第九节　IBD 患者的心理障碍

一、心理障碍在 IBD 发病中的机制

IBD 是一种终身性疾病,暂无有效治愈方案,病程较长且复发率较高,会出现较多肠内及肠外并发症甚至致残,严重影响患者的生存质量。因此,IBD 患者长期受疾病的折磨,容易出现各种心理障碍问题,比如焦虑、抑郁等,严重影响患者的身心健康。目前,关于精神心理因素与 IBD 之间的作用关系仍存在争议,多数的研究者认为 IBD 的复发和恶化可能与患者的精神心理因素有关,但也有研究者认为精神心理因素也可以是 IBD 反复发作的继发表现。

研究证实,精神心理因素可以引起胃肠道功能紊乱。目前,除已知的 IBS、功能性消化不良与精神心理因素相关外,约 74% 的 IBD 患者被认为精神心理因素对他们的疾病过程有影响,显著高于其他疾病患者。越来越多证据表明,精神心理因素与 IBD 的复发及恶化有关。适当的心理压力能帮助患者维持身体内环境的稳态,但当心理压力过大时,就会产生心理障碍,而这种障碍与 IBD 发病相关且会加快 IBD 患者的病情恶化。研究表明,压力能够改变胃肠道动力学,增加内脏敏感性,极大地影响胃肠道的分泌功能,并且增加胃肠道的通透性,对正常的肠道菌群有不良影响。肠神经体系能调控并维持肠道黏膜上皮屏障的完整性。当胃肠道受炎症累及时,炎症会影响肠道上皮的完整性和屏障功能。在动物研究中

发现,急性或是慢性暴露于应激源都会改变胃肠道的病理生理状况,包括离子分泌和上皮完整性。因此,过长时间暴露于应激原会诱导炎症,导致胃肠道上皮的超微结构异常,改变细菌和宿主之间的相互作用,胃肠道细菌的易位现象也更容易出现。所以,胃肠道屏障功能丧失促使炎症进一步发展。研究还发现,心理压力可以改变胃肠道黏膜功能,激活肥大细胞,改变黏膜上皮的通透性并使肠腔内细菌更容易侵入黏膜固有层。因此,细菌入侵会局部激活机体的免疫应答,导致体内释放大量促炎因子,最终导致炎症。此外,IBD 患者适应不良、紧张、焦虑的个性特点可能使他们对病情过度担忧、适应不良,而疾病反复复发和治疗效果不理想,使患者背上了沉重的包袱,并出现一些复杂的心理变化,如焦虑、抑郁等,如此形成一个恶性循环,加重了这种个性上的心理问题。因此,研究认为 IBD 特征性的个性特质很可能是继发于长期的疾病,而这些共同的个性和心理问题不会直接引起 IBD 的发生,而是对疾病的复发及恶化产生影响。

生存质量是从生理、心理、社会功能三方面评价人体的状态。IBD 活动期,患者在生理、心理、社会等方面的生存质量均明显低于缓解期患者,而缓解期患者的生存质量在生理维度方面虽与正常人群差异不明显,但在心理、社会维度方面却比正常人低。因此,无论 IBD 活动期还是缓解期,患者的生存质量均会受到一定程度的影响。

研究表明,精神心理障碍与 IBD 患者的健康相关生存质量(health-related quality of life,HRQOL)相关,无论疾病严重程度如何,IBD 患者的精神心理异常均会对其健康相关生活质量产生不良影响。研究发现,IBD 患者中的精神心理疾病是 HRQOL 低下的一个重要且独立的预测因素,而且精神心理疾病治疗后患者的 HRQOL 亦得到改善,从另一个方面证明了此观点。近来相关研究也表明,抑郁、焦虑等精神症状与受损的 HRQOL 有关。研究表明,IBD 患者的焦虑、抑郁情绪是影响生存质量的独立因素,且焦虑和抑郁均与生存质量呈负相关。持续处于焦虑、抑郁状态可能会加重患者的肠道症状,减低患者的疼痛阈值,从生理领域影响患者的 HRQOL,同时焦虑、抑郁以及孤独感、情绪多变等情绪问题又会使患者不能正常地完成生活、工作和学习,并同时会与亲戚、朋友逐渐疏远,社交活动减少,从社会领域方面影响患者的生存质量。

研究表明,IBD 患者的焦虑、抑郁程度和疾病的严重程度或炎性活动度有关,患者的炎性活动程度越重,其焦虑和抑郁的水平越高,而焦虑、抑郁的程度越高,IBD 复发的倾向也越高。研究也证实,CD 患者的焦虑与其疾病活动度相关,随着疾病活动度由活动期向缓解期转变,患者的焦虑程度逐渐降低,反之当患者焦虑程度越高时,CD 复发的危险性也越高。此外,CD 引发的工作或学习能力下降、社会经济地位下降、治疗依从性差等因素也对其焦虑有一定的影响。焦虑、抑郁对 IBD 的患者有重要影响,焦虑、抑郁越重的患者,生活质量越低,肠道症状和慢性疼痛是焦虑、抑郁患者共同的消化系统症状。焦虑和(或)抑郁可加重 IBD 患者躯体疾病的痛苦,使腹痛加剧,导致患者的疗效不佳、治疗困难。

IBD 患者存在焦虑、抑郁的原因主要是:①由于疾病难以治愈且易反复,要频繁就医,使患者对治疗前景和疾病转归感到失望,产生焦虑和抑郁等心理障碍;②目前药物治疗是 IBD 的主要治疗措施,而治疗 IBD 的药物品种繁多,且多为费用较高的进口药,昂贵的药费加重了他们的经济负担,给他们带来严重的心理压力。同时,IBD 患者遭受长期病痛折磨理论上容易产生病痛灾难感,出现焦虑、抑郁等悲观情绪,情绪通过中枢神经系统对肠道神经产生影响,导致肠道蠕动异常、腹痛加重,产生恶性循环使病情加重,可能也是临床伴有焦虑、抑郁的 IBD 患者常规药物治疗疗效欠佳的主要原因。

　　研究表明，患者的心态和情绪的波动对 IBD 的影响非常明显，当精神受创或负性情绪，如生气、发怒、焦虑等，往往会使本已经稳定的病情再度复发，复发后症状的不适又会使情绪和心态更加不稳，甚至两者间形成恶性循环。此外，负性情绪也会影响治疗的依从性，影响疗效。研究表明，精神心理因素对 IBD 的发病起着至关重要的作用，有些患者在 IBD 出现前就已有焦虑、抑郁等情绪障碍。脑 - 肠轴通过双向信息传递将胃肠道功能与中枢的认知和情感中心联系在一起，肠道感受到的内外部信息可以影响其感觉、运动、分泌及炎症，肠道的信息也可以影响痛觉中枢、情绪及行为。患者还存在多种脑肠肽的异常，如神经递质 5- 羟色胺是一种很重要的脑肠肽，是一种由肠黏膜的嗜铬细胞分泌的免疫调节因子，主要分布于胃肠道及中枢神经系统。5- 羟色胺在肠敏感性和能动性中起作用，其异常改变可能促成肠道的感觉运动障碍。抑郁、焦虑等精神因素可通过大脑皮层影响自主神经，通过脑 - 肠轴使胃肠功能及其分泌功能发生紊乱，导致 IBD 患者的复发或病情加重。应激、焦虑、抑郁是导致胃肠道慢性炎性病变的一个病因学因素，消化系统疾病与机体长期的不良情绪有着密切关联，同属心身疾病的 IBD 患者具有精神心理异常，主要表现为焦虑、抑郁，同时也可出现敌对情绪、疑病症状、个性敏感、孤独、生活负性应激事件发生频率高、社会支持度低、心理压力大等。研究表明，IBD 患者发病前常存在应激事件的刺激，刺激作为应激源，通过影响下丘脑 - 垂体 - 肾上腺轴、下丘脑 - 自主神经系统轴和肠道神经系统，释放炎性细胞因子，引起肠道黏膜受损、肠道功能障碍，导致疾病的复发、病情加重、治疗困难。研究还发现，焦虑和抑郁涉及多脏器的紊乱，与内分泌、心血管系统和免疫系统的改变有一定的联系。焦虑、抑郁也许可以诱导免疫功能的改变，包括免疫抑制和炎症还有其他生物效应，例如自主神经系统的调控和血小板功能的改变。然而，焦虑和抑郁背后的免疫 - 炎症确切机制还尚不清楚，目前研究认为，潜在的免疫失调与 IBD 患者的心理障碍或许有一定的关联，因而推断 IBD 患者的免疫失调可诱使抑郁或焦虑恶化。目前有不同理论认为，抑郁或焦虑者可能易患 IBD 或 IBD 患者更易发生焦虑或抑郁。精神疾病使人们易感 IBD 的假说存在争议，目前可能的解释是抑郁相关的免疫功能受到抑制使人易患 IBD，但该观点还需更多的研究进一步证实。

二、IBD 心理障碍的种类

（一）焦虑障碍

　　焦虑是最常见的一种情绪状态，适当的焦虑能够激发心理防御机制，产生保护性反应，促进积极行为，但当焦虑持续时间过长，会使心理失衡，导致患者意志力减退、免疫失调、病情恶化等，妨碍疾病转归。焦虑障碍表现为不受控制的焦虑、担忧和（或）恐惧，症状可轻可重，可持续 6 个月以上。焦虑的典型症状有：高生理唤醒水平，对未来的过分焦虑，回避自己害怕的场景（比如医疗预约和就诊过程），以及避免应对一些陌生的场景。IBD 是一种慢性疾病，IBD 患者相较于正常人群更易焦虑。研究表明，IBD 患者中焦虑障碍的患病率高于预期，特别是 CD 和 UC 患者，相较于其他慢性疾病患者或正常人群更易患焦虑症。研究显示，IBD 患者并发焦虑障碍的患病率是非 IBD 患者的两倍，其中 CD 患者和 UC 患者并发焦虑障碍的比例非常接近。研究表明，IBD 患者的焦虑程度比正常人高，且 IBD 患者焦虑障碍的患病率正在逐步上升，缓解期的 IBD 患者焦虑患病率在 29%～35%，而活动期的 IBD

患者焦虑患病率高达 80%，显然 IBD 疾病炎症程度与患者的焦虑程度有关。研究还表明，IBD 患者可出现一定程度的精神疾病，高达 43% 的 IBD 患者有高度焦虑障碍，而且医生对他们的焦虑症状和精神方面的主诉明显治疗不足。

文献中提到了许多与 IBD 患者焦虑发病相关的危险因素。假定年龄是一个危险因素，一项韩国的研究观察了患有 FGID 且有情绪障碍的缓解期 IBD 患者，结果显示，40 岁及以上的年龄可以考虑作为一个单独的预警因素，提示患者生活质量极有可能会受影响。女性是否是 IBD 患者患心理疾病的风险因素仍存争议，有学者认为，生活质量下降与患者是女性有关，女性患者更容易得抑郁症；另一些研究则认为女性不是焦虑的显著影响因素。研究显示，活动期的 IBD 患者，通常伴有更大的心理压力，且表明控制炎性活动对于 IBD 患者的身心健康具有重要意义。另一项队列研究也表明，严重的炎症性活动是焦虑的危险因素。

许多 IBD 患者需要进行手术治疗，其中部分患者在行结肠切除术后留下了永久造瘘口，而这对患者而言势必是心理上的一个巨大冲击。研究发现，大部分造瘘的 CD 患者存在心理疾病且生活质量低下，但这些患者并没有得到心理上的帮助。研究还发现，当患者的病情严重程度已经达到需要住院的水平，或是任何治疗手段的副作用（尤其是手术）对患者生活质量有影响，或是患者认为医院环境恶劣，这些都有可能成为 IBD 患者焦虑的原因。

患者的教育程度与焦虑是否有关尚不清楚。研究发现，患者的教育程度与焦虑程度相关，提示教育程度越高的患者焦虑程度越高。焦虑患者是否更愿意查询关于 IBD 的相关信息或者更高教育程度是否导致焦虑，这些问题目前尚无确切答案。因此，需要更多研究来评估焦虑与教育程度的联系，并寻找出目标性干预措施，在提升知识掌握度的同时减轻患者焦虑。

相较于实际的压力，主观压力在 IBD 发病过程中可能也起着重要的作用。研究表明，在 UC 患者中，焦虑分数与主观压力相关，也与 IBD 确诊相关，而 CD 患者中焦虑与主观压力、腹痛和较低的社会经济地位相关。

（二）抑郁障碍

抑郁通常表露出的是与情感、认知和躯体相关的症状，主要表现为情绪低落、悲观，兴趣减低、思维迟缓，缺乏主动性，自责自罪，饮食、睡眠差，担心自己患有各种疾病，感到全身多处不适，严重者可出现自杀念头和行为。若上述的一系列症状持续存在时间超过 1 周并且开始影响患者的日常行为，可以认为患者症状已经达到抑郁的临床诊断指标。由于民众缺乏有关抑郁的知识，对出现抑郁症状者误认为是闹情绪，不能给予应有的理解和情感支持，对患者造成更大的心理压力，使病情进一步恶化。

IBD 患者中患有焦虑和抑郁的比例要远高于患其他疾病的患者或普通人群。IBD 患者的累积焦虑发病率为 19%，抑郁的发病率为 21%，均为正常人群发病率的 2 倍。活动期 IBD 患者的焦虑和抑郁比例高于缓解期 IBD 患者，且 CD 患者的焦虑和抑郁比例高于 UC 患者。对于儿童而言，焦虑和抑郁通常在 IBD 起病前已经存在；对成人而言，焦虑通常在 IBD 诊断前就有所表现，然而抑郁是贯穿 IBD 诊断前后的。研究表明，抑郁症状可增加 CD 发病的风险，但是不会增加 UC 的风险。抑郁情感在 IBD 的病程发展中有着至关重要的影响：①存在抑郁的 IBD 患者，病程更长；②患者的抑郁症状越多，其 IBD 的病情表现也越重；③ CD 患者中，抑郁障碍的患病率明显高于正常人群，而 UC 患者则与其他躯体疾病患者相差无几，这提示 CD 与抑郁障碍有更强的相关性；④心理治疗和（或）抗抑郁药物治疗可帮助缓解IBD患者的临床症状,促进其康复。

抑郁相关因素包括性别、年龄、疾病复发、残疾、失业状态及丧失经济社会能力等。研究显示,女性、疾病进展和病情活动程度是抑郁症的独立预测因子。所以,相对于疾病分型,疾病活动度才是影响心理健康结果的关键因素,活动期IBD患者应积极评估焦虑和抑郁水平并给予适当干预。研究表明,青少年IBD的患病率有上升趋势,尤其是在欧洲北部(如芬兰、苏格兰)。根据患者父母反映,患有IBD的青少年通常会比那些健康的同龄伙伴更加情绪化,有更多的社交和思想问题,其竞争力也远不如其他健康同龄人。这个疾病影响了患病青少年的生活质量,可能对他们的教育和在学校的成长有一定负面作用,同时IBD也可能给他们的就业带来一定困难,比如找到或是持续拥有一份理想的工作。研究表明,女性IBD患者的抑郁症发病率要高于男性患者,而且无伴侣的患者,年龄较小还要忍受着剧烈疼痛的患者,更容易患抑郁症。自杀是一种IBD患者未被大家所熟识的抑郁症的表现。研究显示,患有CD或UC的患者,其自杀的比例较对照组明显增高。有研究强调:"对于临床医生来说,评估处于活动期IBD患者的抑郁症状和自杀倾向是至关重要的,尤其是那些自述病痛的患者,更应该引起注意"。相关研究还表明,IBD患者的抑郁症状与炎症、疼痛、IBD复发和对IBD治疗的敏感性下降有关,IBD缓解期患者的焦虑和抑郁程度与社会经济状况相关。研究发现,一部分IBD缓解期的患者有抑郁和焦虑的表现,提示其可能并发一些精神障碍疾病,但这些精神疾病与IBD的炎性活动程度无关。值得关注的是,抑郁是一个多元化的病症,也就是说不同的疾病症状可以用多种病因来解释,所以在选择治疗方案的时候应该注意到这点。例如躯体抑郁症状(疲劳、快感缺乏、食欲下降、睡眠障碍等)很有可能与疾病炎性活动相关,然而一些认知症状(比如认为自己毫无价值,有自杀倾向)更容易发生在疾病的缓解期。

(三)惊恐障碍

惊恐障碍简称惊恐症,是以反复出现显著的心悸、出汗、震颤等自主神经症状,伴以强烈的濒死感或失控感,害怕产生不幸后果的惊恐发作为特征的一种急性焦虑障碍。惊恐发作典型的表现是患者正在进行日常活动时,突然感到心悸、胸闷、胸痛、胸前区压迫感,或呼吸困难、喉头堵塞、气促、即将窒息,同时出现强烈的恐惧感、濒死感或失去理智,这种紧张情绪患者难以忍受,因而惊叫、呼救,有的出现过度换气、头晕、面色苍白、步态不稳、震颤、手脚麻木、胃肠道不适等自主神经过度兴奋症状以及运动型不安。

研究表明,IBD患者发生惊恐障碍、广泛焦虑症、强迫症和抑郁症的比例比正常人高,而发生社交焦虑或躁狂症的比例则要低于正常人。IBD患者的生活质量为疾病所累,而现有的数据显示,IBD患者并发的焦虑、抑郁和惊恐障碍是导致患者生存质量下降的主要罪魁祸首。

(四)睡眠障碍

IBD患者常表现出一些睡眠异常的症状,如无法入睡、睡眠片段化,白天容易疲劳或睡眠质量降低。研究表明,睡眠障碍可能提示着抑郁、焦虑或是炎症活动,与IBD炎性活动有一定关联。CRP升高水平与睡眠质量降低有一定关系,与夜间出现的胃肠道症状无关。此外,IBD患者抑郁症的严重程度可能与睡眠质量也有一定关联,因此睡眠障碍和抑郁可能都预示着IBD的复发。

研究表明,短时段睡眠(＜6h/晚)和长时段睡眠(＞9h/晚)都与UC的发病率升高有关,而与 CD 的发病率升高无关。在一定的医疗环境下出现的睡眠障碍与不良健康事件、死亡率升高和全身感染概率升高有关。所以，清晰地了解睡眠障碍对 IBD 患者的影响至关重要。研究显示，睡眠障碍可能是 IBD 发病机制中的重要因素，睡眠障碍会影响昼夜节律、褪黑色素的分泌以及胃肠道中的生物钟基因，从而影响免疫系统，并且对肠道炎症反应进行调控。研究表明，无论是急性还是慢性间断性睡眠剥夺均会加重直肠炎性活动度，化学性结肠炎可因昼夜节律的改变而加重。另一方面，IBD 患者的睡眠方式和睡眠参数改变的风险有进一步增大的趋势，这将会极大地影响患者的生活质量。研究还表明，很多 IBD 患者在病情尚未非常严重时就已表现出多方面的睡眠障碍。相比健康人群，病例组的 IBD 患者入睡时间延长，频繁的睡眠片段化，使用安眠药的频率升高，白天的体力下降、容易疲惫，整体睡眠质量下降。因此，睡眠剥夺可能是 IBD 发病的一个环境因素，可促使 IBD 患者的病情愈加恶化，从而进一步影响患者的生活质量和生活应对能力，但该观点缺乏循证医学证据，有待进一步调查研究证实。

（五）应激相关障碍

心理应激主要指由心理社会因素引起的应激，机体通过认识、评价而察觉到应激原的威胁时引起的心理、生理功能改变的过程。通常心理应激引起的防御反应是一种保护机制，不一定引起病理改变，但长期处于慢性应激状态，机体的防御反应处于持续的活动状态，会导致应激系统的失调。应激事件能引起焦虑、抑郁并产生应激性肠道损伤，导致胃肠道病理生理发生改变，通过跨细胞和旁细胞途径，导致肠道分泌功能异常并使肠道上皮通透性增加，长期暴露于应激下可引起肠道黏膜超微结构改变产生低度炎症，改变肠道屏障功能使细菌移位，最终可加重 IBD 患者的临床症状，产生恶性循环使疾病加重。

（六）神经衰弱

神经衰弱是由于长期处于紧张和压力下出现的精神易兴奋和脑力易疲乏现象，常伴有情绪烦恼、易激惹、睡眠障碍、肌肉紧张性疼痛等。由于神经衰弱症状的特异性较差，几乎可见于所有的精神与躯体疾病之中。研究表明，IBD 患者不仅在确诊 12 个月内容易出现恐慌或情绪问题，同时发现患者的情绪问题持续终身的可能性是健康人群的 2 倍。有焦虑症或情绪障碍的患者出现有 IBD 症状的平均年龄低于没有焦虑症或情绪疾病的患者，而伴有焦虑症或情绪障碍的 IBD 患者，平均确诊年龄较一般 IBD 患者的平均确诊年龄更小。

情绪疾病的发展与促炎性细胞因子的增多相关，包括 IFN-γ 的增加。IFN-γ 的增加与色氨酸代谢途径的调节障碍相关，这条代谢途径是通过吲哚胺 -2,3- 双加氧酶（IDO）的激活完成的，情绪疾病的末期通常有 IDO 的激活，这是类抑郁表现的一个生物标志，在动物模型中 IDO 的激活由神经炎症所介导。同时，促炎性细胞因子可以激活 IDO。

（七）其他

1. 性功能障碍　研究表明，IBD 患者的性心理功能障碍发病的高峰为 15～40 岁的年轻患者。CD 和 UC 是终身慢性疾病，所以患者常被迫接受侵入性的腹部和盆腔手术，并且使用潜在的免疫调控和生物疗法。患者的症状、疾病并发症和接受的治疗都会对患者的体型、性行为和性功能产生一定的影响。

2. 担忧生育能力　对生育能力的担忧，多见于年轻的 IBD 患者，其担心的主要涉及不孕不育，药物的潜在负面影响，下一代先天畸形的可能性，以及是否可能把 IBD 的遗传基因传给后代。研究发现，CD 患者对不孕不育的担忧要远高于 UC 患者，且在既往有肠切除手术病史的 IBD 患者中,对不孕不育的担忧更明显。研究还表明,女性患者对自己不孕的担忧比例相比男性担忧不育的比例明显较高。

三、IBD 心理障碍的识别

(一) IBD 患者的心理症状

抑郁和焦虑在 IBD 患者中占主导地位。研究表明,IBD 患者的焦虑和抑郁患病率高于正常人群,但却低于功能性肠病患者焦虑和抑郁的患病率,且 IBD 焦虑、抑郁的患病率(21%~35%)和其他慢性疾病患者的患病率更相似。抑郁在年长患者中更常见,特别是既往有心理疾病病史的患者。研究表明,服用抗焦虑药物、抗抑郁药物或者镇痛药的患者,HRQOL 受到严重影响。回顾 IBD 患者的心理疗法,研究强调有很多慢性疾病患者的典型症状,对于慢性胃肠道疾病患者是非特异性的,包括情绪不稳定性、抑郁、压抑和神经过敏症的高分数。换而言之,焦虑和抑郁是 IBD 症状的结果,比如患者经常出现便血、腹痛、腹胀等引发的。

研究显示,述情障碍是 IBD 患者中的常见人格特征之一。有述情障碍的患者在认识情感和用文字描述情感方面有障碍,他们对情绪的调节和表达都有所减少。研究发现,IBS 和 IBD 患者比健康人群在述情障碍方面评分更高,但二者之间没有差异。FGID 患者的述情障碍比 IBD 患者更严重,两组的评分又比正常健康组更高,即使控制了教育、性别、焦虑、抑郁和胃肠道症状等变量,差异仍然较显著。虽然述情障碍不是 IBD 患者的特有症状,但是有述情障碍的患者不愿用语言表达情绪,更倾向于用身体和行为来表达他们内心的痛苦,当患者得到的社会支持较少或患者具有内向人格时,可能会通过身体和行为来表达他们的情绪,研究结果显示,有述情障碍的 IBD 患者预后和心理功能较差,HRQOL 也较差。

IBD 青年患者相较于幼年特发性关节炎患者会有轻度认知障碍,特别是急性发作期 IBD 患者的认知障碍会更严重,IBD 青年患者相较于非急性发作期的幼年特发性关节炎患者更容易产生错误。因此,活动期的 IBD 青年患者可能会有一些言语记忆障碍,但是不会有严重的认知缺陷。研究发现,IBD 成人患者存在相关认知缺陷,特别是语言功能上的缺陷,提示在 IBD 年轻者的临床评估中,即使是非常轻微的认知问题也有可能在成长过程中恶化加重。

焦虑症可导致 IBD 相关症状,过分的焦虑也可以导致身体上的一些症状(如表 8-9-1)。研究表明,至少 40% 的 IBD 患者呈现出过分的焦虑症状,而 IBD 患者的焦虑常常不被内科医生所重视,并且医生在这方面的训练也比较欠缺,只有当医生采取积极的手段并且与患者之间有很好的医患关系时,医生才可能察觉到患者的心理问题。研究表明,IBD 患者处于活动期时更容易焦虑,而过渡到缓解期后其焦虑症状可自行改善。鉴于 IBD 和焦虑障碍之间的关系,临床医生应该确保早期察觉 IBD 患者的焦虑并将焦虑症的治疗纳入治疗疗程中。初级和二级护理医师应该在照顾 IBD 患者时注意观察他们的焦虑状况,尤其对于那些有患焦虑症的高危因素的患者。

很多患者在被诊断为 IBD 之前,就可能存在心理障碍,这就需要临床医生日常询问 IBD 患者心理健康状况,并寻求一个更适合患者的治疗方案。除此之外,当患者的心理压力增大时,其症状的恶化可能不仅仅是由于疾病的炎症性活动所致,同时也应该对他们进行心理开导和相应的治疗。同理,即使控制了疾病的炎症活动,不等同于患者的精神压力也同

表 8-9-1　患者过分焦虑的症状

症状	表现
一般症状	忽冷忽热、麻木或刺痛感、自动觉醒症状、心悸、出汗、发抖
胸、腹部相关症状	呼吸困难、窒息感、胸痛或胸部不适、恶心或腹部不适
脑部和神经相关症状	感觉眩晕不稳、晕倒或头晕目眩、感觉事物是不存在的（现实感丧失）或感觉自己在很遥远的地方而不在当前位置、害怕失去控制，害怕自己发疯或晕厥，害怕死亡
感到紧张时的症状	肌肉紧张酸痛、坐立不安、无法放松、激动紧张、精神紧绷、感到喉咙哽咽或是吞咽困难等
其他非特异性症状	大惊小怪、易受惊吓，因为担心或是焦虑而无法集中注意力，大脑一片空白，持续处于应激，因为过度忧虑而无法入睡

时缓解。一部分 IBD 患者，即使他们的炎性症状已完全消退，但其精神压力仍较显著。因此提示临床医生对于 IBD 患者的心理治疗不能仅仅局限于控制最初的应激原，在明确并治疗患者的主要并发症和控制患者疾病的炎性活动时，联合心理治疗同等重要。而对于大部分消化内科医生而言，在早期检测和管理 IBD 并发症方面的认知是远远不够的。医生的认知不足，加上很多患者会犹豫是否告知医生自己的心理症状，这些都会耽误 IBD 相关心理障碍的诊断和治疗。

在特定的心理学领域，可以用量化的手段来衡量症状的严重程度或是诊断精神异常。很多量化的评估标准是用严重程度分级，其中记录了症状的数量和严重程度。评估手段包括患者的自述症状和临床医生观察到的症状，可以借助现有的可靠有效的筛查方式准确诊断患者多变的神经生物学症状，例如焦虑、抑郁、疼痛以及睡眠障碍等。这些筛查工具可以帮助医生更好地评估症状，并且评估得出的数据可以录入电子医疗记录。虽然没有工具可以取代临床医生对患者做出的诊断以及对下一步治疗的规划，但这些阳性的筛查结果可以辅助医生进一步做出对患者病情的评价和治疗。正规的筛查问卷可以随访的形式进行，无论是在消化内科住院部或是 IBD 的专家门诊，都可以对患者的焦虑症状进行问卷筛查评估。临床医生可以用一些筛选工具进行检测，以监测 IBD 患者焦虑和抑郁的情况。下表（表 8-9-2）中包含了 5 个问题，都可以用"是"或"否"来回答，这个表格中的测试被证实为对识别焦虑和抑郁倾向非常敏感，并且在不同性别和种族间都有一定识别焦虑症的特异性。

表 8-9-2　监测患者焦虑和抑郁的问题

问题	结果	
1. 你是否有过一阵子感到莫名的恐慌，焦虑或不安？	是□	否□
2. 你是否在 6 个月内都感到焦躁不安？	是□	否□
3. 你在人群中是否会感到焦虑或不适？	是□	否□
4. 是否会做重复的梦或者梦到自己受了伤或是竭力避免能想起创伤的事物？	是□	否□
5. 在过去的两周里，你是否感觉抑郁或是毫无希望或是觉得做的事情毫无兴趣或乐趣？	是□	否□

另外一种监测焦虑的手段是专门针对 IBD 患者的吕贝克心理筛查访谈，这种衡量标准能提供更多有关患者管理的信息，涵盖了社会支持与 IBD 导致的抑郁和焦虑，访谈一般需

要 5～10 分钟来完成。这些临床前期的问卷会涉及所有医生想要得知的信息(例如患者的身体情况、心理症状、生活质量、药物治疗的依从性等),但这些问卷对患者来说显得太冗长繁重,因此目前研究还在试图寻找一种筛查方法,不仅具有很高的敏感性和准确性,而且在临床上也可行。

（二）早期诊断患者心理障碍存在的困难

在还没被诊断有心理疾病前,IBD 患者可能由于疾病的长期折磨,常不满于生活现状,具有较多的负面情绪。研究发现,IBD 患者通常有和功能性胃肠病(functional gastrointestinal disorders, FGID)相同的症状,66% 的 IBD 患者同时满足至少一条 FGID 的诊断标准。焦虑程度越高的患者,FGID 发病率越高,焦虑是这些疾病的潜在恶化因素,会导致更严重的伴随心理疾病,患者的生活质量也会随之降低。虽然焦虑障碍的患者有越来越多的症状,但是这些症状是否由感染加重或者并发 FGID 引起,目前尚不清楚。对于 IBD 和 FGID 导致的症状难以做出鉴别诊断时,主治医师应该首先检查患者有无提示炎症活动的客观体征,只要有炎症,就应该及时治疗,早期控制住 IBD 的炎症活动,那么患者焦虑症状和功能性症状也能得以缓解。如果患者没有客观体征提示 IBD 炎症活动,而症状仍然存在,则医生可以考虑针对患者呈现出的功能性症状进行治疗。

四、IBD 心理障碍的治疗

（一）一般治疗

1. 加强患者健康教育　精神科医生会教患者一些技巧,从而改变患者的一些消极思想和行为。通过加强对患者的健康教育,使患者对自己的病情有更全面的认识,也能让患者快速调节自己的心情并对治疗采取更加积极的态度。

2. 提高社会支持　社会支持是 IBD 患者的重要精神支柱,在 IBD 患者长期的治疗中具有非常深远的意义。社会支持主要包括:①物质性支持:尽可能为患者提供各种服务或物质帮助以解决其实际困难;②情绪性支持:让患者感受到外界的关心与爱护,得到社会同情和他人的信任;③尊重性支持:让患者在社会交往中被他人肯定,获得态度和价值观上的支持;④信息支持:为患者提供疾病的相关信息、建议或指导;⑤同伴支持:IBD 患者之间相互交流,满足个体人际交往的需要,互相缓解疾病带来的压力,促使其保持积极的治疗心态;⑥家庭支持:在社会支持中最为重要,生活中给予患者更多的关爱和尊重,帮助患者进行正确的灌肠治疗、督促患者按时服药和定时医院随诊等。

给予患者情感支持,会帮助其重新认识和评价现状,从而减轻患者的应激反应,更有效地帮助患者应对来自疾病和治疗副作用的压力。目前,社会上有一些可行有效的社会心理医护训练项目,社工、健康教练或同伴指导都可以参加到这个训练项目中。远程监督和远距离医疗能给予患者更频繁的沟通和安慰,医疗团队能给患者一些处理压力的指南,并经常鼓舞患者,从而提高患者的服药依从性。动机性访谈是一种治疗手段,能帮助临床医生明白患者在改变原先不良行为中所遇到阻力,通过这样的访谈,医生也更能发现患者的异常行为和思想。

3. 压力控制训练　指采取一些方法来增强个体应对压力情境和(或)事件及由此引起的负性情绪的能力,针对由于压力而导致的个人身心不适的症状进行处理。由于精神、心理压力可以影响症状,而 IBD 患者压力是普遍存在的,调节缓解压力可能对 IBD 症状产生显著影响。临床医生应该对有心理社会问题的患者采取心理干预,例如教授患者如何进行压力调节、压力释放,教导他们学会自强并对他们进行一些认知行为治疗。研究显示,压力控制训练似乎看上去并不能改善疾病进程或是降低疾病复发率,但在 UC 患者中,压力控制训练也许可以提高患者的生活质量。

4. 认知行为疗法 认知行为治疗(cognitive-behavioral therapy, CBT)是认知与行为相结合的疗法,主要治疗策略是分析患者的信念与正常人的差距,指出其不合理性,督促患者做出改变,以理性代替非理性的观念,在不断的教育中建立健康的认知模式,同时改变不良的行为。

研究表明,心理疗法可以改善饱受心理疾病困扰的 IBD 患者的胃肠道症状。心理社会介入疗法如认知行为治疗、静修疗法,已经被证实是对 IBD 患者最为有效的疼痛管理方法。认知行为疗法中,治疗师教患者主动改变他们原先消极的想法(例如担忧)和行为(例如回避),从而改善他们的心情及相关的身体反应(例如心率加快)。通过上述方法,可以转移患者的注意力,使其不再全部聚焦于躯体的疼痛上。诸多研究证实,认知行为疗法对于治疗焦虑症是十分有效的。

5. 催眠疗法 催眠能充分利用人体的本能来脱离现实。当人处于一种恍惚的状态时,注意力会全部转到对自己的审视而不再受外界压力的刺激。在患者处于催眠状态时,治疗师通过语言和非语言的交流使患者的催眠程度达到最深,当患者处于一种更深的催眠状态或是自我吸收状态时,患者会更主动的回应治疗师给出的建议。在这种有意识的冥想中,患者会更加重视当前的状态,承认并接受自己的想法、行为和未经大脑判断的躯体感受,这种享受当下的状态会使患者不再沉浸于令人沮丧的躯体感受和负面认知。研究表明,催眠疗法能使 IBD 患者进入放松状态,通过中枢机制改变肠道功能状态从而改善症状。

催眠疗法对于提高患者的生活质量是有效的,亦有研究发现,催眠疗法还可减轻症状的严重程度和降低疾病的炎性活动度,显著延长 UC 患者的缓解期时间。研究表明,催眠能减少活动期 UC 患者的全身包括直肠黏膜的炎症反应,能使活动期患者体内的 TNF-α、IL-6、IL-13 和氧化应激指标均下降至疾病缓解期的水平。研究还建议,以肠道为指向的催眠应该在临床实践中被采纳,以降低 UC 的复发率。

6. 正念训练 正念训练是有意识地关注此时此刻的内外部刺激,采取开放、不评判、不反应、客观的态度去觉知并接纳,使个体的注意与觉知能力、调节情绪的能力及情绪状态发生明显变化。正念训练能够有效地改善患者的消极情绪,增加积极情绪,在减少焦虑和抑郁的同时使患者的生活质量有所提高,且使患者更好地关注"此时此刻",接纳目前的身心状况,用更积极的心态去面对生活、工作与疾病。正念疗法强调"此时此刻、活在当下",强调对当前的情绪、想法、病痛等身心现象的持续注意和不评判,是纯粹的觉察、感受它们,能够让患者从以往习惯性的反应模式中跳出来,以一种全新的视角和态度来对待疾病。

研究表明,IBD 患者有较高的焦虑、抑郁发生率,对其生活质量产生严重影响,而正念训练可以有效地降低 IBD 患者的消极情绪,显著改善生活质量,提高对不良情绪和日常生活事件的正念觉知水平,并且帮助他们更好的应对疾病、工作和生活,因此有必要对 IBD 患者进行相关的正念训练干预。

(二)药物干预

1. 抗焦虑药 主要为苯二氮䓬类(BZ),如艾司唑仑、阿普唑仑等。此类药使用于焦虑症、失眠症或抑郁伴明显焦虑症状和失眠者，后者应与抗抑郁剂合并使用。作为一种短程辅助用药，BZ 对应激诱导的发作性肠功能紊乱也有效，而对慢性胃肠道障碍的疗效有待进一步证实。由于 BZ 可降低疼痛阈值并有致抑郁作用，故对慢性疼痛和抑郁患者应慎用，BZ 依赖具有潜在长期危险性。

2. 抗抑郁药 研究发现，患者在使用抗抑郁药后，IBD 复发率比用药前有所降低，接受类固醇治疗的次数也有所减少。因此，抗抑郁药可能在对炎症的控制上有一定的好处。目前临床上使用的各类抗抑郁药主要包括三环类抗抑郁药（TAC）、选择性 5- 羟色胺再摄取抑制剂（SSRI），这些药物疗效基本相当，起效时间也大体一致，但对于具体患者来说需对药物疗效和副作用以及耐药性方面进行权衡。三环类抗抑郁药虽然疗效明确、价格相对便宜，容易为一般患者接受，但其不良反应也十分突出，药物一旦过量，可导致患者死亡。SSRI 类药物如氟西汀和帕罗西汀，其优势在于不良反应少而轻，几乎没有抗胆碱能及心血管系统副作用，但价格较高，临床应用受到一定的限制。阿米替林是一种抗抑郁药，目前在 IBD 和胃肠道症状的治疗中广泛应用，对 IBD 患者的心理和躯体症状的治疗也有一定疗效。

3. 疗程 精神疾病治疗药物的临床疗效一般需 2～4 周才会显现，不良反应较多并且有可能是不确定的（如体重增加和性功能障碍），终止治疗通常发生在第 1 周或第 1 个月，应及时调整治疗药物以确保最佳的疗效及最小的不良反应。

（沈 骏 南 琼）

参 考 文 献

1. 范一宏，王诗怡. 治疗的艺术：重视炎症性肠病患者的心理健康 [J]. 世界华人消化杂志，2016，24（16）：2445-2453.

2. van den Brink G, Stapersma L, El Marroun H, et al. Effectiveness of disease-specific cognitive-behavioural therapy on depression, anxiety, quality of life and the clinical course of disease in adolescents with inflammatory bowel disease: study protocol of a multicentre randomised controlled trial（HAPPY-IBD）[J]. BMJ Open Gastroenterol，2016，3（1）：e000071.

第十节 IBD 激素治疗依赖及抵抗

一、概述

长久以来，激素治疗都是控制 IBD 急性发作的重要药物之一。国内外研究表明，IBD 患者应用激素的报道分别为 34%～63% 和 53.2%。但 Faubion 等对 173 例 CD 和 185 例 UC 激素治疗 1 年后进行疗效评估，发现 16% 的 IBD 患者均出现激素抵抗。我国钱家鸣教授等研究发现，UC 患者激素抵抗率高达 53.5%。纵观国内外研究报道，IBD 患者应用激素治疗，难治性（依赖性）的报道高达 30%～60%。

二、定义

（一）难治性 IBD 的定义

对标准剂量的糖皮质激素（GC）治疗无反应或初始有效、但减量或停用激素后迅速复发者，需长期使用 GC 或转化治疗来控制病情。

（二）激素依赖的定义

患者出现两类情况：①无疾病活动复发的情况下，自开始使用激素起，3 月内不能将激素用量减少到相当于泼尼松 10mg/d 的剂量（或者布地奈德 3mg/d）；②或停用激素后 3 个月内复发。

（三）激素抵抗的定义

2018 年，我国《炎症性肠病诊断与治疗的共识意见》中指出，激素抵抗是指经泼尼松或相当于泼尼松 0.75mg/（kg•d）治疗超过 4 周，疾病仍处于活动期。第 3 版《ECCO 指南》强调评判 IBD"激素依赖"与"激素抵抗"过程中需严格排除并发症，尽管上述定义存在主观性与人种差异，但其既可指导临床实践，也对临床试验标准进行统一，治疗 CD 的最终共同目标是完全停止激素使用。

三、激素依赖及抵抗的原因

（一）感染

有报道称，在难治性 IBD 的结直肠活组织检查中有 36% 的患者存在 CMV 感染。有学者报道 EBV、C.diff 感染也是 IBD 治疗无效和复发的主要原因。

诱发感染的常见原因包括：①常规使用免疫抑制治疗，包括 AZA、MTX、CsA、酶酚酸酯、他克莫司或其他新型的免疫抑制剂；②已经证实的 CMV 对于炎症部位的趋向；③营养不良的 IBD 患者出现免疫能力的改变。

（二）病变部位

UC 患者 GC 治疗反应的前瞻性研究表明，病变累及全结肠是难治性 UC 的一项危险因素。但也有学者研究发现，直乙状结肠型、左半结肠型、全结肠型病变分布对激素抵抗差异无统计学意义，激素疗效仅与病变范围有关，病变超过结肠脾曲，即广泛结肠炎、全结肠炎患者治疗反应差，与有关报道一致。

（三）GRα/GRβ 比例失衡

Arcsi 等报道，GRα/GRβ 比例失衡也是 IBD 患者激素抵抗的重要原因，GRα 是生理情况下的主要存在形式，是介导 GC 抗炎作用的主要成分，GRβ 被认为是体内 GRα 的内源性拮抗剂，有抑制 GRα 活性的负性调节作用，学者发现 UC 激素抵抗组患者的肠黏膜浸润细胞 GRβ 表达明显高于激素敏感组。

（四）多耐药基因（multidrug resistance gene-1 ABCB1/MDR1）多态性

MDR1 位于 7 号染色体，其编码产物（P-glycoprotein 170，Pgp170）高度表达于肠道、胆管等上皮表面，是 ATP 依赖性细胞泵，可将药物（如激素和免疫抑制剂）从细胞内转运至细胞外，因此其可能是 IBD 激素耐药的原因之一。P-gp 是 1976 年 Juliano 首次发现的在多药耐药细胞膜上高表达的与耐药程度呈数量相关的高分子量蛋白，P-gp 高表达可主动地从胞质中泵出细胞外，导致激素耐药的产生。而 MDR 基因是外周血淋巴细胞和肠黏膜细胞中唯一的 P-gp170 表达基因。Crgies 等研究报道激素治疗失败 IBD 患者中存在多耐药基因的高表达。Oretti 等对 119 例 IBD 儿童患者的研究表明，Bcl I（SNPs）在激素敏感组较激素依赖或抵抗组出现频率明显升高。因此，多耐药基因（MDR1）多态性决定 IBD 患者对激素治疗反应。

（五）其他

Prcit 等报道与激素治疗失败相关的因素包括第 3 天粪便次数大于 6 次、广泛性结肠炎、营养不良等。Kuriyama 等长期随访日本 981 例 UC 患者，发现在疾病诊断的前 5 年，男性患者结肠切除的风险更高一些，经多因素 Logistic 回归分析得出男性是激素抵抗的预测因素之一。有研究认为，ANCA 阳性病例，在对治疗反应方面较阴性病例差，病情进展倾向于手术治疗。此外，患者依从性差也是发生激素治疗依赖及抵抗的原因。

四、激素依赖及抵抗的评估

评价激素抵抗的指标包括：①临床表现：大便次数、血便情况；②实验室指标：血红蛋白水平、血沉、CRP、大便培养、大便查 C.diff、EBV、CMV；③并发症、影像学及内镜检查。人血白蛋白是反映内脏蛋白水平的重要指标之一，研究发现人血白蛋白水平低是 UC 患者发生激素抵抗的重要指标。刘玉兰等研究通过单因素分析得出，性别、全结肠受累、白蛋白水平、Truelove 和 Witts 评分为重度这四个因素与激素抵抗相关。多因素分析中，男性和低白蛋白水平与激素抵抗显著相关。Danovitch 将人血白蛋白 < 30.0g/L 作为暴发性 UC 的重要诊断指标之一。De Dombal 认为人血白蛋白降低是严重 UC 需行手术治疗的重要指征之一。

将 CRP、ESR 作为 IBD 的活动性指标在临床上早已有应用，研究表明高水平的炎症指标 CRP 与正常（低）水平 CRP 相比更易发生激素抵抗。以往多认为其水平与内镜、组织学表现不一致，但 Solem 等发现 CRP 与 IBD 活动指数、内镜、组织学表现相关。ESR 被广泛用于评估 IBD 疾病活动性，但仅可作为一般快速评估方法，并不完全能准确、及时地反映治疗改善情况。ESR 水平增高与结肠病变的关系可能较 CD 更为密切。上述指标不仅可帮助判断疾病的严重程度，也可以作为治疗后应答与否的标志。

EBV、CMV 及 C.diff 等感染，可能会加剧 IBD 的病情，导致这类患者对激素治疗失反应或者出现病情恶化。研究报道，UC 并发 TM 或行结肠切除患者，术中结肠组织标本中 CMV 高流行性。

五、激素依赖及抵抗的补救治疗

（一）免疫抑制剂

1. AZA 和 6-MP　第 3 版《ECCO 指南》推荐激素治疗失败的 IBD 患者一线用药首先考虑嘌呤类似物（AZA、6-MP 等），所以它们常作为激素依赖 IBD 患者激素撤除治疗的替代和维持缓解治疗的药物。AZA 的最佳剂量是 1.5～2.5mg/(kg·d)，6-MP 的剂量是 1.0～1.5mg/(kg·d)，可以有效诱导并维持 UC 和 CD 的疾病缓解。研究报道 AZA 有效率达 40%，Ardizzone 等报道在激素抵抗患者中应用 AZA 获得很好的临床及内镜缓解率。

但 AZA 起效缓慢，使用后 3～6 个月才能使糖皮质激素逐渐减量，用药期间需严密监测血药浓度及不良反应。AZA 或 6-MP 治疗失败时可考虑 MTX 作为备选药。研究表明，激素依赖或抵抗患者联合应用 IFX 及 AZA，较单用 IFX 的临床缓解率显著增高，但联合用药将增加机会感染率、肾毒性等副作用。

2. CsA　1994 年 New England 报道，对于激素抵抗的重症 UC 患者，CsA 是快速有效的治疗方法。研究报道 CsA 治疗有助于使 2/3 的激素抵抗的 UC 患者免于手术治疗。第 3 版《ECCO 指南》指出，CsA 治疗的推荐剂量为 2～4mg/(kg·d)，CsA 短期治疗效果明显，有效率达76%～85%，起效时间一般在给药24～72小时后，4～7天治疗无效则应及时更改治疗方案。有效者应待症状缓解后改为口服（不应超过6个月），逐渐过渡到巯嘌呤类药物维持治疗。考虑到CsA存在感染、神经及肾毒性、血压升高等严重副作用，在使用过程中需严格监测血药浓度维持至100～300μg/L。

美国胃肠病协会推荐的CsA治疗原则：①对于激素难治性UC，治疗有效且可降低其手术风险；激素治疗无效的UC患者可考虑使用2～4mg/(kg•d)静滴。②建议同时使用糖皮质激素。③静滴治疗有效或缓解的UC患者，需继续应用口服制剂数月（初始剂量为静脉用量2倍，每日2次）或开始AZA、6-MP治疗及预防卡氏肺囊虫感染，应使用AZA或6-MP维持治疗。④口服制剂对糖皮质激素难治性UC有效，但需使用AZA或6-MP维持。⑤CsA对CD治疗效果不及UC，静脉或口服用药对肠腔内CD无明显效果，合并瘘管形成的CD患者可尝试使用，待瘘管愈合后需用AZA或6-MP维持治疗。

3. 他克莫司（Tacrolimus）　他克莫司是一种具有强效免疫抑制作用的大环内酯物，能增加激素结合的亲和力，加强激素介导的转录作用，减少激素用量，适用于传统免疫抑制剂治疗耐药或抵抗的患者。Eistrc等报道，对激素抵抗的患者使用他克莫司治疗，结果有67%完全缓解，11%进行手术。Treic研究证实，他克莫司的治疗总体缓解率达57%，其推荐剂量为0.15mg/(kg•d)。但目前应用他克莫司治疗IBD激素失败患者的疗效及安全性仍需要更多研究进行证实。

4. MTX　多个研究肯定了MTX在激素依赖与抵抗的IBD患者中的治疗效果，但指南并不推荐将MTX作为激素治疗失败患者的基础治疗，研究报道MTX的治疗效果劣于AZA。因此，MTX主要用于AZA治疗失败或者是6-MP耐药的患者的备选用药。MTX的常用诱导剂量是25.0mg/周、维持剂量15.0～25.0mg/周。其主要不良反应有白细胞减少、恶心、呕吐、肝脏纤维化等，罕见出现过敏性肺炎。所以对于MTX，妊娠是绝对禁忌的，治疗期间需定期检测血细胞计数及肝功能，肝功能持续异常者需停用或进行肝脏活检。

（二）沙利度胺

沙利度胺可通过免疫调节、抗炎、抗血管生成、抗黏附分子等作用治疗IBD。其中，对激素治疗依赖与抵抗的IBD和（或）合并瘘管的CD有效。1979年文献第一次报道用该药成功治疗UC激素抵抗的患者。推荐剂量是1.0～1.5mg/(kg•d)，用药前应常规做妊娠实验，用药期间应严格避孕并监测不良反应。

（三）抗TNF-α单抗

抗TNF-α单抗，包括IFX、ADA、塞妥珠单抗等，大规模临床研究也证明以上3种生物制剂可以迅速诱导缓解和维持缓解。目前指南推荐对于难治性激素抵抗急性重度UC患者，若一线治疗药物存在禁忌证，则使用IFX。IFX可诱导UC临床缓解及维持，且可使传统药物治疗失败的难治性中重度UC患者避免结肠切除，降低病死率；IFX尤其对于难治性CD能诱导及维持其缓解，控制CD患者肛周瘘管。

美国胃肠病协会推荐的IFX使用原则：①适用于治疗难治性IBD及合并瘘管CD患者，有效者需维持治疗，若患者经济条件有限，可选择巯嘌呤类药物维持治疗。②BD患者治疗的推荐剂量为5mg/kg静滴2h以上，在第0、2、6周分别给药1次，有效者每8周1次维持治疗；若3次给药无效者则不推荐继续使用；初始有效但随后治疗无效的CD患者可考虑使用10mg/kg治疗，但需在有急救措施及严密监测下给药；使用有效者可考虑激素逐渐减量或激素撤除。③禁用于过敏反应、活动性感染、脱髓鞘疾病、重度充血性心衰、合并新近肿瘤病史者。使用前需排除潜在的活动性结核。

（四）其他药物治疗

若患者出现感染，应尽量依据粪便、血液培养结果给予针对性抗感染治疗。研究报道甲硝唑、环丙沙星已被试用于 UC 常规治疗效果差的患者。低分子肝素在 IBD 治疗中能起到抗炎、抗凝及调节免疫功能等的作用，临床研究显示肝素对于激素依赖与抵抗的 UC 和CD 具有辅助疗效。

（五）药物的联合治疗

治疗激素依赖或抵抗的 IBD 患者，药物联合使用比药物单用效果更好，所以，有时需要联合使用以上药物，常用方案为：①免疫抑制剂 + 生物制剂（如 AZA + IFX）；②两种免疫抑制剂联合应用（如 CsA + AZA）。但需严密监测药物副作用的产生，根据患者病情个体化用药。

（六）非药物治疗

1. 营养支持治疗　EN 支持是重要的治疗方法之一。积极的营养支持在改善患者营养状况的同时，可缓解炎症、调节免疫及增强肠道黏膜屏障等作用，有利于缓解 IBD 患者症状。在胃肠功能允许的情况下，推荐尽量使用 EN。

2. FMT 治疗　FMT 为难治性 IBD 患者提供了新的治疗选择，通过反复 FMT 治疗能有效重建患者的肠道菌群结构。2013 年美国 FDA 正式批准 FMT 可用于 C.diff 感染的治疗。我国张发明等对激素依赖型 UC 患者提出了 FMT 升阶梯治疗方案，发现疗效显著。

3. 造血干细胞移植治疗　干细胞是一类具有自我高度更新繁殖及多分化潜能特点的细胞。2009 年文献中第一次报道了该技术用于 CD 的治疗。进一步研究报道显示 IBD 患者在骨髓移植或造血干细胞后可获得长效的缓解。在干细胞移植治疗 IBD 中，最佳来源为肠道上皮干细胞，但其数量有限、体外难以长期培养扩增等因素，限制了肠道干细胞移植治疗IBD 技术的进展。

4. 白细胞净化治疗　IBD 活动期，骨髓白细胞渗透到结肠黏膜并产生大量的肿瘤坏死因子。有研究报道白细胞净化法可促进炎症的缓解，但还需进一步的临床研究来证实。

（七）手术治疗

激素抵抗在 CD 早期阶段应考虑手术治疗。手术治疗可视为一种备选方案，而非上述治疗无效时最终考虑的方案。Turner 等报道 UC 患者中仍有 27% 的患者最终须行全结肠切除手术。2017 年《ECCO 指南》推荐药物补救治疗 4~7 天无效，建议手术。对于暴发型 UC患者药物补救治疗 4~7 天内无效，或出现 TM 且药物治疗 72 小时内无效的患者，均须考虑外科全结肠切除等手术治疗。

总之，目前对于 IBD 激素依赖及抵抗的治疗，首先应分析可能存在的原因，积极控制感染。目前，药物治疗首先考虑使用嘌呤类似物如 AZA 及 6-MP 治疗。若疗效欠佳，可考虑使用生物制剂及其他免疫抑制剂治疗，如 IFX、CsA 或他克莫司等，部分患者可采用药物联合治疗，手术治疗应视为激素失败补救治疗的整体方案之一，而非上述治疗无效时最终考虑的方案。此外，其他治疗方法如 FMT 治疗可尝试使用。但对治疗方案的选择，需要依据患者不同病情采用综合与个体化治疗。

（孙　杨　马岚青）

参 考 文 献

1. Faubion WA Jr, Loftus EV Jr, Harmsen WS, et al. The natural history of corticosteroid therapy for inflammatory bowel disease: a population-based study[J]. Gastroenterology, 2001, 121(2): 255-260.

2. Gomollon F, Dignass A, Annese V, et al. 3rd European Evidence-based Consensus on the Diagnosis and Management of Crohn's Disease 2016: Part 1: Diagnosis and Medical Management[J]. J Crohn's Colitis, 2017, 11(1): 3-25.

3. Harbord M, Eliakim R, Bettenworth D, et al. Corrigendum: Third European Evidence-based Consensus on Diagnosis and Management of Ulcerative Colitis. Part 2: Current Management[J]. J Crohn's Colitis, 2017, 11(12): 1512.

第十一节　免疫抑制剂及生物制剂的应用问题

一、免疫抑制剂使用中的相关问题

免疫抑制剂，目前更倾向于称为免疫调节剂（immunomodulator），常用于 IBD 的有 AZA 或 6-MP、MTX、CsA、他克莫司和沙利度胺。在治疗 IBD 的临床工作中，使用免疫抑制剂时常常会遇到疗效不足或病情复发的情况，那么如何处理这些棘手的问题呢？我们将在这里详细阐述这些常用的免疫抑制剂的应用问题。

（一）巯嘌呤类

1. 用法用量和起效时间　巯嘌呤类药物主要包括 AZA 和 6-MP。AZA 起效缓慢，起效时间为 12～16 周，故多用于维持期的治疗，不用于诱导缓解治疗。AZA 用药途径多为口服，第 3 版《ECCO 指南》推荐目标剂量为 1.5～2.5mg/kg。静脉注射只用于无法口服的患者，每次 50mg，溶于 5ml 注射用水后加入 5% 葡萄糖注射剂 250ml 中，于 30～60 分钟内滴完。6-MP 用药途径多为口服，但口服胃肠道吸收不完全，IBD 患者的治疗推荐剂量 0.75～1.5mg/(kg·d)。

2. 适应证　巯嘌呤类药物主要用于 IBD 维持缓解期。对于 UC，可用于：①对于轻度至中度疾病活动的患者，服用推荐剂量美沙拉秦后出现早期或频繁复发，或不耐受美沙拉秦；②激素依赖或者抵抗型的患者；③对于 CsA 或他克莫司有反应的对激素依赖或者抵抗的患者；④使用生物制剂诱导缓解后的患者。

对于 CD，其适应证包括：①首次就诊就需要全身应用激素达到缓解的患者；②激素治疗后出现复发的患者；③对激素依赖或者抵抗的患者；④病变广泛的患者；⑤出现肛周病变或者瘘管形成的患者。

3. 不良反应　AZA 的不良反应发生率为 9%～28%，主要包括胃肠道反应、血液学毒副作用、恶性肿瘤、胰腺炎、肝脏毒副作用、皮疹、流感样症状（头痛、发热、全身关节肌肉酸痛）、感染等。在 AZA 的不良反应中，以血液学毒副作用发生率最高，其中以白细胞减少最为常见。因此，使用 AZA 的过程中需注意：①服用 AZA 后出现胰腺炎者，不宜继续使用 AZA；②白细胞基数低者慎用；③有淋巴瘤家族史者慎用；④有非色素性皮肤癌病史者慎用；⑤有其他系统肿瘤病史者慎用。

4. 使用巯嘌呤无效的原因及解决方案

（1）巯嘌呤剂量不够：当巯嘌呤类治疗无应答时，应评估患者对疗法的遵循情况及剂量是否足够。若患者未遵循治疗方案，出现自行减量、加量及停药情况，应嘱患者严格按照治疗方案。针对患者举行 IBD 健康教育讲座，提高患者服药依从性。

一般推荐 AZA 剂量为 $1.5\sim2.5mg/(kg\cdot d)$，6-MP 剂量为 $0.75\sim1.5mg/(kg\cdot d)$，若剂量不够，无法达到血药浓度，可能出现疗效差或无应答的情况。在无法检测巯嘌呤类活性代谢产物 6-TGNs（6- 硫鸟嘌呤核苷酸）浓度的情况下，临床医师可根据患者临床症状、白细胞数量来调整巯嘌呤类药物剂量以达到一定的血药浓度，达到临床缓解。但对患者症状好转的判断存在一定的主观因素，白细胞数量可出现持续性下降，甚至出现粒细胞缺乏症而导致严重感染，因此 6-TGNs 浓度检测更为客观。6-TGNs 浓度与疗效呈正相关，浓度 >235pmol 或 8×10^8RBC 与临床缓解密切相关。若 6-TGNs 浓度低于治疗范围将导致治疗无效。所以推荐通过检测 6-TGNs 浓度，调整巯嘌呤剂量，达到治疗目的。

（2）硫嘌呤甲基转移酶基因突变：硫嘌呤甲基转移酶（TPMT）为巯嘌呤类药物代谢途径中的关键酶，其基因异常导致代谢产物浓度异常，将不能发挥应有的药理作用，导致治疗无效或不良反应发生。TPMT 基因突变导致酶活性异常，而 TPMT 活性与 AZA 活性代谢产物 6-TGNs 的水平呈负相关，高酶活性个体生成的 6-TGNs 浓度低，可能导致治疗失败；TPMT 活性降低，6-TGNs 将主要经次黄嘌呤鸟嘌呤磷酸核糖基转移酶途径代谢生成，非正常增加的 6-TGNs 将导致毒副作用的发生增加。

在给予巯嘌呤类药物治疗前，建议行 TPMT 检测。CPIC 指南推荐：① TPMT 携带野生型基因或酶活性正常及高于正常的患者，AZA 剂量为 $2.5mg/(kg\cdot d)$；TPMT 酶活性中等下降（杂合突变）或缺乏（纯合突变）的患者，AZA 剂量应分别减少至原来的 30%～70% 及 10%。

（3）合并感染：予巯嘌呤治疗 IBD 的同时，也会对机体正常的免疫功能产生部分抑制，增加感染发生的风险。合并感染可能会影响机体对免疫抑制剂的反应，出现无效或者疗效欠佳的情况。IBD 患者常见 C.diff 和 CMV 感染，应对建议住院治疗的 IBD 患者进行 CMV 和 C.diff 感染检测，如已感染，给予相应抗感染治疗后可以使巯嘌呤类药物疗效增加。

（4）合并癌变：炎症相关性 CRC 是 IBD 患者最严重的并发症，约 20% 的 IBD 患者可在发病 10 年内发生 CRC。UC 患者患 CRC 的几率，在起病后 10 年为 2%，20 年为 8%，30 年为 18%，若 CD 患者病变累及结肠范围达到三分之一，则癌变风险与 UC 相似。IBD 患者使用免疫抑制剂，可增加血液系统肿瘤、皮肤癌、泌尿系统肿瘤和宫颈癌等的风险。肿瘤的发生会导致免疫抑制剂治疗无效或者疗效欠佳。因此，在免疫抑制剂治疗中，建议对高危人群进行筛查、随访和预防。

（5）药物抵抗：在巯嘌呤类药物治疗 IBD 过程中，出现免疫抑制剂无反应或者疗效欠佳的原因，可能是出现了药物抵抗。对于免疫抑制剂难治性的 UC，内镜和活检是最好的评估手段，既可确认诊断又可排除并发症。而接受过足量 AZA 治疗的难治性 UC，可能不适合 CsA 的补救治疗。应与患者共同讨论应用无类固醇激素诱导和维持缓解的治疗策略。在没有禁忌的情况下，可考虑使用生物制剂治疗。ECCO 推荐对巯嘌呤类药物难治的中度 IBD 患者，应使用抗肿瘤坏死因子治疗，可优选与巯嘌呤类药物联合用药，或至少使用英夫利西单抗或维多珠单抗。对于巯嘌呤类治疗无效的 CD 患者，可考虑更换为 MTX。

另外，在巯嘌呤类药物治疗过程中，如果出现疗效不佳，可以使用一些增效剂，如别嘌醇、托法替尼，来减轻不良反应或增强疗效。别嘌醇是次黄嘌呤的异构体，为黄嘌呤氧化酶（XO）的抑制剂，联合使用别嘌醇可延长巯嘌呤的半衰期，使其疗效增加 2～4 倍，但同时毒性增大，两药联用时巯嘌呤需减量为常规剂量的 1/4～1/3。别嘌醇能增加 6-TGNs 的代谢途径，别嘌醇联合小剂量 AZA 可降低药物相关不良反应。托法替尼被证明对免疫抑制剂难治性患者是有效的。

若进一步的药物治疗同样没有达到明确的临床疗效，应推荐结肠切除术。

（6）患者依从性差：在使用巯嘌呤治疗的过程中，若患者的依从性差，不按医嘱服药，出现自行减量、停药的情况，导致治疗剂量及疗程不足，也会出现治疗失败的情况。

5. 使用巯嘌呤类药物治疗，病情好转后再次复发的原因及解决方案

（1）原因：针对使用巯嘌呤期治疗间病情复发的 IBD 患者，应当首先评估他们对疗法的遵循和炎症的客观症状。患者依从性较差，不能遵照医嘱服药，出现自行停药或者减量的情况，将会导致疾病复发。

另外，如果 IBD 病情控制不佳，疾病进展同样会导致疾病复发。同时存在感染、癌变、药物抵抗也可能导致疾病复发。

（2）治疗方案

1）优化剂量：剂量优化有可能改善应答率。ECCO 推荐，对于接受了标准维持剂量的巯嘌呤类药物治疗但是出现病情复发的 IBD 患者，可以考虑进行剂量升级，使用量 >2.5mg/（kg·d）或 >1.5mg/（kg·d），直到出现白细胞减少的不良反应，或者根据活性代谢产物 6-TGN 的浓度来判断。

2）更改用药：在使用巯嘌呤类药物无效的情况下，可根据病情更换为其他的免疫抑制剂，如 MTX、沙利度胺或者生物制剂治疗。对嘌呤类药物抵抗的 CD 患者，使用 MTX 治疗有效。IFX 及 ADA 等生物制剂可用于激素抵抗及复发型 UC 患者治疗，有效率达 68%，2 周内缓解率达 40%。同时，也可将口服他克莫司作为其他免疫抑制剂或英夫利西单抗治疗无效时的替代用药，尤其对合并肛周病变的患者。

3）联合用药：对于使用巯嘌呤类药物复发的患者，可以联合使用生物制剂治疗。对比单用 IFX、与 AZA 联用及单用 AZA 后发现，IFX 联用 AZA 治疗组的无激素缓解率，优于单用 IFX 治疗组，单用 AZA 治疗组的无激素缓解率是最低的。IFX 联用 AZA 组的黏膜愈合率优于其他两组。即使是对于巯嘌呤难治性 IBD 患者，使用生物制剂的同时继续使用 AZA，可以减少免疫原性，减少抗体的产生，更好的诱导及维持缓解。

4）手术：对于内科药物治疗无效的 UC 患者及并发大出血、癌变或者 TM 者，应及时转换治疗，进行全结肠切除手术。对于 CD 而言，手术应当作为对付局部疾病治疗的一个备选方案。对于局部病变，若在使用巯嘌呤类药物治疗期间复发，可采用外科手术治疗，切除病变部位缓解症状，尽快达到临床缓解。

（二）CsA

1. 用法用量及起效时间　CsA 静脉用药可以诱导 IBD 缓解，口服 CsA 则多用于 IBD 活动期向临床缓解期转变时、巯嘌呤类药物起效前的替代与过渡治疗。对于静脉使用糖皮质激素 7～10 天无效的 UC 患者，推荐 CsA 静脉滴注，剂量为 2～4mg/（kg·d），治疗期间应监测 CsA 的血药浓度。对于重度 UC 患者，CsA 静脉起始剂量为 2～4mg/（kg·d），监测 CsA 血药浓度，适当调整剂量，维持有效血药浓度至 100～200ng/ml。病情缓解后，CsA 改为口

服，剂量为 4mg/(kg·d)，持续 3～6 个月，直到巯嘌呤类药物起效。总疗程不能超过 6 个月，5～7 日无效者及时转为手术治疗。

2. 适应证　CsA 对于重度或糖皮质激素治疗无效的 UC 有较好的短期疗效，但长期使用复发率较高。另外，也有研究发现 CsA 治疗瘘管型 CD 有效。

3. 不良反应　CsA 的不良反应主要包括高血压、肌肉震颤、多毛症、骨髓抑制、感觉异常、肝肾毒性、胃肠道反应甚至慢性肠穿孔、高血糖、感染等，长期使用还会导致癌变。治疗期间应监测 CsA 的血药浓度、肝肾功能、电解质等指标，以避免不良反应的发生。目前临床上推荐监测服用 CsA 2 小时的浓度，能明显的降低 CsA 的用量，减少不良反应的发生率。

（三）他克莫司

1. 用法用量及起效时间　他克莫司的用药途径包括口服、经静脉及外用三种。与经静脉给药相比，口服胶囊更方便于他克莫司在门诊患者中的治疗使用，且副作用小，因此在 IBD 患者中使用较多。他克莫司常用剂量为 0.025mg/kg，每日 2 次。口服他克莫司能够快速诱导缓解，患者的临床应答率在用药 2 周就比较明显，在 4 周时即可观察到较高的临床缓解率。

2. 适应证　他克莫司的适应证与 CsA 类似，对急性重度或糖皮质激素治疗无效的 UC 的诱导缓解有较好的短期疗效，也可用于瘘管型 CD 的治疗。由于目前尚缺乏充足的研究证据，故使用他克莫司治疗时仍需谨慎。

3. 不良反应　他克莫司的副作用发生率为 40%～60%，其中低镁血症、感觉异常、震颤、头痛、高血压、高血糖最常见；感染、恶心、肾损伤、白细胞减少、关节肌肉疼痛、血栓形成等也可能出现。其副作用一般比较轻，给予减量或者停药后即可好转。治疗过程中同样需要监测血药浓度（10～15ng/ml）、肾功能等指标。

（四）MTX

1. 用法用量及起效时间　MTX 起效较缓慢，初次给药后需 2～3 个月才能起效，因此不推荐作为急性发作期的治疗用药。目前的指南中大多建议 MTX 诱导缓解期剂量为 25mg/ 周，缓解期剂量为 15mg/ 周，肌内注射或皮下注射疗效更佳。用药同时需口服叶酸 5mg（1 周 1 次，用药第 3 日起服用）来减少胃肠道不良反应，并定期监测血常规、肝功能，必要时行胸片检查。妊娠及哺乳期禁用。

2. 适应证　MTX 适用于激素依赖型 CD、重度 CD 药物诱导缓解后频繁复发的 CD、巯嘌呤类及抗 TNF 药物治疗无效或不耐受的活动期或再复发的 CD。

3. 不良反应　MTX 常见的不良反应包括胃肠道反应、口腔黏膜溃疡、皮疹、转氨酶轻度上升、肝纤维化、骨髓抑制及其导致的白细胞与血小板甚至全血细胞减少，比较少见的有过敏性肺炎。用药前后 4 周内及以后每周应复查血常规与肝功能，如果谷丙转氨酶水平高于正常值 2 倍以上，则需要减少 MTX 的使用剂量，直至谷丙转氨酶恢复正常水平。另外，因为 MTX 具有致畸作用，所以不能用于有生育要求的患者。MTX 的半衰期很长，需要 6 周才能在体内达到稳定浓度或者完全清除，因此，有生育要求的患者需要先停药 6 个月，用药期间不建议进行母乳喂养。

（五）沙利度胺

1. 用法用量及起效时间　沙利度胺起效时间较短，一般在用药后 2～4 周开始起效。起始剂量通常为 50mg，每晚服用，可根据患者耐受情况可逐渐加量，推荐剂量为 2mg/kg。

2. 适应证　目前，沙利度胺可用于维持儿童难治性 CD 抗 TNF 制剂有效但继发失效的替代治疗，尚无充分证据表明沙利度胺有助于成人 IBD 患者的诱导缓解。

3. 不良反应　沙利度胺最常见的不良反应包括外周神经炎、皮疹、嗜睡、水肿、乏力、血栓栓塞；较少见的不良反应有高血压、眩晕、便秘、白细胞减少等。另外，沙利度胺也有明确的致畸作用，妊娠期、哺乳期禁止使用。若有生育需要，则需至少停药 3 个月以上。

二、生物制剂使用中的相关问题

生物制剂在 IBD 的治疗史上具有划时代的意义，能在改善患者症状的同时改善患者的预后，因此生物制剂在 IBD 的治疗中应用越来越频繁，并且种类较多，本部分内容主要讲述生物制剂在 IBD 治疗过程中的相关问题，如不良反应、治疗无效的病因及解决方案。

（一）生物制剂的分类及作用机制

生物制剂是指用微生物（细菌、立克次体、病毒等）及其代谢产物的有效抗原成分、动物毒素、人或动物的血液或组织等加工而成作为预防、治疗、诊断相应传染病或其他有关疾病的生物制品。生物制剂种类繁多，用于治疗 IBD 的主要有以下几类：抗肿瘤坏死因子、整合素拮抗剂、Janus 激酶抑制剂、白介素抗体、抗黏膜血管定居因子抗体和 Smad7 反义寡核苷酸等。

1. 抗肿瘤坏死因子　应用于 IBD 的抗肿瘤坏死因子主要包括 IFX、ADA、CTZ 和戈利木单抗。

（1）IFX 和 ADA：是 IgG1 抗 TNF-α 单克隆抗体，具有潜在的抗炎作用，可能是依赖于促炎症细胞的凋亡发挥作用。IFX 是最早应用于 IBD 的抗 TNF 制剂之一，IFX 对中重度 IBD 患者疗效显著，可以显著改善 CD 患者的临床症状，促进黏膜的愈合、预防瘘管的形成，可明显改善患者生活质量。ADA 由人的重链和轻链可变区和人 IgG1 恒定区组成，特异性地结合到 TNF-α 并阻断 TNF 受体。ADA 能达到黏膜的愈合，降低 IBD 疾病加重风险和手术率。

（2）CTZ：是聚乙二醇人源化 Fab 片段的抗 TNF-α 单克隆抗体，通过 90pM 的 KD 与人类的 TNF-α 结合，抑制 TNF-α，起到抗炎作用。

（3）戈利木单抗：是人源性 TNF-α 单克隆 IgG1 抗体，与人类的 TNF-α 结合，抑制 TNF-α，起到抗炎作用，证实对中重度活动性 UC 有效。

2. 整合素拮抗剂　那他珠单抗是一种整合素 α4 的人源化单克隆抗体，通过阻断白细胞的整合素 α4，继而阻断白细胞向肠黏膜组织内浸润，降低肠道炎症反应。维多珠单抗是一种高选择性和特异性的抗 α4β7 整合素抗体，用于中至重度 UC 和 CD。维多珠单抗的使用范围：对抗 TNF 制剂或免疫调节剂应答不充分、无应答或不耐受的 IBD 患者，或对皮质醇应答不充分、不耐受或者依赖的 IBD 患者。

3. 其他生物制剂

（1）白介素抗体：优特克单抗是作用于 IL-12、IL-23 共有亚基 P40 的人源形单克隆抗体，对活动期 CD 的诱导应答及缓解有利。

（2）Janus 激酶抑制剂：托法替尼是一种可口服的 Janus 激酶抑制剂，能阻断 IL-2、4、9、15、21 等细胞因子的信号转导，已经证实对部分 UC 和 CD 患者治疗有效。

（3）其他新的化合物：如抗黏膜血管定居因子抗体和 Smad7 反义寡核苷酸等。Mongersen 是一种新型制剂，是可口服的 Smad7 反义寡核苷酸，有明确的剂量 - 反应曲线，能够诱导缓解活动期 CD。

（二）IFX 的应用

1. 不良反应及防治措施

（1）输液反应：因为 IFX 是基因重组的人鼠嵌合体，采用静脉注射为治疗途径，较易发生免疫介导的输液反应。约有 10% 使用 IFX 的患者发生输液反应，按发生的时间可分为急性型和迟发型两类。通常发生在药物输注期间和停止输注 2h 内的是急性型输液反应，表现为关节炎、头痛，恶心、胸闷、皮疹等症状，发生于输液后的 3～14 日内的是迟发型输液反应，表现为血清病样反应，如关节痛、肌肉痛、发热、皮肤发红、荨麻疹、瘙痒等，易发生于那些与初次用药时间间隔 1 年以上的患者。输液引起的过敏反应较少见，呼吸短促和荨麻疹为主要临床表现。

预防措施：IFX 引起的输液反应（输注时间 2h）是较为少见的，可采用以下措施进行预防：减缓输液的速度、使用抗组胺类药物、对乙酰氨基酚或皮质类固醇等。迟发型可在外周血予氢化可的松预处理。输液反应引起的过敏反应，应立即停止输液并换用其他生物制剂治疗。目前尚无确切治疗措施用于预防生物制剂输液反应，可采取：预防性使用糖皮质激素口服；急性者立即停止输注并给予糖皮质激素或联合抗组胺药治疗（如 200mg 氢化可的松，或氯马斯汀 2mg 联合 25mg 泼尼松）；对迟发型者给予抗组胺药物治疗，也可加用对乙酰氨基酚治疗。

（2）注射部位反应：某些生物制剂由于自身的免疫源性及皮下注射的给药途径，在使用过程中容易发生注射部位反应，如 ADA 与 CTZ，其中以 ADA 较为常见。局部轻、中度红斑、瘙痒、刺痛或水肿为主要表现。

防治：大多数的注射部位反应不需要特殊处理即可自行缓解，也可使用冰袋局部降温、外涂激素或更换注射部位处理。对于那些反复发生注射部位反应但迫切需要生物制剂治疗的患者可尝试脱敏疗法。

（3）感染：生物制剂在治疗 IBD 的同时，也会影响机体的免疫功能，导致感染的发生。主要包括严重细菌感染和机会性感染。常见的严重感染有腹部脓肿的形成、胃肠炎和肺炎。机会性感染多发生于免疫系统损伤的个体，导致致病率和致死率增加。机会性感染病原体包括细菌、真菌、病毒和寄生虫。

防治：在生物制剂治疗前，应对患者的体质、年龄、免疫功能、基础疾病、用药情况等一般情况进行评价。同时以下辅助检查必不可少：HBV 两对半、HBV-DNA、抗 HCV、HIV 抗体、结核菌素皮内试验（TST）或 T-SPOT 试验、EB-DNA、HCMV-DNA、胸片。在防止 IBD 患者发生机会性感染的 2017 年《ECCO 指南》中，建议在进行生物制剂治疗前应常规注射以下疫苗，包括流感疫苗、肺炎球菌疫苗、乙肝疫苗、水痘疫苗和 HPV 疫苗。

（4）抗体形成：生物制剂的抗体形成也是不良反应之一，包括抗英利昔单抗抗体和抗阿达木单抗抗体。抗体的形成使治疗效果欠佳，抗英利昔单抗抗体可以引发急性输注反应和延迟的血清样病变反应。

防治：采用生物制剂联合免疫抑制剂治疗可减少抗体形成，但仍受到质疑。抗体的形成受给药剂量和给药间期的影响，高剂量的生物制剂将减少抗体的形成，而间歇性的治疗增加了抗体的形成，用药时间的延长也同样有可能增加抗体的形成。因此，在生物治疗的过程中，推荐维持治疗以减少抗体形成。

（5）恶性肿瘤：目前尚未明确显示抗肿瘤坏死因子有发生淋巴组织增殖性疾病及恶变

的风险。长期联合使用免疫抑制治疗,会增加机会性感染和肝脾 T 细胞淋巴瘤的风险。抗 TNF 制剂与 AZA 长期联合使用将会增加淋巴组织性恶性肿瘤的发生,尤其是非霍奇金淋巴瘤。抗 TNF 治疗也会增加黑色素瘤发生的风险。

防治:在生物制剂治疗过程中,应做好患者的筛选,密切监测随访,以减少不良反应的发生。恶性肿瘤是生物制剂使用的禁忌证,在治疗过程中,一旦发现有肿瘤发生迹象要立即停药。治时应重点关注皮肤及淋巴结检查,以防皮肤癌及淋巴瘤的发生。建议在抗肿瘤坏死因子治疗期间以及停止后的 1 年内,每个月检查 1 次,往后每年随访 1 次。

(6) 皮肤反应:在生物制剂治疗过程中,皮肤反应是最常见的不良反应,除了注射部位的局部反应和输液反应的皮肤表现,还包括皮肤感染、银屑病及非黑色素皮肤癌。狼疮样综合征、多形性红斑以及史蒂文斯 - 约翰逊综合征较为少见。

生物制剂治疗过程中,严重皮肤感染发生率高达 2%。除病毒感染外,还观察到了真菌感染。皮肤反应多种多样,关键是如何辨别感染与纯湿疹、银屑病。湿疹可以在身体的任何地方看到,大多数情况下使用局部类固醇治疗有效。IFX 可以用于治疗银屑病,但又可以诱发无病史的患者新发银屑病,甚至加重原有银屑病患者的皮损。

防治:皮肤反应表现是多种多样的,轻微的皮肤病变大多可通过局部治疗缓解,如贴敷冰袋,或者局部的涂抹激素。对于严重的皮肤反应,应立即停用生物制剂。

针对合并银屑病患者,将病变分为 3 种程度:轻度者:皮损≤5% 体表面积;中度者:皮损面积 >5% 体表面积或发生掌跖脓疱型银屑病的患者;重度者:并发严重或进展期的银屑病者。针对以上不同程度的皮肤病变可采取以下措施处理:①轻度者可继续使用抗 TNF-α 制剂,在皮损处局部用药治疗即可;②中度者可考虑换用另一种抗 TNF-α 制剂并采取局部封闭治疗,口服 MTX、CsA、维 A 酸等治疗;③重度者则应立即停用抗 TNF-α 制剂并在皮肤科专家指导下进行系统化的银屑病治疗。

(7) 神经系统症状:使用生物制剂治疗的患者也可能出现神经系统症状,主要包括认知功能障碍、感觉异常、大小便失禁、眼部症状、轻度偏瘫等,脱髓鞘病变和视神经炎较为常见。

防治:患有感觉或运动神经病的患者应慎重评估,如果患者出现脱髓鞘性疾病,则应停止使用抗 TNF-α 制剂。有多发性硬化家族史的患者应慎用抗 TNF-α 制剂。神经系统症状大多能部分缓解或完全缓解,不能缓解者需药物治疗。早期发现停药 1 个月后多数可好转。

(8) 其他不良反应:在生物制剂治疗过程中,涉及各个系统的其他不良反应还有很多,如血液系统、消化系统、循环系统等。

血液系统并发症较少发生,可表现为贫血、全血或者单系血细胞减少及血液的高凝状态,脾肿大或脾梗死也可见。应密切监测白细胞水平,若中性粒细胞计数 $<0.5×10^9$/L,立即停止治疗生物制剂治疗。

抗 TNF-α 制剂治疗过程中,可出现肝功能异常,多表现为转氨酶的轻度升高,也可并发胆汁淤积性肝病及肝炎样综合征或导致肝功能衰竭。在生物制剂治疗之前,应对患者的肝功能进行全面评估:对于肝功能正常但有肝病发生风险的患者,治疗过程中每 12 周监测一次肝功能。在治疗过程中,若转氨酶轻、中度升高(不超过正常值的 5 倍),可考虑继续使用抗 TNF-α 制剂,但应密切关注肝功能水平变化;若肝酶重度升高(超过正常值的 5 倍),则应立即停止抗 TNF-α 制剂的治疗。

在生物制剂治疗过程中,也可发生充血性心力衰竭。对于 NYHA 分级 I-II 级的患者,治疗前应通过超声心动图评估左室射血分数,若＞50%,则不推荐使用抗 TNF-α 制剂。NYHA 心功能分级 III-IV 级的患者列为抗 TNF-α 制剂使用的绝对禁忌证。

2. 英夫利西单抗治疗后无效的原因及解决方案

(1)原因:①药物浓度不够:25%～40% 的 IBD 患者在 IFX 维持治疗中出现对药物失去应答(lose a response,LOR),每年因 LOR 而终止用药的患者接近 10%,其发病机制目前并不清楚,可能与 IFX 药物浓度不足及抗体的出现有关。低的 IFX 谷浓度与低的临床应答有更直接的关系,超过了抗 IFX 抗体。②抗抗体的出现:抗抗体的形成使治疗效果下降,可能导致生物制剂治疗无效或者疗效欠佳。ATI 往往出现在 25% 的丢失应答、有药物不良反应及过敏的 IBD 患者中。③非炎症性病变:BD 合并非炎症性病变,如纤维狭窄、肿瘤、IBS 及其他(淀粉样变性、BOG 等)病变等,也会导致 LOR 的发生,导致生物制剂疗效欠佳或者无效。④出现继发感染:在生物制剂治疗 IBD 的同时,也对机体正常免疫起抑制作用,因此有增加感染发生的风险。相关的感染包括细菌、真菌、病毒和寄生虫。感染的发生可加重疾病,出现 LOR,导致疗效欠佳。

(2)解决方案:①优化治疗方案:对于明确的对抗 TNF 治疗反应的缺失的患者,ECCO 推荐可以优先通过剂量优化来解决,增加剂量或缩短用药间期是等效的策略。如果剂量优化治疗仍无效,建议换用不同的抗 TNF 制剂治疗。如果条件允许可通过检测血清抗 TNF 制剂水平和抗药物抗体水平来优化治疗策略,抗 TNF 失败患者再使用维多珠单抗有效。WGO 全球指南也推荐,当治疗反应欠佳时,可以将剂量从 5mg/kg 增加至 10mg/kg,或者缩短给药间隔。②更换为另一种抗 TNF-α 制剂:当使用一种抗 TNF-α 制剂无效或者疗效欠佳时,若增加剂量或者缩短用药时间仍然疗效不佳,可换用另一种抗 TNF-α 制剂。将 IFX 换成 ADA 治疗后应答率从 23% 增至 92%,而缓解率在 0%～50% 之间。因此,ADA 可以用于诱导和缓解对标准疗法无效或者对 IFX 无应答的活动期 UC。CTZ 对 IFX 失去应答或不耐受的 CD 患者有效,可以促进瘘管闭合。③更换另一种类型的生物制剂:ECCO 推荐对于抗 TNF 失败的 IBD 患者换用维多珠单抗治疗有效。韩国 UC 的治疗指南推荐,对皮质类固醇、巯嘌呤或抗 TNF 制剂无反应的中度至重度 UC 使用 VDZ 诱导缓解。2016 年,《应用维多珠单抗治疗中至重度 IBD 患者专家共识》推荐,应考虑使用 VDZ 作为难治性或不耐受 TNF 抑制剂的活动性重度 UC 患者的诱导治疗。VDZ 最近被 FDA 批准用于中度至重度不耐受 EMA 或常规治疗或 TNF- 抑制剂难治 IBD 患者。④联合用药:生物制剂联合使用免疫抑制剂也是一种有效的治疗方案。对比单用生物制剂或者单用免疫抑制剂,联合免疫抑制剂可以提高临床缓解率和黏膜愈合率,同时可能会减少抗抗体的产生和(或)增加 IFX 的浓度,从而提高治疗效果。⑤手术治疗:对于生物制剂治疗无效,更换治疗方案后疗效仍不佳时,也可考虑手术治疗。根据患者病变部位及病情,选择合适的手术方案。但抗 TNF 治疗中或治疗后腹部手术术后并发症发生率是否增高尚无定论。

(李　瑾　张海蓉)

参 考 文 献

1. 吴开春,梁洁,冉志华,等. 炎症性肠病诊断与治疗的共识意见(2018 年·北京)[J]. 中国实用内科杂志,2018,38(09):796-813.

2. Chang HC，Won M. Second Korean guidelines for the management of ulcerative colitis. Intest Res，2017，15（1）：7-37.

3. Armuzzi A，Gionch P. Expert consensus paper on the use of Vedolizumab for the management of patients with moderate-to-severe Infammatory Bowel Disease. Dig Liver Dis，2016，48（4）：360-370.

4. Steenholdt C，Svenson M，Bendtzen K，et al. Severe infusion reactions to infliximab：aetiology，immunogenicity and risk factors in patients with inflammatory bowel disease. Aliment Pharmacol Ther，2011；34：51-58.

5. Panecione R，Ghosh S，Middleton S，et al. Combination therapy with infliximah and azathioprine is superior to monotherapy with either agent in ulcerative colitis. Gastroenterology，2014，146（2）：392-400e3.

6. Ford AC，Peyrin—Biroulet L. Opportunistic infections with anti-tumor necrosis factor-α therapy in inflammatory bowel disease：meta-analysis of randomized controlled trials. Am J Gastroentero，2013，108（8）：1268-1276.

7. Biancone L，Petruzziello C，Orlando A，et al. Cancer in Crohn's Disease patients treated with infliximab：a long-term multicenter matched pair study. Inflamm Bowel Dis，2011，17（3）：758-766.

8. Deepak P，Sifuentes H，Sherid M，et al. T-cell nou-Hodgkin's lyrnphomas reported to the FDA AERS with tunlor necrosis factor-alpha（TNF-α）inhibitors：results of the REFURBISH study. An J Gastroenterol，2012，108（1）：99-105.

第十二节　储袋炎及封套炎

一、储袋炎

（一）概述

近年来，UC发病率逐年升高，UC药物治疗的发展使UC患者手术切除率大大降低。但UC临床问题十分复杂，患病后结直肠恶变及难治性UC等问题常使患者不得不需要外科手术治疗，因IPAA可以重建消化道，改善排便功能，已成为目前大多数需要行结肠切除术UC患者的首选手术治疗方案。但UC患者在行IPAA术后可能出现多种并发症，储袋炎（pouchitis）是发生于回肠储袋的一种非特异性炎症，是最常见的并发症之一，严重影响患者的手术效果及生活质量，储袋炎多在回肠造瘘关闭后出现，发病率与随访时间相关，术后1年发病率约为20%，术后5年约为40%，其中有10%～15%可演变为慢性储袋炎，而术后10年的患者中储袋炎发生率高达50%。

（二）病因及发病机制

目前储袋炎的确切发病原因不明，但UC患者行IPAA术后的储袋炎发病率明显高于FAP患者，这提示UC与储袋炎可能存在部分相同的致病机制。目前所公认的储袋炎发病机制主要与以下因素有关：①充当结肠功能的回肠储袋UC复发；②回肠储袋微生态失调；③短链脂肪酸缺乏；④黏膜缺血及氧自由基损伤；⑤基因易感性；⑥免疫失调等。其中肠道微生态与遗传易感性在储袋炎发病机制中具有重要作用，且遗传易感性与肠道微生态之间存在相互作用，即具有遗传易感性的个体可影响肠道微生态的变化，肠道微生态变化最终可导致患者储袋炎的发生。在储袋炎急性期，厌氧菌及溶血性大肠埃希细菌的总量增多，总需氧菌减少。在储袋炎患者中使用抗生素可减少细菌数量，特别是厌氧菌的数量，从而达到治疗目的。

（三）危险因素

储袋炎的病因尚不清楚，了解储袋炎发病的危险因素有助于认识储袋炎的病理机制，目前研究显示的危险因素可能包括以下方面：

1. 疾病相关风险因素　①储袋炎的发生与UC病变范围相关，广泛的UC患者在IPAA术后，储袋炎发病风险增加。②出现肠外并发症如关节炎、反流性回肠炎、PSC、骨质疏松症等也可使储袋炎发病风险增加。③患者术前、术中、术后的某些因素也可影响储袋炎的发生，例如术前糖皮质激素的使用、肠外并发症、免疫系统等伴随疾病，术中使用S型储袋、吻合口与齿状线之间的距离小于5cm、手动吻合，以及术后粪便LF阳性、使用NSAIDs、IDA、血小板增多、胃十二指肠溃疡等。但当确实有手术指征时，不需要因为这些因素而取消手术，应当与患者及其亲属在术前充分告知储袋炎风险。

2. 基因易感性　NOD2是CD易感基因，研究发现NOD2基因多态性患者更容易出现IPAA术后预后不良，重症储袋炎组的NOD2的突变率明显高于IPAA术后无症状者。白介素-1受体拮抗剂基因多态性也与储袋炎发生相关。血清核周围型抗中性粒细胞抗体与慢性储袋炎相关，但与急性储袋炎无关。

3. 吸烟　吸烟是UC的保护性因素，却是CD的危险因素，同样也发现未吸烟者储袋炎发生风险明显增加，而吸烟者储袋CD的风险显著增加，这也提示UC和CD发病机制参与了储袋炎的发病过程。

4. 饮食　饮食是影响肠道菌群的主要因素，也可以成为储袋炎发病的危险因素。研究发现，未发生储袋炎的患者中水果、脂溶性抗氧化剂的摄入明显增加。

（四）临床表现

储袋炎的主要症状为排便次数及液体量增加。IPAA术后患者每日平均排便4～8次，每日排便量约700ml，而正常人群仅200ml。其他常见症状包括腹部绞痛、急迫感、里急后重感、盆底不适、大便失禁、黏液便、发热、肠外表现等。大便失禁是术后影响生活质量的主要原因，部分患者也可出现血便及肠外表现等。然而，这些临床表现缺乏特异性，难以与封套炎、储袋易激综合征、感染性肠炎及CD等疾病相鉴别。

结合症状和内镜表现，储袋炎根据疾病活动情况可以分为缓解期与活动期，活动期根据症状持续的时间分为急性储袋炎（症状在抗感染治疗2～4周后好转）和慢性储袋炎（症状持续超过4周），按发病情况分为偶发性（每年发作少于3次）、复发性（每年发作大于3次）和持续性，慢性储袋炎根据对抗生素治疗的反应又可分为两型，即抗生素依赖型和抗生素抵抗型。

（五）内镜及病理表现

1. 内镜下表现　对于症状符合储袋炎表现的患者，储袋内镜检查及储袋黏膜活检是诊断所必需的。有回肠肛管吻合储袋的患者有时会存在肛门储袋吻合口狭窄，因此胃镜较肠镜更适宜行储袋检查。储袋炎共同的内镜表现包括弥散性红斑、水肿、颗粒样变、脆性增加、自发性及接触性出血、糜烂及溃疡等。值得注意的是，沿着吻合口周围的糜烂和溃疡并不一定都是储袋炎，在吻合线周围活检可能会出现异物肉芽肿，虽然这一部位病变发病机制不明，但考虑其为独立于储袋炎存在的一种病变，目前的假设主要认为可能与机械性、免疫及缺血等因素有关，在这一部位活检可能会干扰诊断结果的判断，故活检需要在储袋黏膜及储袋上方的输入攀进行取材。

2. 病理组织学　病理组织学检查对于储袋炎诊断及鉴别诊断均具有重要作用，病理组织学检查可发现肉芽肿性炎及病毒包涵体，有助于与 CD 及感染性疾病相鉴别，还可以发现异型增生及肿瘤性病变。储袋炎的病理表现多是非特异性的，包括急性炎症（中性粒细胞浸润、隐窝脓肿）及与慢性炎症相关的溃疡。由于取样的误差，储袋炎的内镜及组织学表现可能会有差异，回肠储袋上皮形态学的改变多发生在回肠造瘘封闭后的 12～18 个月，表现为绒毛扁平、数量减少或者完全消失、黏膜萎缩、化生。

3. 储袋炎评分　储袋炎诊断评分标准较多，但临床及基础研究中运用较多的是 PDAI 评分标准（The Pouchitis Disease Activity Index，PDAI）（表 8-12-1），PDAI 是综合临床症状、内镜表现和组织学变化三个参数来计算的评分，当患者具有临床症状、内镜或组织学证据时，PDAI 评分≥7 分就考虑存在储袋炎，但也有约 1/4 的患者具有较高的症状，评分考虑存在储袋炎，却因为缺乏内镜及组织学标准而达不到 PDAI 的诊断标准。同时，不少因为其他

表 8-12-1　PDAI 评分

评分项	评分标准	评分
排便次数	术后正常排便次数	0
	1～2 次＞术后正常排便次数	1
	3 次≥术后正常排便次数	2
便血	无/罕见	0
	每日出现	1
排便急迫感或腹部绞痛	无	0
	偶尔出现	1
	时常出现	2
发热（＞37.8℃）	无	0
	有	1
临床评分		6
内镜炎症	水肿	1
	颗粒样改变	1
	脆性	1
	血管网消失	1
	黏液分泌物	1
	溃疡	1
内镜评分		6
中性粒细胞浸润	轻度	1
	中度（无隐窝脓肿形成）	2
	重度＋隐窝脓肿形成	3
溃疡/高倍视野（%）	＜25	1
	25～50	2
	＞50	3
组织学评分		6
总评分		18

注：储袋炎 PDAI≥7，IPAA 术后每日平均排便次数为 4～8 次

原因所致的肠道症状也被当做储袋炎而被过度治疗。改良 PDAI 评分（mPDAI）在 PDAI 评分基础上省略了组织学评分，更方便于临床实践中运用，mPDAI≥5 分则提示存在活动性储袋炎。不同国家尚有其他的评分系统，包括 Moskowitz 评分及 Heidelberg 评分等，与 PDAI 互相不可取代，但后者更适合临床研究而不是临床实践。

（六）诊断与鉴别诊断

储袋炎症状无特异性，诊断需要包括临床症状、特征性的内镜及组织学异常表现，必要时还需进行储袋造影判断有无储袋狭窄，或通过 MRI 检查判断有无瘘管形成和大便细菌检查等判断是否存在细菌感染。储袋炎诊断标准较多，但临床及基础研究中运用较多的是 PDAI 评分标准，并且 PDAI 评分可用来评估储袋炎的严重程度。

患者在 IPAA 术后出现的储袋功能障碍症状，可由除储袋炎外的其他原因引起，包括封套炎、储袋易激综合征、缺血、CD、胶质性储袋炎、C.diff 及 CMV 感染等所致储袋功能障碍、直肠鞘炎及因骨盆化脓性感染所致的继发性储袋炎导致局部炎症等。此外，肉眼可见的溃疡有时难以与 NSAIDs 等药物引起的非特异性回肠炎鉴别。因此除储袋内镜及病理组织学检查外，尚需进行系统病史询问、粪便培养、C.diff 毒力测定等微生物学检查，排除感染等其他因素所致储袋功能异常。

（七）治疗

目前尚无标准化治疗方案，仅有少部分安慰剂对照研究被报道，储袋炎的治疗大多是经验性治疗，主要治疗方法包括：

1. 抗生素　抗生素可有效缓解储袋炎患者症状、预防储袋炎的发生及促进储袋炎维持缓解。甲硝唑 15mg/（kg·d）和环丙沙星 1g/d 常被推荐为目前急性储袋炎的一线治疗方案，治疗疗程为 10～14 日，大部分患者可取得快速应答。对于急性储袋炎的治疗，环丙沙星较甲硝唑对缓解症状更有效，且部分患者使用甲硝唑后可能出现周围神经病变、胃肠道反应及味觉障碍等表现。因此，临床上以环丙沙星更为常用。此外，替硝唑 15mg/（kg·d）或利福昔明 1g/ 次、2 次 / 日，也可作为联合治疗选择。急性储袋炎经单一或双联抗生素治疗 4 周后，若内镜及组织学检查仍提示炎症存在，考虑为慢性储袋炎。慢性储袋炎的临床问题较为复杂且极具挑战性，需要考虑纳入其他治疗方案。

2. 生物制剂　就短期疗效来看，抗肿瘤坏死因子是慢性抗生素难治性储袋炎最为有效的治疗方法。一项针对生物制剂治疗储袋炎的系统综述中，分析了 140 例储袋炎患者首次使用 IFX 的治疗情况，有效率达 80%，其他可用于储袋炎治疗的生物制剂还包括 ADA 等。

3. 糖皮质激素　主要作为二线治疗方案用于慢性储袋炎患者，倍氯米松和布地奈德为常用药物，一项纳入 20 例慢性储袋炎患者（标准计量的抗生素治疗 4 周无应答）的研究中，运用回肠释放的布地奈德制剂（9mg/d）治疗 8 周后，75% 的慢性储袋炎患者获得临床缓解，中位 PDAI 评分治疗前后分别为 14 和 3（$P<0.001$）。

止泻药物可减少储袋炎患者大便量，FMT 对部分慢性储袋炎患者有效，而益生菌可用于储袋炎预防及抗菌药物治疗后维持。其他的治疗方法如铋剂灌肠、要素饮食、他克莫司局部用药、细胞净化等也尝试着运用于储袋炎的治疗。

4. 储袋炎后续复发的防治　研究显示，益生菌有助于储袋炎患者抗生素诱导缓解后的维持缓解，而且对储袋炎的发生有预防作用。对于复发性储袋炎患者，再次使用抗生素或延长抗生素联合治疗的疗程仍可获得再次临床缓解，但部分患者对抗生素治疗无效，症状迁延不愈，即慢性抗生素难治性储袋炎。慢性难治性储袋炎常有持续性症状，是储袋失败的常见原因。联合抗菌药物、布地奈德及联用两种抗生素、生物制剂对部分慢性难治性储袋炎患者有效。但对于症状持续存在的患者，还需考虑到是否需要修正诊断，包括未诊断的 CD、回肠储袋狭窄、CMV 及 *C.diff* 感染、胶原性储袋炎、封套炎、解剖学障碍及储袋易激综合征。

5. 储袋 CD 部分患有储袋炎的 UC 患者在行 IPAA 术后，被诊断为储袋 CD，考虑与行储袋手术后肠黏膜基因表达改变有关。除抗感染治疗外，储袋 CD 患者尚需免疫抑制剂或生物制剂治疗，部分患者甚至需要再手术及永久性回肠造口。

6. 储袋炎的再手术 IPAA 的总体终身失败率约 15%，在排除其他因素确诊为储袋炎之后，若各种治疗均宣告无效，应考虑再次外科手术切除储袋，切除病变部位，重新吻合。严重的储袋炎经药物治疗无效时，则可改作永久性回肠造口。确认储袋彻底失败前，应考虑许多问题，如挽救手术的可行性、储袋是否可修复或重建等，且这类手术多建议由经验丰富的领域内专家及有经验丰富的专科中心完成。

（八）储袋炎管理

IPAA 术后应对患者进行随访，对于有储袋功能不良症状的患者推荐早期行储袋镜检查。内镜的随访应根据每个患者的特殊情况进行调整，有高危因素的患者，例如有肿瘤或原发性硬化型胆管炎的患者推荐每年行储袋镜随访，无症状的患者遵循个体化的储袋随访策略。

总之，因现有的研究尚不能完全解释储袋炎的确切发病机制，目前对慢性难治性储袋炎的治疗还是一个临床上棘手的问题，大多数治疗均是实验性的。储袋炎不仅导致患者的痛苦也增加了社会经济负担，未来还需要大样本的随机对照研究帮助解决储袋炎的治疗问题。

二、封套炎

封套炎主要是指齿状线至吻合口区域所发生的炎性反应。目前的研究普遍认为，封套炎是因 UC 靶器官切除不彻底，肛管移行区内的柱状上皮与结直肠黏膜发生的炎性改变相似，齿状线以上保留的柱状上皮发生类似于 UC 的炎性反应，也可称之为残存的 UC。封套炎主要的临床表现包括血便、腹泻、肛周疼痛、里急后重感等，直肠出血在直肠残端封套炎中较储袋炎更常见。TM、术前使用生物制剂、暴发性结肠炎及行"J"型储袋吻合是术后发生封套炎的高危因素。

目前对于封套炎的诊断需结合临床症状、内镜及病理组织学改变。封套炎的内镜下表现主要包括封套黏膜水肿、充血、红斑形成、出血、结节颗粒状增生、溃疡、黏液渗出或血管网结构消失等。病理组织学检查可见封套黏膜炎症细胞浸润、隐窝脓肿、溃疡等，呈急性或慢性炎性改变。对于行 IPAA 术后出现血便、腹泻、肛周疼痛、里急后重感等症状的患者，若经内镜及病理组织学检查提示封套存在炎性改变，且储袋及其上方的回肠无炎症改变或仅有轻微炎症，可诊断为封套炎。因此，对行 IPAA 术后患者进行内镜检查时，也应该注意对直肠封套进行检查。

针对封套炎的治疗，目前国内外尚缺大样本系统研究及指南。虽然其与储袋炎临床表现类似，但封套炎被认为是残存的 UC，所以治疗措施与 UC 相似，针对储袋炎治疗的抗生素并不能明显改善封套炎患者的临床症状，糖皮质激素及 5- 氨基水杨酸制剂对封套炎有效，美沙拉秦栓（500mg/ 次，2 次 / 日）为封套炎治疗的一线药物。对于 5- 氨基水杨酸制剂治疗效果不佳的患者，可考虑内镜下注射长效糖皮质激素或生物制剂。根据对药物治疗的反应不同，封套炎分为 3 种类型：药物敏感型、药物依赖型及难治型。与储袋炎相似，对于难治型封套炎患者，应考虑是否伴有其他病变，如储袋 CD、外科相关并发症（吻合口瘘、窦道）等。部分封套炎患者最终可出现储袋失败，需要根据不同情况接受回肠永久性造口联合或不联合储袋切除、经肛直肠黏膜剥离联合储袋重建等手术治疗。长期封套炎也可能导致黏膜不典型增及恶变，IPAA 术后尤其出现封套炎患者需定期行内镜监测。

（李茂涓　缪应雷）

参 考 文 献

1. Kamm MA. Antagonist: Early surgical intervention in ulcerative colitis. Gut, 2004, 53（2）: 308-309.

2. Segal JP, Ding NS, Worley G, et al. Systematic review with meta-analysis: the management of chronic refractory pouchitis with an evidence-based treatment algorithm. Alimentary pharmacology & therapeutics, 2017, 45（5）: 581-592.

3. Schieffer KM, Williams ED, Yochum GS, et al. Review article: the pathogenesis of pouchitis. Alimentary pharmacology & therapeutics, 2016, 44（8）: 817-35.

4. Van Assche G, Dignass A, Bokemeyer B, et al. Second European evidence-based consensus on the diagnosis and management of ulcerative colitis part 3: special situations. Journal of Crohn's & colitis, 2013, 7（1）: 1-33.

5. Shen B. Diagnosis and management of postoperative ileal pouch disorders. Clinics in colon and rectal surgery, 2010, 23（4）: 259-68.

第十三节　IBD 的肝胆胰损害

一、概述

IBD 可以合并包括肝胆胰损害在内的各种肠外表现，约 30% 的 IBD 患者肝功能检测异常。因 IBD 合并的肝胆胰损害包含疾病较多、范围较大，所以文献报道 IBD 合并肝胆胰损害的患病率差异也较大。

在 IBD 合并的肝胆胰损害中，PSC 是最特异的并发症。其他包括胆石症、非酒精性脂肪性肝病（nonalcoholic fatty liver disease, NAFLD）、药物相关性肝脏损害、PBC、门静脉血栓形成、肝淀粉样变、肉芽肿性肝炎、肝脓肿、胰腺炎，以及特殊类型的胆管炎，如小胆管 PSC、PSC/AIH 重叠综合征、IgG4 相关性胆管炎（IgG4-associated cholangitis, IAC）。其中，CD 患者较易并发肝脏淀粉样变，胆石症和肝脓肿，UC 患者较易并发 PSC 和自身免疫性肝炎（autoimmune hepatitis, AIH）。

IBD 并发肝胆胰损伤的发病机制至今不明，目前推测主要与基因、免疫、环境、炎症反应和吸收不良等因素相关。IBD 与肝胆系统疾病的可能关系如下：①部分肝胆系统疾病与 IBD 有共同的发病机制，包括 PSC、小胆管 PSC、PSC/AIH 重叠综合征；②部分肝胆系统疾病的结构和病理生理改变与 IBD 平行，包括胆石症、门静脉血栓形成、肝脓肿；③因 IBD 治疗副作用而导致的肝胆系统病变，如药物性肝炎、药物相关性胰腺炎。

以下将逐一介绍 IBD 合并的肝胆胰损害。

二、IBD 与 PSC

原发性硬化性胆管炎（PSC）是 IBD 肝胆胰表现的典型代表之一，在某些地区可能累及 4%～5% 的 IBD 患者。早在 20 世纪 60 年代，就有文献报道了 IBD 与 PSC 有关系，PSC 合并有 IBD 称为 PSC-IBD。

（一）流行病学

PSC-IBD 的发病率有地区差异，在欧美人群中发病率高，而在亚洲人群中发病率较低。在西方国家，PSC-IBD 的发病率占全部 PSC 病例的 60%～80%。在北欧，有 70%～80% 的 PSC 患者合并有 IBD。亚洲和南欧的 PSC 患者常合并 IBD，发生率占全部 PSC 病例的 30%～50%。日本 PSC 病例中仅有 21%～32% 的患者发现合并有 IBD。我国相关文献较少，UC 合并有 PSC 的患者率低于 5.12%。但是，日本亦有学者指出，在医生认真对 PSC 患者进行全结肠镜检查后，PSC-IBD 的发病率猛增至 68.9%～93%，提示即使没有 IBD 的典型症状，PSC 患者也应该仔细的进行全结肠镜检查。

PSC-IBD 患者中，UC 患者占大多数，CD 患者较少。UC 中有 0.76%～5.4% 的患者合并有 PSC，以男性多见。CD 中有 1.2%～3.4% 的患者合并有 PSC，但男女比例尚无准确数据。

（二）临床表现

PSC 患者的最常见症状为乏力，但无特异性，常会因被忽略而影响早期诊断。其他可能出现的症状及体征包括瘙痒、发热、黄疸、畏寒、夜汗增多以及右上腹痛等。在 IBD 患者中，PSC 通常无症状。

相较于 IBD 患者，PSC-IBD 患者有独特的临床表现。PSC-IBD 患者中，55%～95% 有全结肠炎，20%～51% 有倒灌性回肠炎，18%～65% 有直肠豁免，10%～15% 可能发展为 CRC。此疾病常处于静止状态，即使疾病活动，病情亦较普通 IBD 为轻。另外，此病炎症以右半结肠及回肠为主，而不似普通 IBD 以倒灌性结肠炎为典型表现，这也与 PSC-IBD 患者容易患右半结肠癌相符合。PSC-IBD 的这些特性将为明确 IBD 的诊断及分类带来更多困难。例如肠道表现出直肠豁免或倒灌性回肠炎，将更多考虑肠道疾病为 CD 而漏诊 UC。

（三）诊断

诊断 PSC 时，需要排除引起继发性硬化性胆管炎（secondary sclerosing cholangitis，SSC）的情况，例如感染、免疫缺陷、缺血、胰腺疾病，或 IAC。SSC 与 PSC 有相似的组织学和 / 或影像学特点，但是通常不伴有 IBD。

1. 实验室检查　在 IBD 患者中，血碱性磷酸酶（ALP）持续升高应考虑可能伴有 PSC，但是应注意可能有 10% 的 PSC 患者 ALP 正常。血清转氨酶 ALT、AST 通常低于 300U/L，血胆红素水平通常在正常范围，但是如果出现严重胆道梗阻时，血胆红素水平将明显升高。约有 30% 的 PSC 患者可能出现高丙种球蛋白血症，若出现高丙种球蛋白血症，需注意是否合并有 AIH。另外，大约有 30%～80% 的 PSC 患者呈非典型 p-ANCA 阳性，但是不合并 PSC 的 AIH 和 IBD 患者，此种抗体也可能为阳性。

2. 影像学检查　排除 SSC 引起的胆汁淤积后，如果患者出现不能解释的持续或波动的胆汁淤积征象，需要行 MRCP 检查。若 MRCP 显示典型的影像学表现，则可以诊断为 PSC。

若临床高度怀疑 PSC，但是 MRCP 诊断不明确，并没有证据显示行 ERCP 检查对 PSC 的诊断有额外帮助。建议 ERCP 仅用于需行介入检查和（或）治疗时，如狭窄扩张、细胞刷检或活组织检查取样等。为了防止 PSC 患者出现 ERCP 术后胰腺炎，可以在直肠预防性使用吲哚美辛栓剂。另外，如果 IBD 患者 MRCP 正常，但各项指标高度怀疑 PSC，需要行肝脏穿刺活检排外小胆管 PSC。但肝脏活组织检查诊断 PSC 并不是必需的，因为 PSC 各项组织学表现是非特异性的，而且有时可能为正常的组织学表现。

因为在西方国家大概有 60%～80% 的 PSC 病例合并有 IBD，所以若患者患有 IBD，可以让 PSC 的诊断变得更加容易和迅速。比如患者被诊断为 IBD 后，如果存在胆汁淤积等生化异常，需要考虑同时患有 PSC。相反，一旦确诊 PSC，需行结肠镜检查排外 IBD 或者肿瘤病变。

（四）癌症风险

PSC 与许多恶性肿瘤有关，例如 CRC、胆管细胞癌、胰腺癌、胆囊癌、肝胆管细胞癌和肝细胞癌。众所周知，IBD 是 CRC 的危险因子，IBD 患者发展为恶性肿瘤的危险因素包括疾病的持续时间、程度、范围、CRC 家族史以及伴有 PSC。PSC-IBD 可以增加 CRC 的风险，而且有其独特的特点为①右半结肠易感、预后差以及发病时更加年轻；②在肝移植和结直肠切除术后，患肿瘤的风险仍然存在，但原因尚不明确。

胆酸可能是致癌因素之一。PSC 可以影响肝脏排泄胆酸，导致结肠中次级胆酸蓄积，而次级胆酸可以导致 DNA 损害及促进细胞突变。在 PSC-IBD 相关 CRC 中，右半结肠发病率最高，而此处的次级胆酸浓度最高。许多研究表明熊去氧胆酸对于 PSC-IBD 相关 CRC 有预防作用，也可证明这一点。另外，PSC-IBD 患者较单纯 IBD 患者有一个相对疾病静止期，亚临床阶段更长，而这些患者甚至没有结肠炎相关症状，导致 IBD 的诊断及治疗可能被延误，从而发展为 CRC。所以，当 PSC 患者出现下消化道症状时应行结肠镜检查，而且在 PSC 诊断确立时也应该行结肠镜筛查证实或排除 IBD。

最近有一个大型的回顾性研究显示，PSC-IBD 患者病程越长，患胆管细胞癌的风险越高，每过 10 年，风险增加 33%，而且在结、直肠切除术后风险仍然存在。此外，因为结肠癌变或异型增生行结、直肠切除术的 PSC-IBD 患者，术后患胆管细胞癌的风险仍然很高。目前尚不清楚胆管细胞癌风险增高是免疫抑制剂的作用还是严重的肠道炎症导致的。

除了结、直肠癌和胆管细胞癌，PSC-IBD 患者还可能患其他恶性肿瘤。如新西兰一项研究显示，60 位 PSC-IBD 患者中有 14 位患有包括 CRC、肝细胞癌或胆管细胞癌在内的恶性肿瘤，而 19 位单纯 PSC 患者均未查出恶性肿瘤。但是也有研究显示，PSC 患者患恶性肿瘤的风险与是否伴有 IBD 没有太大关系。

（五）治疗

1. 药物治疗　对于 PSC-IBD 及单纯 PSC 的治疗策略，无明显差别。药物治疗方面，目前仍没有药物可以改变 PSC 的疾病进展或自然病程。熊去氧胆酸（UDCA）是 PSC 治疗方面研究最广泛的药物。应注意避免使用 28～30mg/（kg·d）的高剂量 UDCA。虽然 15～20mg/（kg·d）的中剂量 UDCA 可以改善 PSC 生化学指标、临床症状和组织学表现，目前许多国家已不再使用该剂量来治疗 PSC。我们前述 UDCA 对于 PSC-IBD 相关 CRC 有预防作用，所以，虽然没有足够的证据证明 UDCA 可以治疗 PSC，美国胃肠病学会（AGA）仍然推荐 UDCA 作为降低 PSC-IBD 相关 CRC 风险的化学预防药物。

其他药物治疗还包括免疫抑制剂、肿瘤坏死因子拮抗剂（IFX、维多珠单抗）、抗纤维化药物以及抗生素，上述药物对 PSC 是否有效仍不明确。

2. **肝移植**　是目前治疗终末期 PSC 的首选方法。对于 PSC-IBD，许多 IBD 患者在肝移植后，疾病可能一直处于活动状态，或者病情更加恶化，也有少部分研究证明 UC 在肝移植后病情可能得到改善，而 PSC-IBD 患者肝移植后是否增加 CRC 的风险尚不明确。一些学者认为这些患者在肝移植后 CRC 风险增加，可能是由于免疫抑制治疗。所以，推荐 PSC-IBD 患者肝移植后每年监测结直肠镜，以避免进展为 CRC。同时，一些学者认为 PSC-IBD 患者肝移植后使用抗肿瘤坏死因子是有效的和安全的，但是使用此类药物后感染和肿瘤的风险明显增加，所以，该类患者用药后需密切监测。

3. **内镜治疗**　当怀疑 PSC 患者有严重胆管狭窄或胆管细胞癌时，ERCP 检查可确诊狭窄，并可进行内镜下扩张（置入或不置入支架），以及进行细胞刷检。当存在胆管狭窄时，细胞刷检对判断是否存在胆管异型增生有重要作用。鉴于 ERCP 等治疗在某种程度上会增加患者胆管炎、胰腺炎、上消化道出血及穿孔等并发症的风险，建议内镜下治疗或经皮胆管操作的 PSC 患者均需预防性使用抗生素，尤其行 ERCP 后胆管梗阻没有解除的患者，更需要预防性使用抗生素。

4. **手术治疗**　当 PSC-IBD 患者需要行结肠切除术时，可行 IPAA，虽然术后发生储袋炎的风险较大，但是远期预后可能是有效而安全的。但是，PSC-UC 患者行 IPAA 后，回肠储袋黏膜较单纯 UC 患者更易于发展为异型增生，所以需在术后密切监测。行全结直肠切除术加回肠造口术的患者，更容易发生造口周围的静脉曲张，这些部位的出血容易复发，而且治疗难度很大。解决出血问题可以考虑行门体分流术或经颈静脉肝内门体分流术，同时也可考虑行肝移植手术。

（六）随访

PSC 如果合并 IBD，不管是否行肝移植，发展为 CRC（异型增生和癌症）的风险均增加 4 倍。在确诊 PSC-IBD 后，可能很快就发展为 CRC，所以应该每 1～2 年行常规色素内镜检查，并在内镜下进行有针对性的活组织检查，即使肝移植后也应该继续进行。没有合并 IBD 的 PSC 患者，应该每 5 年进行一次全结直肠镜检查。为了明确结、直肠异型增生的诊断，可能需要反复行结、直肠镜及取活检，例如患者异型增生的诊断不明确，需要在 3～6 个月内再次行结、直肠镜检查。如病理检查结果是低级别上皮内瘤变、高级别上皮内瘤变或是结、直肠癌，需要根据患者的具体情况确定是行手术还是保守治疗。

为了明确 PSC 患者是否进展为胆管细胞癌，推荐每年行 CA19-9 及腹部 B 超检查，但上述检查是否有效并没有经过验证。PSC 患者中，高达 56% 的胆囊病变是与恶变有关的，所以推荐每年行 B 超检查明确是否有胆囊病变，但此种做法也是没有经过验证的。如果怀疑有胆管细胞癌，需要立即行 MRCP、CT、ERCP 等检查明确诊断。

PSC-IBD 患者行肝移植后需要像其他肝移植患者一样密切随访。大约 30% 的 PSC-IBD 患者，肝移植后 IBD 病情可能加重，另外 14%～30% 的 PSC 患者，在肝移植 10 年后可能出现新发的 IBD。活动期 IBD 患者在肝移植后，停止使用 5- 氨基水杨酸和 AZA 而改为免疫抑制剂他克莫司，可能导致肝移植后 IBD 病情恶化。相较于他克莫司，目前比较推荐 PSC-IBD 患者在肝移植后使用 CsA 或 AZA，因为这两种药物对控制肝移植后 PSC-IBD 患者病情有帮助。

三、IBD 与特殊类型的胆管炎

（一）小胆管 PSC

1. 概述　大约 5%～10% 患者的 MRCP 正常，但肝脏活组织检查具有与 PSC 相似的组织学改变，这类疾病称为小胆管 PSC。过去很多学者认为 IBD 的存在是诊断小胆管 PSC 的必要条件，虽然现在对此观点的意见并不一致，但它与 IBD 的密切关系还是得到了大家的广泛认可。一项大规模多中心的研究表明，先前的小胆管 PSC 经过长时间的随访，约有 80% 的患者在诊断或随访中伴有 IBD 发生，其中 78% 合并 UC，21% 合并 CD，1% 合并肠纤维化。

2. 小胆管 PSC、PSC 与 IBD　目前研究认为小胆管 PSC 可能与 PSC 相似，同时也被认为是 PSC 的前期病变。最近有研究指出，合并 IBD 的小胆管 PSC 在 HLA 上与 PSC 相关，可能代表 PSC 的早期阶段或轻型变，而不合并 IBD 的小胆管 PSC 在 HLA 上与 PSC 没有相关性，提示此种小胆管 PSC 不同于 PSC，可能是另一种疾病。相比 PSC，小胆管 PSC 的临床进展缓慢且有更长的无移植生存率。

3. 诊断　对于小胆管 PSC，目前尚无明确的诊断标准，其临床表现与 PSC 没有明显差异。若 IBD 患者碱性磷酸酶（ALP）升高，胆管造影（ERCP 或 MRCP）正常，需警惕该病，在除外其他肝胆系统疾病后，需要行肝脏活组织检查才能确诊小胆管 PSC。

4. 治疗及预后　对于小胆管 PSC，目前尚无有效的治疗。一项对 42 名小胆管 PSC 患者长达 24.9 年的纵向队列研究显示，合并 IBD 可以更早确立小胆管 PSC 的诊断，但不影响肝脏疾病的远期预后。患者使用 UDCA 治疗平均 40 个月后可以改善生化指标，但仍不影响疾病病程和延缓肝移植的时间。小胆管 PSC 患者的生存期及肝移植后生存期均高于 PSC，提示其预后较好。

（二）PSC/AIH 重叠综合征

1. 概述　PSC/AIH 重叠综合征是以具有 AIH 临床、生化、组织学改变和 PSC 典型胆管造影表现为特征的一种疾病。AIH 的诊断通常先于 PSC，大约 10% 的成人 AIH 患者进行影像学检查发现合并有 PSC。

2. PSC/AIH 重叠综合征与 IBD　PSC/AIH 重叠综合征与 IBD 的关系早有报道，尤其是 UC 患者更易并发 PSC/AIH 重叠综合征。许多报道称，IBD 伴发 AIH 的患者通过肝活检或 ERCP 证明不伴 PSC 者最终可能发展为 PSC。另有报道称 16% 的 AIH 患者同时合并有 UC，其中有 42% ERCP 异常，提示这些患者患 PSC 的风险增高，但其临床、生物化学特点与合并有 AIH、UC 但 ERCP 正常的患者相同。

3. 诊断　PSC/AIH 重叠综合征的诊断并不完善，诊断标准尚未确立。大约 30% 的 PSC 患者可出现高丙种球蛋白血症，此种情况需考虑存在 AIH。PSC/AIH 重叠综合征经常合并 IBD，IBD 存在与否对明确 PSC/AIH 重叠综合征的诊断有帮助。若 AIH 不合并 IBD，并不需要常规行胆管造影检查；若 AIH 合并有 IBD，血生化检查有胆汁淤积表现或对常规治疗反应差，则需要行 PSC/AIH 相关的检查。因为样本量较小的缘故，目前研究 PSC/AIH 重叠综合征与 IBD 关系的文献仍较少，但是有研究显示，若 IBD 患者合并 PSC/AIH 重叠综合征，其肠道的临床表现与 PSC-IBD 患者类似。

4. 治疗及预后　治疗方面，免疫抑制剂对 PSC/AIH 似乎有效。与单纯 PSC 患者相比，PSC/AIH 重叠综合征患者即使不行肝移植也有更长的生存期，然而较 AIH 患者生存期短。

（三）IgG4 相关性胆管炎（IAC）

1. 定义　IAC 是一种发病机制不明、具有临床生化学特点以及胆管影像特殊表现的特殊类型胆管炎，伴有其他慢性自身免疫性疾病如自身免疫性胰腺炎（autoimmune pancreatitis，AIP）等，血清和组织学 IgG4 升高对诊断有特异性。因其生化特点及胆管造影表现与 PSC 相似，常与 PSC 相混淆。在刚认识这类胆管疾病时，其被认为是 PSC 的变异形式，但它在治疗上对激素反应效果良好，甚至可以完全缓解胆管硬化的病理现象，又不同于 PSC。所以随后在 AASLD 和 EASL 的指南中，IAC 被列为 SSC 的范畴。

2. IAC、PSC 与 IBD　PSC 与 IBD 关系密切，约 60%～80% 的 PSC 病例合并有 IBD，多数为 UC，而仅有 0%～6% 的 IAC 患者并发 IBD，PSC 的这些特点有助于和 IAC 鉴别。AIP 分为 2 型，1 型为淋巴浆细胞硬化性胰腺炎（LPSP），2 型为特发性管周胰腺炎（IDCP）。1 型 AIP 与 IAC 关系密切，2 型 AIP 与 IBD 关系密切，2 型 AIP 的 IgG4 及其他自身抗体阳性率低，除 IBD 外极少累及其他胰腺外组织，IAC 合并 IBD 的临床特点目前尚不明确。

3. 诊断标准　IAC 目前最常见的诊断标准是 2006 年的 Mayo 诊疗标准即 HISORt 标准，其中 H 代表组织学、I 为影像学、S 为血清（IgG4>1.4g/L）、O 代表其他器官受累（如胆管、腮腺和（或）泪腺、纵隔淋巴结、腹膜后结缔组织、肾脏等）；Rt 是对激素治疗有良好反应。符合上述标准中的一条（或以上）即可诊断 IAC。

4. 治疗　各个指南均推荐本病的初始治疗选择糖皮质激素。虽然有报道称治疗 3 个月后可以长期完全缓解，但也有 IAC 患者在开始治疗的 2～3 年内复发，因此应至少治疗 3 年，而日本采用无限期的维持治疗（泼尼松，10mg/d）以防止复发。

对于激素治疗无效和 IAC 复发后的患者，可以加用免疫抑制剂如 AZA 治疗。免疫抑制剂可诱导 IAC 患者长期缓解以及提高肝移植后的生存率，对于不能耐受激素及免疫抑制剂，症状不能完全缓解或无法停用激素的患者，推荐加用利妥昔单抗。

四、IBD 中的其他肝胆疾病

（一）胆石症

早在 40 多年前，人们就认识到 IBD 与胆石症的关系，胆石症是 IBD 常见的并发症。

1. 流行病学　胆石症尤其常见于 CD 患者，其患病率为 13%～34%。大多数研究认为 UC 患者与正常人群的胆石症患病率无显著差异。由此可见，胆石症与 CD 有关，但其与 UC 之间是否存在联系仍有争议。在不同国家和地区，IBD 患者中胆石症的发病率和患病率有何差异也尚不明确。

2. 发病机制及危险因素　IBD 并发胆石症的发病机制尚不明确。CD 累及回肠或回肠切除后，可以破坏回肠末端胆盐重吸收，导致胆汁酸吸收减少或丢失过多，使胆汁中胆固醇过饱和而促使胆结石形成。另外，CD 患者胆囊动力减低，回肠切除的患者胆囊排空障碍，均可促使胆固醇过饱和。IBD 患者长期全 PN 者，胆囊排空能力明显减低。对于 UC 患者的研究结果是矛盾的：一部分研究显示 UC 患者患胆石症的风险增高，UC 病变致使结肠吸收胆汁酸的能力减低，从而使之随粪便排出；另一部分研究显示 UC 患者患胆石症的风险较正常人群没有明显差异。

IBD 并发胆石症的危险因素还包括年龄、疾病的持续时间、病变部位、手术史、临床复发的次数、回肠切除的范围、总住院时间、住院次数、每次住院时间以及使用 TPN 治疗的用量和时间。

3. 与 IBD 相关的胆结石的类型　此类研究较少，其中一些研究显示，进行过回肠切除的 CD 患者胆固醇饱和度显著低于正常对照组，而此类患者的胆红素浓度显著高于对照组，结果显示进行过回肠切除的 CD 患者患胆色素结石的风险显著升高。也有类似研究显示，IBD 伴有回肠病变和（或）回肠切除的患者，胆红素浓度显著升高。还有研究显示 CD 患者因为胆固醇过饱和、快速成核时间、胆汁中胆红素浓度增加，而更容易进展为胆固醇和胆色素结石。

研究人员对于 UC 患者胆结石的类型是有争议的。有研究显示 UC 患者在行结肠切除术前的胆汁成分与没有胆结石的正常人群相似，在行结肠切除术以后，胆固醇浓度升高，胆汁过饱和，胆汁中开始出现胆固醇结晶。而另一个研究显示 UC 患者在行结肠切除术后仍有正常的胆汁脂质成分、正常的胆固醇饱和度以及正常的成核时间。

4. 临床表现及治疗　20% 以上新出现胆结石的 CD 患者是有症状和需要行胆囊切除术的。胆石症的治疗目前在于缓解症状、减少复发、消除结石及避免并发症的发生。急性发作期宜先行非手术治疗，待症状控制后，进一步检查，明确诊断。如病情严重、非手术治疗无效，应在初步诊断的基础上及时进行手术治疗。手术治疗包括腹腔镜胆囊切除术和体外震波碎石术。

（二）PBC

1. 概述　原发性胆汁性胆管炎（PBC）是一种慢性肝内胆汁淤积性疾病，多见于中老年女性，女∶男为（9～10）∶1，它以肝内进行性、非化脓性、破坏性肝内小胆管炎为特点，绝大多数血清抗线粒体抗体阳性。PBC 和 PSC 一样，病情呈进行性，最终可发展为肝硬化、肝功能衰竭。

有关 PBC 与 IBD 的文献很少，大多数均为病例报道。英文文献中报道 PBC 与 UC 的病例大约 20 例，PBC 与 CD 的病例仅有 2 例。一项大规模的临床研究显示，UC 患者的 PBC 患病率是一般人群的 30 倍，且不同于单纯 PBC 多见于中老年女性，UC 患者 PBC 的性别比女∶男为 2∶1，较单纯 PBC 患者明显不同。另外，UC 患者 PBC 的平均发病年龄为 40～44 岁，较单纯 PBC 患者的 47～59 岁更为年轻。PBC 与 CD 是否有关系尚不明确。

2. 诊断　伴 PBC 的 UC 病情往往较轻，结肠炎也较为局限（如仅有直肠炎）；伴 PSC 的 UC 病情也较轻，但通常累及全结肠。

3. 治疗　对于合并 PBC 与 IBD 的患者，治疗上有一定难度。泼尼松是治疗 UC 活动期的经典药物，但是会导致 PBC 患者骨质疏松加重。鉴于前述伴有 PBC 的 UC 患者病情较轻，可以试用氨基水杨酸类药物。同时，如果 IBD 患者证实存在 PBC，可以加用 UDCA 治疗。

（三）非酒精性脂肪性肝病（NAFLD）

1. 概述　NAFLD 的病理学改变与酒精性肝病（ALD）相似，但患者无过量饮酒史。IBD 患者中常见血清转氨酶升高，而 NAFLD 可能是转氨酶升高最常见的原因。UC 患者的 NAFLD 患病率约为 1.5%～55%，CD 患者的 NAFLD 患病率约为 1.5%～39.5%。

2. 发病机制及危险因素　IBD 并发 NAFLD 的发病机制目前尚不明确，可能包括代谢综合征（MS）以及 IBD 的特殊问题如腹腔内脓肿、瘘管形成、结肠炎的严重程度、营养不良、蛋白丢失和药物等。

治疗 IBD 的一些药物可能使肝脏更易于发展为非酒精性脂肪性肝炎（nonalcoholic steatohepatitis，NASH）。作为 IBD 的基础治疗药物，糖皮质激素可以增加体重和使肝脏脂肪变性。MTX 有肝毒性，它可以使 NAFLD 发生组织学改变，包括脂肪变性、炎症和纤维化。若 NAFLD 伴有肥胖和糖尿病，使用 MTX 可能增加这种风险。巯嘌呤类药物也有肝毒性，使用此类药物可以造成肝细胞损伤和胆汁淤积，但是，是否可造成肝脏脂肪变性尚无定论。另外，目前尚不明确抗 TNF-α 单抗制剂是否对肝脏有保护作用。已有研究表明，IFX 能降低高脂饮食大鼠的肝脏脂肪变性，增加胰岛素信号转导。同时，IFX 能降低 NASH 大鼠肝脏的炎症、坏死和纤维化。但是也有研究表明，IBD 患者使用 IFX 后体重明显增加，也可能导致 NAFLD。

3. NAFLD 与 IBD　有研究表明，无论是否 IBD 伴有 NAFLD 的患者，其人血白蛋白、ALT、AST 水平无明显差异。但是在 IBD 伴有 NAFLD 的患者中，人血白蛋白低于 3.5g/dl 的人数多于对照组。同样，IBD 伴有 NAFLD 的患者中，血 ALT 升高的人数也多于对照组。

4. 治疗　NAFLD 的治疗主要包括：①改变生活方式，包括低糖低脂的平衡膳食、中等量有氧运动；②控制体质量，减少腰围；③改善胰岛素抵抗，纠正代谢紊乱。但是，若 NAFLD 患者合并 IBD 且 IBD 处于疾病活动期或患者存在营养不良，上述 NAFLD 治疗方案并不一定完全适合所有 NAFLD-IBD 患者。因为目前 NAFLD 合并 IBD 的患者尚无明确治疗方案，所以需根据患者的具体情况选择个体化治疗。

（四）肝淀粉样变

继发性肝淀粉样变是 IBD 的少见并发症，0.9% 的 CD 和 0.07% 的 UC 患者可能患有此病。长期慢性肠道炎症可能使淀粉样蛋白纤维沉积在肝脏血管和肝血窦内，导致无症状性肝脏肿大。肝淀粉样变没有特殊的治疗方法，控制 IBD 肠道炎症可以减少淀粉样物质的释放。也有报道显示 TNF 拮抗剂对血清淀粉样蛋白水平有直接作用。

（五）肉芽肿性肝炎

肉芽肿性肝炎以肝脏活检中发现肉芽肿为特点，见于不足 1% 的 IBD 患者，CD 较 UC 更多见。肉芽肿性肝炎可能是 CD 一个少见的肠外表现，可继发于柳氮磺吡啶等药物，也可由其他炎症疾病如 PBC、结节病、韦格纳肉芽肿、感染或淋巴瘤引起。该疾病通常无症状，少数患者可有发热或肝脾肿大，主要表现为胆酶如碱性磷酸酶升高。该病通常预后良好。

（六）肝脓肿

肝脓肿是 IBD 的罕见并发症，多见于 CD 患者。该类患者通常较年轻，脓肿一般多发，多位于肝右叶。肝脓肿多与透壁性炎症有关，包括腹腔内脓肿的直接蔓延、门静脉炎或继发于瘘管形成。临床表现有发热、腹痛、黄疸、腹泻或肝脏肿大。治疗上根据培养结果合理选用抗生素，如果脓肿较大可在 B 超或 CT 引导下穿刺和引流。

五、IBD 中的胰腺炎

（一）IBD 中的急性胰腺炎

1. 流行病学　急性胰腺炎（acute pancreatitis，AP）是与 IBD 相关的最常见胰腺疾病，同时有着很高的发病率。AP 发生 CD 的风险是一般人群的 4 倍，发生 UC 的风险是一般人群的 1.5～2 倍。一项研究显示，随访 CD 患者 10 年，发现其 AP 发病率为 1.4%，明显高于对照组（普通人群）中 AP 的 0.007% 发病率。

2. 分类　IBD 相关 AP 有两类。第一类可能是 IBD 与 AP 之间有共同的发病机制，包括

AIP、特发性胰腺炎、肉芽肿性胰腺炎以及 PSC 相关性胰腺炎。第二类可能是由于治疗 IBD 或 IBD 相关疾病（例如 PSC）所导致，包括胆源性胰腺炎、药物性胰腺炎、继发于十二指肠 CD 的胰腺炎以及 ERCP 后或内镜检查后胰腺炎。

3. 发病机制　大量国内外研究表明，CD 患者发生 AP 的病因主要有胆道疾病（21%）、酒精（15%）、药物（12%）、十二指肠疾病（13%）、特发性（8%）以及自身免疫因素，以下为可能的发病机制：

（1）胆石症：IBD 并发胆石症的机制同前所述，在普通人群和 IBD 人群中都是诱发 AP 的一个危险因素。

（2）药物：5- 氨基水杨酸（5-ASA）、柳氮磺吡啶、咪唑巯嘌呤、甲硝唑、糖皮质激素、CsA、脂肪乳等均可促进 AP 的发生。大多数用于治疗 IBD 的药物均可能增加患者发生胰腺炎的相关风险。AZA 及其活性代谢物 6-MP 与 AP 发生的相关性众所周知，其诱发 AP 为剂量依赖性。携带 HLA-DQA1*02：01-HLADRB1*07：01 单体型基因的患者，更容易在使用巯嘌呤类药物后发生 AP，其他药物如美沙拉秦、柳氮磺吡啶、甲硝唑和类固醇也被报道可增加胰腺炎的发生几率。大约 4% 的 IBD 患者在治疗后可能发生 AP，一般发生在初始治疗后 3～4 周，临床症状较轻，治疗方法为尽快停药，目前没有证据证明监测血脂肪酶就可以避免发生 AP。

（3）解剖变异：CD 累及十二指肠、邻近空肠可能引起胆总管或壶腹部的狭窄和压迫，使肠腔内压力增高，导致胆汁排泌不畅，逆流至胰管，诱发胆汁性胰腺炎。

（4）自身免疫因素：IBD 的肠外表现合并多种自身免疫性疾病，如 AIP。IBD 相关的 AIP 在西方 IBD 患者中的患病率高于东方的 IBD 患者。当 IBD 患者发生 AIP 时，胰腺炎会更严重，且 IBD 的病程会更复杂。

4. 诊断　IBD 相关 AP 诊断包括：①典型腹痛；②血淀粉酶、脂肪酶升高超过正常上限的 3 倍；③影像学表现支持胰腺炎诊断。然而胰腺炎的典型症状腹痛以及其他典型症状如恶心、呕吐，同样存在于普通 IBD 患者，故单纯从症状上诊断 IBD 相关性 AP 是比较困难的。另外，血淀粉酶升高也存在于普通 IBD 患者。因此，IBD 的恶化可能被误认为 AP，反之亦然。故 IBD 相关 AP 的诊断必须满足症状、血淀粉酶及影像学表现 3 项改变中的 2 项才能成立。

AIP-UC 患者较单纯的 2 型 AIP 患者存在更频繁的腹泻和更严重的腹部疼痛症状，但黄疸发生率较低，可能与相关患者胰头肿胀及胆管梗阻发生率较低有关。

5. 治疗　在大多数情况下，IBD 中的 AP 症状轻微，治疗与普通胰腺炎类似，包括液体支持、维持水电解质平衡、疼痛控制和营养支持。而治疗活动期 IBD 患者的胰腺炎是具有挑战性的，因为活动期 IBD 使用的大多数药物可导致胰腺炎加重。英国医生 Triantafillidis JK 等曾报道成功使用 IFX 治疗患有严重活动性 CD 的青年男性患者的特发性 AP 病例。口服类固醇被认为是治疗 AIP 的标准疗法。推荐的初始类固醇剂量为每天 30～40mg，维持 2～4 周，然后逐渐减量至每天 2.5～5mg，维持至少 2～3 个月。

（二）IBD 中的慢性胰腺炎

1. 流行病学　IBD 相关慢性胰腺炎（IBD-CP）与酒精相关性钙化性慢性胰腺炎（calcifc chronic pancreatitis, CCP）不同。80% 以上的 CCP 可能出现腹痛，而在 IBD-CP 中腹痛则很少出现（UC 为 16%，CD 为 48%）。大多数 CCP 以男性患者较多，但 IBD-CP 在 UC 患者中的男女比例为 3 : 10，在 CD 患者中的男女比例为 6 : 10。另外，IBD-CP 也没有 CCP 的特征性临床表现如胰腺假性囊肿和胰腺钙化。

药物相关的 IBD-CP 女性发病率高于男性，任何年龄均可发病，但以儿童和老年患者多见。免疫因素相关的 IBD-CP 中，1 型 AIP 男女发病比为 2 : 1，年龄以 60～65 岁多见，2 型 AIP 男女发病比为 1 : 1，年龄以 45～50 岁多见。特发性 IBD-CP 男性患者发病率远高于女性，年龄在 20～40 岁。依据不同的诊断技术，CP 在 IBD 中的发病率为 1.2%～1.5%。

2. 发病机制　IBD-CP 的发病原因目前尚无明确共识，有报道认为主要与药物、免疫性、特发性因素有关，其中免疫性因素被认为是最主要的发病原因，IBD-CP 与 2 型 AIP 的相关性更大。

3. 诊断　不同病因所致的 IBD-CP 临床特征各不相同。主要临床表现为腹痛、黄疸及胰腺外分泌功能不全。其中腹痛症状多见于药物相关及特发性 IBD-CP，在免疫相关的 IBD-CP 中腹痛症状轻微。黄疸多见于免疫相关性 IBD-CP。胰腺外分泌功能不全的症状如腹泻、消瘦多见于特发性 IBD-CP。免疫相关性 IBD-CP 患者可伴发糖尿病。

血清学检查：在药物相关和特发性 IBD-CP 中，多存在血淀粉酶升高和 IG4 阴性，免疫相关性 IBD-CP 中血淀粉酶多正常或轻度升高，在 1 型 AIP 中 IG4 阳性。

影像学检查：在药物相关 IBD-CP 中，多表现为正常胰腺或胰腺水肿，特发性 IBD-CP 和免疫相关性 IBD-CP 多表现为胰腺弥散性肿大，伴主胰管狭窄，无钙化灶或假性囊肿形成。

4. 治疗　IBD-CP 与 IBD 一样，均为终生性疾病，包括多种药物治疗，如胰酶替代、改善症状等治疗，同时伴随反复多次的住院治疗，包括 PN 支持（如脂肪乳剂）。免疫相关性 IBD-CP 是否与 AIP 同样需要使用类固醇治疗，目前尚无相关报道。

（刘　菲　徐　斐　唐君瑞）

参 考 文 献

1. M Harbord，VAnnese，SR Vavricka，et al. The First European Evidence-based Consensus on Extra-intestinal Manifestations in Inflammatory Bowel Disease[J]. Journal of Crohn's & Colitis，2016，10（3）：239-254.

2. AGA Institute Medical Position Panel on Diagnosis and Management of Colorectal Neoplasia in Inflammatory Bowel Disease. AGA medical position statement on the diagnosis and management of colorectal neoplasia in inflammatory bowel disease[J]. Gastroenterology，2010，138（2）：738-745.

3. Sano H，Nakazawa T，Ando T，et al. Clinical characteristics of inflammatory bowel disease associated with primary sclerosing cholangitis[J]. J Hepatobiliary Pancreat Sci，2011，18：154-161.

4. Yamagishi N，Iizuka B，Ulcerative colitis and primary sclerosing cholangitis：colonoscopic features of concomitant colitis with primary sclerosing cholangitis（in Japanese）[J]. Kan Tan Sui，2004，49：221-228.

5. Palmela C，Peerani F，Castaneda D，Inflammatory Bowel Disease and Primary Sclerosing Cholangitis：A Review of the Phenotype and Associated Specific Features[J]. Gut Liver，2017，Published online April 6：1-13.

6. AGA Institute Medical Position Panel on Diagnosis and Management of Colorectal Neoplasia in Inflammatory Bowel Disease，AGA medical position statement on the diagnosis and management of colorectal neoplasia in inflammatory bowel disease[J]. Gastroenterology，2010，138（2）：738-745.

7. Björnsson E，Olsson R，Bergquist A，et al. The natural history of small-duct primary sclerosing cholangitis[J]. Gastroenterology，2008，134（4）：975-980.

8. Naess S, Björnsson E, Anmarkrud JA, et al. Small duct primary sclerosing cholangitis without inflammatory bowel disease is genetically different from large duct disease[J]. Liver Int, 2014, 34(10): 1488-1495.

9. Charatcharoenwitthaya P, Angulo P, Enders FB, et al. Impact of inflammatory bowel disease and ursodeoxycholic acid therapy on small-duct primary sclerosing cholangitis[J]. Hepatology, 2008, 47(1): 133-142.

10. Perdigoto R, Carpenter H, Czaja A, Frequency and significance of chronic ulcerative colitis in severe corticosteroid-treated autoimmune hepatitis[J]. J Heparol, 1992, 14: 325-331.

11. Trivedi PJ, Chapman RW, PSC, AIH and overlap syndrome in inflammatory bowel disease[J]. Clin Res Hepatol Gastroenterol, 2012, 36(5): 420-436.

12. Zhang FM, Xu CF, Shan GD, et al. Is gallstone disease associated with inflammatory bowel[J]. J Dig Dis, 2015, 16(11): 634-641.

13. Gizard E, Ford AC, Bronowicki JP, et al. Systematc review: the epidemiology of the hepatobiliary manifestatons in patents with inflammatory bowel disease[J]. Aliment Pharmacol Ther. 2014(40): 3-15.

14. Koulentaki M, Koutroubakis IE, Petinaki E, et al. Ulcerative colitis associated with primary biliary cirrhosis[J]. Dig Dis Sci, 1999, 44(10): 1953-1956.

15. Che-yung Chao, Robert Battat, Alex Al Khoury, et al. Co-existence of non-alcoholic fatty liver disease and inflammatory bowel disease: a review article [J]. World J Gastroenterol, 2016, 22(34): 7727-7734.

16. Achuthan Sourianarayanane, Gaurav Garg, Thomas H. Smith, et al. Risk factors of non-alcoholic fatty liver disease in patients with inflammatory bowel disease [J]. Journal of Crohn's and Colitis, 2013(7): e279-e285.

17. Heikius B, Niemelä S, Lehtola J, et al. Elevated pancreaticenzymes in inflammatory bowel disease are associated with extensive disease[J]. Am J Gastroenterol, 1999, 94: 1062-1069.

18. Moolsintong P, Loftus EV, Chari ST, et al. Acute pancreatitis in patients with Crohn's disease: clinical featuresand outcomes[J]. Inflamm Bowel Dis, 2005, 11: 1080-1084.

19. Triantafillidis JK, Cheracakis P, Hereti IA, et al. Acute idiopathic pancreatitis complicating active Crohn's disease: favorable response to infliximab treatment[J]. Am J Gastroenterol, 2000, 95: 3334-3336.

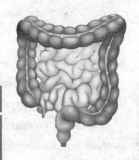

第九章 IBD 患者管理

阅读要点

1. IBD 的患者管理包括患者的自我管理及医师对患者的管理,只有通过良好的管理才能对 IBD 的治疗方案进行优化,达到慢病管理的目的。

2. IBD 患者需通过良好的健康教育,遵守服药依从性,改善心理状态,控制饮食,调整工作强度和运动强度,才能达到良好的自我管理。IBD 医师需成立专病管理团队,建立 MDT 讨论机制,才能更好地服务于患者。

第一节 建立数据库

随着 IBD 的发病率逐年上升,IBD 患者已成为消化系统疾病患者中不可忽视的群体。如何在新形势下探讨并应用先进的教育和管理模式对 IBD 患者进行有效管理,提升自我管理能力,从而避免或减轻 IBD 并发症的发生、发展及改善患者的健康相关生活质量,不仅仅是每一个 IBD 患者的迫切需求,也是医院和医务工作者面临的巨大挑战。

目前病案管理已无法满足临床及科研中的各种需求,由此推动了以建立专科疾病数据库为基础的病案资料数字化管理的逐步形成。我国目前临床医学数据库基本是由某一医院或单一的临床科室独立建设并运作,绝大多数采用 C/S 结构。

IBD 管理数据库是对 IBD 患者建立长期甚至终身的健康档案,以数据库的形式管理每位 IBD 患者的相关信息资料,以利于治疗方案的及时选择及变更和实施健康教育及效果评价,也同样有利于临床科研中病例的选择。借助数据库,工作人员可以更加科学、有序地对医学信息进行分类、整理与存储,避免了信息的人为主观多样性、分散性,加强了信息的安全性和规范性。对总结临床经验、指导临床诊疗工作、临床教学及科研工作均有重大意义。

第二节 建立远程管理体系

一、远程管理的定义

远程管理是指医护人员通过信息传播技术提供医疗保健服务,不需要与患者的直接接触就能完成对疾病的诊断、治疗和随访,可以为患者继续提供健康教育,促进患者康复。

二、远程管理的具体实施策略

（一）电话和E-mail管理

对IBD患者进行高频率的电话随访，能够有效地督促患者规范治疗，及早发现患者的疾病活动情况，在提高患者自我管理能力的同时降低急诊率和再入院风险。也有研究指出，发挥信息资源的优势，加大督促力度，虽然能够帮助患者改善因忙碌或遗忘造成的漏服药物，但仍然不能消除其他影响因素，建议联合其他有效的干预方法，以提高患者用药依从性。

电子邮件的使用对患者和医生同样受益。电子邮件的使用减少了与电话通信相关的无效交流，临床医生能够更好地解决偏远地方的患者在院外所遇到的问题以及给予专业的指导。通过使用电子邮件与临床医生沟通、咨询可以增加患者的安全性，包括实施早期需要治疗。电子邮件的使用不仅减少了患者的就诊次数，同时也减少了总体负担转诊和等待时间。总之，电子邮件的运用可以有效提高医患间的交流，提供经济和生态效益，改善治疗干预措施和药物依从性，并增强自我管理。

（二）网络平台

1. UC家庭远程管理体系 包括一个家庭单元系统（1台上网本和1个电子体重测量器）、决策支持服务器和临床医生网络门户。UC患者可以通过家庭单元系统进行健康自测，咨询相关问题，接受健康教育。家庭单元系统会自动将患者每次自测的健康状况传输给决策支持服务器。医生通过临床医生网络门户接收决策支持服务器传输的患者信息，经过判断后为患者提供新的治疗计划，并将预警信息传达给护士，共同帮助患者监督和处理健康问题。

2. 英国IBD网络项目 Calvert等创建了"My IBD Portal"网络平台，患者通过注册可以获取自己的健康信息、临床信件和最新的实验室结果。此外，该网络平台会帮助IBD患者监测自己的症状，记录疾病、饮食日记，并根据自身情况制订个体化管理方案，帮助患者提高自我管理能力，维持良好的生活质量。

3. 欧盟UC持续护理网络平台 欧盟于2001年建立了网络平台（www.constant-care.dk），采用远程网络技术为患者提供预防、诊断、治疗和随访服务，帮助UC患者提高自我管理能力和生活质量。该项目有丹麦语版本和英语版本，主要针对轻、中度UC患者，为患者提供24h持续服务。网络平台的主要服务有：①疾病的评估和预警：患者采用网站中的量表进行自我评估，结果通过绿、黄、红三色分别显示患者处于安全、危险和高危状况，以提示患者进行相应治疗。患者处于危险状态时，需每日进行评估，直至处于安全状态后，方可每月评估1次；②UC管理方案的制订和提醒：网络平台会根据患者的评估结果为患者制订治疗管理方案，并提醒患者按时执行；③健康教育：包括用药指南，疾病相关知识等；④在线健康咨询。

4. 其他 其他诸如"WebMD also hosts an Inflammatory Disease Health Center"、"The IBD centers at the American Gastroenterological Association（AGA）"等网络平台，也可以为患者提供信息资源和支持、临床文献和证据以及最新的实验室结果等，使患者学习更多关于疾病和治疗方案的知识。通过网络获取疾病相关知识，并证实通过互联网为患者之间、医患之间提供了沟通交流的平台，能够更好地满足IBD患者疾病需求，促进建立健康行为。

（三）手机健康运用程序

手机健康运用程序（mobile health applications, APP）能让儿童和青少年了解并意识到IBD是如何影响他们的健康，还可追踪到他们的病状以做出对健康最好的选择，另外也可以实现医生与患者可视化的病情交流。

以下 4 个 APP 能够鼓励儿童和青少年积极参与关注自己的健康管理：①CD 日记（Crohn's diary）；②CD 健康程序（Crohn's wellness widget）；③GI 监视（GI monitor）；④我的 IBD（my IBD）。儿童和青少年可以通过这些 APP 记录自己的病情、症状、发病和治疗过程，提醒服药以及会见医生。这种可视化的图表追踪结果可以在会诊时进行共享或者为医生调整治疗方案提供依据，在紧急情况下可以发邮件给患者使其配合治疗计划，更重要的是患者和医生能依据更加清晰和可靠的数据做出医疗决策。

第三节　IBD 的健康教育

一、改善患者药物依从性

（一）依从性的定义

依从性是指患者对医嘱的执行程度，是患者遵照医嘱正规用药的表现，实质是患者行为与医嘱的一致性。依从性本身来说是对权力和权威的接纳和服从，反映了患者与医务人员之间的依从关系。依从性可分为完全依从、部分依从和完全不依从三类：①完全依从：患者主动配合并遵医嘱服药，无自主停药、换药、间断服药的行为，并能按时按量长期维持用药。②部分依从：不遵医嘱要求做到按时按量长期维持用药。③完全不依从：自行停药或间断服药。据其产生原因又可以将药物依从性分为意识性和非意识性两类。部分依从通常是非意识性的，表现为患者主观愿意遵从医嘱服药治疗，但受客观因素制约（例如遗忘、理解力差、资金缺乏等）。完全不依从则恰恰相反，它通常是意识性的，表现为患者主观决意不遵医嘱服药。药物依从性是治疗依从性的重要组成部分，主要包含了服药剂量准确、服药次数正确、按医生的要求定时服药及坚持长期不间断服药 4 个方面。

（二）IBD 患者药物依从性现状及其影响因素

1. IBD 患者药物依从性现状　尽管医护人员一再强调，规范服药与良好的临床结局密切相关，但 IBD 患者的遵医行为往往与医生的意愿背道而驰，不服从医嘱服药的患者比例多达 50%～88%，多达 30%～45% 的患者减少处方用药量。更糟糕的是只有 40%～60% 新近诊断或患病时间长的 IBD 患者遵从医嘱规范治疗，加之患者不依从医嘱行为，难以被临床医生充分识别，往往会带来不良的结果，如患者药物依从性差会导致用药的升级（包括用药剂量增加、需要使用激素、免疫抑制剂和生物制剂等）、需要住院或手术治疗、患 CRC 的风险增加等。此外不依从规范服药的 IBD 成人患者的复发率比规范服药的患者增高 5.5 倍，每年的健康支出费用也会随之相应提高 29%，HRQOL 每况愈下。可见目前解决患者药物依从性问题迫在眉睫，提高药物依从性及加强患者管理，在 IBD 治疗的每一个环节中起到至关重要的作用。

2. IBD 患者药物依从性影响因素

（1）疾病方面的因素：通常患有严重急性疾病的患者药物依从性普遍较高，而慢性疾病患者长期服药的药物依从性较低，特别是在初始治疗 6 个月后，药物依从性会明显降低。药物依从性贯穿于 IBD 疾病的整个过程，病情严重或经常复发的患者有更高的依从性，而处于缓解期的患者依从性较差。此外，药物依从性的高低不仅取决于患者疾病的严重程度，而是随着时间的推移而改变。与其他慢性疾病类似，在急性加重期规范遵医嘱服药的患者，进入疾病缓解期时往往会降低其药物依从性,处于缓解期的患者因缺乏临床症状而难以遵照医嘱服用相应的药物,表现为自行停药或减少药量、忘记服药或仅在出现临床症状时服药等一系列不规范服药的行为。

（2）药物方面的因素

1）用药方案:药物不依从比例因用药方案的不同而有所差异。与服用 AZA 或免疫抑制剂治疗相比,服用 5- 氨基水杨酸的不依从性最常见。这是由于需要 AZA 或免疫抑制治疗的患者常处在疾病严重活动期,可能更能促使患者更好地遵从医嘱;长期服用激素的依从性最低;也有研究认为同时服用激素的患者依从性较高。因此同时服用激素是否可以提高患者药物依从性还有待进一步研究。

药物不依从率还与患者对用药方案的理解有关。自从免疫抑制剂及生物制剂应用于临床后,IBD 的治疗日趋复杂。患者往往因为缺乏知识而出现不规范服药的行为。此外,额外添加其他一些不必要的处方药也会增加患者的不依从性。总之用药种类越复杂,每天用药次数越多,疗程越长,患者的依从性越差。

2）药物不良反应和特征:IBD 常用药物均会出现不同程度的不良反应,如恶心、呕吐、感染以及脱发等,出现不良反应后会影响患者服药的依从性。患者常常由于担心不良反应自行减量甚至停药,为此绝大多数患者视药物不良反应少作为选择治疗方案的重要前提。

药物的口感和性状也会影响患者的药物依从性。一些研究指出,较大的难以吞咽的药物以及味道不佳的药物都会成为患者药物依从性的障碍。另外对于美沙拉秦栓剂意识性不依从的部分患者,其并没有因为症状的增加而提高对该药的依从性。

（3）患者因素

1）患者的自身特征:在小儿 IBD 患者中,年龄、性别、种族等社会人口学因素不会增加服药不依从性的风险。在成人 IBD 患者中,全日制工作、高等教育水平、单身、男性以及美国黑人是服药不依从性的高危因素。也有报道指出依从性与年龄增加以及不断恶化的健康生活质量成正比,患者的年龄每增加 10 岁,相应的依从性可能增加 47%,白种人的依从性也比黑种人高。另外,吸烟也会增加服药不依从性。

2）患者的用药信念及主观因素:患者对药物长期治疗的信念是影响依从性的重要因素,药物不依从性与患者对药物的消极态度有一定关系。依从性高的患者对药物治疗的必要性有很强的意识,他们对药物的担忧更少。

一项纳入 107 例 IBD 患者的研究显示,66% 的患者表现为非意识性的不依从,忘记服用规定的剂量（63%）或者忽略服药（27%）;16% 表现为意识性的不依从,即患者感觉病情有所好转（13%）或病情恶化（6%）时擅自停药。

3）对疾病的认知程度:目前国内 IBD 的发病率仍较低,患者文化水平低、医护人员对 IBD 疾病的认识不足以及患者健康教育系统不成熟等因素导致患者疾病相关知识缺乏。疾病相关知识是人们获得的关于某一疾病在社会学和医学层面的相关信息,由于缺乏疾病相关知识,患者很可能经历恐惧和困惑,从而进一步影响患者的应对能力和药物依从性。大量研究表明,提高患者的疾病相关知识,可以显著增加药物依从性。随着疾病知识的增加,患者可以更好地理解疾病和不遵医嘱服药的后果,从而使得药物依从性提高。但也有研究指出,药物依从性与患者的疾病相关知识无关,故疾病相关知识与药物依从性之间的关联与否有待更深入的调查研究。

4）心理因素:IBD 患者大多存在不同程度的焦虑、抑郁等负性心理状态,而药物不依从性与焦虑、抑郁呈正相关。在青少年 IBD 患者中，普遍认同的药物依从性降低相关因素为遗忘、外出、受其他活动的影响、家庭功能障碍、同伴侵害、较低的健康相关的生活质量、儿童较差的应对策略、焦虑和抑郁状态。在对老年 IBD 患者的研究中也发现抑郁症可降低药物治疗的依从性，在老年 IBD 患者中识别和治疗抑郁症可提高临床疗效。

5）经济花费、家庭和社会因素：对于 IBD 患者而言，医疗费用是其关注重点。患者治疗的经济耗费和缺乏医疗保险支撑，是影响药物依从性不容忽视的客观因素之一。经济压力以及药物成本将迫使患者对如何服药、何时服药做出艰难的抉择。医疗费用是影响药物依从性最常见的障碍，随着病程的延长，依从性也随之降低，对于住院和门诊 IBD 患者而言，药物依从性与医疗费用的高低息息相关。

通过不同慢性疾病人群的研究发现，家庭冲突可降低药物依从性，这种影响对于青少年 IBD 患者更为突出。家庭里或者是父母与子女之间对服药有冲突是依从性的一大障碍，而青少年以及他们的父母共同参与疾病管理将会有更好的依从性。在青少年 IBD 患者中，诸如不希望朋友知道自己的病情以及拒绝在公众面前服药等其他社会因素也可能成为药物依从性的障碍。同样，药物治疗可能会影响患者进行其他的社会活动也是一个潜在的依从性障碍。

有效的社会支持系统帮助患者获得疾病知识，增强治疗信心，对患者按医嘱服药有督促作用。其中，家庭支持尤其是配偶的支持，作为社会支持的重要组成部分，除提供经济保障外，还给予患者情感上的支持，帮助其克服因疾病而产生的懈怠情绪，对患者的良好的药物依从性起着重要的作用。

（4）医患、护患关系：医生和患者之间的合作关系，对患者的药物依从性至关重要，有效的交流是提高依从性的重要办法。很多研究表明医患间的互动对健康的结局和支出有巨大的影响，而交流的质量和次数同样重要。在同一个医生治疗的前提下，如超过一年未与患者进行病情沟通，将会增强意识性不依从的风险，而医患关系的不和谐将使得这种风险增加更大。

（三）IBD 患者药物依从性改善策略

1. 优化治疗方案　最大限度地简化用药方案被视为提高患者药物依从性较为有效的干预措施，具体包括减少用药次数和种类。提供简便实用的给药方案或使用长效药剂，能提高诸如高血压、糖尿病和骨质疏松症等绝大多数慢性病患者的药物依从性。为了简化 IBD 的治疗方案，便于患者更好遵从医嘱用药，新的口服或经肛门每日 1 次给药的 5- 氨基水杨酸剂型（MMX- 美沙拉秦）已被广泛用于轻度到中度 UC 的治疗。研究发现，与每日 3 次或 4 次相比，每日服药 1 次有可能通过提高患者的药物依从性从而降低复发率。

另一个优化方法是个性化治疗，通过临床医生回顾患者疾病经过并结合用药史，识别过去药物治疗对该患者的有效性，从而避免再次使用无效的药物。医生可以让患者详细记录每一次服药的时间及剂量，从而追踪患者的依从性水平，并实时提出提高患者药物依从性的建议。此外，在患者回顾服药经过的同时，也让其寻找其依从性差的原因，从而帮助医务工作者更好的识别高危患者，更有效率的进行交流与指导。

2. 合理的用药指导　治疗中应给予患者用药指导，告知患者各药物的主要作用机制、用法、剂量、注意事项及有关副作用（不良反应），督促患者按时服药，并尽可能餐后服药以减轻胃肠道反应。用药期间应定期复查血生化以监测有无肝肾功能损害，并且复查血常规以监测有无骨髓抑制。如果患者出现不耐受传统氨基水杨酸类药物，可以改用新型氨基水杨酸药物（如美沙拉秦、奥沙拉秦等），在治疗的同时，积极防治并发症的发生。

3. 行为干预　行为策略如视觉、听觉提醒系统、使用每周或日药片盒，这些都是促进 IBD 患者药物依从性的干预措施，对提高药物依从性有实用价值。通过对其他慢性病的研究，已证实提醒系可提高患者 6%～25% 的药物依从性。提醒系统很可能对解决非意识性的药物不依从最有益。它可以采用多种形式，包括视觉提醒（如贴便签、放置药瓶在明显的位置）或听觉提醒（自动短信、闹铃）以及特殊的提醒系统——提供特殊的药物规定服用时间及服用剂量的信息，这些都可能是最有帮助的。

4. 心理干预　心理因素刺激可通过改变胃肠动力、内脏敏感性而加重胃肠道症状，长期处于持续性负性情绪中会使溃疡活动和症状加重，因此，做好心理护理相当重要。具体措施如下：①针对 IBD 患者常出现的紧张、焦虑、烦躁等负性情绪，护士应与患者多接触、多沟通，及时了解患者的心理变化，精神上给予安慰和鼓励，同时做好解释工作，帮助患者解除其对疾病的顾虑和紧张情绪，树立战胜疾病的信心；②生活上给予患者关心和照顾，引导患者纠正其不良行为习惯；③指导患者以听音乐、体育锻炼等方式调节其负性情绪，或以发泄、移情等情绪调节方法达成自我调整。

5. 健康教育　健康教育是患者获取知识的重要途径。健康教育主要专注于提供患者有关 IBD 症状、药物治疗、并发症知识及应对措施。教育干预通常与其他方法同时实施以提高患者的药物依从性。通过医护人员采取多种形式有针对性地进行健康教育，有效的促使患者主动参与到疾病中来，使患者由被动角色向主动角色转变，并且让患者得到一个完善的适合自身情况的指导，从而提高药物依从性，使缓解期得以更好地维持，预防并发症，降低死亡率，提高健康相关生活质量。而与教育干预相对充分的成年人相比，对青少年教育的责任往往落在父母身上，以家庭教育为基础实现药物依从性的最大化尤为重要。

（1）发放健康指导宣传手册：提高健康指导及自我管理的质量，可以通过构建针对性、结构化、基于证据的指导手册来完成。健康指导手册在患者的管理中起到很关键的作用。制订 IBD 健康指导及自我管理手册，可以为患者提供相关的专科知识和自我管理技巧，通过结合培训、针对的指导、运用手册制订自我管理计划，可提高患者相关知识的掌握程度，减少患者的就医次数。同样，可以借助手册给予护理人员相关培训，规范健康指导内容、方法与流程，解决了护理人员缺乏关于健康指导和自我管理专科知识的问题，统一和完善了原来并不完备的患者健康指导内容，也减少了护士的工作负担。运用循证的健康教育是遵循证据的健康教育，是依据符合主、客体特征的高质量证据，使健康教育更具科学性、参与性、有效性。

（2）开展疾病相关知识讲座：IBD 患者的疾病知识信息主要来源于医生，医护人员应大力开展 IBD 疾病知识的相关健康教育讲座，为患者提供全面、系统、通俗易懂、分期分批分层次的针对性健康教育知识讲座，并定期抽查患者的疾病知识掌握程度及需求。对于文化程度高且有一定医学常识的患者，应重点介绍坚持足够疗程的重要性，并帮助其树立自信心，做好较长时间配合治疗的心理准备。对于文化层次低的患者，重点介绍用药的名称、服药时间、方法、剂量、不良反应及注意事项。

（3）实施专职健康教育：传统的健康教育模式一般以责任组为单位，由主管医生或责任护士兼职健康教育。医务工作者临床工作繁重，专业知识参差不齐，很难对 IBD 患者做全面系统的个性化健康教育。为了弥补这一不足，需专门培训专职的健康教育护理人员，对 IBD 患者进行专职的健康教育。

专职健康教育保证了专职健康教育人员有充足的时间和精力，根据患者的特点，制定详细的健康教育计划。对患者实施从入院到出院的系统化、动态、规范的健康教育。专职健康教育不仅可以缩短住院时间，降低住院费用，而且可以有效提高患者的药物依从性。

6. 加强医患沟通，建立和谐医患关系　由于疾病牵涉的两个个体各自独立，所以医患关系是复杂的，而这两个个体可能对健康信念持有不同观点。心理学指出，COPE 法则可作为临床医生改善医患关系及优化患者药物依从性的方法。COPE 法则具体为：①与患者交谈；②获得患者对治疗目标的承诺；③促进情感和身心的必要支持；④教育患者及其家庭。如果患者能详细的了解可供选择的临床用药方案的各自利弊，并与医生共同制定最佳治疗方案，可使患者充分信任并相信这是最有效的治疗方案，注重且积极主动的服药。可见一个良好的医患关系需要密切合作达成共识，共同制定治疗目标。此外，为了合作成功，临床医生还必须明确患者做出决定的能力、对他们的需求和关注点的领会、并确保患者参与治疗过程的舒适度。

7. 社会支持系统　社会支持在疾病康复中有十分深远的影响，是患者疾病治疗过程中的主要支柱。社会支持有利于 IBD 患者有效地应对和管理疾病，尤其是家庭支持。因潜在的身体状况改变、疼痛、大便失禁及性功能减弱，对于一些 IBD 患者而言会感到尴尬，出现社交回避。因此增加社会接触和（或）避免社会异化可能是有效的干预措施，这意味着加入 IBD 互助支持团体也许能够在这方面获益，尤其对于新诊断的 IBD 患者或不愿意接受自己的诊断的患者，更为有益。主要包括：①物质性支持：应尽量为患者提供各种服务或物质的帮助以解决其实际问题和困难；②情绪性支持：让患者感受到外界的关心与爱护，获得社会同情与他人的信任；③尊重性支持：让患者在社会交往中为他人所肯定，获得态度及价值观上的支持；④信息支持：为患者提供疾病的相关信息、建议或指导；⑤同伴支持：IBD 患者需要与他人接触，满足个体人际交往的需要，缓解疾病带来的压力，促进积极治疗心态的产生。家庭支持在其中尤为重要，已被报道是最有效的支持类型。通过日常生活中的互相帮助，如为患者进行正确的灌肠治疗、督促患者准时服药等，一些 IBD 患者或许能通过家庭成员参与自己的治疗获益。社会支持所给予患者的情感支持，会帮助被支持者重新认识和评价现状从而减轻应激反应，能更有效地帮助患者应对来自疾病及治疗不良反应的压力。

8. IBD 医疗团队　IBD 综合护理单元不仅能够对 IBD 患者提供更好地护理，而且还提供多学科管理。最小的 IBD 团队应该包括 IBD 护士、消化科医生、影像科医生、普外科医生、内镜医生和造口专家各 1 名。IBD 综合护理单元不仅为门诊和住院患者提供连续的护理，关注疾病并发症和药物不良事件的发生，而且为患者提供丰富的疾病自我管理的知识，提高了患者的自主性和药物依从性。

9. 临床护理专家　护理专家的角色可以改善疾病管理、药物依从性和患者满意度。对治疗安全性的担忧和患者的信念已经被认为是依从性差的影响因素。国内外多项研究均指出，实施 IBD 疾病教育是提高其药物依从性的有效方式。IBD 护士负责解释治疗目的和建议，患者的出院随访，及时发现药物副作用，进而促进依从性。IBD 护士和患者的密切关系促进了决策过程，帮助患者选择最合适、副作用最少的治疗方案。研究指出，IBD 护士角色的发展，其在解决和帮助患者依从性是至关重要。积极的出院随访是决定依从性的有效途径。

二、教育和心理支持改善生活质量

（一）现状

研究表明，精神心理的异常与 IBD 患者 HRQOL 密切相关。无论疾病严重程度如何，

IBD 患者的精神心理异常均会对其健康相关生活质量有不良影响。IBD 患者长期受疾病折磨，因而会发生一系列心理变化，比如紧张，恐惧，担忧病情、治疗费用、用药副作用以及担心是否对生育造成影响等，这些心理变化交织成巨大的心理压力，时刻影响着患者的生存质量。因此，加强 IBD 患者的身心健康教育对改善 IBD 患者的生存质量具有重要意义。

（二）改善策略

1. 认知行为治疗（cognitive-behavioral therapy，CBT）　是认知与行为相结合的疗法，主要治疗策略是分析患者的信念与正常人的差距，指出其不合理性，督促患者改变想法和态度，以理性代替非理性的观念，在不断的教育中建立健康的认知模式，同时改变不良的行为。研究表明，医生的指导能改变患者的行为和态度，而患者的疾病自我管理状态能影响其生活质量。患者的自我认知是其行为改变的中间变量，主要通过影响健康态度、情绪和行为等途径影响人的健康状况和生活质量。因此，首先医生要向 IBD 患者传递疾病的相关知识，让患者充分了解自身的病情，让其认识到 IBD 是一种慢性疾病，终身复发且复发率较高，疾病的复发除了与依从服药和饮食有关外，还和情绪状态密切相关。在建立对疾病的基本认识后，患者对未知疾病的恐惧情绪会得到减轻，在此基础上对患者进行心理疏导，鼓励患者树立乐观开朗的生活态度，提高对自身情绪的管理能力，帮助患者处理现实生活中负面事件对情绪的影响，以避免因不良情绪引起疾病复发。

2. 互动式健康教育　应注重患者疾病相关知识的宣教和积累，关注患者的需求，积极探讨有效的健康教育方式，积极用电话随访、短信提醒、网络教育（比如医患 IBD 的 QQ 群、微信 IBD 的公众号）等方式进行医患之间的互动式教育，加强医患沟通，提高患者疾病自我管理能力，改善患者的生活质量。随着通信技术的快速发展，电脑、互联网、智能手机等日益普及，可以充分利用网络平台对 IBD 患者的生活方式、饮食、情绪等进行互动式教育。国外已有一些 IBD 相关的自我管理软件，为患者提供了一种新的信息获取方式，有助于患者增进疾病知识，监测临床症状。但是，目前国内此类似软件报道少见。2016 年浙江大学医学院附属第一医院针对 IBD 的疾病特征和中国人群特点，设计和开发了 IBD 患者的自我管理软件，该软件基于云平台，支持智能手机、平板电脑、普通电脑等终端应用。软件包括健康教育、我的病历、提醒、虚拟社区和数据中心五大模块，其主要特色为：①基于知识库和医疗团队的临床决策支持；②标准化、规范化的病情监测记录，包括饮食日记、心理压力及疾病活动指数等；③建立患者、医生、护士等人群信息共享的生态圈，是 IBD 患者健康大数据的基础，可为临床 IBD 的自我管理提供借鉴和参考。此外，除了医患为主的互动式健康教育，患者之间也可以进行互动式交流，比如通过定期组织 IBD 病友会活动，让患者进行面对面交流，分享各自的治疗经验，互相鼓励积极治疗，消除患者的恐惧心理，起到情志疏导的作用。

3. 压力管理　又称压力干预，是指采取一些方法来增强个体应对压力情境和（或）事件以及由此引起的负性情绪的能力，并对因压力而导致的个人身心不适的症状进行处理。压力管理被证明在改善 IBD 患者症状方面是有效的，表现为腹痛、腹胀、便秘等症状的减少。研究发现，有专业人员指导的压力管理比患者自我指导的压力管理更能改善患者的生存质量。因此，临床医生应该对有心理障碍问题的患者进行压力控制训练，教导他们学会自强。一项随机对照试验显示，压力管理能提高 UC 患者生活质量，但并不会改善疾病的病程以及降低疾病的复发率。最近的指南中提出，压力管理或可改善 IBD 相关性疲劳，但目前证据尚不充分。

4. 正念训练（mindfulness training，MT）　正念，又称心智觉知或内观，是意识的一种状态,这种意识是对自己的思维、情感的接受以及对于视觉、感觉、行为、他人、外部物体的接受。正念训练是一系列以"正念"为基础的心理训练方法的总称,核心是训练被试者对此时此刻的注意和觉知,以客观和接纳的态度面对各种心身事件和生活体验,以此来帮助被试者处理自己的心理困扰,能有效地增进身心健康,辅助各种身心疾病的治疗。正念疗法强调"此时此刻、活在当下",强调对当前的情绪、想法、病痛等身心现象的持续注意和不评判,是纯粹的觉察并感受它们,能够让被试者从以往习惯性的反应模式中跳出来,一种全新的视角和态度来对待疾病,对待自身,这种改变甚至成为患者生活中的一部分。研究表明,IBD患者有较高的焦虑、抑郁情绪发生率,对其疾病及生活质量产生严重影响,正念训练可以有效地降低IBD患者的消极情绪,显著改善生活质量,提高他们对不良情绪及日常生活事件的正念觉知水平,帮助其更好的应对疾病、工作和生活,因此有必要对IBD患者进行相关的正念训练干预。

5. 社会支持(social support) 社会支持在疾病的康复过程中有十分深远的影响,医护人员应给予患者情绪上的支持,不仅要与患者多进行沟通,也要与患者家属进行沟通,让他们了解患者的疾病状况,共同支持患者让其感受到外界的关心和爱护,让他们感受到并不是只有自己在与疾病斗争,而是有整个家庭在支持着。与患者交谈时,医生要认真倾听患者所担心的心理问题,耐心解答患者疑问,适时给予一些肯定和尊重。向患者提供一些有关疾病的信息,让其正确认知IBD,这也是一种社会支持的方式。患者获得更多的来自家属亲人、朋友、医护人员或其他组织等的社会支持,有助于使患者感受到被尊重、被支持和理解的情感体验,有利于改善患者的心理健康和促进疾病康复。研究还表明,社会支持与患者的受教育程度、性格特点、家庭环境及生活能力相关,医务员可通过成立IBD患者社会支持小组,动态评估社会支持水平,帮助患者及家属应对IBD产生的生活方式改变与情绪障碍,以提高患者生存质量。

三、IBD与饮食管理

(一)合理饮食的必要性

IBD的流行病学研究显示,饮食习惯的差异是患病原因之一,食物中的各种成分可作为肠道免疫系统的常见抗原,可能对IBD的患病起着一定作用。所以科学的饮食指导和饮食管理是控制IBD的关键环节。

(二)饮食中的危险因素

1. 糖类 大量研究显示,高糖摄入与IBD发病呈正相关。尽管流行病学已证实过量摄入糖是CD和UC患病的危险因素,但糖类在IBD发病过程中的作用机制尚不明确,目前存在的假设是高糖摄入可能导致肠道细菌过度增殖,从而增加肠黏膜通透性而增加IBD发病风险。

2. 脂肪 脂肪也被证实与IBD的发生、发展有一定关联。研究表明,脂肪中n-6多不饱和脂肪酸(n-6PUFA)摄入增多是IBD发病的危险因素之一。n-6PUFA主要来自人造黄油及红肉,主要由亚油酸组成,摄入增多可代谢生成促炎性因子,使得结肠炎性改变,从而影响肠道黏膜血液的供应和胆固醇的吸收,造成结肠黏膜损伤。

3. 蛋白质 蛋白质的主要来源是肉类、蛋类、牛奶、奶酪及豆制品等,这些食物可能与IBD发生有关。多项研究认为,过多摄入红肉、牛奶及奶制品是IBD患病及复发的危险因素,并指出牛奶过敏及乳糖不耐受是导致UC的原因之一。国内研究显示,无或短时间的母乳喂养易导致 UC 的发生,也有研究表明牛乳喂养的儿童 IBD 患病率有升高倾向,延长母乳喂养时间可降低 IBD 的患病率,这可能由于人乳中 IgA 对婴儿肠黏膜有免疫调节作用,可直接促进肠黏膜生长。其次,牛奶中主要蛋白质是酪蛋白,它可引起胃肠道黏膜的变态反应。加之也可能由于普通牛奶中含有副结核分枝杆菌(普通牛奶加工无法将其灭活),而这种细菌已在多项研究被证明与 CD 患病相关。

随着我国居民尤其是城市居民饮食结构、饮食习惯的逐渐西方化,饮食中奶类、肉类比例增加,摄入的含硫氨基酸(包括胱氨酸、半胱氨酸、蛋氨酸及牛磺酸)明显增多,肠道菌群对含硫氨基酸分解代谢后产生多种含硫化合物,并以硫化氢的形式存在于肠道内,对结肠细胞产生毒性作用,从而结肠黏膜可能失去屏障功能而致免疫失调。

4.IgG 介导的不耐受食物　不耐受食物多集中在蟹、虾、蛋类和牛奶中。不耐受食物的判别通常采用酶联免疫吸附试验(ELISA)检测患者血清中食物过敏原特异性 IgG 抗体。目前有研究表明,UC 患者存在不同程度的由免疫球蛋白 G 介导的食物不耐受现象,这些不耐受食物可能是引起 UC 发病的原因之一。但目前食物不耐受因素在 UC 发病中的作用机制有待进一步研究。

5.吸烟和饮酒　吸烟对 UC 和 CD 的复发可能产生不同的影响。研究表明,不吸烟 UC 者发生结肠炎的更多,吸烟的 UC 患者在戒烟后病变可能更重。吸烟能减少 UC 的复发,其机制尚不清楚,但是尼古丁确实能够减少引起炎症的细胞因子如 IL-β 和 IL-8 的表达,增加抗炎的细胞因子如 IL-4 的表达。对于 CD,大量的研究表明吸烟的 CD 患者更容易复发。有研究指出吸烟者(每天吸烟量 >16 支)更容易复发。但也有部分研究认为吸烟与 CD 的复发无相关性。而酒精摄入与 IBD 的发病及复发关系不确切。

6.其他　某些食物中含有无营养价值的微颗粒物质,如污染物、食品添加剂、防腐剂和抗凝结物等均可增加 IBD 的患病率。还有研究显示,每周至少消费 2 次快餐者可增加患 CD 或 UC 风险。另有研究显示,冰箱食品及喜食油炸食物可能是 IBD 的潜在危险因素。

(三)饮食中的保护因素

1.n-3 多不饱和脂肪酸　n-3 多不饱和脂肪酸(n-3PUFA)属于人体必需氨基酸,主要来自深海鱼油、坚果等食物。n-3PUFA 在人体内分解代谢后的产物能减少炎症介质白三烯含量,进而抑制 IBD 免疫反应和炎症过程。有报道显示体内较高水平的 n-3 多不饱和脂肪酸更有利于维持 UC 患者缓解期。

2.膳食纤维　近期的系统回顾结果显示,富含膳食纤维的蔬菜、水果及谷类等食物的摄入可降低患 IBD 的风险。膳食纤维在肠道被肠道菌群分解,可产生短链脂肪酸(short chain fatty,SCFA),包括丁盐酸、丙酸盐及醋酸盐,其中丁盐酸是结肠黏膜上皮的主要能源物质,同时可通过降低结肠细胞内核因子 κb 活性,抑制促炎性因子的生成,对结肠黏膜起到保护作用。

3.微量元素　由于 IBD 患者常常限制饮食,会导致一些微量元素的缺乏。已有研究证实,IBD 的发生和发展与氧自由基及脂质过氧化相关,而微量元素中的维生素 C 及维生 E,可清除氧自由基,抑制脂质过氧化,调节细胞的代谢活性,减轻结肠炎症。另外研究显示,当 UC 患者饮食中铁与钙的摄入量低于正常推荐量时,易出现贫血、骨质疏松等问题,降低了其健康相关生活质量。因此,患者饮食管理中应注重指导对微量元素的补充。

4.益生菌　益生菌是一类对宿主有益的活性微生物,如乳酸杆菌、双歧杆菌等,大部分定植于人体肠道内,多属于肠道内正常菌群,可维持肠道正常免疫功能并提供关键营养素,影响肠道黏膜新陈代谢和发育。大量研究结果表明,对于活动期IBD患者,联合应用益生菌制剂可明显提高临床缓解率;对于缓解期患者,益生菌制剂与传统药物美沙拉嗪疗效相当,且具有安全、不良反应少的优点。因此可建议患者补充富含益生菌的食品或益生菌制剂。

（四）IBD患者中饮食管理的应用

1. 排除饮食法　即去除IBD患者日常饮食中某些可诱发或加重消化道症状的食物或采用治疗饮食(如低纤维素、低脂饮食),是目前临床普遍应用的UC饮食管理办法。该方法可帮助患者改善症状,有助于维持症状缓解,但应用该方法明显缩窄了患者食谱,长期排除饮食必然会造成营养摄入的缺乏。

2. 轮替饮食法　是指对不耐受食物在排除饮食的基础上,间隔一段时间后重新纳入食谱的一种饮食管理办法,这就拓宽了患者食谱。国际上普遍将此法用于由食物不耐受引起的各种环境性疾病的控制。近期我国学者在研究IgG介导的食物不耐受与UC关系的过程中,初步探讨了轮替饮食法在UC患者饮食管理中的作用。具体方法是根据食物不耐受特异性IgG抗体检测结果,阴性食物可正常食用,轻度不耐受食物采取轮替间隔5～7天食用,对于中度和高度不耐受食物直接忌食。

轮替饮食法为IBD患者饮食管理提供了新思路,但临床上较少应用食物不耐受检测技术,且对该方法的研究仍处于起步阶段,尚需通过大量科学、规范的临床试验加以研究验证。

3. PN　欧洲肠外肠内营养学会建议UC患者在以下情况使用PN作为辅助治疗手段:①由于病情限制患者不能耐受肠道内饮食,出现营养不良风险;②患者出现TM、结肠穿孔或大量结肠出血等严重并发症。在行PN时,护理人员应注意评估患者营养状况,指导患者正确过渡并逐渐恢复到正常饮食。病情缓解期仍应鼓励患者经口摄入各种营养,合理饮食。

4. EN　用以纠正营养不良为目的时,可用EEN,也可用PEN。PEN作为一般饮食的辅助治疗,目的是改善营养状态和维持缓解。PEN添加量可根据患者营养状况和耐受情况决定,治疗终点为营养正常。EN途径包括口服、管饲、胃(肠)造口等。管饲方法包括鼻胃管、鼻肠管、PEG及手术胃造口等。目前临床常用的肠内营养制剂有安素、瑞代、能全力及百普力等。其中,安素因具有营养全面均衡、肠道耐受性好和价廉物美等特点,在临床应用更加广泛。

四、IBD的工作强度与运动强度

（一）IBD与工作

临床实践表明,IBD患者的生存质量明显低于一般人群。IBD患者学习、工作、婚姻、家庭、娱乐等均受到较大影响,近半数的患者被迫改变了他们原有的职业选择、工作负荷以及作息时间,只有极其少数的患者能与健康人一样的工作和生活。而且,IBD患者的生存质量各维度中,得分最低的是躯体角色,表明他们的工作和日常活动因为身体健康原因受到很大限制;工作(学习)状态也可影响患者躯体角色维度的得分,与发病后继续工作(学习)者相比,长期请假休息在家的患者躯体角色维度得分更低,可能与长期请假休息者病情较重,工作和日常生活受限更明显有关。此外,脑力劳动、职业紧张可能为UC发病的危险因素,亦可能为引起UC复发的危险因素,但对于CD的发病和复发无相关性。

因此,对于IBD患者,建议选择工作压力较小的工作,以中低强度的工作强度为宜;另外,建议以体力劳动为主,且以轻体力活动为宜;此外,在可能的情况下选择适合的工作地点,比如可以靠近卫生间;在疾病活动的时候,避免长时间远离卫生间;尽量选择时间较灵活的工作，最好允许短时间的休假，因为患者的首要任务就是保证身体的健康，在活动期请短期的病假以使疾病得到早期控制是较适宜的做法。

（二）IBD 与运动

运动与 IBD 的发病有一定关系。运动免疫学认为，运动可以通过调控神经内分泌功能，从而调节机体的免疫系统。因此，运动干预可作为 IBD 的辅助治疗之一。适度的运动可以降低 IBD 患者的炎性活动程度。有关 UC 患者有氧运动的研究发现，缓解期的 UC 患者在进行 8 周和 12 周的有氧运动后，肿瘤坏死因子（TNF-α）和白介素 -6（IL-6）的血浆浓度明显降低，表明有氧运动可下调炎症因子的过度表达，提示合理运动可在一定程度上起到缓解炎症以及治疗 UC 的作用。研究表明，急性高强度运动时，机体对肌细胞的损伤反应导致 IL-6 水平升高，而规律性的有氧运动可降低慢性炎症患者的血浆 IL-6 水平，从而缓解炎症状态。此外，运动时肌肉细胞中的过氧化物酶体增殖物激活受体 γ 辅助激活因子 1α，可抑制核因子（NF-κB）的活动性，从而抑制促炎症细胞因子的增殖。另一方面，适当的运动可降低 IBD 患者的压力水平，改善焦虑、抑郁状态，帮助患者控制病情。因为，运动锻炼时，收缩的骨骼肌可释放多种肌肉因子，如具有激素类作用的 IL-15 等肌肉因子，调节直接抗炎作用；运动可减少内脏脂肪聚集，减少内脏脂肪细胞组织的炎症转变，从而减少爬行脂肪分泌的脂肪细胞因子和巨噬细胞导致的肠系膜周边的黏膜溃疡。

目前，尚没有针对 IBD 患者的运动指南，关于运动干预的随机临床试验也有限，研究还存在运动方式、时间、强度以及持续时间等的差异。临床实践表明，时间过长、强度过高的运动会加重炎症反应。虽然过量运动对身体有危害作用，但绝大多数专家仍认为规律性的运动会抵消疾病的生理影响。虽然运动干预对 IBD 的疗效机制尚未明确，但中低强度的运动干预可改善患者生活质量已经得到认可。

运动方式主要分为有氧运动和抗阻运动。在有氧运动中，以步行最为常见，此外还有跑步、游泳、瑜伽、自行车等。医师可以在参考健康人运动模式的情形下为 IBD 患者制订每周 2～5 次、每次 20～60 分钟的有氧运动并且每周至少配合 1 次抗阻运动。患者推荐每周 3 次 20～30 分钟的 60% 最大耗氧量的慢走结合每周 2 次或 3 次的抗阻训练。

运动干预强度多数以最大耗氧量为单位对患者的运动过程进行监测，运动过程中，40%～60% 的最大耗氧量被大部分研究者接受。当强度大于 80%、时间在 1 小时以上时，肠黏膜通透性增加，免疫及体液变化的副作用将超过其功效。目前对 IBD 的运动干预中，60% 最大耗氧量以下的训练尚未有严重不良事件的报道。运动时间的控制主要包括每次运动时长和运动频率。每次运动时长 15～60 分钟，可以采取每次 3～40 分钟，运动之前提倡休息或做准备活动。运动频率以每周 3～4 次最为常见，偶有试验推行每周 5 次和 10 次的运动量，但频率变化与每次运动时长有关。

必须要注意的是，IBD 患者的运动干预应该个体化，即应根据患者的病情、并发症、个人爱好、运动习惯、生活方式、身体素质水平及体力限度等角度综合考虑。此外，为减轻患者的顾虑，可选择有卫生间的锻炼地点等。

五、IBD 患者的自我管理

（一）自我管理的定义

自我管理是通过患者的行为改善来保持和增进自身健康，监控和管理自身疾病的症状和征兆,减少疾病对自身社会功能、情感和人际关系的影响,并持之以恒地治疗自身疾病的一种健康行为。

美国斯坦福大学患者教育研究中心 Lorig 将慢性病的自我管理归纳为角色管理(role management)、医疗管理(medical or behavioral management)、情感管理(emotional management)三大任务,以及知情决策能力(decision making)、解决自身健康问题的能力(problem solving)、获取和利用资源的能力(resource utilization)、行动计划能力(action planning)、与医疗服务提供者形成良好合作关系的能力(the formation of a patient-provider partnership)和自我裁适能力(self-tailoring)六大技能。

(二)自我管理的特征

自我管理同心理干预、健康教育等健康促进模式十分相似,并有一定程度的重叠,容易混淆,在临床实践过程中有其特征:①患者对自身症状的自我监测(self-monitoring);②提升患者自我效能(self-efficacy building);③患者目标设定和行动计划的实施(goal-setting and action-planning);④患者向医生及时反馈疾病的管理效果(feedback);⑤协助进行决策制订(decision-making);⑥解决疾病相关性问题的能力(problem-solving);⑦对自我管理策略的自我裁适(self-tailoring);⑧强调对医患双方疾病信息和观点的融合(combination of views from both patients and physicians);⑨针对院外患者,在社区环境中开展实施(community-based and close to home)。自我管理模式的开展并不能完全取代传统的医疗服务,而是作为传统医疗服务的一种有益补充;它不仅让患者增权(empowerment),而且能促进疾病管理所必需的伙伴式医患关系的建立。

(三)自我管理的必要性及重要性

自我管理是个体健康生活的重要组成部分。良好的自我管理是治愈疾病的关键。IBD患者的自我管理是指患者自觉执行有助于疾病控制与治愈的行为,包括饮食调理、规律锻炼、情绪管理、遵从医嘱服药及疾病的自我监测等。IBD 病因不明,病程长且症状反复发作,长期患病的状态可对患者的情感、生理甚至社会功能等方面产生负面影响。IBD 患者通过自我管理可以有效地改进个人健康行为,减少疾病的复发,提高其生活质量,降低 IBD的医疗费用。自我管理可以通过患者出院前的教育干预进行,健康指导也同样有利于 IBD患者家人和照护者提供有效的照料。

(四)自我管理的实施

与其他慢性疾病一样,IBD 患者需要有效的自我管理。患者对自身的健康负有责任,正是由于他们对既定的维持症状和生活质量的热衷,自己进行管理也就能提高药物依从率。指导患者进行自我管理,涉及一系列包含预防疾病活动和(或)减轻症状的行动计划的自我指导方针,这一方针已经运用于许多慢性病的管理中。院外患者需要负责管理日常疾病相关问题,如调适治疗与工作、教育、家庭生活的平衡和处理各种状况。另外,IBD 自我管理项目中多包括心理治疗及压力管理项目,可有效缓解患者的压力水平,减少患者抑郁、焦虑情绪。临床健康心理医生可通过提供个体化的疾病相关知识的宣教、情感支持、应对技巧以及如介绍类似于 IBD 互助团体这样的资源等方法,全面帮助 IBD 患者提高自我管理能力。因此,患者更多地参与慢性疾病管理能够提高生活质量,更好地坚持药物治疗,减少对医务工作者的依赖。

1. 临床护理路径在 IBD 患者自我管理中的应用　传统的护理方法是按照医嘱进行护

理,目标不够明确,护理人员健康教育意识不够完善,因而患者得不到系统全面的护理。临床护理路径是一种新型护理模式,将护理内容细化到每一天每一个环节,使护士有计划地、系统地进行各项护理工作,避免了由于工作繁忙出现疏忽或差错事故的发生,促使护理人员根据患者实际情况,制定出有计划的护理方案,明确护理目标,缩减不必要的住院时间,提高了护理质量。具体 IBD 临床护理路径实施办法见表 9-3-1。

表 9-3-1　IBD 临床护理路径表

时间	护理内容
入院第 1 天	①入院指导,向患者介绍医院设施及环境,讲解医院的病房环境及制度、主治医师与责任护士,消除患者陌生感;②针对患者情况,协助患者完成各项检查
入院第 2 天	①组织患者及家属共同参加自我管理相关技能的培训课程,根据疾病的用药知识、病理知识、情绪管理、饮食管理等;②每周播放一次试听教材,促进病友的知识互动
入院第 3 天	①采取一对一辅导方式,加强患者对疾病的了解,针对患者疑问进行解答;②通过交谈,了解患者心理、生理变化,及时予以评估
入院第 4～5 天	一对一指导患者药物使用注意事项,如药物保留灌肠技能,通过现场演练及讲解,直到患者掌握技能
出院后	①建立随访机制,为患者建立电子档案,根据不同阶段情况,及时完善档案;②出院后每月随访 1 次,以电话模式对患者情况进行了解,并指导患者相关注意事项

可见在现代护理管理中应用临床护理路径,可加强护患沟通,采取简洁、明了的护理方式,规范护理实施,控制医疗成本,确保护理质量,有利于获取更多时间作健康宣教,加深患者对疾病的了解,促使患者能够提高药物依从性及提高自我管理技能,改善患者预后。

2. 门诊自我管理项目的应用　英国 Robinson 等研究和发展的 UC 自我管理项目,主要对象为缓解期的 UC 患者,通过与患者详细沟通既往复发表现、治疗方案和目前症状的控制情况,结合患者的生活方式和偏好制订个体化的自我管理治疗方案,指导患者在能力范围内进行自我治疗并提供 24 小时电话咨询服务。美国 Keefer 等创建了 CD 自我管理项目,这是在健康行为转变和社会认知理论基础上发展起来的自我管理项目,项目持续 6 周,每周 1 小时,主要内容包括健康资源的利用、症状监测、用药管理、时间管理、放松训练、饮食管理、运动管理、风险管理和复发预防。

第四节　以专病管理团队为主导的疾病管理

IBD 不仅需要多种药物联合治疗,同时还需要非药物治疗干预,如控制疾病诱发的危险因素、用药指导、心理指导、改变生活方式、改善营养状况等。考虑到目前没有预防性治疗 IBD 的方案,有必要对 IBD 进行适当的综合管理,以尽量减少相关的临床、心理、社会因素对工作的影响。因此,应当成立以专病管理团队为主导的 IBD 疾病管理,这是一种针对慢性病患者需求为中心的医护合作化综合医疗照护模式,目标是延长疾病的缓解期,减少药物副作用,防治并发症,提高生活质量。主要内容包括以下方面:

一、组建专病管理团队,实施多学科诊疗模式

团队成员包括消化内科、胃肠外科医师、病理科医师、影像科医师、护士、营养师等,均

应对 IBD 有一定的诊治经验。首先，由专科医师负责 IBD 疾病的诊疗，包括对患者疾病活动性的评估、生活质量量表的使用、用药管理（包括自用药的训练）、营养状况的评定、非生物制剂治疗的随访和依从性监督、健康教育及情绪支持等。对于疑难复杂病例可以通过多学科诊疗模式（MDT）进行讨论，制定相应的治疗方式。护士负责患者的电子档案的建立，灌肠方法技巧与指导，住院期间随时关注患者的病情及情绪变化，与专科医师共同为患者提供个性化健康教育和心理支持。营养师可提供专业的营养支持建议，如热卡的计算、食谱的制定、肠内肠外营养的方式等，为患者疾病治疗提供充足的营养储备。注重对团队成员进行深层次、多样化的培训，定期举行 MDT 讨论，学习最新的国内外 IBD 指南，加强对IBD 的学习及管理。

二、建立随访制度

建立专病患者的电子档案，保证患者确诊疾病后要有持续性监督和跟进过程，包括用药的调整、复查时间及项目的提醒、用药不良反应的观察与应对、术后的指导、重新评估患者的生理和心理状态等，可以通过专病门诊复诊、电话随访、网络平台、手机健康运用程序等方式为患者提供持续而便捷的服务。

三、加强对患者及家属的健康教育

每季度或者半年举行一次健康教育活动，加强患者对疾病知识的理解，消除患者的紧张、焦虑情绪，提高患者的自我管理能力；鼓励患者家属共同参与 IBD 健康教育相关活动，共同交流，参与患者的治疗、护理过程，同时在患者的饮食调整、用药依从性、运动干预、疾病监控、心理健康等方面中给予更多的情感支持和家庭监督。

通过 IBD 专病疾病管理，进行多层次、多角度、多途径的健康教育，增强患者的治疗依从性，改变生活方式，调整情绪，可以防止因盲目治疗而造成的医疗资源浪费及医疗费用增高等，同时还能大大提高本地区对 IBD 的诊治水平。

（缪应雷　罗　娟　刘晓琳）

参 考 文 献

1. Unni E J, Farris K B. Development of a new scale to measure self-reported medication nonadherence[J]. Res Social Adm Pharm, 2015, 11（3）：e133-e143.

2. Ramos-Rivers C, Regueiro M, Vargas E J, et al. Association between telephone activity and features of patients with inflammatory bowel disease[J]. Clin Gastroenterol Hepatol, 2014, 12（6）：986-994.

3. Kreijne JE, Lie MR, Vogelaar L, et al. Practical Guideline for Fatigue Management in Inflammatory Bowel Disease[J]. J Crohns Colitis, 2016, 10（1）：105-111.

4. Edouard Louis, Iris Dotan, Subrata Ghosh, et al. Optimising the Inflammatory Bowel Disease Unit to Improve Quality of Care: Expert Recommendations. J Crohns Colitis. 2015, 9（8）：685-691; PMID: 4584566; DOI 10.1093/ecco-jcc/jjv085.

5. Cross R K, Cheevers N, Rustgi A, et al. Randomized, controlled trial of home telemanagement in patients with ulcerative colitis（UC HAT）[J]. Inflammatory Bowel Diseases, 2012, 18（6）：1018-1025.

6. Calvert C, Lal S, Stansfield C, et al. P455 Lessons learnt from the design and implementation of a web-

based intervention to support self-management in inflammatory bowel disease（IBD）[J]. Journal of Crohns & Colitis，2013，7（12）：S191-S192.

7. European Commission. Commission recommendation on the implementation of privacy and data protection principles in applications supported by radio-frequency identification [S] Brussels，2009.

8. D'Auria，Jennifer P，Kelly M. Inflammatory Bowel Disease：Top Resources for Children，Adolescents，and Their Families[J]. Journal of Pediatric Health Care，2013，27（2）：e25-e28.

9. Jackson C A，Clatworthy J，Robinson A，et al. Factors associated with non-adherence to oral medication for inflammatory bowel disease：a systematic review[J]. Am J Gastroenterol，2010，105（3）：525-539.

10. Cerveny P，Bortlik M，Kubena A，et al. Nonadherence in inflammatory bowel disease：results of factor analysis[J]. Inflamm Bowel Dis，2007，13（10）：1244-1249.

11. Sewitch M J，Abrahamowicz M，Barkun A，et al. Patient nonadherence to medication in Inflammatory boweldisease[J]. Am J Gastroenterol，2003，98（7）：1535-1544.

12. Kane S，Huo D，Aikens J，et al. Medication nonadherence and the outcomes of patients with quiescent ulcerative colitis[J]. Am J Med，2003，114（1）：39-43.

13. Mitra D，Hodgkins P，Yen L，et al. Association between oral 5-ASA adherence and health care utilization and costs among patients with active ulcerative colitis[J]. BMC Gastroenterol，2012，12：132.

14. Sewitch MJ，Abrahamowicz M，Barkun A，Bitton A，Wild GE，Cohen A，Dobkin PL. Patient nonadherence to medication in inflammatory bowel disease. Am J Gastroenterol 2003；98：1535-1544.

15. Bermejo F，López-San Román A，Algaba A，Guerra I，Valer P，García-Garzón S，Piqueras B，Villa C，Bermejo A，Rodríguez-Agulló JL. Factors that modify therapy adherence in patients with inflammatory bowel disease. J Crohns Colitis 2010；4：422-426.

16. Cameron W，Fenerty，Feldman，et al. The effect of reminder systems on patients' adherence to treatment[J]. Patient Preference and Adherence，2012：127-135.

17. Robinson A. Review article：Improving adherence to medication in patients with inflammatory bowel disease[J]. Alimentary Pharmacology & Therapeutics，2008，27 Suppl 1（Suppl 1）：9-14.

18. 王晨宇. 8 周低强度有氧运动可能通过 Toll 4/NF κB 途径提高缓解期炎症性肠病疗效 [J]. 天津体育学院学报，2014，29（3）：259-263.

19. 施曼莉，王晨宇. 12 周有氧运动对缓解期溃疡性结肠炎患者氧化应激、炎症因子和运动能力的影响 [J]. 中国体育科技，2014，50（2）：92-97；111.

20. 朱光辉，李常青，李欣. 规律性有氧运动对成年人血浆白介素 6 水平影响的 Meta 分析 [J]. 体育科学，2015，35（10）：90-97.

21. Perez CA. Prescription of physical exercisein Cohnr's disease[J]. J Crohns Clitiso，2009，3（4）：225-231.

22. Lorig K R，Holman H R. Self-management education：History，definition，outcomes，and mechanisms[J]. Annals of Behavioral Medicine，2003，26（1）：1-7.

23. 刘付群，卢小红，陈秋丽，等. 临床护理路径在炎症性肠病患者自我管理中的应用效果 [J]. 中国现代药物应用，2015（11）：242-244.

名词中英文对照及缩略语

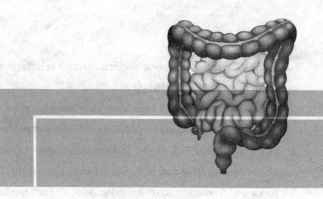

英文缩写	英文全称	中文全称
6-MP	6-Mercaptopurine	巯嘌呤
A		
ACD	anemia of chronic disease	慢性病贫血
ADA	adalimumab	阿达木单抗
ADC	apparent diffusion coefficient	表面扩散系数
AIH	autoimmune hepatitis	自身免疫性肝炎
AIP	autoimmune pancreatitis	自身免疫性胰腺炎
ANCA	anti-neutrophil cytoplasmic antibodies	抗中性粒细胞核周胞质抗体
AP	acute pancreatitis	急性胰腺炎
AS	ankylosing sporidylitis	强直性脊柱炎
AZA	azathioprine	硫唑嘌呤
B		
BD	Behçet's disease	白塞病
BMI	body Mass Index	体重指数
C		
C.diff	Clostridium difficile	难辨梭状芽孢杆菌
CD	Crohn's disease	克罗恩病
CDEIS	Crohn's disease endoscopic index of severity	CD 内镜严重程度指数
CECDAI	capsule endoscopy Crohn's disease activity Index	胶囊内镜 CD 活动指数
CMUSE	cryptogenic multifocal ulcerous stenosing enteritis	隐源性多灶性溃疡性狭窄性小肠炎
CMV	cytomegalovirus	巨细胞病毒
CRC	colorectal cancer	结直肠癌
CRP	C-Reactive protein	C 反应蛋白
CsA	cyclosporine A	环孢素
CTE	computed tomography enterography	CT 小肠造影
CTZ	Certolizumab	赛妥珠单抗
D		
DVT	deep vein thrombosis	深静脉血栓
DWI	diffusion-weighted imaging	弥散加权成像
E		
EBD	endoscopic balloon dilation	内镜下球囊扩张

英文缩写	英文全称	中文全称
EBV	epstein-barr virus	EB病毒
ED	Erectile dysfunction	勃起功能障碍
EEN	extensive enteral nutrition	全肠内营养
EN	enteral nutrition	肠内营养
ESR	erythrocyte sedimentation rate	红细胞沉降率
EUS	endoscopic ultrasonography	超声内镜
F		
FAP	familial adenomatous polyposis	家族性腺瘤性息肉病
FC	fecal calprotectin	粪便钙卫蛋白
FGID	functional gastrointestinal disorders	功能性胃肠病
FMT	fecal microbiota transplantation	粪菌移植
H		
HBV	hepatitis B virus	乙型肝炎病毒
HCV	hepatitis C virus	丙型肝炎病毒
HIV	human immunodeficiency virus	人类免疫缺陷病毒
HPV	human papilloma virus	人乳头瘤病毒
HRQOL	health-related quality of life	健康相关生存质量
HSP	Henoch-Schönlein purpura	过敏性紫癜
HSV	herpes simplex virus	单纯疱疹病毒
I		
IAA	ileo-anal anastomosis	回肠肛管套入式吻合术
IAC	IgG4-associated cholangitis	IgG4相关性胆管炎
IBD	inflammatory bowel disease	炎症性肠病
IBDU	inflammatory bowel disease unclassified	未分型炎症性肠病
IBS	irritablebowelsyndrome	肠易激综合征
IDA	iron deficiency anemia	缺铁性贫血
IFX	infliximab	英利昔单抗
IGRAs	interferon-gamma release assays	γ-干扰素释放试验
IPAA	ileal pouch anal anastomosis	结直肠切除回肠贮袋肛管吻合术
ITB	intestinal tuberculosis	肠结核
L		
LF	lactoferrin	乳铁蛋白
LTBI	latent tuberculosis infection	潜伏结核感染
M		
MDP	muramyl dipeptide	胞壁酰二肽
MRE	magnetic resonance enterography	MR小肠造影
MTX	methotrexate	甲氨蝶呤
N		
NAFLD	non-alcoholic fatty liver disease	非酒精性脂肪性肝病
NASH	non-alcoholic steatohepatitis	非酒精性脂肪性肝炎

英文缩写	英文全称	中文全称
NBI	narrow-band endoscopic imaging	窄带成像
NSAIDs	nonsteroidal antiinflammatory drugs	非甾体类抗炎药
O		
OCP	oral contraceptives	口服避孕药
P		
PBC	primary biliary cholangitis	原发性胆汁性胆管炎
PCDAI	perianal Crohn's disease activity index	肛周 CD 活动指数
PCT	procalcitonin	降钙素原
PCV13	13-valent conjugate vaccines	13 价综合疫苗
PE	pulmonary Embolism	肺栓塞
PEG	Percutaneous Endoscopy Gastrostomy	经皮内镜下胃造口
PEN	partial enteral nutrition	部分肠内营养
PIL	primary intestinal lymphoma	原发性肠道淋巴瘤
PN	parenteral nutrition	肠外营养
PPSV23	the 23-valent-polysaccharide vaccine	23 价多糖疫苗
PSC	primary sclerosing cholangitis	原发性硬化性胆管炎
PUCAI	pediatric ulcerative colitis activity index	儿童 UC 活动指数
Q		
qPCR	real-time quantitative PCR	实时定量聚合酶链反应
S		
SBCE	small bowel capsule endoscopy	小肠胶囊内镜
SBE	small bowel enteroclysis	钡剂灌肠
SBFT	small bowel follow-through	小肠钡剂造影
SEMS	self-expandable metal stents	自释放金属支架
SES-CD	simple endoscopic score for Crohn's disease	简化 CD 内镜评分
SLE	systemic lupus erythematosus	系统性红斑狼疮
SP	strictrueplasty	狭窄成形术
SSC	secondary sclerosing cholangitis	继发性硬化性胆管炎
T		
TM	toxic megacolon	中毒性巨结肠
TNF-α	tumor necrosis factor-α	肿瘤坏死因子 -α
U		
UC	ulcerative colitis	溃疡性结肠炎
UCEIS	ulcerative colitis endoscopic index of severity	UC 严重程度内镜指数
V		
VEO-IBD	very early onset inflammatory bowel disease	极早发型 IBD
VZV	varicella-zoster virus	水痘 - 带状疱疹病毒

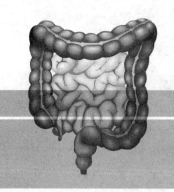

索　引